Psychotherapiewissenschaft

Grundlagen einer eigenständigen
wissenschaftlichen Diszipl

Psychotherapiewissenschaft in Forschung, Profession und Kultur

Schriftenreihe der Sigmund-Freud-Privatuniversität Wien

Herausgegeben von Bernd Rieken
Band 39

Die Sigmund-Freud-Privatuniversität in Wien ist die erste akademische Lehrstätte, an der die Ausbildung zum Psychotherapeuten integraler Bestandteil eines eigenen wissenschaftlichen Studiums ist. Durch das Studium der Psychotherapiewissenschaft (PTW) wird dem Umstand Rechnung getragen, dass Psychotherapie eine hoch professionelle Tätigkeit ist, die – wie andere hoch professionelle Tätigkeiten auch – neben einer praktischen Ausbildung eines eigenen akademischen Studiums bedarf. Das hat zur Konsequenz, dass die wissenschaftliche Beschäftigung mit ihr nicht mehr ausschließlich den Nachbardisziplinen Psychiatrie und Klinische Psychologie mit ihrer nomologischen Orientierung obliegt, sodass die PTW als eigene Disziplin an Konturen gewinnen kann.

Vor diesem Hintergrund wird die Titelwahl der wissenschaftlichen Reihe transparent: Es soll nicht nur die Kluft, welche zwischen Psychotherapieforschung und Profession besteht, verringert, sondern auch berücksichtigt werden, dass man der Komplexität des Gegenstands am ehesten dann gerecht wird, wenn neben den üblichen Zugängen der Human- und Naturwissenschaften auch Methoden und/oder Fragestellungen aus dem Bereich der Kultur-, Sozial- und Geisteswissenschaften Berücksichtigung finden.

Paolo Raile

Psychotherapiewissenschaft

Grundlagen einer eigenständigen wissenschaftlichen Disziplin

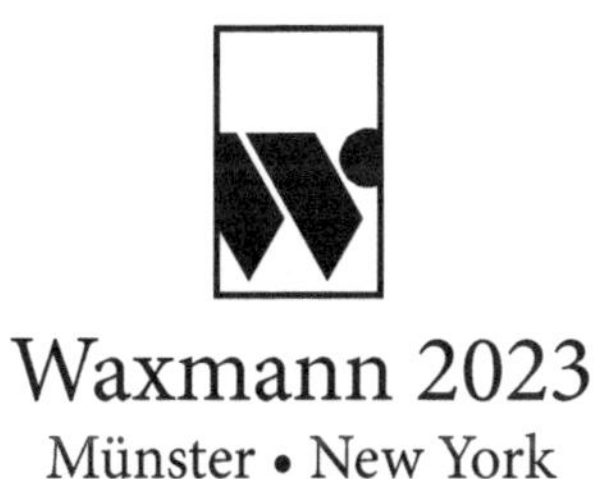

Waxmann 2023
Münster • New York

Bibliografische Informationen der Deutschen Nationalbibliothek
Die Deutsche Nationalbibliothek verzeichnet diese Publikation in der Deutschen Nationalbibliografie; detaillierte bibliografische Daten sind im Internet über http://dnb.dnb.de abrufbar.

Psychotherapiewissenschaft in Forschung, Profession und Kultur, Band 39

ISSN 2192-2233
Print-ISBN 978-3-8309-4724-0
E-Book-ISBN 978-3-8309-9724-5

Steinfurter Straße 555, 48159 Münster

www.waxmann.com
info@waxmann.com

Umschlaggestaltung: Anne Breitenbach, Münster
Umschlagabbildung: © Click Bestsellers, 388620328 | shutterstock.com
Lektorat: Dr. Gerhard Katschnig
Druck: CPI Books GmbH, Leck

Gedruckt auf alterungsbeständigem Papier, säurefrei gemäß ISO 9706

Dieses Buch wurde klimaneutral produziert

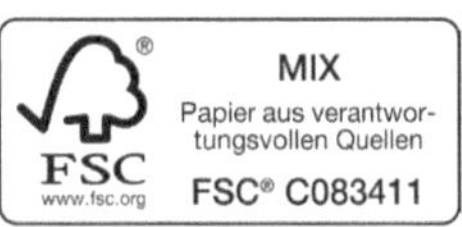

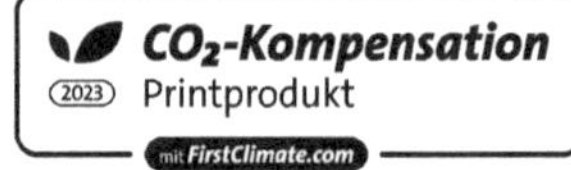

Printed in Germany

„Die Psychotherapiewissenschaft hat zum Ziel, ein besseres Verständnis dafür zu entwickeln, wie Psychotherapie funktioniert und wie sie verbessert werden kann, um den Bedürfnissen der Menschen gerecht zu werden.“

ChatGPT, 28.02.2023

Vorwort

Das vorliegende Buch liest sich nicht nur gut und flüssig, es hat auch ein ordentliches inhaltliches Gewicht, denn es wird nicht weniger versucht, als der noch recht jungen Disziplin Psychotherapiewissenschaft näherzukommen, ihre Grundlagen von verschiedenen Blickwinkeln aus zu betrachten und ihr damit ein solides Fundament zu verleihen. Das ist dem Autor gelungen, denn wenn man das Buch gelesen hat, hat man eine recht konturierte Vorstellung davon, worum es dabei geht: Um eine neue, eigenständige Wissenschaft, die sich nuanciert vor allem von der ihr am nächsten stehenden (klinischen) Psychologie unterscheidet. Denn Railes Plädoyer „für die Psychotherapiewissenschaft der Zukunft" lautet: „Die Methodenpluralität der Psychotherapiewissenschaft als eigenständige Wissenschaft muss in jedem Fall erhalten bleiben, damit die Psychotherapeut*innen in der Praxis aus einem entsprechend großen Repertoire an Theorien wie Handlungsmöglichkeiten schöpfen".

Das ist eine Absage an monokausale Zugangsweisen, die in den Naturwissenschaften genauso vorkommen wie in den psychotherapeutischen Ausbildungsvereinen. Raile hat als Psychotherapeut zwar auch eine fachspezifische Ausbildung in einer bestimmten Methode absolviert – das ginge auch gar nicht anders –, doch ist sein Blick auf die Welt der Psychotherapie und Psychotherapiewissenschaft auf erfrischende Weise multiperspektivisch und undogmatisch. Ein beredtes Beispiel dafür ist sein Aufsatz über die Serie *Gravity*, in welchem er die Hauptfiguren jeweils aus der Perspektive unterschiedlicher Psychotherapieschulen charakterisiert, und das höchst passend: Robert Collingsworth wird aus Sicht der Personzentrierten Psychotherapie untersucht, Lily Champagne durch die Brille der Integrativen Gestalttherapie, und fünf weitere Personen werden jeweils aus dem Blickwinkel der Individualpsychologie, Psychoanalyse, Systemischen Familientherapie, Logotherapie und Existenzanalyse sowie der Verhaltenstherapie betrachtet.[1] Das muss einem erst einmal gelingen!

Auch ansonsten ist sein Repertoire breit gefächert: Es reicht von Aufsätzen über Disney-Comics bis zu philosophischen Abhandlungen, und promoviert hat er gleich zweimal: zum einen in Psychotherapiewissenschaft über die Klingonen aus dem Star-Trek-Universum,[2] zum anderen in Europäischer Ethnologie im Bereich Briefforschung am Beispiel der Freud- und Adler-Schule.[3] Länger verweilt er demgegenüber im neuen und aktuellen Bereich der Eco-Anxiety, denn da existieren, neben einigen Aufsätzen, gleich drei Bücher, eine Monografie (gemeinsam mit dem Autor dieser Zeilen),[4] ein

1 Raile 2020b.
2 Raile 2020a.
3 Raile 2022.
4 Raile und Rieken 2021.

Sammelband als Mitherausgeber[5] und seine Habilitationsschrift über Eco-Anxiety in Psychotherapiewissenschaft und -praxis.[6] Darin werden 13 unterschiedliche Psychotherapieschulen in Hinblick auf das Thema behandelt, woran erneut deutlich wird, dass Raile die Vieldimensionalität der Psychotherapiewissenschaft ernst nimmt, sich in ganz unterschiedlichen Bereichen gut auskennt und sie vorurteilsfrei analysiert.

Und dies alles innerhalb weniger Jahre, ohne dass man ihn abwertend als „Vielschreiber" titulieren könnte, denn das, was er von sich gibt, hat Hand und Fuß und ist auch immer wieder neu, da er bereits Vorhandenes nicht erneut „aufwärmt". Es wird demnach noch einiges an gewichtigen Publikationen aus seiner Feder fließen.

Baden bei Wien, im März 2023
Bernd Rieken

---

5 Rieken, Popp und Raile 2021.
6 Raile 2023.

Inhalt

1 Einführung – Was ist Psychotherapiewissenschaft?

Psychotherapiewissenschaft (PTW) ist ein schwer greifbarer Begriff. Wie eine Fata Morgana entzieht er sich unseren fragenden Blicken, bleibt unklar und stets auf einer gewissen Distanz. Die vielen Texte, in denen das Wort in unterschiedlichen Bedeutungen vorkommt, zeugen von dessen semantischer Vieldeutigkeit und Unfassbarkeit. Dass eine systematische Aufarbeitung des Terminus Psychotherapiewissenschaft in all seinen Facetten benötigt wird, ist evident und längst überfällig, doch existiert eine ebensolche noch nicht. Gottfried Fischer hat hierzu gearbeitet, bleibt aber, dies wird im Kapitel 5.2 ausführlicher erläutert, in seinem eigenen psychotherapeutischen Ansatz verhaftet. Diese Lücke soll mit dem vorliegenden Buch geschlossen werden. Bevor man das Vorhaben in Angriff nehmen kann, stellt sich jedoch eine grundlegende methodische Frage: Wie „fängt" und erforscht man eine Fata Morgana? Eine mögliche Antwort hierauf findet sich in der Fantasyliteratur, konkret in einem Buch von Walter Moers. Die darin enthaltene Jagdbeschreibung einer Fata Morgana beginnt mit der Erkenntnis, dass sie stets zurückweicht, wenn man sich ihr von einer Seite aus nähert. Deshalb sei es sinnvoller, so der Protagonist des Buchs, sich ihr aus verschiedenen Richtungen gleichzeitig zu nähern. Man kreist die Fata Morgana also ein und beobachtet, wie sie versucht, sich zurückzuziehen. Da allerdings auf der anderen Seite der Fata Morgana ebenfalls jemand auf sie zugeht, versucht sie, zur Seite auszuweichen, aber auch von dort nähert sich eine Person. Das Ziel ist erreicht, wenn man ihr alle Fluchtwege abgeschnitten hat, sodass sie schließlich in der Mitte zahlloser Augen schwebt und ihnen nicht mehr entkommen kann.[7] Das Umlegen dieser fantastischen Jagdkurzbeschreibung auf ein publizistisches Vorhaben lässt unweigerlich an einen Sammelband vieler Autor*innen denken, der ein im höchsten Maß geeignetes Medium für die Aufarbeitung des Themas wäre. Nun ist der vorliegende Band aber ein Text eines einzelnen Autors mit zwei Augen. Das ist kein Grund für das vorzeitige Aufgeben, denn ein Charakteristikum der menschlichen Psyche ist die Fähigkeit, sich in eine andere Perspektive hineinzuversetzen. Auf einer kognitiven Ebene gilt damit das Bibelzitat: „Seid fruchtbar und mehret euch und füllet die Erde" (1. Mose 9,17). Ich vermehre also meine geistigen Augen, fülle den Bereich rund um die Psychotherapiewissenschaft und betrachte diese aus unterschiedlichen Perspektiven heraus.

---

7 An der Stelle möchte ich mich bei Walter Moers für die Anleitung bedanken, wie man eine Fata Morgana fängt. In seinen Fantasyromanen existieren oftmals simple Lösungen für schwierige Probleme. Solange wir uns bewusst sind, dass ein solches Vorgehen bei einer echten Luftspiegelung nicht funktionieren würde (nicht viabel wäre), verwende ich gern seine Lösungen als Hilfskonstruktionen im Sinne von Vaihinger 2007.

Ein solches Vorgehen funktioniert nicht nur im Fantasyroman, sondern ist auch wissenschaftstheoretisch sinnvoll. Im Perspektivismus nach Hartmut von Sass wird beispielsweise davon ausgegangen, dass eine objektive Realität existiert und wahrgenommen werden kann, die Wahrnehmungen und Erkenntnisse jedoch maßgeblich von der Perspektive abhängen. Perspektiven werden dabei von Subjekten aufgrund ihrer lokalen, sprachlichen und kulturellen Verortung eingenommen,[8] wozu ebenfalls die von ihnen vertretenen Disziplinen und Subdisziplinen zählen – etwa die Kulturgeschichte, die molekulare Biologie oder die Quantenphysik. Kombiniert man mehrere Perspektiven und betrachtet damit ein Phänomen, erlangt man eine erweiterte und vertiefte Erkenntnis desselben. Zum Beispiel kann man die Angst vor dem Klimawandel (Eco-Anxiety) aus der Perspektive der klinischen Psychologie betrachten oder aus jener der empirischen Kulturwissenschaft, aus Sicht der Soziologie, der Kommunikationswissenschaften oder durch die Brille verschiedener psychotherapeutischer Schulen. Jede Perspektive sieht die Klimaangst aus ihrer jeweiligen Sicht, gelangt zu anderen Erkenntnissen und trägt mit einzelnen Puzzle-Steinen dazu bei, sie besser verstehen zu können. Gerade die multidisziplinäre perspektivistische Herangehensweise an ein Phänomen ermöglicht es, umfassendere Kenntnisse desselben zu erlangen.[9]

Der Perspektivismus geht davon aus, dass verschiedene Personen Unterschiedliches wahrnehmen. Das Gleiche gilt für den Konstruktivismus, der im Gegensatz zum eher wenig vertretenen Perspektivismus weit verbreitet ist und sich in einem wesentlichen Kriterium von diesem unterscheidet: in der vom Autor dieser Zeilen geteilten Ablehnung der Annahme, es gebe eine erkennbare objektive Realität. Zwei Beispiele für solche Konstruktivismen sind der Konstruktive Realismus nach Friedrich Wallner, in dem Disziplinen als Mikrorealitäten die Grundlage der (wissenschaftlichen) Erkenntnis bilden,[10] und der Radikale Konstruktivismus nach Ernst von Glasersfeld, der deutlich subjektivistischer ist und davon ausgeht, dass jeder Mensch seine eigene Realität konstruiert.[11] Trotz der Unterschiede zum Perspektivismus, vor allem hinsichtlich der Annahme einer erkennbaren objektiven Realität, macht auch im radikalkonstruktivistischen Ansatz die Aussage Sinn, dass die Kombination verschiedener Betrachtungen/Konstruktionen eines Phänomens dazu beiträgt, mittels Viabilität zweiter Ordnung (vereinfacht: durch den intersubjektiven Austausch) ein viableres (bedeutet hier ungefähr: passenderes, besser funktionierendes) Schema entstehen zu lassen. Wenn die an der Erforschung beteiligten Subjekte verschiedene Disziplinen vertreten, die ihre Konstruktionen zumindest mitgeprägt haben, dann ist das Resultat einer entsprechenden kombinierten Herangehensweise an das Phänomen eine inter- bzw. multidisziplinäre Forschung, die dazu beiträgt, das zu Untersuchende umfassender betrachten und verstehen zu können. An dieser Stelle sei noch einmal betont, dass auch eine einzelne Person multidisziplinär

8 Sass 2019.
9 Raile 2023.
10 Wallner 1992.
11 Glasersfeld 2008.

arbeiten und forschen kann, wenn sie sich in die verschiedenen Disziplinen hineinversetzt.[12]

Der Autor des vorliegenden Buchs vertritt einen solchen erweiterten radikalkonstruktivistischen, multidisziplinären Ansatz, der die Herangehensweise an die Thematik Psychotherapiewissenschaft prägt. Die Auswahl der Disziplinen erfolgt nach den Kriterien der Praktikabilität und Viabilität. Die systematische Aufarbeitung der PTW umfasst deshalb zunächst eine Begriffsbestimmung, welche die Etymologie und anschließend einige Definitionen der aktuellen Forschungsliteratur enthält, aus der schließlich eine möglichst allgemeine, umfassende Definition abgeleitet wird. Danach folgt eine historische Aufarbeitung, also die Betrachtung der PTW in ihrer geschichtlichen Entwicklung. Im dritten Schritt stehen die Gegenwart und die Zukunft im Zentrum des Forschungsinteresses, wofür sich ein empirisch-kulturwissenschaftlicher Ansatz anbietet, mittels dessen der forschungspraktische Alltag der PTW beleuchtet wird. Im vierten Schritt steigen wir eine Abstraktionsebene nach oben, entfernen uns von den aussagenden Subjekten der Geschichte sowie der Gegenwart und behandeln ausgewählte psychotherapiewissenschaftliche Ansätze im Detail. Hierfür bietet sich eine philosophische, insbesondere eine erkenntnis- und wissenschaftstheoretische Herangehensweise an. Und im letzten Schritt werden die verschiedenen Betrachtungen kombiniert und zu einem Gesamtbild der Psychotherapiewissenschaft fusioniert.

Bevor es losgeht, muss noch eine Besonderheit erklärt werden, die vor allem nicht deutschsprachig aufgewachsenen Rezipient*innen auffallen könnte. Das vorliegende Buch behandelt explizit den Terminus Psychotherapiewissenschaft in dieser Schreibweise, der zuweilen von der Wissenschaft Psychotherapie abgegrenzt, oft aber auch synonym gebraucht wird. Da es ein unmögliches Unterfangen wäre, die gesamte Wissenschaftlichkeit der Psychotherapie aufzuarbeiten, wird hier exklusiv die PTW im engeren und im weiteren Sinn behandelt.[13] Der Schwerpunkt des geschichtlichen Teils liegt deshalb auf dem Zeitraum von 1993, der erstmaligen Erwähnung des Wortes, bis zur Gegenwart (2023). Die kulturanthropologische Forschung fokussiert auf das Studium Psychotherapiewissenschaft und das PTW-Methodenprogramm der ersten Universität weltweit, die ein solches Vollstudium anbietet: der Sigmund-Freud-Privatuniversität in Wien. Und die Ansätze, die im letzten Hauptkapitel erörtert werden, sind ausschließlich solche, die sich unmittelbar auf die PTW berufen. Auch mit dieser restriktiven Einschränkung wird das Werk recht umfangreich ausfallen, weshalb man es mir nachsehen möge, das Feld so eng und in manchen Augen scheinbar willkürlich gesteckt zu haben. Doch steht eine Systematik dahinter, die im Laufe der Lektüre des Buchs deutlich werden sollte.

Und nun beginnt das erste Hauptkapitel: die Begriffsbestimmung und das Entwickeln einer allgemeinen Definition des Wortes Psychotherapiewissenschaft.

12 Siehe Kapitel 2.3

13 Weitere Informationen zur Einteilung und zu den Definitionen stehen im Kapitel 2.3.

2 Der Fachbegriff Psychotherapiewissenschaft

2.1 Etymologie und populäre Verwendungsweisen

Das Wort *Psychotherapiewissenschaft* ist ein junger Neologismus, der eine Kombination aus zwei Begriffen darstellt, nämlich *Psychotherapie* und *Wissenschaft*. Die beiden Wörter bestehen wiederum aus jeweils zwei Teilen: *Psyche, Therapie, Wissen* sowie der Endung *-schaft*.

Der Terminus *Psyche* wird im deutschen Sprachraum seit dem 17. Jahrhundert verwendet und ist eine Entlehnung des antiken griechischen Worts *ψυχή (psychē)*. Die älteste Überlieferung stammt aus dem ca. 2800 Jahre alten Epos Ilias. Dort heißt es beispielsweise im 23. Gesang: *„ἦλθε δ' ἐπὶ ψυχὴ Πατροκλῆος δειλοῖο."* Eine moderne deutsche Übersetzung lautet: *„Jetzt kam die Seele des jammervollen Patroklos."*[14] Im altgriechischen Original verwies Psyche allerdings nicht nur auf die Seele (der Verstorbenen), sondern auch auf ein Abbild einer toten Person im Sinne eines Geistes, zugleich abseits des Hades auf den Hauch, den Atem oder die Lebenskraft eines Menschen. Wortkombinationen verweisen auf die unterschiedlichen Bedeutungen. So bedeutete beispielsweise *ψυχ-αγωγός (psych-agogos)*, das morphologisch dem modernen *Psychagogen* nahekommt, *Seelenführer* oder *Geisterbeschwörer*, dagegen verwies die Bezeichnung *επι-ψυχή (epi-psyche)* auf das Verb *blasen* und *απο-ψυχή (apo-psyche)* auf die Verben *(die Seele* oder *das Leben) aushauchen* beziehungsweise *ohnmächtig werden* oder *abkühlen. Παρα-ψυχή (para-psyche)* meinte wiederum *Abkühlung* oder *Trost.*[15] In der deutschen Fach- und Alltagssprache ist der Begriff Psyche seit dem Anfang des 19. Jahrhunderts vor allem in der Bedeutung *Seele* gebräuchlich und Grundlage zahlreicher weiterer Vokabel wie psychisch, Psychose, Psychiatrie, Psychologie, Psychopathie, Psychopathologie oder eben Psychotherapie.[16] Im Wörterbuch der Psychotherapie verweist *Psyche* lediglich auf den Eintrag *Seele*[17] – im Dorsch Lexikon der Psychologie ebenfalls, wenngleich ein Zusatz erwähnt, dass Psyche die Gesamtheit des Bewussten sowie Unbewussten umfasst und den Gegensatz zum Körper darstellt.[18] Auch der Brockhaus definiert die Psyche auf diese Art,[19] während das moderne deutsche Wörterbuch den Terminus wie folgt definiert: *„Gesamtheit der an ein Subjekt*

14 Hom. Il. 23,65.
15 Frisk 1960, S. 1141f.
16 Digitales Wörterbuch der deutschen Sprache 2021c.
17 Stumm et al. 2007, S. 542.
18 Wirtz 2021.
19 Brockhaus 2021b.

gebundenen Erscheinungen der Widerspiegelung der Umwelt durch die höhere Nerventätigkeit“.[20]

Das Wort *Therapie* wurde im deutschen Sprachraum im 18. Jahrhundert aus dem antiken Griechischen übernommen. Vor über zwei Jahrtausenden bedeutete *θεράπων (therapon) Diener* oder *Gefährte*, das Verb *θεράπεων (therapeon)* meinte dagegen nicht nur *(be-)dienen*, sondern auch *verehren, pflegen* oder *heilen*. Zuweilen bezeichnete der Wortstamm eine *Wohnung* oder einen *Aufenthaltsort*, wobei die dort ansässige Dienerschaft den Zusammenhang mit der ursprünglichen Bedeutung herstellt.[21] Im 18. Jahrhundert bezeichnete das Wort *Therapie* die *Heilkunde*, also die Lehre von den Behandlungen von Krankheiten. Im 20. Jahrhundert verschob sich der Gehalt zu den Heilbehandlungen selbst, also zur konkreten Methode der Heilung.[22] Laut Brockhaus verweist *Therapie* auf die *„Gesamtheit der Maßnahmen zur Behandlung einer Krankheit mit dem Ziel der Wiederherstellung der Gesundheit, der Linderung der Krankheitsbeschwerden und der Verhinderung von Rückfällen“*[23].

Der Begriff *Wissen* stammt nicht vom Griechischen, sondern kommt aus dem Germanischen. Über das Althochdeutsche, konkret *wizzan*, entstand das neuhochdeutsche Wort *wissen*. Neben *wizzan* existierte damals auch *wizzen*, was die Handlung bezeichnete, also *weise* oder *klug werden*, *wizzantheit* wiederum verwies auf die Inhalte der heutigen Begriffe *Erkenntnis* oder *Bewusstsein*, im weiteren Sinn auf *Wissenschaft*. Wissenschaft war ebenfalls eine der Bedeutungen des Worts *wistuom*, was im Neuenglischen als *wisdom* gebräuchlich ist.[24] Das Wissen bezeichnet heute gemäß dem deutschen Wörterbuch jene Inhalte, die wir erlernt, erkannt und/oder erfahren und im Gedächtnis haben. Oder allgemeiner: alle durch Forschung und Erfahrung erworbenen Kenntnisse.[25] Davon abweichend vertritt der Autor dieser Zeilen eine erweiterte radikalkonstruktivistische Epistemologie und definiert Wissen als Abstraktionen aus der Erlebenswelt, die in Form von Anpassungen des einzelnen Subjekts an die Umwelt gebildet werden und Grundlage für dessen Handlungen innerhalb der Lebenswelt darstellen.[26]

Die Endung *-schaft* kommt ebenfalls aus dem Althochdeutschen. Dort verwies der Wortteil *skaft* oder *scaft* auf eine *Schöpfung*, *Gestalt*, *Beschaffenheit* oder *Ordnung*.[27] Später entwickelte sich aus der Bedeutungsvariante *Beschaffenheit* die Funktion des Wortteils als Sammelbegriff, beispielsweise in Form der Anwaltschaft – die Gesamtheit der Anwälte.[28] Im deutschen Wörterbuch werden drei Anwendungen des Suffixes ge-

---

20 Digitales Wörterbuch der deutschen Sprache 2021c.
21 Frisk 1960, S. 663f.
22 Digitales Wörterbuch der deutschen Sprache 2021f.
23 Brockhaus 2021c.
24 Köbler 1993, S. 2329f.
25 Digitales Wörterbuch der deutschen Sprache 2021g.
26 Für weitere Details hierzu siehe z. B. Glasersfeld 2006, S. 333f.
27 Köbler 1993, S. 1741.
28 Kluge et al. 1989, S. 622f.

nannt: in der Bildung mit Substantiven kann es eine Gruppe von Personen oder Dingen bezeichnen, eine Sache als Ergebnis eines Tuns oder eine Beschaffenheit.[29]

Der Terminus *Wissenschaft* als Kombination der beiden vorhergehenden Wörter ist demnach wörtlich genommen eine Gruppe von Wissenselementen, das Ergebnis des Wissen-Schaffens oder die Beschaffenheit und Ordnung von Wissen. Der moderne Begriff *Wissenschaft* hat zahlreiche Bedeutungen. Im deutschen Wörterbuch steht er schlicht für eine *„(organisierte) Form der Erforschung, Sammlung und Auswertung von Kenntnissen"*[30]. Zahlreiche Wissenschaftstheoretiker beschäftigten sich in den vergangenen Jahrzehnten und Jahrhunderten mit dem Terminus und definierten ihn durchaus unterschiedlich. Eine konstruktivistische Auslegung betrachtet Wissenschaften selbst als Konstruktionen, innerhalb derer Wissenschafter*innen mithilfe von verschiedenen Vorgehensweisen versuchen, Wissen über die von ihnen untersuchten materiellen wie immateriellen Gegenstände zu erhalten. Die auf den Erfahrungen der Forschenden[31] basierende Wahl der Methode korreliert dabei mit den Ergebnissen. Wissenschaft ist folglich ein Konglomerat von Wissensaussagen, die miteinander verbunden und in ein möglichst widerspruchsfreies Netz eingewebt werden.[32]

Die zweite hier behandelte Wortkombination lautet *Psyche* und *Therapie.* Obwohl beide Wörter aus dem antiken Griechenland stammen und im 17. bzw. 18. Jahrhundert im deutschsprachigen Wortschatz erneut auftauchen, ist die Psychotherapie ein Neologismus des späten 19. Jahrhunderts. Die erstmalige Verwendung des Wortes wird Daniel Hack Tuke (1827–1895) zugeschrieben und auf das Jahr 1872 datiert.[33] In seinem Werk *Illustrations of the Influence of the Mind upon the Body in Health and Disease designed to elucidate the Action of the Imagination* widmet er das gesamte Kapitel 17 der *Psycho-Therapeutics* und bezeichnet darin den Magnetismus des 18. Jahrhunderts,

29 Digitales Wörterbuch der deutschen Sprache 2021d.

30 Digitales Wörterbuch der deutschen Sprache 2021g.

31 Nicht nur die Forschenden sind hier wichtig, sondern auch jene Relevanten der Scientific Community, die zum Konsens innerhalb der Wissenschaftsgemeinschaft beitragen und damit wissenschaftliche Standards etablieren.

32 Siehe z. B. Wallner 1992 und Glasersfeld 2008. Die beiden Konzepte sind zwar konstruktivistisch, jedoch nicht uneingeschränkt miteinander kompatibel, da Glasersfelds Ansatz deutlich subjektivistischer als jener von Wallner ist. Der Einfluss der Scientific Community auf die Wahl der Forschungsmethode ist in Wallners Theorie oder beispielsweise im Sozialkonstruktivismus explizit enthalten, bei Glasersfeld kommt der Aspekt dagegen lediglich indirekt vor, beispielsweise dort, wo die Umwelt eine andere Methode nicht akzeptieren würde und das Ziel der gewünschten Handlungen (z. B. Publikation oder Studienabschluss) nicht erreicht werden könnte. Das Ergebnis wäre die Anpassung des Subjekts an diese Umwelt und die Anwendung einer anderen, einer von der Community akzeptierten Methode. Widersprüche entstehen dagegen im Bereich der Ontologie. Glasersfeld bezeichnet Wirklichkeit als Netzwerk viabler Begriffe, Realität dagegen als gefährliche Fiktion – siehe z. B. Glasersfeld 1991, S. 162f. Wallner kontert hier und meint, es sei im Konstruktiven Realismus falsch, wenn man behauptet, die Realität sei eine Fiktion. Vielmehr sei sie eine Interpretation der Wirklichkeit, eine *Inbeziehungsetzung* zur Lebenswelt – siehe Wallner 2011, S. 66. Ausführlicher werden die Wissenschaftskonzepte im Kapitel über die Philosophie der Psychotherapiewissenschaft erörtert.

33 Shamdasani 2005, S. 1f.

genauer die von der französischen Kommission hervorgehobenen Wirkfaktoren Imagination und Imitation, als Grundlage einer neuen Wissenschaft der Heilung körperlicher Beschwerden durch die Behandlung der Psyche, die sich im 19. Jahrhundert im Hypnotismus fortsetzt.[34] Tuke erfand damit allerdings kein neues Konzept, er benannte es nicht einmal als erster Autor so. 1751 veröffentlichte der Arzt Johann Christian Bolten (1727–1757) sein Buch *Gedancken von psychologischen Curen.* Der Terminus *Cur* bzw. in aktuell gängiger Schreibweise *Kur* wurde im 16. Jahrhundert aus dem Lateinischen entlehnt. Dort bedeutete *cura* so viel wie *Sorge* oder *Fürsorge* und bezeichnete zu Boltens Lebzeiten vor allem die *medizinische Fürsorge*, also eine Behandlung.[35] Hätte er konsequent die griechischen Begriffe verwendet, lautete der Titel seines Werks wohl *Gedancken von psychologischen Therapeian.* Seine Kernaussage ist, dass die Psyche einen großen Einfluss auf den Körper habe und eine rein physische Behandlung des Körpers unzureichend sei. Bolten plädiert für eine stärkere Berücksichtigung der Seele in den Behandlungen. In seinem Buch unterscheidet er außerdem Seelenkuren von psychologischen Kuren. Eine Seelenkur wäre beispielsweise die Behandlung eines schwachen Gedächtnisses[36] durch Medikamente. Eine psychologische Kur würde die philosophischen beziehungsweise ästhetischen Gesetze berücksichtigen und versuchen, das Gedächtnis zu stärken.[37] 100 Jahre später, im Jahr 1853, publizierte Walter Cooper Dendy (1794–1871) einen Aufsatz mit dem Titel *Psychotherapeia, or the Remedial Influence of Mind*, in dem er ebenfalls auf die Bedeutung der Psyche sowie auf deren Behandlung für die Entstehung und Heilung von Krankheiten hinweist.[38] Im 20. Jahrhundert wurde der Begriff zunehmend Bezeichner einer Reihe von Behandlungsmethoden, die sich auf psychische Störungen konzentrieren. Aktuelle Begriffsdefinitionen des Wortes *Psychotherapie* existieren jedenfalls in hoher Zahl. Hans Strotzka (1917–1994) definiert sie wie folgt:

> „Psychotherapie ist eine Interaktion zwischen einem oder mehreren Patienten und einem oder mehreren Therapeuten (auf Grund einer standardisierten Ausbildung), zum Zwecke der Behandlung von Verhaltensstörungen oder Leidenszuständen (vorwiegend psychosozialer Verursachung) mit psychologischen Mitteln (oder vielleicht besser durch Kommunikation, vorwiegend verbal oder auch averbal), mit einer lehrbaren Technik, einem definierten Ziel und auf der Basis einer Theorie des normalen und abnormen Verhaltens."[39]

Die Kombination aus den nun behandelten Wörtern *Psychotherapie* und *Wissenschaft* ergibt *Psychotherapiewissenschaft.* Der bislang älteste Beleg stammt aus dem Jahr 1993. In der Beantwortung eines Leserbriefs in der Zeitschrift Verhaltenstherapie, wobei weder der Originalartikel[40] noch der Leserbrief[41] die PTW erwähnen, schreibt Hans-Ulrich

34 Tuke 1872, S. 405ff.

35 Kluge et al. 1989, S. 420.

36 Gedächtnis meinte damals „ein Gedenken aller Art, d.h. lebhaftes, inniges, deutliches o. ä. denken, besonders als Zustand bezeichnet". Grimm und Grimm 2021.

37 Bolten 1751, S. 25f.

38 Dendy 1853, S. 268ff.

39 Strotzka 1994, S. 1.

40 Köhlke 1992.

Köhlke (*1948) von der Psychotherapiewissenschaft, womit er die wissenschaftliche Betätigung im Feld der Psychotherapie meint – konkret die wissenschaftliche Psychotherapieforschung im Kontext der Verhaltenstherapie.[42] Ein Jahr darauf verortet Hilarion Petzold (*1944) die Zukunft der Psychotherapie auf einem integrativen Weg, der auf einer allgemeinen Psychotherapieforschung basiert. Das Beschreiten dieses Pfades gehe aber, so Petzold, notwendigerweise mit epistemologischen, therapietheoretischen und methodologischen Schwierigkeiten einher, deren Lösung die Aufgabe einer *allgemeinen Psychotherapiewissenschaft* sei.[43] Im Jahr 1996 erschien ein von Alfred Pritz (*1952) herausgegebener Sammelband unter dem Titel *Psychotherapie – eine neue Wissenschaft vom Menschen*, in dem das Wort *Psychotherapiewissenschaft* allerdings nur ein einziges Mal in Verbindung mit einem möglichen universitären Ergänzungsstudium vorkommt.[44] Dennoch kann man den gesamten Band, je nach Definition des Terminus Psychotherapiewissenschaft, unter dessen Dach stellen, wenngleich die Bezeichnungen *Psychotherapie als Wissenschaft* und *Wissenschaft Psychotherapie* gebräuchlicher waren.[45] Unter Berücksichtigung dieser Wortkombinationen sowie ihrer anderssprachigen Pendants ist die erste Erwähnung deutlich älter und implizit bereits in Tukes Buch erkennbar.[46] Auch die frühen Psychoanalytiker*innen sprachen von der Psychoanalyse als Wissenschaft. Explizit formulierte es jedenfalls Josef Meinertz (1877–1968), der 1939 ein Buch publizierte, das sogar ein Ausrufezeichen im Titel trägt: *Psychotherapie – eine Wissenschaft!* Darin meint er, dass die Psychotherapie wegen der ungeklärten Grundlagen ihrer Wissenschaftsstruktur von anderen Disziplinen nicht als eigene Wissenschaft anerkannt werde.[47] Auch im Jahr 2021 ist der Status der Psychotherapiewissenschaft nicht vollständig geklärt. Jüngst erschienene Bücher und Sonderhefte von Zeitschriften bezeugen den Fortgang jener Debatte.[48]

Im englischen Sprachraum ist die folgende Schreibweise gebräuchlich: *psychotherapy science*. *Science* kam im 14. Jahrhundert über den lateinischen Begriff *scientia* nach England, der ursprünglich *Wissen* oder *Expertise* meinte. Im Englischen wurde damit zunächst in Abgrenzung zur Philosophie das gesammelte Wissen bezeichnet, das

41 Arendt 1993.

42 Köhlke 1993.

43 Der Beitrag wurde 1994 auf der Basis eines Vortrags von Petzold geschrieben und schließlich 1995 in einem Sammelband veröffentlicht. Siehe Petzold 1995. Erwähnenswert ist, dass Petzold bereits ein Jahr davor von einer vergleichenden Psychotherapiewissenschaft spricht, ohne diese jedoch näher zu erläutern. Außerdem sei diese zum damaligen Zeitpunkt noch zu etablieren. Siehe Petzold 1993h.

44 Buchmann et al. 1996, S. 100.

45 *Psychotherapiewissenschaft* und *Psychotherapie als Wissenschaft* sind nicht immer deckungsgleich. Manche Autor*innen unterscheiden diese beiden Termini strikt voneinander, in der Fachliteratur werden sie zuweilen als Synonyme verwendet.

46 Tuke 1872, S. 405ff.

47 Meinertz 1939, S. 3.

48 Einige aktuelle Beispiele sind Burda 2019a; Burda 2019b; Erismann 2019, 2020; Fischer 2011; Greiner 2020a; Rieken und Gelo 2020 Ausführlichere Informationen dazu befinden sich im Kapitel Geschichte der Psychotherapiewissenschaft.

durch systematische Beobachtungen oder Experimente, also empirisch gewonnen wurde.[49] Die Encyclopedia Britannica definiert *Science* aktuell wie folgt:

> „Science, any system of knowledge that is concerned with the physical world and its phenomena and that entails unbiased observations and systematic experimentation. In general, a science involves a pursuit of knowledge covering general truths or the operations of fundamental laws."[50]

Auch heute wird also, im Gegensatz zu deutschsprachigen Enzyklopädien wie dem Brockhaus, der lediglich von bestimmten Regeln und Mustern des Wissenserwerbs spricht,[51] vor allem auf Beobachtungen und systematische experimentelle Untersuchungen verwiesen. Angemerkt sei noch, dass die Formulierung *„knowledge covering general truths"* von einem radikalkonstruktivistischen Standpunkt aus nicht haltbar und abzulehnen ist, da gemäß dem epistemologischen Ansatz eine allgemeine Wahrheit nicht existieren kann.

In Verbindung mit den Termini *(Psychotherapie-)Wissenschaft* und *(psychotherapy) science* stehen die Begriffe *Research* im Englischen sowie *Forschung* im Deutschen. *Forschen* stammt vom Althochdeutschen *forskon*, das heute am ehesten mit den Begriffen *erfragen, suchen* oder *ergründen* umschrieben werden kann.[52] *Research* hat dagegen eine längere Geschichte, die vom Lateinischen *cirare* (*umherziehen, wandern, durchqueren*) und Altfranzösischen *recercher* (*aufspüren, genau suchen*; im modernen Französisch als *recherche* noch in Verwendung) ins Englische reicht.[53] Aktuell bezeichnen die Termini in beiden Sprachen eine zielgerichtete detaillierte Suche nach neuen Erkenntnissen.[54] In Kombination mit dem Begriff *Psychotherapie* verweist das Wort *Psychotherapieforschung* auf die Suche nach Erkenntnissen auf dem Gebiet der Psychotherapie, beispielsweise die Wirksamkeit verschiedener psychotherapeutischer Techniken bei bestimmten Störungsbildern.[55]

Weitere psychotherapierelevante Begriffe neben Wissenschaft und Forschung sind die *Methode (method)*, der *Ansatz (approach)*, die *Schule (school)* und die *Praxis (practice)*. Das Wort *Methode* sowie dessen englisches Pendant stammen vom Griechischen *μέθοδος (méthodos) – ὁδός (hodós)* bedeutet *Weg*[56] und *μέτα (méta)* so viel wie *inmitten, zwischen, nach* oder *hinter*.[57] *Methodos* bezeichnete einen bestimmten Weg, den man systematisch geht, oft in Verbindung mit dem Erlangen von Wissen im Sinne von *Nachforschen* oder *Untersuchen*. In der modernen Verwendung bezeichnet sie ein System von Regeln, um wissenschaftliche Erkenntnisse zu erlangen oder darzustellen, oder die

49 Online Etymology Dictionary 2021c.
50 Britannica 2020.
51 Brockhaus 2021d.
52 Köbler 1993, S. 321.
53 Cambridge Dictionary 2021b.
54 Brockhaus 2021a; Online Etymology Dictionary 2021b.
55 Siehe beispielsweise Grawe 1997, S. 1ff. Für weitere Informationen zur Psychotherapieforschung siehe auch die Kapitel 3.2 und 3.3.
56 Frisk 1960, S. 349f.
57 Ebd., S. 216.

praktische Tätigkeit strukturell zu organisieren.[58] Der Terminus *Schule (engl. School)* kommt ebenfalls aus dem Griechischen – *σχολή (scholé)* – und kam über das Lateinische (*schola*) ins Althochdeutsche (*scuola*). Es bedeutete ursprünglich *Muße, gelehrte Unterhaltung, Vortrag* oder auch der *Ort des Vortrags*, also eine *Lehranstalt*, was bis heute dessen primäre Wortbedeutung ist. Außerdem verweist das Wort heute auf wissenschaftliche oder künstlerische Richtungen,[59] was vor allem im Kontext des Wortes Psychotherapie oft der Fall ist. Im englischen Sprachraum wird neben *school (of thought)* vermehrt *approach (Ansatz)* verwendet, um einzelne psychotherapeutische Schulen zu bezeichnen. Approach leitet sich vom Lateinischen *appropiare* ab, was *näherkommen* oder *sich etwas annähern* meinte.[60] Im englischen Sprachraum bedeutet *approach* entweder einen *Akt der Annäherung* oder *Ankunft* oder einen *Weg* oder ein *Mittel, um sich etwas zu nähern* oder *um etwas auszuführen.*[61] Der Begriff Praxis stammt wiederum vom Griechischen ab. πρᾶξις (praxis) bezeichnete die *Durchführung* oder *Vollendung einer Handlung.*[62] Über das Lateinische *Praxis* kam das Wort ins Deutsche und meinte zunächst ebenfalls *Tätigkeit* oder *Verfahren.* Ab dem 18. Jahrhundert wurde es zunehmend zum Antonym von Theorie und verwies vielmehr auf eine tatsächliche Betätigung.[63] Heute bezeichnet es einerseits allgemein die Anwendung von Theorien durch Handlungen, etwas spezifischer die Erfahrung, vor allem die Berufserfahrung, und noch konkreter die Tätigkeit und die Räumlichkeiten bestimmter Berufsgruppen wie Ärzt*innen oder Anwält*innen.[64] Auch die *psychotherapeutische Praxis* kann hier entweder die Anwendung von Theorien zur Behandlung psychischer Leidenszustände meinen oder die Tätigkeit und die Räumlichkeiten von Psychotherapeut*innen. Im Kontext dieses Buchs wird vor allem die erste Bedeutungsvariante im Vordergrund stehen.

Die etymologischen Ausflüge und Kurzbeschreibungen dienen der Rahmensetzung sowie der Klärung relevanter Begrifflichkeiten. Eine systematische Untersuchung eines Wortes geht notwendigerweise mit einer möglichst exakten Definition einher. Auf den vorherigen Seiten wurden gewissermaßen Worthüllen vorgestellt, deren Etymologien sowie einige allgemeine Definitionen und Verwendungsweisen. Nun gilt es, diese Semantiken mit spezifischen Inhalten zu erläutern. Bevor dies im nächsten Kapitel geschieht, soll noch eine kurze Anmerkung zum Terminus *Psychotherapiewissenschaft* erfolgen. Aus einer sprachfamiliären Perspektive ist er im Grunde einer jener Neologismen, die gern aufgrund ihrer Inkonsistenz kritisiert werden. Der erste Wortteil, *Psychotherapie*, ist ein reanimierter und rekombinierter griechischer Begriff, der zweite, *Wissenschaft*, dagegen ein germanischer. Eine Korrektur könnte nun nur neogriechische Teile enthalten – beispielsweise *Psychotherapologie* (abgeleitet von *Psychotherapie* und

58 Digitales Wörterbuch der deutschen Sprache 2021a.
59 Digitales Wörterbuch der deutschen Sprache 2021e; Kluge et al. 1989, S. 655.
60 Online Etymology Dictionary 2021a.
61 Cambridge Dictionary 2021a.
62 Frisk 1960, S. 590.
63 Kluge et al. 1989, S. 560f.
64 Digitales Wörterbuch der deutschen Sprache 2021b.

-logie von *-λόγος [-logos]* für eine *Lehre* oder ein *wissenschaftliches Fach*; analog der Psychologie) –, oder alternativ nur germanische wie *Seelenbehandlungswissenschaft* oder, etwas älter, aber dafür kürzer, *Seelenbehandlungskunde* (früher und vor allem in Zeiten des Nationalsozialismus hießen wissenschaftliche Fächer beispielsweise *Völkerkunde, Volkskunde* oder *Erdkunde*). Da sich im deutschsprachigen Raum allerdings das Wort *Psychotherapiewissenschaft* durchgesetzt hat, steht es, der Konvention folgend, im Zentrum der vorliegenden Arbeit.

2.2 Die Vielfalt der Begriffsverwendungen

Um die verschiedenen Verwendungsweisen des Wortes Psychotherapiewissenschaft[65] umfassend aufarbeiten zu können, ist eine ausführliche Literaturrecherche notwendig. Auffällig ist dabei, dass bei der Suche nach dem Wort *Psychotherapiewissenschaft* auf umfangreichen Suchplattformen wie Google-Scholar insgesamt 870 Ergebnisse (Stand Juni 2022) angezeigt werden, wovon 741 auf die letzten zehn Jahre seit 2012 entfallen. Eine allgemeine Google-Suche ergibt ungleich mehr Ergebnisse, nämlich 23.600, enthält dafür hauptsächlich unzählige Webseiten der Sigmund-Freud-Privatuniversität, der Bertha von Suttner Privatuniversität und von anderen Einrichtungen, die ein PTW-Studium oder ergänzende Lehrveranstaltungen anbieten. Weiter hinten in den Ergebnissen kommen schließlich Bücher und Buchreihen von diversen Autor*innen wie die Reihe *Psychotherapiewissenschaft in Forschung, Profession und Kultur* von Bernd Rieken (*1955), die *Experimentelle Psychotherapiewissenschaft* von Kurt Greiner (*1967) oder Gottfried Fischers (1944–2013) *Psychotherapiewissenschaft*, die auf den nächsten Seiten noch detaillierter erörtert werden. Ältere Einträge sind mittels Google-Suche kaum zu finden und auch auf anderen Plattformen nur mit größter Mühe.[66] Selbst die erste Erwähnung des Wortes Psychotherapiewissenschaft musste der Autor dieser Zeilen im Laufe der monatelangen Literaturrecherche immer wieder neu datieren. Der aktuelle Forschungsstand lässt vermuten, dass im Jahr 1993 erstmals der Begriff in dieser Schreibweise veröffentlicht wurde. Schwieriger war hingegen die Erarbeitung des

65 An der Stelle sei angemerkt, dass auf den folgenden Seiten, der Linie des Buchs folgend, ausschließlich die Verwendungsweisen des Wortes Psychotherapiewissenschaft betrachtet werden. Andere Textstellen, in denen es um die Wissenschaft(-lichkeit) der Psychotherapie geht, aber nicht von PTW gesprochen wird, werden aus forschungspragmatischen Gründen ausgeklammert. Ein solches Vorgehen macht vor allem in der deutschen Sprache einen gewissen Sinn. Der Grund hierfür liegt in der Schreibweise Psychotherapiewissenschaft, die in andere Sprachen übersetzt schlicht die Wissenschaft Psychotherapie meint (Science psychothérapeutique, psychotherapy science, Наука психотерапия). Während in jenen Sprachen kaum andere Schreibweisen existieren oder die Termini synonym gebraucht werden, unterscheiden manche deutschsprachigen Autor*innen zuweilen inhaltlich zwischen der PTW und der Wissenschaft Psychotherapie.

66 Köhlke zeigte sich in einer privaten E-Mail vom 31.05.2022 davon beeindruckt, dass so tief „vergrabene und fast schon verweste Beiträge" für diese Recherche gefunden und hervorgeholt wurden.

jeweiligen Begriffsverständnisses der Autor*innen, die PTW in ihren Texten verwendeten. Um dies leichter und nachvollziehbarer zu gestalten, werden nachfolgend einige dieser Textstellen in der (aus Gründen der Lesbarkeit und schlüssigen Zusammenhänge nicht immer exakten) chronologischen Reihenfolge der Erstnennung pro Autor*in zitiert und der jeweilige implizite Gebrauch des Wortes erarbeitet. Aufgrund des inflationären Gebrauchs des Begriffs PTW nach 2005 und insbesondere seit 2012 können nicht alle Autor*innen erwähnt werden, die darüber geschrieben haben. Doch nun zurück erstmaligen Erwähnung des Wortes:

Im Jahr 1993 schrieb Köhlke[67] wie bereits erwähnt eine Antwort auf einen Leserbrief, in dem sein Diskussionsbeitrag in der Zeitschrift Verhaltenstherapie des Jahres 1992 kritisiert wird. Weder im Originalartikel noch im Leserbrief wird die PTW erwähnt, Köhlke schreibt in seiner Replik dagegen gleich zweimal das Wort *Psychotherapiewissenschaft* aus. In der ersten Textstelle heißt es wörtlich:

> „Diese Sichtweise impliziert nun nicht einen Ausschluss von empirischer Forschung und Generalisierbarkeit, sondern eben eine Prioritätsverlagerung von Energie- und Mitteleinsatz der Psychotherapiewissenschaft. Natürlich wird die empirische Forschung dadurch erheblich aufwendiger und schwieriger […], aber darin liegt eben die Aufgabe (im doppelten Wortsinn!) von Wissenschaft."[68]

Und in der zweiten Textstelle schreibt Köhlke:

> „Schließlich geht es darum, dass die Psychotherapiewissenschaft kein öffentlich finanzierter Selbstzweck ist, sondern endlich solche Modelle, Regeln und Verfahren entwickeln sollte, die einen Fortschritt für die alltägliche Praxiswirklichkeit bedeuten. Der Tenor der empirischen Untersuchungen und Kommentare scheint einhellig: Die Ergebnisse der wissenschaftlichen Therapieforschung finden in der Praxis keine ausreichende Akzeptanz."[69]

Der umfassendere Kontext dieser beiden Textabschnitte ist zunächst der originale Beitrag Köhlkes, in dem er einen Trend kritisiert, nachdem die verhaltenstherapeutische Praxis zunehmend von „wissenschaftlichen Karrieren und Trends" definiert werde. Er meint, die Praktizierenden leisteten die hauptsächliche Arbeit, seien aber kaum an der Erstellung der Handlungsregeln und Therapiemanualen beteiligt.[70] Hans-Jürgen Arendt kritisiert Köhlke in einem Leserbrief, der in der übernächsten Ausgabe der Zeitschrift zu finden ist. Er sagt, die Erstellung von Therapiemanualen auf wissenschaftlicher Grundlage schütze die Patient*innen vor Fehlbehandlungen und vermittle zudem die Botschaft,

---

67 Köhlke und Petzold veröffentlichten beide im Jahr 1993 einen Text, in dem sie erstmals über die PTW schrieben. Anzunehmen ist, dass Köhlke das Wort etwas früher verwendete, da er auf einen Leserbrief antwortet, der auf seinen 1992 veröffentlichten Beitrag Bezug nimmt und somit wahrscheinlich Ende 1992 oder Anfang 1993 bei Köhlke angekommen sein dürfte, der daraufhin eine entsprechende Antwort verfasste. Die exakte zeitliche Verortung von Petzolds PTW-Begriff war nicht rekonstruierbar, dürfte aber, sofern Petzold seine Bibliografie chronologisch sortiert hat, mit dem Buchstaben h erst später im Jahr 1993 herausgekommen sein.

68 Köhlke 1993, S. 47.

69 Ebd., S. 48.

70 Köhlke 1992, S. 256.

dass die Behandlungsmethode vielfach erforscht und erprobt sei sowie sich in der Praxis bewährt habe.[71] Köhlkes Antwort auf den Leserbrief befindet sich unmittelbar im Anschluss daran. Darin geht er sehr detailliert auf die Kritik ein. Die Kernaussage lautet, dass die Psychotherapieforschung im Bereich der Verhaltenstherapie zu stark symptomorientiert sei und die Komplexität der gesamten Lebenssituation bewusst ausblende, mit der die Praktizierenden allerdings sehr wohl zu rechnen haben.[72] Das obere Zitat meint in diesem Kontext, dass eine nicht symptomorientierte Betrachtung eben nicht bedeute, dass keine empirische Forschung und keine Generalisierbarkeit mehr möglich sei, sondern vielmehr, dass sich das Forschungsinteresse der Psychotherapiewissenschaft auf die Menschen in ihrer Ganzheit verschieben sollte. Und im zweiten Zitat bekräftigt Köhlke die Forderung nach einer PTW, welche praxisnahe Manuale entwickelt. Zusammengefasst meint Psychotherapiewissenschaft hier die empirisch-wissenschaftliche Erforschung der verhaltenstherapeutischen Behandlungsmöglichkeiten und deren Effektivität. Etwas allgemeiner verweist der Terminus bei Köhlke auf die Psychotherapie als Wissenschaft, die mit entsprechenden Methoden die psychotherapeutische Behandlung beforscht – oder anders ausgedrückt: jene wissenschaftliche Disziplin, die Psychotherapieforschung betreibt.

Im selben Jahr, 1993, erwähnt Petzold im Rahmen seines Paradigmenkonzepts eine „noch zu etablierende Disziplin – [die] vergleichende Psychotherapiewissenschaft“[73], ohne diese jedoch näher zu definieren. Ein Jahr darauf verwendet Petzold den Terminus „allgemeine Psychotherapiewissenschaft“, den er über einen längeren Zeitraum hinweg beibehält. Zwei Textpassagen und der im Anschluss daran erläuterte Kontext sollen die implizite Definition der PTW bei Petzold verdeutlichen:

> „‚Entwicklungsorientierte Psychotherapie‘ […] wird in der Psychotherapie genauso als ein Paradigmenwechsel zu betrachten sein wie die auf einer ‚allgemeinen Psychotherapieforschung‘ gründenden, methodenübergreifenden oder methodenverbindenden Ansätze des ‚neuen Integrationsparadigmas‘. Ja, in der Verschränkung dieser beiden Ansätze wird, das ist meine Überzeugung, die Zukunft der Psychotherapie liegen, auch, weil sich in ihr eine Verbindung psychobiologischer und neurowissenschaftlicher Ansätze mit emotionspsychologischen und kognitivistischen Perspektiven sowie mit gewissen neueren tiefenpsychologischen Modellvorstellungen abzeichnet. […] Dieser ‚integrative‘ Weg muss in Zukunft in der Psychotherapie beschritten werden trotz der immensen epistemologischen und therapietheoretischen sowie methodologischen Schwierigkeiten, die damit verbunden sind. Eine ‚allgemeine Psychotherapiewissenschaft‘ wird diese Arbeit zu leisten haben, und sie wird wahrscheinlich nicht, wie dies die Vorstellung von Grawe ist, zu einer ‚allgemeinen Psychotherapie‘ führen. Es wird immer ‚main streams‘, Orientierungen, Schulen in der Psychotherapie geben, genau wie es ‚Schulen‘ innerhalb der Psychologie und eigentlich in jeder Wissenschaft gibt. Es wird nur darauf ankommen, inwieweit die einzelnen Richtungen im Gesamtdiskurs der jeweiligen ‚scientific community‘ eingebettet

71 Arendt 1993.
72 Köhlke 1993.
73 Petzold 1993h, S. 354.

> sind und sich an ihm beteiligen, oder ob sie sich in einer ‚splendid isolation' nur schulenimmanent weiterentwickeln."[74]

Und zehn Jahre später, kurz nach dem Tod von Klaus Grawe (1943–2005), schreibt Petzold:

> „Auch wissenschaftliche Ausgrenzung ist kein guter Weg. Deshalb habe ich bei allen Affinitäten zum Ansatz von Klaus Grawe nie seine Position geteilt, dass man die traditionellen Verfahren ersatzlos aufgeben solle. Wertvolles ginge verloren, Problematisches bliebe unaufgearbeitet und könnte sich reinszenieren. Eine ‚allgemeine Psychotherapiewissenschaft' hatte ich bejaht und gefordert, denn ich sah die ‚Psychotherapie der Zukunft' in einer ‚Kultur korrespondierender und evidenzbasierter Humantherapie'."[75]

Petzold vertritt ein sogenanntes *neues Integrationsparadigma* und spricht an verschiedenen Stellen von der großen Bedeutung der Psychotherapieforschung für das Paradigma. Mittels jener Forschung hat er 14 schulenübergreifende therapeutische Wirkfaktoren erarbeitet, die anschließend für die Praxis der Integrativen Therapie systematisiert wurden.[76] Petzold kritisiert darüber hinaus Grawes Ansatz, alle traditionellen Psychotherapieschulen aufgrund von deren Unzulänglichkeiten und Irrtümern zu verwerfen und stattdessen eine psychologische bzw. allgemeine Psychotherapie von Grund auf zu entwickeln. Grawe beachte dabei nicht, so Petzold, dass nicht aufgearbeitete Irrtümer sich im Neuen reproduzieren würden und selbst eine Neuentwicklung niemals bei null beginnen könne, sondern stets auf Vorarbeiten aufbaue.[77] In beiden Zitaten spricht er von der Psychotherapie der Zukunft und verortet diese im neuen Integrationsparadigma, das kurzgefasst bedeutet, dass die etablierten psychotherapeutischen Schulen zwar bestehen bleiben, ihre Theorien und Methoden allerdings entsprechend der neuen wissenschaftlichen Erkenntnisse angepasst werden müssen. Der Terminus *allgemeine Psychotherapiewissenschaft* bezeichnet bei Petzold die schulenunabhängige Psychotherapieforschung hinsichtlich der therapeutischen Wirkfaktoren, die zum Integrationsparadigma beitragen soll. An einer anderen Stelle eines deutlich moderneren Textes aus dem Jahr 2012 setzt Petzold schließlich die wissenschaftliche Psychotherapie mit „der eigenen Disziplin, der Psychotherapie bzw. der Psychotherapiewissenschaft"[78] gleich, verzichtet dabei jedoch auf den Zusatz *allgemein*.

Drei Jahre nach der erstmaligen Erwähnung der PTW kam ein Sammelband von Pritz heraus, der den Titel *Psychotherapie – eine neue Wissenschaft vom Menschen* trägt. Bei dieser vielversprechenden Überschrift ist die Vermutung naheliegend, dass Petzolds Terminologie aufgegriffen oder auf Köhlke Bezug genommen wird. Tatsächlich kommt das Wort Psychotherapiewissenschaft darin nur ein einziges Mal vor – auf Seite 100, wo die Autoren des Kapitels über die Schweizer Psychotherapiecharta sprechen und in diesem Kontext folgende Aussage tätigen:

---

74 Petzold 1994j, S. 15f.
75 Petzold 2005x, S. 359.
76 Petzold 1993a, S. 981ff.
77 Petzold 2001n, S. 63.
78 Petzold 2012f, S. 17.

„Als weitere entscheidende Weichenstellung seit der Unterzeichnung der Charta 1993 fand eine kontrovers geführte Klärung der Details über die Zulassung zur psychotherapeutischen Spezialausbildung statt. Sie endete mit der Definition des Eintrittsniveaus, das von den Erfordernissen der Spezialausbildung her bestimmt wird. Das Eintrittsniveau ist grundsätzlich an ein Universitätsstudium gebunden. Die interdisziplinar fehlenden Ausbildungsinhalte müssen bis zur Erreichung dieses einheitlichen Niveaus im psychotherapierelevanten Grundwissen auf Hochschulniveau ergänzt werden. Dieses Wissen vermittelt ein von allen Charta-Unterzeichnern gemeinsam getragenes Ergänzungsstudium Psychotherapiewissenschaft. Hier werden auch Ausbildungsinhalte, ihre Wissenschaftstheorie und anderes vermittelt, welche das zukünftige Forschungsbewusstsein der Ausbildungskandidaten starken soll. Dadurch ist der interdisziplinare Zugang zur psychotherapeutischen Ausbildung ermöglicht. Dies garantiert den Ausbildungsinstitutionen den Zugang zu verschiedenen Wissensgebieten und Forschungstraditionen“.[79]

In den Jahren 1989 bis 1991 haben sich die großen psychotherapeutischen Weiterbildungsinstitutionen in der Schweiz zusammengeschlossen, um über Ausbildung, Wissenschaft, Ethik und Inhalte der Psychotherapie zu diskutieren. Das Ergebnis wurde verschriftlicht und im Jahr 1993 von 27 Institutionen unterzeichnet. In der Charta wird die Psychotherapie als eigenständige Wissenschaft samt wissenschaftlich fundierter Praxis charakterisiert, aber das Wort Psychotherapiewissenschaft kommt darin nicht vor. Im vorhin zitierten Sammelbandbeitrag wird analog zur Charta von der Psychotherapie als Wissenschaft gesprochen, während die PTW, das ist im Zitat deutlich erkennbar, ausschließlich im Zusammenhang mit einem universitären Ergänzungsstudium erwähnt wird.

In den darauffolgenden Jahren wurde, abgesehen von den bisherigen Autoren wie Petzold im Jahr 1999[80], die Psychotherapiewissenschaft kaum verwendet – weder in der einen noch in der anderen Bedeutung. Das änderte sich im Jahr 2003, als österreichische Zeitungen begannen, erstmals über die PTW zu schreiben.[81] Der Hintergrund der PTW-Euphorie in den Medien: Vier Psychotherapeut*innen gründeten im Jahr 2004 die Sigmund-Freud-Privatuniversität in Wien, wo im WS 2005/06 erstmals ein universitäres Vollstudium (Bachelor und Master) mit der psychotherapeutischen Ausbildung – Propädeutikum und Fachspezifikum in einer der angebotenen Methoden – kombiniert absolviert werden konnte.[82] Der Name des Studiums (sowie der Fakultät) lautet bis heute Psychotherapiewissenschaft. Pünktlich zu diesem Paukenschlag, aber nicht damit in Verbindung stehend, veröffentlichte Erika Schmid-Hauser einen Artikel über die Verbindung von Neurowissenschaften und Psychotherapiewissenschaft. Darin schreibt sie:

„Die Möglichkeit der Begegnung und des Austauschs zwischen den einander fremden Welten der Neuro- und der Psychotherapiewissenschaft fasziniert. Gleichwohl werden in beiden Disziplinen verschiedene Sprachen gesprochen, was immer wieder auch Unbehagen verursacht. Mit der notwendigen Klärung unterschiedlicher Menschenbilder und der

79 Buchmann et al. 1996, S. 100.
80 Petzold 1999p, S. 377.
81 Der Standard 2003.
82 Die Presse 2005.

jeweiligen erkenntnistheoretischen Position ist noch viel gemeinsame Arbeit zu leisten. Eine neue gemeinsame konzeptuelle Sprache ist zu entwickeln."[83]

Der Text ist im Wesentlichen ein hoffnungsvolles Plädoyer für eine fruchtbare Kooperation zweier recht unterschiedlicher Wissenschaften und hat möglicherweise mit Grawes Buch *Neuropsychotherapie*[84] zu tun, das im selben Jahr erschien, jedenfalls aber mit der damaligen Aktualität des Themas, die Greiner wenig später als psychotherapeutische *Neurophorie* jener Jahre kritisierte.[85] Und vor ebendiesem Kontext ist die zitierte Stelle zu lesen, wenn von der Neurowissenschaft und der Psychotherapiewissenschaft gesprochen wird. Nach Schmid-Hauser ist die PTW demnach eine eigenständige Wissenschaft, die der Neurowissenschaft zumindest im Status als Einzelwissenschaft ebenbürtig ist.

In den darauffolgenden Jahren explodierte die Zahl der Beiträge in Medien und Fachmedien, in denen das Wort PTW erwähnt wird. 2007 wurde die seit dem Jahr 2003 von Gottfried Fischer herausgegebene *Zeitschrift für Psychotraumatologie und Psychologische Medizin* in *Zeitschrift für Psychotraumatologie, Psychotherapiewissenschaft und Psychologische Medizin* umbenannt. Die Umbenennung wird wie folgt begründet:

„Sie, liebe Leserinnen und Leser der ZPPM werden bemerkt haben, dass wir den Titel der Zeitschrift leicht abgewandelt haben, in „Psychotherapiewissenschaft". Hiermit verbindet sich programmatisch die Zielsetzung, Psychotherapie schrittweise zu einer eigenständigen wissenschaftlichen Disziplin zu entwickeln."[86]

Das zweite Heft des Jahres 2007 steht zudem unter dem Motto *Unterwegs zur Psychotherapiewissenschaft als eigenständige Disziplin* und wird von einem erklärenden Editorial des Herausgebers begleitet. Darin geht er, ähnlich wie Petzold, auf den Paradigmenbegriff Kuhns ein und postuliert den Wunsch bzw. die Prophezeiung eines zukünftigen psychotherapiewissenschaftlichen Paradigmas, bei dem „die unterschiedlichen psychotherapeutischen Modelle und ‚Schulrichtungen' ihre jeweils besonderen Beiträge einbringen [müssen]"[87]. Fischer kritisiert dabei, ebenfalls analog zu Petzold, die Programmatik einer Allgemeinen Psychotherapie bei Grawe und meint vielmehr abschließend im Editorial, dass die Zeitschrift anderen Therapierichtungen Gelegenheit geben möchte, ihren jeweiligen Beitrag zu einem umfassenden Paradigma der Psychotherapiewissenschaft beizusteuern.[88] Interessanterweise kommt das Wort Psychotherapiewissenschaft ansonsten im gesamten Heft, abgesehen von Titel und Editorial, nirgendwo sonst vor.

Um Fischers Definition besser verstehen zu können, betrachten wird zunächst sein mit Christiane Eichenberg und Ludger van Gisteren gemeinsam publiziertes Pamphlet, das die Frage stellt (und beantwortet), warum eine eigenständige Psychotherapiewissen-

83 Schmid-Hauser 2004, S. 110.
84 Grawe 2004.
85 Greiner 2007a.
86 Fischer 2007a, S. 7.
87 Fischer 2007b, S. 5.
88 Ebd., S. 7.

schaft dringend gebraucht werde. Darin wird die Psychotherapie als Wissenschaft bezeichnet, die Elemente der Geistes- sowie der Naturwissenschaften enthält und neben Psychologie und Medizin auch Pädagogik, Philosophie oder andere Humanwissenschaften in sich vereint. Zudem müsse sie sich von ihrer Bevormundung der experimentellen Psychologie und der biologischen Psychiatrie befreien. PTW wird hier als eigenständige wissenschaftliche Disziplin inklusive Psychotherapieforschung verstanden, zugleich als Begriff für ein Studium derselben, welches es zu dem Zeitpunkt in Deutschland noch nicht gab. Darüber hinaus schlagen sie eine Differenzierung der Psychotherapiewissenschafter*innen gegenüber den Psychotherapeut*innen vor, die sich an der entsprechenden wissenschaftlichen (universitären) Ausbildung orientiert. Damit verbunden ist die Forderung der Sicherung der Psychotherapiewissenschafter*innen als eigenständigen Heilberuf neben der Medizin, während die außeruniversitär ausgebildeten Psychotherapeut*innen diesen Status nicht erhalten.[89] Und nicht zuletzt schreibt Fischer in seinem letzten großen Buch *Psychotherapiewissenschaft*, dass der Gegenstand der wissenschaftlichen Erforschung der Psychotherapie die Veränderungslogik sei, die er als PTW bezeichnet.[90]

Zusammengefasst lässt sich bei Fischer Psychotherapiewissenschaft als eigenständige, also von Psychologie und Medizin unabhängige Wissenschaft Psychotherapie bezeichnen, die Elemente der Natur- und der Geisteswissenschaften enthält, deren zentraler Forschungsgegenstand die Veränderungslogik ist und die in einem universitären Vollstudium vermittelt werden soll und muss. Die so ausgebildeten Psychotherapiewissenschafter*innen sollen dann als vollwertige Heiler*innen ohne Wenn und Aber den Somatotherapeut*innen gleichgestellt sein.[91]

Die Autor*innen waren nicht die einzigen, die in dem Zeitraum PTW als Bezeichnung für eine schulenplurale Wissenschaft der Psychotherapie sowie für ein gleichnamiges Studium verwendet haben. Im 2008 veröffentlichten Sammelband *100 Meisterwerke der Psychotherapie*, ebenfalls von Pritz, dem Rektor der SFU, herausgegeben, befindet sich ebenfalls fünfmal das Wort Psychotherapiewissenschaft in zwei unterschiedlichen Beiträgen und Kontexten, nämlich bei einer Buchbesprechung eines Werks von Grawe und einer anderen von Petzold. Auffällig ist jedoch, dass beide Rezensionen, in denen die Bezeichnung vorkommt, von Andreas Schmidt verfasst wurden. Bereits die erste Erwähnung zeigt, wie er die PTW versteht, denn da schreibt er vom Psychotherapiewissenschaftsstudium, aber auch in der zweiten ist der Konnex deutlich, da er kurz zuvor die SFU erwähnt.[92] Die weiteren drei Textstellen stehen in der Rezension von Petzolds Buch *Psychotherapie und Babyforschung, Band 2*. Dort erwähnt er ebenfalls die SFU und das entsprechende Studium, dieses Mal aber als Beispiel für eine Synthese der Psychotherapie als integrative Wissenschaft, wie sie Petzold fordert. Somit vereint

89 Fischer et al. 2009.

90 Fischer 2011, S. 38.

91 Fischers Programm wird im entsprechenden Kapitel im Bereich Die Philosophie der Psychotherapiewissenschaft noch wesentlich detaillierter erörtert.

92 Schmidt 2008b, S. 82f.

auch Schmidt beide bisherigen Definitionsvarianten in seinem Gebrauch des Terminus Psychotherapiewissenschaft.[93]

In der zweiten Hälfte der 2000er-Jahre entstanden zunehmend Texte, in denen eine eigenständige Psychotherapiewissenschaft, die zugleich ein universitäres Vollstudium umfassen sollte, propagiert wurde. Viele der Texte stammen von Fischer, aus seinem Umfeld oder beziehen sich direkt auf ihn. Mario Schlegel schreibt beispielsweise im Jahr 2009:

> „Ein Ziel ist die Etablierung der eigenständigen Psychotherapiewissenschaften an den Universitäten. Erfolge sind auch bereits erzielt worden, wie Sie in dem Kurzbericht von Eichenberger und Fischer nachlesen können. Es ist unbedingt nötig, dass die Psychotherapie an den Universitäten selbständig vertreten ist, weil das naturwissenschaftliche Paradigma allein, wie es heute in der Psychologie vorherrscht, weder ihrer Praxis, ihrer Kultur, noch ihrer Geschichte entspricht. Die Verbindung mit Geistes- und Sozialwissenschaften ist unabdingbar und entspricht der zukünftigen interdisziplinären Zusammenarbeit der Wissenschaften bei komplexen Problemstellungen."[94]

Aber auch an anderer Stelle ist der Begriff in Mode. Im Supplement der Zeitschrift Psychotherapie Forum, Heft 2 des Jahres 2009, kommt das Wort Psychotherapiewissenschaft immerhin 22-mal vor – zumeist im Kontext der Gesetzgebung der DACH-Länder im Bereich der Psychotherapieausbildung (Studium), im Rahmen der Berichte der Psychotherapie-Ländervereinigungen des deutschsprachigen Raums sowie in der Berichterstattung über eine eigene PTW-Arbeitsgruppe der Schweizer SPV und der Charta.[95] Maria Borcsa verortet in dem Kontext schließlich im Jahr darauf eine zunehmend einsetzende Diskussion „um eine sog. ‚Psychotherapiewissenschaft', die dabei [...] auch ins Philosophische hinaus denkt"[96].

In den Tageszeitungen und anderen populären Medien wurde es dagegen im selben Zeitraum etwas ruhiger um die PTW. Nach dem medialen Hype um die Gründung der Sigmund-Freud-Privatuniversität in Wien wurde PTW lediglich zu einzelnen Anlässen wie dem Bau des neuen Hauptgebäudes der SFU erwähnt. An dieser Universität haben sich dagegen inzwischen zwei Psychotherapiewissenschafter ein gemeinsames Büro eingerichtet: Martin Jandl und Kurt Greiner. Letzterer habilitierte sich an der SFU im Jahr 2012 mit einer programmatischen Schrift zur PTW.[97] Seine Arbeiten reichen zu dem Zeitpunkt bereits mehrere Jahre zurück, denn 2005 schreibt er über den Konstruktiven Realismus im Kontext der Psychotherapie.[98] Diesem Buch folgen weitere Werke über die Verfremdung[99] und die Psychoanalytik als kontemporäre-postmoderne Wissenschaft[100]. Spätestens im Jahr 2008 beginnt er, sein Methodenprogramm auszuformulie-

93 Schmidt 2008a, S. 156f.
94 Schlegel 2009, S. 138.
95 Psychotherapie Forum 2009.
96 Borcsa et al. 2010, S. 8.
97 Greiner 2012.
98 Greiner 2005.
99 Greiner et al. 2006.
100 Greiner 2007b.

ren – das Wort Psychotherapiewissenschaft kommt allerdings in seinem Fachartikel nur ein einziges Mal vor – bei der Beschreibung des Autors als Forschender im Bereich Psychotherapiewissenschaft.[101] In den darauffolgenden Sammelbänden und Monografien kommt zwar die PTW zumeist im Titel und in den Texten selbst als Adjektiv vor, beispielsweise in der Aussage über die psychotherapiewissenschaftliche Relevanz des dialogexperimentellen Forschens,[102] aber in direkter Form erst 2010[103] bzw. deutlich detaillierter in seiner 2011 veröffentlichten Monografie *Integrationsprogramm Therapieschulendialog (TSD)*. Darin schreibt er:

> „Im Wiener Programm der Inter-Therapeutik haben Psychotherapie und Psychotherapiewissenschaft […] differente Forschungsgegenstände und Erkenntnisinteressen. Demnach kann Psychotherapie *nicht* Psychotherapiewissenschaft sein. Psychotherapie wird hier als eine gesundheitswissenschaftliche Forschungs- und Praxisform, als ein anwendungsorientiertes Denk- und Wissensgebiet mit polystrukturellem Phänotypus verstanden, während die grundlagenwissenschaftliche Unternehmung Psychotherapiewissenschaft als Inter-Therapeutik die integrationsorientierte Reflexionswissenschaft *ebendieser* multikonzeptionellen Produktionswissenschaft repräsentiert."[104]

In den Zeilen wird sehr deutlich, dass Greiner Psychotherapiewissenschaft und Psychotherapie als (Gesundheits-)Wissenschaft nicht gleichsetzt, aber auch nicht wie Fischer anhand der Ausbildung einer Person unterscheidet. Vielmehr ist Letztere eine Produktionswissenschaft, die Wissen über Theorien und Anwendungen der Seelenbehandlung produziert, während die PTW eine Reflexionswissenschaft ist, welche die einzelnen Psychotherapieschulen und deren implizite Grundlagen erforscht. Ein Jahrzehnt später formuliert Greiner eine explizite Definition des Begriffs:

> „Psychotherapiewissenschaft ist in ihrer disziplinären Ausprägung als Experimentelle Psychotherapiewissenschaft eine innovative Form von kritisch-reflexiver Grundlagenforschung, deren Gegenstände die vielfältigen, uneinheitlichen Funktionsweisen des psychotherapeutischen Denkens und Praxishandelns sind."[105]

Die PTW erforscht demnach die Theorien und Praxen der verschiedenen psychotherapeutischen Schulen. Allerdings ist dies, so Greiner, nur eine mögliche Ausprägungsform der Psychotherapiewissenschaft. Welche es noch geben könnte, wird im Text nicht erwähnt – hierzu hat zehn Jahre später Jandl etwas beizusteuern. Doch zunächst zurück ins Jahr 2012, dem Jahr der Veröffentlichung von Greiners Habilitationsschrift. Ein Jahr zuvor begann Bernd Rieken, ebenfalls Professor an der SFU, eine Buchreihe mit dem Titel *Psychotherapiewissenschaft in Forschung, Profession und Kultur* herauszugeben. Band 3 der Reihe, *Formate der Seele*, stammt von Gerhard Burda (*1958) und kam ebenfalls 2012 heraus. Im Untertitel wird das Anliegen deutlich: *Erkenntnistheoretische Grundlagen und ethische Implikationen der Allgemeinen Psychotherapiewissenschaft.*

---

101 Greiner 2008.
102 Greiner 2009.
103 Greiner und Jandl 2010, S. 15ff.
104 Greiner 2011, S. 33.
105 Greiner 2020b, S. 1.

Der Terminus allgemeine PTW bezieht sich allerdings nicht auf Petzold. Burda dazu im Original:

> „Im Zentrum dieser Arbeit steht die Frage nach den Grundlagen einer Allgemeinen Psychotherapiewissenschaft (PTW). Dabei stehen erkenntnistheoretische und in der Folge auch ethische Fragestellungen im Vordergrund. Von einer Allgemeinen bzw. Systematischen PTW müsste erwartet werden können, dass sie einen metatheoretischen Rahmen bereitstellt, auf den sich die unterschiedliche aktuelle oder auch historische Therapiemethoden untersuchende Vergleichende bzw. Angewandte PTW beziehen kann."[106]

Burda unterscheidet in dem Zitat zwischen einer Allgemeinen/Systematischen PTW und einer Vergleichenden/Angewandten PTW. Erstere beinhaltet die epistemologische und ethische Metatheorie, Zweitere die im Rahmen der Ersteren stehende Methode. Was Burda unter Psychotherapiewissenschaft konkret versteht, formuliert er in seinem 2021 in derselben Buchreihe veröffentlichten Buch *Epistemische Achtsamkeit* etwas direkter:

> „Psychotherapiewissenschaft (PTW) ist eine recht junge Disziplin, deren Gegenstand, salopp gesagt, alles rund um das Thema Psychotherapie (PT) ist (Theorien, Praxis, Prozesse, Historisches usw.). PTW ist nicht einfach mit Forschungen aus dem psychotherapeutischen Umfeld zu verwechseln – diese Studien gehören in das weitere Umfeld –, sondern sollte eine eigene, externe wissenschaftliche Perspektive auf PT darstellen."[107]

Die PTW untersucht also nach Burda alles, was mit Psychotherapie zu tun hat, ist aber nicht mit ihr ident. Im Gegensatz zur Psychotherapie als Wissenschaft – inklusive der Psychotherapieforschung, also das Erforschen der Psychotherapie aus ihrem Inneren heraus – wirft die PTW nach Burda einen Blick von außen auf die Psychotherapie inklusive all ihrer Schulen, ihrer Geschichte, ihrer mannigfaltigen Theorien, ihrer Praxen und dergleichen mehr. An der Stelle ähnelt Burdas PTW-Definition jener von Greiner, außerdem kritisiert er auf der Seite den Zugang von Markus Erismann zum Thema, der auf den nächsten Seiten behandelt wird. Doch zurück zu 2011. In jenem Jahr erfuhr das seit 1993 quartalsweise erscheinende Fachjournal *Psychotherapie Forum* eine umfassende Veränderung und wurde von der Zeitschrift *Psychotherapie-Wissenschaft* abgelöst. Im Jahr 2015 erschien ein Themenheft, das der Psychotherapiewissenschaft gewidmet ist. Greiner und Burda werden darin nicht erwähnt, Fischer dagegen umso öfter. Die Beiträge sind sehr unterschiedlich gestaltet, die Verwendungsweisen der PTW entsprechend heterogen. Im Editorial schreibt beispielsweise Theodor Itten:

> „Die Seelenheilkunst entwickelt sich seit über 15 Jahren in ihrer Rückbesinnung sowie theoretischen Betrachtung zunehmend zu einem rechtlich und wissenschaftlich eigenständigen Beruf mit klarem Anspruch auf eine Positionierung als Psychotherapiewissenschaft. […] Die Psychotherapie ist auf dem Weg zu einer eigenständigen Wissenschaft als Psychotherapiewissenschaft (PTW)."[108]

---

106 Burda 2012, S. 15.
107 Burda 2021, S. 19.
108 Itten 2015a, S. 2.

Hier setzt der Autor die Psychotherapie in ihrer wissenschaftlichen Ausprägung mit der Psychotherapiewissenschaft gleich. In einem anderen Beitrag des Hefts formulieren es vier Autor*innen noch direkter:

> „Der Österreichische Bundesverband für Psychotherapie (ÖBVP) streicht die grundsätzliche wissenschaftliche Kompetenz in der Ausbildung zur PsychotherapeutIn im Sinne einer Weiterentwicklung der Psychotherapie als Wissenschaft heraus und fokussiert die Möglichkeit, sich am internationalen psychotherapiewissenschaftlichen Diskurs zu beteiligen.“[109]

Der psychotherapiewissenschaftliche Diskurs wird hier mit der Psychotherapie als Wissenschaft in Verbindung gebracht. Auffällig ist, dass Psychotherapiewissenschaft in dieser Schreibweise im gesamten Heft kaum vorkommt. Manche Beiträge sprechen stattdessen von Psychotherapie-Wissenschaft analog zum Namen der Zeitschrift. Nicola Gianinazzi beispielsweise einmal im Kontext der Schweizer Psychotherapieausbildung,[110] Thomas Kesselring gleich dreimal im Abstract seines Beitrags, wo er nach dem Status der Philosophie in der PT-W fragt, aber kein einziges Mal im Artikel selbst.[111] Serge Sulz fragt in einem anderen Fachtext nach dem Verhältnis der Psychotherapie als Wissenschaft und Kunst. Darin schreibt er, dass er sich auf die Psychologie und auf die Psychotherapie-Wissenschaft konzentrieren werde,[112] weiter unten, dass wissenschaftliche Neugier bedeutend für die Forschung im Rahmen der PT-W sei, und schließlich, dass die Supervision dabei helfe, die Therapiemanuale auf die einzelnen Patient*innen anzupassen – das sei der Schritt von der PT-W zur Kunst der Psychotherapie.[113] Am Ende spricht er noch von einem Studium Psychotherapie-Wissenschaft[114] – wie die bereits oben zitierten vier Autor*innen, die zwar dort von PTW schreiben, auf der nächsten Seite jedoch von PT-W im Kontext eines universitären Studiums der Psychotherapie.[115] In einer Gesprächsrunde, die im letzten Drittel der Ausgabe der Zeitschrift abgedruckt wurde, wird schließlich gefragt, wofür es den Begriff PTW überhaupt braucht. Die Antwort lautet, dass jenes Wort das Resultat einer Bewegung ist, die Psychotherapie als eigenständigen wissenschaftlichen Beruf verankern will.[116] Auch in den letzten Erwähnungen wird deutlich, dass PTW im gesamten Heft zumeist mit Psychotherapie als Wissenschaft gleichgesetzt wird – ebenso mit dem PT-Studium.

Ein Jahr nach jener Ausgabe erschien ein weiteres Heft, in dem PTW-Beiträge veröffentlicht wurden. Insgesamt 90-mal kommt darin das Wort Psychotherapiewissenschaft vor, PT-W mit Bindestrich dagegen nur mehr im Namen der Zeitschrift selbst. Die Erwähnungen der PTW konzentrieren sich auf zwei Artikel: einer von Xenia Petry über die Psychotherapieforschung, in dem sie über die Psychotherapie als eigenständige

109 Leitner et al. 2015, S. 79.
110 Gianinazzi 2015, S. 21.
111 Kesselring 2015, S. 51.
112 Sulz 2015, S. 62.
113 Ebd., S. 68f.
114 Ebd., S. 71.
115 Leitner et al. 2015, S. 80.
116 Itten 2015c, S. 89.

Wissenschaft spricht, zu der die Psychotherapieforschung einen wesentlichen Teil beiträgt,[117] der andere stammt von Markus Erismann. Darin bezeichnet auch er die PTW als eigenständige wissenschaftliche Disziplin, kritisiert allerdings das Fehlen einer wissenschaftstheoretischen Grundlage. Den PTW-Begriff definiert er ebenfalls implizit und keinesfalls eindeutig. Zunächst meint er:

> „Der Psychotherapiewissenschaft fehlt aber nicht nur eine solche Erkenntnistheorie, sondern überhaupt eine Wissenschaftstheorie, welche ihr einen einheitlichen, schulenumfassenden und -unabhängigen Rahmen unter Beibehaltung der Pluralität ihrer Ansätze und Methoden gibt, dem psychotherapiewissenschaftlichen Selbstverständnis der Charta entspricht und die Entstehung eines eigenständigen Paradigmas ermöglicht. Die Entwicklung einer eigenen Wissenschaftstheorie für die Psychotherapiewissenschaft ist aber – da es um die Bildung ihres Selbstverständnisses aus der Praxis der Psychotherapie geht – nicht außenstehenden Wissenschaftstheoretikern, sondern den Psychotherapiewissenschaftlern selbst aufgegeben."[118]

Die PTW betrachtet Erismann damit als Grundlage, auf der die einzelnen psychotherapeutischen Schulen stehen. Diese Basis sollte wissenschaftstheoretisch fundiert sein und ein eigenes Paradigma aufweisen, das den vielen darauf referierenden Schulen gerecht wird. Damit unterscheidet Erismann zwischen der PTW und den einzelnen psychotherapeutischen Schulen (als Wissenschaft). Er wählt einen ähnlichen Weg wie Greiner und Burda, unterscheidet sich jedoch von den beiden Ansätzen durch das Postulat, dass das grundlegende wissenschaftstheoretische Paradigma aus dem Bereich der Psychotherapie selbst und nicht von einer externen Wissenschaftstheorie kommen solle. Bereits einen Absatz später formuliert er implizit einen anderen Zugang zur PTW:

> „Neben der Pluralität ihrer Schulen und Methoden ist ihre Interdisziplinarität ein weiteres Charakteristikum und Strukturmerkmal des Paradigmas der Psychotherapiewissenschaft. Zwar steht diese zu ihren naturwissenschaftlich orientierten Nachbardisziplinen Medizin und Psychologie in bestimmten Verhältnissen, vor allem aber unterhält die Psychotherapiewissenschaft als humanwissenschaftliche Disziplin Beziehungen zu anderen Human- und Geisteswissenschaften wie Kunstwissenschaft, Ethnologie, Soziologie, Theologie und Pädagogik, von denen sie nicht nur Anregungen erhält, sondern die psychotherapiewissenschaftlichen Methoden dienen in diesen Wissensgebieten als Forschungsmethoden."[119]

Vor allem der letzte Teil ist hier relevant. Erismann nennt psychotherapiewissenschaftliche Methoden, die in Wissensgebieten wie Kunstwissenschaft, Ethnologie, Soziologie etc. als Forschungsmethoden angewendet werden. Damit meint er gewiss beispielsweise die Psychoanalyse, die gerade in diesen Fächern zuweilen als grundlegende Interpretationstheorie dient. Wenn er allerdings die Psychoanalyse als psychotherapiewissenschaftliche Methode bezeichnet, dann stellt sich die Frage, was eine psychotherapeutische Methode ist. Am Ende bleibt die Vermutung, dass Erismann PT und PTW gleichsetzt. Während Greiner den Therapieschulendialog als PTW-Methode und die Psychoanalyse als PT-Methode (bzw. Schule) bezeichnen würde, existiert bei Erismann keine klare

117 Petry 2016.
118 Erismann 2016, S. 9.
119 Ebd.

Unterscheidung diesbezüglich, wodurch auch die PTW-Definition in seinem Artikel unklar bleibt. Hinzu kommt, dass er den Methodenbegriff gleich doppelt verwendet:

> „In der Psychotherapiewissenschaft bezeichnet ‚Methode' zum einen eine bestimmte psychotherapeutische Schule und Richtung mit einem bestimmten Menschenbild und einer anthropologischen Theorie, zum anderen bestimmte Verfahrensweisen und Techniken in der psychotherapeutischen Praxis."[120]

Am Ende bleibt die Frage, wo Erismann den Unterschied zwischen Psychotherapie und Psychotherapiewissenschaft verortet. Etwas mehr Aufschluss gibt hier ein Fachartikel aus dem Jahr 2019, in dem er, der Schweizer Charta folgend, meint, dass die PTW die Schwesterdisziplin der Psychologie und der Psychiatrie ist. Auf derselben Seite charakterisiert er sie als dialogische Wissenschaft, in der es um Subjekt-Subjekt-Beziehungen geht. Damit setzt er die PTW mit der Wissenschaft Psychotherapie gleich.[121] Die Begriffskonfusion löst Erismann schließlich im Jahr 2020 auf:

> „Noch eine Bemerkung zum Verhältnis zwischen Psychotherapie und Psychotherapiewissenschaft: Da ich weder Psychotherapeut noch Psychotherapiewissenschaftler bin, stellt sich mir die Frage, inwieweit ich mich überhaupt in die Angelegenheiten der Psychotherapie einzumischen habe. Dazu fehlt mir eigentlich das nötige psychotherapeutische und psychotherapiewissenschaftliche Fachwissen."[122]

Eine definitorische Klarstellung wird von Erismann somit mit Verweis auf seine Fachfremde nicht zu erwarten sein. Deutlich näher am Fach sind die vielen Autor*innen des Sammelbandes *Universitäre Psychotherapieausbildung am Beispiel der Sigmund Freud Privatuniversität*, welcher ebenfalls 2020 erschien. Pritz erklärt darin beispielsweise, weshalb das Studium an der SFU *PTW* heißt:

> „Warum die Begrifflichkeit: Psychotherapiewissenschaft und nicht einfach Psychotherapie? Dies hatte inhaltliche und rechtliche Gründe: Inhaltlich, weil wir betonen wollten, dass wir Psychotherapie auf einer wissenschaftlichen Grundlage lehren und Forschung entwickeln wollten, und es war unklar, ob man mit dem Begriff der Psychotherapie allein nicht gegen das Psychotherapiegesetz verstoßen würde (tatsächlich wurden wir zwei Jahre später diesbezüglich von Kollegen gerichtlich angegriffen, die Klage endete mit unserem Freispruch)."[123]

Pritz bekräftigt an der Stelle den Gebrauch des Wortes PTW als Bezeichnung für das universitäre Studium, in dem die Psychotherapie erlernt werden kann. Diese implizite Definition durchzieht das gesamte Buch, worauf der Titel bereits hinweist. Weitere Textstellen zu dieser Bedeutung sollen also nicht zitiert werden, sondern vielmehr davon abweichende Definitionen. Heinz Laubreuter geht beispielsweise näher auf den Begriff ein und führt eine nachvollziehbare Begriffsdefinition ein, wenngleich nicht alle Bereiche seines Textes stimmig sind. Zunächst meint er, dass mit PTW ein Terminus eingeführt wurde, „der sich bis dahin in der Literatur nicht findet". Die letzten Seiten

120 Erismann 2016, S. 11.
121 Erismann 2019, S. 16.
122 Erismann 2020, S. 82.
123 Pritz 2020, S. 24.

haben dies bereits widerlegt. Darunter führt er dann einen Vergleich an, nämlich jenen der PTW mit:

> „ähnlichen sprachlichen Konstruktionen, etwa: Erziehungswissenschaft, Pflegewissenschaft, Ingenieurwissenschaften. Diese Studienbezeichnungen verweisen jeweils auf eine professionelle Tätigkeit. Diese professionelle Tätigkeit sei aber nicht identisch mit der wissenschaftlichen Durchdringung der jeweiligen Themen oder Gegenstände. Die Ausübung von Erziehung sei nicht identisch mit der wissenschaftlichen Befassung mit Erziehung. Mit der Namensgebung soll diese Unterscheidung von Wissenschaft und Profession (hier: Psychotherapie) explizit gemacht werden. Um zwei nächstliegende grundlegende Unterschiede anzuführen: die wissenschaftliche Situation ist gekennzeichnet durch Handlungsentlastung; die professionelle Situation durch Handlungsverpflichtung, in ihr muss immer gehandelt werden. Und: Adressat wissenschaftlicher Tätigkeit ist zunächst die Wissenschaft, über Publikationen etc.; Adressat von professioneller Tätigkeit ist zunächst der Klient (Patient). Eine uns angemessen scheinende Sichtweise ist daher: Wissenschaft und Profession sind einander gegenüber souverän und stehen zueinander in einem nichthierarchischen Verhältnis. Psychotherapie ist eine Profession mit Wissenschaft zur Seite.“[124]

Laubreuter bezeichnet damit die Psychotherapie als professionelle Handlungspraxis bei Patient*innen und die PTW als wissenschaftliche Befassung mit solchen Situationen, die mittels Veröffentlichung die Community erreichen soll. Die Unterscheidung ist klar und nachvollziehbar. Psychotherapiewissenschaft meint hier die Wissenschaft Psychotherapie, keinen externen wissenschaftstheoretischen Blick auf das Feld, sondern die wissenschaftliche Tätigkeit von Psychotherapieforschenden. Weiter unten in seinem Beitrag ergänzt er jene Bedeutung um die akademische Disziplin, die eine solche Wissenschaft zwangsläufig auch sein müsse, wenn sie fortbestehen wolle.[125] Rieken hat indes einen anderen Zugang zur Thematik. Auch er bezeichnet die Psychotherapie als Wissenschaft mit dem Wort PTW, charakterisiert sie jedoch anders. Im ersten Abschnitt seines Beitrags stellt er den jungen Terminus auf eine Ebene mit Psychologie und Psychiatrie als Wissenschaften.[126] Einige Seiten darauf stellt er einige Merkmale der PTW vor:

> „Sie hat naturwissenschaftliche Aspekte […]. Auf der anderen Seite sind in der Psychotherapie wesentliche Elemente der Geisteswissenschaften enthalten. […] [Außerdem] hat die Psychotherapie einiges gemeinsam mit künstlerischer Tätigkeit. Das bloße Erlernen von Behandlungstechnik reicht allein nicht aus, um ein guter Therapeut zu werden. Man benötigt auch so etwas wie Spürsinn oder Intuition. […] Die Psychotherapie unterscheidet sich aber nicht nur dadurch von anderen Wissenschaften, dass sie natur- und geisteswissenschaftliche sowie künstlerische Prinzipien unter ihrem Dach vereinigt, sondern noch in einer weiteren Hinsicht. Im Gegensatz zu anderen Ausbildungen auf akademischem Niveau ist es nämlich nicht hinreichend, sich ihre Inhalte ausschließlich auf theoretischem

124 Laubreuter 2020, S. 30.
125 Ebd., S. 35.
126 Rieken 2020, S. 85.

Wege anzueignen. Um Psychotherapeut zu werden, bedarf es auch der Selbsterfahrung in Form einer Lehrtherapie bzw. Lehranalyse."[127]

Am Ende fasst er es noch einmal in Form einer expliziten charakterisierenden Definition zusammen:

„Wenn es also um die Frage geht, wodurch Psychotherapiewissenschaft charakterisiert ist, würde ich darauf antworten, dass sie Elemente der Natur- und Geisteswissenschaften, aber auch künstlerische Aspekte beinhaltet sowie Selbsterfahrungsanteile und neben der erklärenden Zugangsweise desgleichen der verstehenden ihren Tribut zollt, was bedeutet, Intentionalität und Ganzheit nicht unberücksichtigt zu lassen."[128]

Die Verbindung der beiden Aussagen ergibt die implizite Definition. Denn im ersten Zitat sagt Rieken, dass die Psychotherapie Elemente der Natur- und der Geisteswissenschaften enthält, darüber hinaus künstlerische Aspekte sowie Selbsterfahrung. Im zweiten Zitat bezeichnet er dieselben Punkte als Charakteristika der Psychotherapiewissenschaft. Damit setzt er PT und PTW gleich, also die Wissenschaft Psychotherapie mit der PTW.

Im selben Buch hat auch Jandl, wie zuvor bereits erwähnt, etwas zum Thema zu sagen. Er versucht sich an einer übersichtlichen Darstellung der PTW:

„Eine übersichtliche Darstellung der Psychotherapiewissenschaft lässt m.E. vier Bereiche erkennen: Der erste Bereich sind die Psychotherapieschulen und umfasst deren Theorien und Behandlungstechniken. Jede Psychotherapieschule ist wissenschaftlich fundiert und ihre Grundlagen – von den tiefenpsychologischen über die humanistischen Psychotherapieschulen bis hin zur Verhaltenstherapie – sind philosophischer Provenienz. [...] Der zweite Bereich umfasst alle Anwendungen der Psychotherapieschulen außerhalb des klinischen Kontexts. Widmet man sich beispielsweise, so wie es Freud (1995) getan hat, der Interpretation von Leonardos Mona Lisa, dann werden die therapiespezifischen Begriffe und Gedankenfiguren auf ein Kunstwerk angewendet – die Therapieschule liefert hier das hermeneutische Werkzeug zur Interpretation. [...] Der dritte Bereich ist die Psychotherapieforschung, die sich entweder empirisch-quantitativer oder empirisch-qualitativer Verfahren bedient. [...] Der vierte Bereich umfasst die ‚Experimental- und Imaginativhermeneutische Psychotherapiewissenschaft' und die ‚psychotherapiewissenschaftliche Philosophie'. [...] Diese übersichtliche Darstellung lässt erkennen, dass die vier Bereiche, die voneinander differenzierbar sind, ineinander übergreifen und in mannigfachen Wechselwirkungen stehen. Behauptet wird mit dieser übersichtlichen Darstellung, dass Psychotherapiewissenschaft einerseits das Dach für die pluralen Psychotherapieschulen ist und gleichzeitig diese strukturell durch empirische und reflexionswissenschaftliche Elemente transzendiert."[129]

Jandl versucht hier, eine umfassende PTW-Charakterisierung zu formulieren, die (fast) alle Aspekte der bisherigen impliziten Definitionen vereint. Ausgerechnet eine Begriffsverwendung wird nicht berücksichtigt, nämlich PTW als Bezeichnung für das universitäre Studium, in dem er selbst lehrt. Jandl versucht mit seiner Konzeption of-

127 Rieken 2020, S. 89f.
128 Ebd., S. 101f.
129 Jandl 2020, S. 150ff.

fenbar, die Spaltung zwischen der WPT (Bereiche 1 bis 3) und der PTW nach Greiner und Burda (Bereich 4) zu überbrücken, indem er einen mehrschichtigen PTW-Begriff anlegt.

In anderen Fachbüchern und Fachartikeln der letzten Jahre wird zwar häufig von einer Psychotherapiewissenschaft gesprochen, jedoch zumeist undifferenziert und ohne klare Begriffsbestimmung. Es existieren sogar Aufsätze, in deren Titel das Wort PTW vorkommt, im Text jedoch kein einziges Mal.[130] Selbst der Autor dieser Zeilen brachte gemeinsam mit Rieken eine Monografie heraus, in deren Titel von psychotherapiewissenschaftlichen Zugängen zu Eco-Anxiety die Rede ist, während im Buch selbst aber nur zwei Nennungen des Wortes zu finden sind.[131] Auch hier ist im Grunde die Psychotherapie in der wissenschaftlichen Anwendung gemeint, da Eco-Anxiety aus der Sicht verschiedener psychotherapeutischer Schulen sowie einer allgemeinen psychotherapeutischen Forschung (ein quantitativer Fragebogen über mehrere Aspekte der Klimaangst) betrachtet wird. Nach Burda wären es also nicht psychotherapiewissenschaftliche Zugänge, sondern psychotherapeutische – nach Fischer hingegen wäre die Verwendung des Wortes passend, da sie die Psychotherapie als eigenständige Wissenschaft propagiert. Die unterschiedlichen Zugänge sollen nun kurz zusammengefasst werden:

Betrachtet man die verschiedenen Textstellen seit den frühen 1990er-Jahren, in denen die Bezeichnung vorkommt, zeigt sich eine gewisse Zunahme der Bedeutungsvarianten sowie eine Veränderung ihrer Häufigkeiten über die Zeit, wobei beachtet werden muss, dass der Terminus in einer Erwähnung mehrere Bedeutungen gleichzeitig einnehmen kann. Die Geschichte der PTW im Detail ist zwar Thema des nächsten Hauptkapitels, soll hier aber zum besseren Verständnis als Kontextwissen verdichtet und stark vereinfacht wiedergegeben werden. So verweist das Wort Psychotherapiewissenschaft beispielsweise in den 1990er-Jahren häufig auf die *Wissenschaft Psychotherapie* im Kontext der Debatte über die Wissenschaftlichkeit der Psychotherapie – insbesondere hinsichtlich der Forschung – sowie über die Eigenständigkeit derselben bzw. die Unabhängigkeit von den großen Disziplinen Medizin und Psychologie. Wenn hier von der Psychotherapie als Wissenschaft gesprochen wird, so ist häufig die wissenschaftliche Tätigkeit innerhalb der Psychotherapie gemeint, egal ob im Sinne einer allgemeinen schulenübergreifenden PT oder im Rahmen einer oder mehrerer Disziplinen/Schulen. Beispiele hierfür sind die Psychotherapieforschung und das Publizieren von Fachtexten über das Psychotherapieren im Sinne von Laubreuter. In den Texten der 2000er-Jahre ist diese Wortbedeutung weiterhin in mannigfaltigen Textstellen vertreten, doch kam zunehmend eine weitere auf, die bereits 1996 erwähnt wurde, aber vor allem nach der Gründung der Sigmund-Freud-Privatuniversität 2004 in ihrer Häufigkeit stark zugenommen hat. Gemeint ist die Nutzung des Wortes Psychotherapiewissenschaft als Bezeichnung für eine universitäre Weiterbildung und/oder ein Vollstudium der Psychotherapie sowie die dazugehörigen Organisationen (Institute, Fakultäten, Universitäten). Die beiden erwähnten und in den 2000er-Jahren häufig verwendeten Definitionskom-

130 Siehe z. B. Nauenheim 2022.
131 Raile und Rieken 2021.

plexe erhielten vor allem in den 2010er-Jahren zunehmend eine dritte große Gebrauchsweise zur Seite gestellt: Psychotherapiewissenschaft als Bezeichnung für eine Wissenschaft, die außerhalb des Feldes der vielen psychotherapeutischen Einzelwissenschaften wie Psychoanalyse, Daseinsanalyse, Gestalttherapie oder Psychodrama steht. Die PTW in der dritten Bedeutungskategorie, primär von Burda und Greiner vertreten, legt das Forschungsinteresse auf die einzelnen Schulen sowie auf deren Grundlagen und Anwendungen auf der Basis einer externen Position, also aus einem wissenschaftstheoretischen Standpunkt heraus und nicht aus der Sicht einer psychotherapeutischen Richtung.[132]

Im nächsten Kapitel wird nun, auf den Ergebnissen der vorgehenden Seiten aufbauend, versucht, eine Klarstellung sowie Definition des Wortes Psychotherapiewissenschaft zu formulieren.

2.3 Psychotherapiewissenschaft – Vier Definitionen

Wir nähern uns der ersten Position, von der aus wir auf die Fata Morgana zugehen – die sprachliche Perspektive, konkreter die Begriffsdefinition. Doch auch hier zeigt sich die Schwammigkeit des Wortes, die Unschärfe einer Fata Morgana, die stets zurückweicht, wenn man sich ihr nähert. Im vorherigen Kapitel wurden unzählige Gebrauchsweisen der Psychotherapiewissenschaft erarbeitet, die einander teilweise widersprechen und zudem offenbar keinen gemeinsamen Nenner haben – abgesehen von der Tatsache, dass es wohl um Psychotherapie und um eine Wissenschaftlichkeit als systematisierte Form der Erforschung, Sammlung und Auswertung von Kenntnissen geht, alternativ im Sinne einer universitären Vermittlung im Rahmen eines disziplinären Studiengangs. An der Stelle prallen mehrere Ebenen aufeinander, weshalb im Kontext eines systematischen Zugangs zum Begriff zunächst eine Auflistung aller Themen folgt, mit der sich die verschiedenen PTW-Termini befassen. Anschließend sollen sie geordnet und entsprechenden Kategorien zugewiesen werden. Vor dem endgültigen Vorstellen einer Definition wird zudem zwischen den verschiedenen lebensweltlichen Gebrauchsweisen unterschieden, denn der Kontext bestimmt die Definition maßgeblich mit. Am Ende werden mehrere Definitionen vorgestellt, die nach Ansicht des Autors dieser Zeilen für den jeweiligen Kontext angemessen sind. Zunächst werden charakteristische Aussagen zur PTW gesammelt, wobei ausschließlich positive Formulierungen berücksichtigt werden. So wird beispielsweise Burdas implizite Formulierung, nach der die PTW nicht Psychotherapieforschung sei, nicht erwähnt. Das Ziel der nachfolgenden Aufstellung liegt darin, die Breite des PTW-Diskurses im Foucaultschen Sinn zu erkennen.

---

132 Wie auf den vorherigen Seiten zu sehen war, bestehen bei den drei Kategorien Überschneidungen, vor allem zwischen der ersten und der dritten. Die Gemeinsamkeiten und Unterschiede wurden teilweise im Zuge der Interpretation der einzelnen Textabschnitte erarbeitet, ausführlicher jedoch im letzten Hauptkapitel über die einzelnen PTW-Ansätze.

Psychotherapiewissenschaft

- ist jene wissenschaftliche Disziplin, die Psychotherapieforschung betreibt,
- umfasst das gesamte Spektrum der Psychotherapie und ihrer Schulen,
- bezeichnet das universitäre Studium der Psychotherapie,
- steht auf einer Ebene mit Neurowissenschaften, Psychologie und Psychiatrie,
- ist von jenen Wissenschaften verschieden, unabhängig und eigenständig,
- kennzeichnet eine Methodenpluralität und -vielfalt,
- betrachtet die Formen des psychotherapeutischen Denkens und Handelns,
- stellt eine eigene, externe wissenschaftliche Perspektive auf die PT dar,
- unterhält interdisziplinäre Beziehungen zu anderen Humanwissenschaften,
- unterscheidet sich in Österreich gesetzlich von der Psychotherapie,
- verhält sich zur PT wie die Erziehungswissenschaft zur Erziehung,
- ist wissenschaftliches Arbeiten im Kontrast zum therapeutischen Handeln,
- adressiert die wissenschaftliche Community via Publikationen,
- schließt Aspekte der Natur- und der Geisteswissenschaften ein,
- außerdem Anteile künstlerischer Tätigkeiten und der Selbsterfahrung,
- und schließt zuletzt auch PT-Anwendungen im nichtklinischen Bereich ein.

Diese bunte Vielfalt an Charakteristiken ist nun zusammenhangslos chronologisch aufgelistet worden und soll nun sortiert werden – zunächst anhand der wissenschaftlichen Ebene. Hierbei soll die von Greiner postulierte Einteilung zwischen der Produktions- und der Reflexionsebene unterstützen. Auf der Produktionsebene finden wir das psychotherapeutische Denken, Handeln und Forschen im gesamten Spektrum der psychotherapeutischen Schulen, was auch die Anwendungen im nichtklinischen Bereich einschließt. Auf der Reflexionsebene dagegen die externe wissenschaftliche Perspektive auf ebenjene Produktionsebene in ihrer gesamten Methodenvielfalt. Auf der Vermittlungsebene befindet sich, in Ergänzung dazu, die universitäre Lehre. Weitere Charakteristika lassen sich kombiniert als wissenschaftliche Einordnung bezeichnen. Demnach ist die PTW eine eigenständige Wissenschaft, die mit Neurowissenschaften, Psychologie und Psychiatrie auf einer Ebene steht und sowohl Elemente aus den Natur- als auch aus den Geisteswissenschaften enthält, Elemente der künstlerischen Tätigkeiten sowie solche der Selbsterfahrung. Außerdem existieren interdisziplinäre Beziehungen zu anderen Wissenschaften, insbesondere zu Humanwissenschaften wie der Soziologie, Ethnologie und Kulturanthropologie. Das Ziel des wissenschaftlichen Arbeitens ist das Publizieren und nicht zuletzt muss PTW (zumindest in Österreich im Kontext der universitären Ausbildung) vom gesetzlich geschützten Psychotherapiebegriff unterschieden werden.

Fasst man nun die Unterschiede und Gemeinsamkeiten zusammen, so liegt der Schluss nahe, dass man zunächst zwischen Psychotherapie und Psychotherapiewissenschaft unterscheiden muss, wobei PTW als Bezeichnung für ein Hochschulstudium zunächst ausgeklammert wird. Die Differenzierung kann nun auf zwei Arten geschehen. Entweder man folgt Greiner wie Burda und betrachtet die psychotherapeutischen Theorien, die (klinischen wie nichtklinischen) Anwendungen, die Forschung sowie alles, was damit auf der Ebene der Produktionswissenschaft Psychotherapie einhergeht, als Psychotherapie, die auch wissenschaftlich betrieben werden kann, und unterscheidet davon die PTW als PT-externe Perspektive auf dieses Feld. Oder man wählt den Weg vieler anderer im vorherigen Abschnitt zitierter Autor*innen und trennt die praktische Anwendung der Psychotherapie, hauptsächlich ist hier die Heilbehandlung gemeint, von theoretischen Betrachtungen sowie von der Psychotherapieforschung, wobei Letztere als PTW bezeichnet wird.

Soll nun eine Definition erstellt werden, muss auf eine der beiden Alternativen Bezug genommen werden. Eine Mischung bzw. der Versuch der Vereinheitlichung, wie sie beispielsweise Jandl versucht hat, ist hingegen problematisch. Der Grund ist die Betrachtung der mittleren Ebene, wenn man die beiden Ansätze verbindet. Da wäre

1. die Psychotherapie als klinische Anwendung – diese wird in beiden Zugängen klar als Psychotherapie betrachtet und nicht als Psychotherapiewissenschaft;
2. die Anwendung von PT-Theorien in wissenschaftlichen Arbeiten zur Interpretation von empirischem Material, das Entwickeln und Anpassen von Behandlungstheorien und Behandlungsmethoden sowie insbesondere die Psychotherapieforschung – nach Greiner und Burda sind jene Bereiche eindeutig der PT zuzuordnen und von der PTW zu unterscheiden, während sie im zweiten Ansatz klar als PTW bezeichnet werden;
3. die externe Perspektive auf das Feld der Psychotherapie – klar PTW nach Burda und Greiner, im anderen Zugang ist sie dagegen nicht existent.

Die Punkte 1 und 3 sind bei einem kombinierten Ansatz problemlos miteinander vereinbar, die mittlere Ebene wirft dagegen eine grundlegende Frage auf: Sind die unter Punkt 2 genannten Tätigkeiten nun Psychotherapiewissenschaft oder vielmehr Teil der Psychotherapie als Wissenschaft? Bei Burda und Greiner werden diese beiden Kategorien klar voneinander unterschieden und die Frage wird eindeutig beantwortet: PT als W! Geht man dagegen von den Konzepten anderer Autor*innen wie Fischer oder Laubreuter aus, dann stellt sich diese Frage nicht, weil dort die externe Perspektive fehlt und eine solche Unterscheidung damit obsolet ist. Müssten jene Personen die Reflexionsebene berücksichtigen und eine solche Differenzierung formulieren, stünden sie ebenfalls vor diesem Dilemma, das Jandl übrigens vermutlich nicht erkannt und deshalb nicht aufgelöst hat. Sie müssten sich letztendlich für eine der beiden obengenannten alternativen PTW-Begriffszugänge entscheiden. Eine Alternative wäre die Einführung der Unterscheidung zwischen der PTW erster Ordnung und der PTW zweiter Ordnung, womit beides PTW wäre. Damit wäre das grundlegende Problem der Differenz aber nicht gelöst, sondern lediglich sprachlich maskiert.

Andererseits wäre es denkbar, an das Thema heranzutreten und zu sagen: Das ist alles PTW, eine systematisierte Form der Forschungen und Kenntnisse im weiten Feld der Psychotherapie, was sowohl die Forschung und die einzelnen Schulen in Theorie und Praxis als auch die Reflexion derselben einschließt. Damit wird das obengenannte Dilemma ignoriert und die vermutlich allgemeinste Form der PTW-Definition formuliert. Kurzgefasst: *Psychotherapiewissenschaft ist jene Wissenschaft, die sich mit der Psycho-*

therapie befasst. Das kann schließlich sowohl die Praxis meinen als auch die verschiedenen Schulen und ihre Grundlagen. Eine solche undifferenzierte Wortbedeutung liegt vermutlich implizit den meisten PTW-Erwähnungen in Fachtexten der letzten 15 Jahre zugrunde, die nicht im Umfeld von Greiner oder Burda entstanden, und ist darüber hinaus jene, die im PTW-Alltag unreflektiert vertreten wird. Sie ist allerdings sehr allgemein und für eine wissenschaftliche Aufarbeitung des Themenkomplexes kaum geeignet. Das Gleiche gilt für den Verweis der PTW auf das universitäre PT-Studium. *Demnach ist alles psychotherapiewissenschaftlich, was im Rahmen des Studiums gelehrt, gelernt oder erforscht und in wissenschaftlichen (Abschluss-)Arbeiten verschriftlicht wird.* Vor allem im Umfeld der Lehrenden und Studierenden der SFU lässt sich diese Begriffsverwendung häufig beobachten, wobei aufgrund des allgemeinen Charakters dieser Definition keine klare Differenzierung zur vorhergehenden möglich ist.[133]

Neben den beiden sehr allgemeinen Formen des Wortgebrauchs lassen sich zwei weitere ausfindig machen: die PTW im weiteren Sinn und die PTW im engeren Sinn. Erstere meint eine

> interdisziplinäre, humanwissenschaftlich orientierte allgemeine Psychotherapiewissenschaft, die als eigenständige und unabhängige Wissenschaft der Psychotherapie sowohl die verschiedenen Ansätze im Sinne einer Methodenpluralität (verstanden als Schulen und als Verfahren/Techniken) vereint als auch eine schulenübergreifende Psychotherapieforschung. Ihre Aufgabe ist es, eine gemeinsame Grundlage der Philosophie zu formulieren, auf welcher die psychotherapeutischen Theorien und Anwendungen ruhen. Zweitere bezeichnet die Erforschung der Psychotherapie inklusive ihrer theoretischen Ansätze, praktischen Umsetzungen und Forschungen von einem Standpunkt aus, der nicht im Feld der Psychotherapien selbst verortet ist, sondern extern, beispielsweise im Feld der Wissenschaftstheorie.[134]

Da es aber klar ist, dass die hier explizierte Begriffsklärung keine Veränderung im alltäglichen Gebrauch des Wortes PTW nach sich ziehen wird, schlage ich eine einfache sprachliche Unterscheidung vor. Man könnte die PTW im engeren Sinn als Psychotherapiewissenschaft im Singular bezeichnen, da es um *eine* externe Perspektive auf das plurale PT-Feld geht, während die PTW im weiteren Sinn als Psychotherapiewissenschaften im Plural bezeichnet werden könnte, da der Fokus auf der wissenschaftlichen Tätigkeit im Rahmen der Methodenpluralität im doppelten Wortsinn liegt. Alternativen wären PTW vs. WPT oder PTW erster und zweiter Ordnung, wobei die PTW im engeren Sinn, analog der Kybernetik, der PTW zweiter Ordnung entspricht. Problematischer wird die Adjektivierung des Wortes, denn Psychotherapiewissenschaft (psychotherapiewissenschaftlich) funktioniert im üblichen Sprachgebrauch, nicht jedoch Wissenschaft Psychotherapie, auch nicht im Plural oder bei der Unterscheidung zwischen der

133 Weiterführende Informationen stehen im Kapitel 4.4.

134 Der zweitgenannte PTW-Begriff wird hier deswegen als PTW im engeren Sinn bezeichnet, weil der wissenschaftliche Gegenstand die Psychotherapie selbst ist, während die PTW im weiteren Sinn die wissenschaftlich arbeitende Psychotherapie meint, deren wissenschaftliches Erkenntnisinteresse sich auf vielerlei Phänomene im gesamten Spektrum der Psychotherapie sowie in deren Umfeld bezieht.

ersten und der zweiten Ordnung. Zwar könnte man wohl sagen, *dies ist eine psychotherapiewissenschaftliche Arbeit erster Ordnung*, aber de facto wird das weder so umgesetzt noch von den Rezipient*innen intuitiv verstanden. Am Ende bleibt lediglich der Hinweis oder die Bitte, man möge zumindest im jeweiligen Fachtext, wenn man von der PTW spricht, klarstellen, wie sie verstanden und definiert wird.

Die grundlegende Unterscheidung zwischen den vier PTW-Begriffsverwendungen wird auch das weitere Buch prägen. In der Geschichte der Psychotherapiewissenschaft wird hauptsächlich auf die PTW im weiteren Sinn sowie im engeren Sinn eingegangen. Die Geschichte der PTW in der allgemeinen Definitionsvariante, betreffend alles Wissenschaftliche im Bereich Psychotherapie, wird als Hintergrundwissen knapp und keineswegs vollständig angeführt, weil sie allein Stoff für gleich mehrere Monografien böte. Hier beginnt die Reise bereits vor Freud und wird spätestens mit der in den ersten Jahrzehnten des 20. Jahrhunderts einsetzenden Debatte um die Wissenschaftlichkeit der Psychoanalyse komplex. Und die Geschichte der (universitären) Psychotherapieausbildung wird ebenfalls allenfalls als Kontextwissen und Nebendiskurs behandelt, der in den letzten 30 Jahren mit der Entwicklung der PTW korreliert, aber nicht Thema dieses Buchs ist. Hierzu existieren zudem bereits einige Texte, auf die an den entsprechenden Stellen verwiesen wird. Neben der historischen Aufarbeitung wird auch im Kapitel *PTW im universitären Alltag* die begriffliche Unterscheidung zwischen den Definitionsvarianten berücksichtigt. Dabei wird jedoch die tatsächliche PTW-Praxis und die Art, wie das Wort PTW im Alltag eingesetzt wird, untersucht. Und auch im letzten Kapitel, in dem einzelne PTW-Ansätze im Detail erörtert werden, liegt der Fokus auf der PTW im weiteren Sinn sowie im engeren Sinn, wobei jeweils zwei Ansätze aus beiden Gruppen vorgestellt werden sollen. Konkret sind dies jene von Hilarion Petzold und Gottfried Fischer im ersten Abschnitt sowie jene von Kurt Greiner und Gerhard Burda im zweiten. Ebenfalls hierzu zählt das abschließend vorgestellte Konzept der die Handlungsmöglichkeiten erweiternden Psychotherapiewissenschaft (HEP) des Autors dieser Zeilen.

3 Die Geschichte der Psychotherapiewissenschaft

Im Jahr 2016 stellte Markus Erismann fest:

> „Eine umfassende Geschichte der Psychotherapiewissenschaft, die als Wissenschaftsgeschichte Bestandteil der Wissenschaftstheorie der Psychotherapiewissenschaft wäre und zum Selbstverständnis dieser Wissenschaft beitragen würde, liegt meines Wissens noch nicht vor."[135]

Daran hat sich bis heute nichts geändert. Die Geschichte ist die zweite Position, von der aus wir auf die Fata Morgana zugehen. Von der ersten Position aus wurde ein kleiner Ausschnitt derselben etwas klarer erkennbar: die Unterscheidung zwischen den Bedeutungsvarianten des Wortes Psychotherapiewissenschaft. Der nun folgende Abschnitt baut hierauf auf und fokussiert auf die PTW im weiteren Sinn sowie auf jene im engeren Sinn. Eine solche Geschichte ist allerdings stets in einem größeren wissenschaftshistorischen, aber auch kulturellen und sozialen Kontext inklusive einer Vorgeschichte eingebettet, die zum besseren Verständnis ebenfalls verdichtet präsentiert werden soll. Aus forschungspragmatischen Gründen wird allerdings darauf verzichtet, einen Überblick über die Geschichte der Psychotherapie darzulegen, denn hierzu existieren bereits hervorragende Werke. Die Vorgeschichte und der Kontext fokussieren vielmehr auf die in den ersten Jahrzehnten des 20. Jahrhunderts einsetzende Debatte um die Wissenschaftlichkeit der Psychoanalyse bzw. später der Psychotherapie allgemein und skizzieren zudem die mit der Wissenschaftlichkeit einhergehenden Aspekte wie die Psychotherapieforschung, das Entstehen zahlreicher unterschiedlicher Schulen sowie die Wege zu gesetzlichen Regelungen. Eine solche Zeitspanne kann auf solch begrenztem Raum freilich nicht in der gebotenen Ausführlichkeit abgehandelt werden, weshalb die Aufmerksamkeit auf die relevanten Kontextinformationen gerichtet wird, die zum adäquaten Verständnis der psychotherapiewissenschaftlichen Bewegung der letzten drei Jahrzehnte sinnvoll beitragen.

3.1 Die Wissenschaftlichkeit der Psychotherapie am Beispiel Psychoanalyse

Betrachtet man die Anfänge der Psychotherapie im engeren Sinn, vor allem die ersten Erwähnungen des Wortes, kommt man nicht umhin, festzustellen, dass bereits Tuke die Psychotherapie als eigenständige Wissenschaft bezeichnet. Genau genommen sagt er,

---

135 Erismann 2016, S. 8.

dass der *tierische Magnetismus*[136] das Fundament einer neuen Wissenschaft bilde, in der das Moralische über dem Physischen stehe.[137] Auch das erste *Lehrbuch der gesamten Psychotherapie* von Leopold Löwenfeld (1847–1923) enthält Hinweise auf den Status der Wissenschaftlichkeit. 1897 resümiert der Autor, dass die verschiedenen Verfahren der Psychotherapie im Medizinstudium keine Rolle spielten. Die meisten jungen Mediziner dächten deshalb oft, sie sei ein scheinwissenschaftlicher Firlefanz. Anhand der Formulierung Löwenfelds ist klar, dass er sie als wissenschaftlich fundiertes Heilverfahren betrachtet, jedoch eines, das ein Teilgebiet der Medizin ist.[138] Direkter und klarer drückt es Hippolyte Bernheim (1840–1919) in seinem 1892 veröffentlichten Buch *Neue Studien über Hypnotismus, Suggestion und Psychotherapie* aus: „Die Suggestion ist eine Wissenschaft und eine Kunst, welche eine große Erfahrung und eine lange Lehrzeit erfordert."[139] Den Beginn der Therapieform als eigene Wissenschaft verortet er bei James Braid (1795–1860), der den mystischen Mesmerismus zur wissenschaftlichen Lehre des Hypnotismus entwickelt habe.[140] Am Ende des Buchs verteidigt er die suggestive Psychotherapie zudem gegen den Angriff der Unwissenschaftlichkeit:

> „‚Ich protestiere dagegen,' sagt der Professor Ewald, ‚dass man das Hypnotisieren als eine ärztliche Verrichtung ansehen dürfe. Eine solche gründet sich auf ärztliche Kunst und ärztliche Wissenschaft. Was aber der erste beste Schäfer und Curpfuscher ausüben kann, wenn er nur genug Selbstvertrauen dazu mitbringt, das hat keinen Anspruch auf diesen Namen.' Mit ebenso viel Recht könnte man sagen, dass die Auslegung eines Pflasters, die Darreichung eines Lavements, die Kompression einer verletzten Stelle zum Zwecke der Blutstillung keine ärztlichen Verrichtungen sind. Ich glaube übrigens, auf den bevorstehenden Seiten gezeigt zu haben, dass die suggestive Therapie eine Kunst und eine Wissenschaft ist, welche lange Erfahrung und tiefe Kenntnisse in der Medizin und in der Psychologie erfordert. Die Lehre von der Suggestion und ihren zahlreichen Anwendungen gehört zu den großen wissenschaftlichen Eroberungen des Jahrhunderts."[141]

Unklar bleibt jedoch, ob er die suggestive Therapie als eigenständige und unabhängige Wissenschaft mit maßgeblichen Einflüssen aus Medizin und Psychologie betrachtet, als solche, die beiden Disziplinen zugehörig ist, oder als eigenständiges Teilgebiet der Medizin mit Anleihen aus der Seelenkunde. Bernheims Buch wurde übrigens von Sigmund Freud (1856–1939) übersetzt, der 1895, also noch vor der ersten detaillierten

---

136 Der tierische Magnetismus wurde vom Wiener Franz Anton Mesmer (1734–1815) entwickelt. Dessen grundlegende Annahme eines Fluidums, das durch den Körper strömt und bei Störungen zu Krankheiten führt, die mit Magneten beseitigt werden können, gilt inzwischen längst als überholt. Bedeutend für die heutige Psychotherapie ist dagegen seine Behandlungsform, die eine Form der hypnotischen Suggestionsbehandlung darstellt, aus der später Hypnoseverfahren und über Umwege Freuds Psychoanalyse entstanden. Siehe auch Ellenberger 2005, S. 95ff.

137 Tuke 1872, S. 405.

138 Löwenfeld 1897, S. 8ff.

139 Bernheim 1892, S. 177.

140 Ebd., S. 15.

141 Ebd., S. 379f.

Ausformulierung seiner psychoanalytischen Theorie und Praxis, andere Worte wählte, als er die Verbindung der Wissenschaft zur Psychotherapie suchte.

> „Ich bin nicht immer Psychotherapeut gewesen, sondern bin bei Lokaldiagnosen und Elektroprognostik erzogen worden wie andere Neuropathologen, und es berührt mich selbst noch eigentümlich, dass die Krankengeschichten, die ich schreibe, wie Novellen zu lesen sind, und dass sie sozusagen des ernsten Gepräges der Wissenschaftlichkeit entbehren."[142]

Ein Jahr später schreibt er von der psychoanalytischen Methode als eigene Entwicklung in Abgrenzung zu Josef Breuers (1842–1925) kathartischer Methode.[143] Freud, der ein im ausklingenden 19. Jahrhundert naturwissenschaftlich sozialisierter Arzt war, betrachtete die Psychoanalyse in ihrer Entstehungsphase als Behandlungsmethode, die der Medizin zuzuordnen ist. Er stieß sich geradezu an den, wie er sie implizit bezeichnete, *unwissenschaftlichen Krankengeschichten.*

Zusammengefasst bestanden am Ende des 19. Jahrhunderts einige Ansätze, die als Psychotherapie bezeichnet wurden und deren wissenschaftlicher Status jedenfalls umstritten war. Autor*innen wie Tuke und Bernheim verorteten sie als eigenständige Wissenschaft des Moralischen bzw. Psychischen, die Elemente der Medizin und der Psychologie enthält, andere wie Breuer oder der junge Freud sahen sie als Teilgebiet der (wissenschaftlichen) Medizin, wieder andere sprachen ihr jede Wissenschaftlichkeit ab und betrachteten sie als Mystik oder Scharlatanerie.[144] Die Frage, ob die Psychotherapie eine Wissenschaft oder zumindest der wissenschaftlichen Medizin zugehörig ist, wurde jedoch nicht in großem Umfang diskutiert. Zu wenig verbreitet war sie in den Jahrzehnten vor 1900. Das änderte sich allerdings rasch, und auch die Frage nach der Wissenschaftlichkeit wurde nach der Jahrhundertwende verstärkt gestellt. Freud, der diesbezüglich 1896 noch skeptisch klang, wurde zum Vorreiter einer Bewegung, die Psychotherapie als eigenständige Wissenschaft betrachtet. Diese begann mit der Verbreitung der Psychoanalyse bereits im ersten Jahrzehnt des 20. Jahrhunderts und hatte ihren ersten Höhepunkt in der Mitte der 1920er-Jahre.

Trotz des holprigen Starts mit den Fallgeschichten betrachtete Freud seine Schöpfung schon bald als (eigenständige) Wissenschaft. Davon zeugen unzählige Erwähnungen des Worts im Zusammenhang mit der Psychoanalyse sowie mit seinen Tätigkeiten in seinen Werken und Korrespondenzen. Seine Aussagen sind jedoch nicht immer einheitlich, ebenso fehlt eine Definition seines Verständnisses von Wissenschaftlichkeit.

---

142 Freud und Breuer 1895d, S. 227.

143 Freud 1896b, S. 388.

144 Dazu beigetragen haben sicherlich die „Laienhypnosen als Volksbelustigung und ‚Scharlatanerie'. Trotz dieser Abgrenzung lastet auch heute noch auf der ärztlichen Hypnose das Odium der Unwissenschaftlichkeit, Magie und Täuschung." Schott 1984, S. 34. Freud selbst greift das Thema im Jahr 1904 auf und äußert sich so: „Vielen Ärzten erscheint noch heute die Psychotherapie als ein Produkt des modernen Mystizismus und im Vergleich mit unseren physikalisch-chemischen Heilmitteln, deren Anwendung auf physiologische Einsichten gegründet ist, als geradezu unwissenschaftlich, des Interesses eines Naturforschers unwürdig." Freud 1905a/1904, S. 14.

1914 veröffentlichte Freud den ersten Aufsatz *Zur Geschichte der psychoanalytischen Bewegung*. Darin erwähnt er 48-mal das Wort *Wissenschaft* bzw. *wissenschaftlich*, und das in sehr mannigfaltigen Bedeutungsvarianten. In einem Beispiel spricht er über seine Anfangszeit der psychoanalytischen Theorieentwicklung, in der er noch relativ isoliert war:

> „Dies Schicksal stellte ich mir in folgender Weise vor: Es würde mir wahrscheinlich gelingen, mich durch die therapeutischen Erfolge des neuen Verfahrens zu erhalten, die Wissenschaft aber würde zu meinen Lebzeiten keine Notiz von mir nehmen."[145]

Zwei Seiten darauf steht ein anderer Satz im selben Kontext:

> „Man hatte in der Geschichte der Wissenschaften oft feststellen können, dass dieselbe Behauptung, die anfangs nur Widerspruch hervorgerufen hatte, eine Weile später zur Anerkennung kam, ohne dass neue Beweise für sie erbracht worden wären."[146]

Im zweiten Fall ist der Terminus im Plural gesetzt und verweist offenbar auf die einzelnen Disziplinen wie Physik, Biologie, Psychologie oder Medizin. Eine naheliegende Schlussfolgerung lautet, dass Freud die Summe der wissenschaftlichen Disziplinen als *Wissenschaft* im Allgemeinen bezeichnet – so im ersten Zitat. Aus heutiger Sicht würden wir jedoch eher davon ausgehen, dass er, wenn die Wissenschaft keine Notiz von ihm nimmt, wohl die *Scientific Community* meint. Diskurstheoretisch ausgedrückt könnte man sagen, er spricht von der Gesamtheit des *Wissenschaftsdiskurses* – eine Sammlung von Aussagen in dem Feld, wobei Machtverhältnisse bestimmen, was gesagt werden darf und was nicht. Freud geht also davon aus, dass seine Aussagen zu dem damaligen Zeitpunkt nicht im Wissenschaftsdiskurs geäußert werden durften. Etwas später jedoch, nach seinem Ableben, ohne dass sich neue Erkenntnisse ergeben hätten, sei dies sehr wohl möglich, und ein*e andere*r Autor*in (im Sinne Foucaults) könnte das Gleiche innerhalb des Diskurses aussagen.

An einer anderen Stelle in seinem Aufsatz erwähnt er Sammelbegriffe wie *Sprachwissenschaften*, *Geisteswissenschaften* oder schlicht *andere Wissenschaften*. Er spricht in dem Kontext von der Psychoanalyse als Aufdecker des Zusammenhangs zwischen der Psychopathologie und dem normalen Seelenleben. Sie enthülle ungeahnte Beziehungen zwischen der Psychiatrie und *anderen Wissenschaften*, die sich auf die Seelentätigkeit beziehen.[147] Er rückt die Psychoanalyse damit in die Nähe der Psychiatrie und charakterisiert Letztere jedenfalls als Wissenschaft. Drei Seiten darauf steht ein ähnlicher Satz: „In diesen unvollständigen Andeutungen habe ich versucht, auf die noch nicht übersehbare Fülle von Beziehungen hinzuweisen, welche sich zwischen der ärztlichen Psychoanalyse und anderen Gebieten der Wissenschaft ergeben haben."[148] Nun spricht er von einer *ärztlichen Psychoanalyse* – das Attribut *ärztlich* impliziert, dass es noch andere Arten der Psychoanalyse gibt – und bezeichnet diese indirekt, wenn er sie

---

145 Freud 1914d, S. 60.
146 Ebd., S. 62.
147 Ebd., S. 76.
148 Ebd., S. 79.

anderen *Gebieten der Wissenschaft* gegenüberstellt, mit denen sie eine Fülle von Beziehungen habe, ebenfalls als wissenschaftlichen Bereich. Weitere Begriffskombinationen, die in seinem Aufsatz vorkommen, sind unter anderem *wissenschaftliche Arbeiter*, *wissenschaftliche Arbeit*, *wissenschaftliche Welt*, *wissenschaftliche Tradition*, *wissenschaftliche Diskussion*, *wissenschaftliche Kreise*, *wissenschaftliche Kritik*, *wissenschaftliche Vereinssitzungen* und *wissenschaftlich* als alleinstehendes Adjektiv.[149] Sie alle bezeichnen eine besondere Form der Tätigkeit oder Existenz, die sich eben dadurch von anderen unterscheidet, dass sie *wissenschaftlich* ist. Nirgends jedoch definiert Freud, was das eigentlich bedeutet.

Wir können annehmen, dass er, wenn er den Begriff ohne nähere Erläuterung verwendet, ihn aus seiner Alltagswelt übernimmt. Hierzu ist der biografische Kontext relevant: Freud wuchs in der zweiten Hälfte des 19. Jahrhunderts auf, absolvierte ein humanistisches Gymnasium und studierte Medizin. Durch seine Sozialisierung übernahm er implizit das Verständnis des Wissenschaftsbegriffs, das im damaligen Wien vor allem in den Naturwissenschaften vorherrschte.[150] Bevor wir auf dieses Wissenschaftsverständnis zu sprechen kommen, werfen wir einen kurzen Blick in damalige Enzyklopädien, in denen sich in der Regel eine eher allgemeine Darstellung des damals gängigen Alltagswissens findet. So bezeichnet *Wissenschaft* im *Brockhaus* der 1860er-Jahre im allgemeinen Sinn das Wissen als Zustand des Wissenden und dessen, was man weiß. Im engeren Sinn sei sie der Inbegriff gleichartiger, nach durchgreifenden Hauptgedanken geordneter Erkenntnisse. Eine Sammlung empirischer Erkenntnisse sei noch keine Wissenschaft, enthalte aber durch Vollständigkeit und Ordnung einen wissenschaftlichen Charakter. Doch erst durch die Erklärung ihrer tieferen Gründe und Zusammenhänge werde sie zur Wissenschaft im engeren Sinn. In allen Wissenschaften gelange man so bis zu gewissen letzten Prinzipien, aus denen erklärt werde, die sich aber vom Standpunkt einer einzelnen Wissenschaft nicht weiter erklären ließen.[151] In der Ausgabe von 1887 steht der Eintrag nahezu wortgleich, aber etwas verkürzt.[152] 1895 fehlt er dagegen vollständig.[153] Der Eintrag in *Meyers Konversationslexikon* aus dem Jahr 1908 beginnt mit identen Formulierungen, unterscheidet sich dann aber von den vorhergehend zitierten. Der Inhalt einer Wissenschaft umfasse demnach die gleichartigen und systematisch nach durchgreifenden Hauptgedanken geordneten Erkenntnisse. Durch ihre systematische Form bildeten sie ein wissenschaftliches Gebäude, ein Lehrgebäude, das den Gesetzen der Logik folgt. Unterschieden werde außerdem die reine von der angewandten Wissenschaft – Erstere ziele auf die Begründung ab, Letztere auf die Anwendung ihrer Kenntnisse. Welche von beiden Zuschreibungen zutrifft, hänge davon ab, ob das Wissen

---

149 Freud 1914d.

150 Der Radikale Konstruktivismus besagt, dass die Sprache, die wir erlernen, unsere Wirklichkeit konstruiert, weshalb wir davon ausgehen können, dass die damals gängige Begriffsdefinition auch Freuds Weltbild geprägt hat. Siehe Glasersfeld und Köck 1987, S. 190.

151 Brockhaus 1868, S. 522f.

152 Brockhaus 1887, S. 703f.

153 Brockhaus 1895, S. 792.

durch Induktion oder Deduktion gewonnen wurde, ob es reales oder formales Wissen sei. Die einzelnen Wissenschaften stünden auch nicht so getrennt voneinander, dass sie nicht miteinander interagierten.[154]

Diese Zweiteilung der Wissenschaft in reine und angewandte findet man etwa in den Vereinsstatuten der Internationalen Psychoanalytischen Vereinigung, wenn es dort heißt, der Zweck derselben sei die „Pflege und Förderung der von Freud begründeten psychoanalytischen Wissenschaft sowohl als reiner Psychologie als auch in ihrer Anwendung in der Medizin und den Geisteswissenschaften“[155]. Die psychoanalytische Wissenschaft enthalte also einen Anteil, der als reine Wissenschaft der Psychologie zuzuordnen sei, sowie einen weiteren, der als angewandte Wissenschaft zur Medizin und den Geisteswissenschaften gehöre. Im weiter oben bereits angeführten Text *Zur Geschichte der psychoanalytischen Bewegung* erwähnt Freud dazu passend:

> „Die ‚Traumdeutung‘, das Buch über den ‚Witz‘ u. a. hatten von vornherein gezeigt, dass die Lehren der Psychoanalyse nicht auf das ärztliche Gebiet beschränkt bleiben können, sondern der Anwendung auf verschiedenartige andere Geisteswissenschaften fähig sind.“[156]

An der Stelle steht nichts von der reinen Wissenschaft Psychoanalyse als Psychologie, aber einiges über deren praktische Umsetzung. Die Anwendung von Freuds Theorie ist also primär auf dem ärztlichen Gebiet – nach Freud klar eine Wissenschaft – beheimatet, kann aber auch in verschiedenen Geisteswissenschaften appliziert werden. Interessant ist dabei die Formulierung. Freud schreibt wörtlich: *verschiedenartige andere Geisteswissenschaften*, was aufgrund des Wortes *andere* bei einer wörtlichen Lesart implizieren würde, dass die Medizin eine Geisteswissenschaft wäre. Eine alternative Interpretation lautet, dass Freud damit lediglich den Wortteil Wissenschaft meint, also die Medizin und verschiedenartige andere (Geistes-)Wissenschaften.

Relevant für das Wissenschaftsverständnis der Jahrhundertwende ist aber nicht nur eine solche allgemeine Definition, wie sie in Enzyklopädien zu finden ist, sondern auch, und gerade vor allem im naturwissenschaftlichen Bereich, die Kenntnis des vorherrschenden wissenschaftstheoretischen Paradigmas. Ende des 19. Jahrhunderts hatte in Wien vor allem der Positivismus in der Tradition von Ernst Mach eine herausragende Stellung. Nach Mach hätten Wissenschaften die Aufgabe, das in der Erfahrung unmittelbar Gegebene möglichst exakt und ökonomisch in wissenschaftlichen Sätzen zu beschreiben, wobei ökonomisch meint, dass Theorien mit möglichst wenig Annahmen zu bevorzugen seien. Metaphysische bzw. philosophische Erklärungen werden dagegen abgelehnt. Der Unterschied zwischen dem Alltagswissen, das eine unbewusste Anpassung an die Erfahrungen darstelle, und dem Wissenschaftlichen liegt in dem klaren und methodischen Vorgehen bei Letzterem.[157]

---

154 Meyers Großes Konversations-Lexikon 1908, S. 695.
155 Freud 1914d, S. 86.
156 Ebd., S. 64f.
157 Vorländer 1919, S. 483f.; Mach 1926.

Es ist allgemein bekannt, dass Freud ein naturwissenschaftlich sozialisierter Arzt mit einem großen Interesse für die Biologie und dass der radikale Naturwissenschafter Ernst Wilhelm von Brücke (1819–1892) ein für ihn bedeutsamer Lehrer war. Dennoch bediente Freud sich bei der Konzeption der Psychoanalyse auch der Archäologie, der Mythologie und anderer Geistes- bzw. Kulturwissenschaften, wich also relativ bald von der reinen positivistischen Medizin als Grundlage der Psychoanalyse ab.[158] Der erste markante Bruch mit dem damals vorherrschenden Positivismus war der philosophische Überbau, nämlich die Annahme eines verdrängten Unbewussten. Aber auch die Zuordnung der Psychoanalyse zu den Naturwissenschaften wird bereits in der Frühzeit seiner Theorieentwicklung infrage gestellt. Bereits in seinem ersten großen Buch, *Die Traumdeutung,* findet sich eine Passage, die eine deutliche Abweichung vom Naturwissenschaftlich-Medizinischen erkennen lässt. Dort konstatiert er, die Psychoanalyse dürfe einen hohen Rang unter jenen Wissenschaften beanspruchen, „die sich bemühen, die ältesten und dunkelsten Phasen des Menschheitsbeginnes zu rekonstruieren"[159]. Das Forschungsziel, das er hier nennt, ist Kernthema unter anderem der Geschichtswissenschaften. Heute würden wir in dem Zusammenhang wohl an erster Stelle die *Historische Anthropologie* nennen. Hinzu kommt, dass er einige Zeilen vor dem zitierten Abschnitt den Philosophen Friedrich Nietzsche anführt, um seine These mit einem Literaturzitat zu untermauern. Das alles spricht für eine tendenziell geisteswissenschaftlich bzw. philosophische Ausrichtung. Auf der anderen Seite verwendet er im selben Abschnitt ein naturwissenschaftliches Wording – beispielsweise dort, wo er behauptet, der Traum erlaube einen Einblick in die *phylogenetische Kindheit*, in die *archaische Erbschaft*, das *seelisch Angeborene in ihm.*[160] Auf der einen Seite argumentiert er philosophisch-historisch, auf der anderen Seite versucht er mit dem naturwissenschaftlich-biologischen Vokabular, seine Theorie entsprechend zu positionieren. Es existieren mehrere solcher Stellen in Freuds Oeuvre.

Johann August Schülein (*1947) begründet dies mit zumindest zwei großen Veränderungen von Freuds wissenschaftstheoretischem Denken innerhalb seiner über 50-jährigen Schaffensperiode von den ersten physiologischen und biologischen Forschungsarbeiten im Zusammenhang mit dem Medizinstudium bis zu seinen letzten Aufsätzen zur Psychoanalyse kurz vor seinem Tod. Schülein analysiert Freuds Schriften und verortet darin einerseits eine naturwissenschaftliche Terminologie, die klarstellt, dass seine Theorie auf dem Boden der empirischen Medizin steht, andererseits auch für damalige Verhältnisse radikal neue Gedankengänge, die nicht in das vorherrschende Wissenschaftsschema passten. Mit zunehmender Verbreitung und der Etablierung der Psychoanalyse als Wissenschaft – hierzu trugen die Gründungen internationaler psychoanalytischer Organisationsstrukturen und zahlreiche Forscher*innen aus verschiedenen Disziplinen maßgeblich bei – veränderte sich Freuds Ausdrucksweise. Die Termi-

158 Für die verschiedenen Einflüsse siehe die Beiträge des Sammelbandes von Kirchhoff et al. 2012.

159 Freud 1900a, S. 554.

160 Ebd.

nologie blieb gleich, doch versuchte er nicht mehr, mit den Begrifflichkeiten die Wissenschaftlichkeit seines Konzepts in den damaligen medizinisch-physiologischen Strukturen zu sichern. Stattdessen bezeichnete er verstärkt seine Erkenntnisse, seine neuen Wege und ungewöhnlichen Vorgehensweisen in der ärztlichen Praxis wie selbstverständlich als *wissenschaftlich* und warf Kritiker*innen unwissenschaftliches Arbeiten vor.[161] Ein Beispiel für eine derartige Replik auf Kritiken befindet sich in den *Vorlesungen zur Einführung in die Psychoanalyse*:

> „Es wäre ein Irrtum zu glauben, dass eine Wissenschaft aus lauter streng bewiesenen Lehrsätzen besteht, und ein Unrecht, solches zu fordern. Diese Forderung erhebt nur ein autoritätssüchtiges Gemüt, welches das Bedürfnis hat, seinen religiösen Katechismus durch einen anderen, wenn auch wissenschaftlichen, zu ersetzen. Die Wissenschaft hat in ihrem Katechismus nur wenige apodiktische Sätze, sonst Behauptungen, die sie bis zu gewissen Stufengraden von Wahrscheinlichkeit gefördert hat. Es ist geradezu ein Zeichen von wissenschaftlicher Denkungsart, wenn man an diesen Annäherungen an die Gewissheit seine Genüge finden und die konstruktive Arbeit trotz der mangelnden letzten Bekräftigungen fortsetzen kann."[162]

Dem Vorwurf, dass die Psychoanalyse wegen ihrer Grundannahmen eigentlich eine Weltanschauung und keine Wissenschaft sei, entgegnet er durch das Einführen der *wissenschaftlichen Weltanschauung*.[163] In seinen Worten:

> „Ich meine also, eine Weltanschauung ist eine intellektuelle Konstruktion, die alle Probleme unseres Daseins aus einer übergeordneten Annahme einheitlich löst, in der demnach keine Frage offenbleibt und alles, was unser Interesse hat, seinen bestimmten Platz findet. Es ist leicht zu verstehen, dass der Besitz einer solchen Weltanschauung zu den Idealwünschen der Menschen gehört. Im Glauben an sie kann man sich im Leben sicher fühlen, wissen, was man anstreben soll, wie man seine Affekte und Interessen am zweckmäßigs-

---

161 Schülein 2016, S. 11ff. Schüleins Argumentation ist bereits am Beispiel der ersten Ausgabe des Zentralblatts für Psychoanalyse im Jahr 1911 gut erkennbar. Dort heißt es im Vorwort: „Schroffer denn je stehen die Gegensätze einander gegenüber. Die Gegner der Psychoanalyse kämpfen mit allen ihnen zu Gebote stehenden Mitteln: Spott, Satire, Ironie, unwissenschaftlicher Voreingenommenheit und voreingenommener Wissenschaft, Boykott und Anathem." Das Zentralblatt wurde deshalb gegründet, um dem Einzelnen einen „orientierenden Überblick über die komplizierte Wissenschaft der Psychoanalyse und ihre Errungenschaften" zu bieten. Siehe Stekel 1911, S. 1.

162 Freud 1916a-1917a, S. 44f.

163 Bereits einige Jahre vor dem Entstehen von Freuds nachfolgendem Zitat veröffentlichte Siegfried Bernfeld eine Abhandlung zum Thema *Ist Psychoanalyse eine Weltanschauung?* und behauptet gleich am Beginn: „Nachdrücklich hat Freud, der es doch eigentlich wissen müsste, seine Psychoanalyse als Heilbehandlung, als Forschungsmethode und als Summe von Ergebnissen wissenschaftlichen Nachdenkens über seelische Tatsachen hingestellt. Die Feinde und auch viele Freunde der Psychoanalyse bleiben bei ihrer Überzeugung, dass diese Freud'sche Lehre mehr sei als Wissenschaft, dass sie Philosophie, Weltanschauung, Religion sei oder doch werden wolle. Es mag sich daher empfehlen, die Tatsache anzuerkennen, dass es neben der Freud'schen Wissenschaft Psychoanalyse noch eine ‚Psychoanalyse' gibt, die Weltanschauung mindestens sein möchte." Bernfeld 1929, S. 28. Am Ende des Textes stellt er jedoch klar: „Die Psychoanalyse ist keine Weltanschauung, sondern eine Wissenschaft. Aber eine Wissenschaft von [...] eigenartigem Charakter." Bernfeld 1929, S. 35.

ten unterbringen kann. Wenn das der Charakter einer Weltanschauung ist, so wird die Antwort für die Psychoanalyse leicht. Als eine Spezialwissenschaft, ein Zweig der Psychologie, — Tiefenpsychologie oder Psychologie des Unbewussten, — ist sie ganz ungeeignet, eine eigene Weltanschauung zu bilden, sie muss die der Wissenschaft annehmen. [...] Die Psychoanalyse hat ein besonderes Anrecht, hier das Wort für die wissenschaftliche Weltanschauung zu führen, weil man ihr nicht den Vorwurf machen kann, dass sie das Seelische im Weltbild vernachlässigt habe. Ihr Beitrag zur Wissenschaft besteht gerade in der Ausdehnung der Forschung auf das seelische Gebiet. Ohne eine solche Psychologie wäre allerdings die Wissenschaft sehr unvollständig. Nimmt man aber die Erforschung der intellektuellen und emotionellen Funktionen des Menschen (und der Tiere) in die Wissenschaft auf, so zeigt sich, dass an der Gesamteinstellung der Wissenschaft nichts geändert wird, es ergeben sich keine neuen Quellen des Wissens oder Methoden des Forschens."[164]

Nach Schülein gelang es Freud damit, nahezu die gesamte Psychoanalyse in seinem Wissenschaftsverständnis als solche zu fixieren und diese Anschauung zu verbreiten.[165] Er berief sich implizit auf seinen Status als forschender Universitätsprofessor, der selbst von seinen engsten Verbündeten in den Korrespondenzwerken stets als *Herr Professor* angesprochen wird. Zusätzlich bekam er zunehmend Verstärkung durch den Einfluss mehrerer psychoanalytischer Zeitschriften, weiterer Publikationen sowie einer Reihe bedeutender Wissenschafter*innen, die wie selbstverständlich von einer wissenschaftlich fundierten Psychoanalyse ausgingen. In ihren Werken, Korrespondenzen, Vorträgen und sonstigen öffentlichkeitswirksamen Aussagen betonten sie die Wissenschaftlichkeit der Psychoanalyse.[166] Andere Aussagen waren in dem psychoanalytischen Diskurs nicht erlaubt.[167] Dennoch: Wirft man einen Blick in die Sekundärliteratur, in der gerade Freud und dessen Theorien in einem außerordentlichen Umfang rezipiert und kritisiert werden, zeigt sich deutlich, dass auch die Themen *Wissenschaftsbegriff* und *Wissenschaftstheorie* vielfach aufgearbeitet werden, wenngleich die Herangehensweisen und Perspektiven durchaus große Unterschiede aufweisen.[168]

Doch bevor wir uns dieser widmen, stellt sich noch die Frage: Was für eine Wissenschaft ist nun die Psychoanalyse nach Freud? Die Antworten sind recht unterschiedlich. Er bezeichnet sie als Naturwissenschaft,[169] als Zweig der Psychologie,[170] implizit als Geschichtswissenschaft,[171] als Anwendungsgebiet der Medizin, das sie grundlegend erweitert,[172] bzw. als eine von der (theoretischen) Medizin distanzierte Wissenschaft,[173] oder als „Wissenschaft vom seelisch Unbewussten"[174].

164 Freud 1933a, S. 170f.

165 Schülein 2016, S. 33ff.

166 Raile 2022.

167 Bruder 2003, S. 2483.

168 Die mannigfaltige Rezeptionsgeschichte kann hier nicht vollständig wiedergegeben werden. Auszüge daraus werden allerdings im nächsten Abschnitt thematisiert, in dem es um die Psychoanalyse als Wissenschaft nach Freuds Ableben geht.

169 Freud 1940a/1938, S. 80.

170 Freud 1933a, S. 170.

171 Freud 1900a, S. 554.

172 Freud 1916a-1917a, S. 7, 1910d, S. 104 & 115.

Die letzte Zuordnung stammt aus seinem Büchlein *Die Frage der Laienanalyse*. Freud führt darin ein fiktives Gespräch mit einem Unparteiischen, dessen reale Vorlage ein hoher Regierungsbeamter ist. Anlass war die Anklage des geisteswissenschaftlich vorgebildeten Psychoanalytikers Theodor Reik, der der Kurpfuscherei[175] beschuldigt wurde. In seiner *Streitschrift* argumentiert Freud, dass es nicht wünschenswert sei, wenn die Psychoanalyse von der Medizin verschluckt werde. Sie sei Tiefenpsychologie, die Lehre vom seelischen Unbewussten, und kann für all jene Wissenschaften nützlich sein, die sich mit der Entstehungsgeschichte der menschlichen Kultur und ihrer großen Institutionen wie Kunst, Religion und Gesellschaftsordnung beschäftigten. Die Behandlung von Neurotiker*innen sei lediglich eine Anwendungsform der Psychoanalyse, möglicherweise nicht einmal die wichtigste. Deshalb solle man alle Anwendungsoptionen ermöglichen und sie nicht ausschließlich der Medizin unterordnen.[176] Freud plädiert in seiner Schrift für die Zulassung von Personen ohne ein Medizinstudium als Psychoanalytiker*innen, meint dabei aber gleichzeitig, dass eine fundierte psychoanalytische Ausbildung verpflichtend sein sollte, um die Psychoanalyse als Heilbehandlung bei Patient*innen anwenden zu dürfen. Eine solche Ausbildung wurde damals bereits an mehreren Instituten angeboten. Zudem wurden wenige Jahre danach Ausbildungsrichtlinien für die Internationale Psychoanalytische Vereinigung formuliert. Im letzten Teil seines Textes träumt er von einer psychoanalytischen Hochschule, die allerdings erst 80 Jahre später Realität wurde. Seinen Worten nach würden dort nicht nur die Tiefenpsychologie gelehrt, sondern auch die Biologie, das Sexualleben, die Psychopathologie sowie Kulturgeschichte, Mythologie, Religionspsychologie und Literaturwissenschaft. Viele Inhalte eines Medizinstudiums wären dagegen für ein Psychoanalysestudium unnötig, beispielsweise die Kenntnis der Fußwurzelknochen oder jene der Gewebsneubildungen.[177]

An zumindest zwei Stellen seines Textes charakterisiert er die Psychoanalyse also als Wissenschaft vom (seelischen) Unbewussten und distanziert sie von der Medizin sowie von der (damaligen Mainstream-)Psychologie. Sie ist damit, so Freud, eine eigenständige Wissenschaft, die seiner Auffassung nach naturwissenschaftlich orientiert ist, aber auch in den Geisteswissenschaften angewandt werden kann. Berücksichtigt man die Passage in der Traumdeutung, wird klar, dass er schon früh ahnte, dass die Psychoanalyse keine reine Naturwissenschaft ist. Freuds Beschreibung der *Wissenschaft Psychoanalyse* ist allerdings keineswegs die einzige der damaligen Zeit. Auch andere bedeutende Psychoanalytiker*innen sprachen in den ersten Jahrzehnten des 20. Jahrhunderts über die Wissenschaftlichkeit der Psychoanalyse in ihren Werken und Briefen.

---

173 Freud 1910a [1909], S. 3ff.

174 Freud 1926e, S. 263.

175 Die rechtliche Grundlage jener Anklage war der § 343 des österreichischen Strafgesetzes, der die Behandlung von Kranken ohne ärztliche Ausbildung untersagte. Hübner 1914, S. 353. Reik hatte kein Medizinstudium absolviert, hatte also keine ärztliche Ausbildung.

176 Freud 1926e, S. 283f.

177 Ebd., S. 281.

Die Argumentationsketten, weshalb die Psychoanalyse eine Wissenschaft und welche sie sei, verlaufen allerdings sehr unterschiedlich. Sándor Ferenczi (1873–1933) führt beispielsweise als Beleg für die Wissenschaftlichkeit an,

> „dass sich bereits Gelehrte von bedeutendem Ruf der Psychoanalyse angeschlossen haben. Ich erwähne unter anderem den Professor an der Harvard-Universität Dr. James Putnam, die Vortragenden an der Londoner Universität Prof. Forsyth, Dr. Stoddart und Dr. Flügel, den Professor an der Bonner Universität, Dr. Frost, den Professor der Leydener Universität und Direktor der psychiatrischen Klinik Dr. Jelgersma, den ordentlichen Professor an der Universität in Cambridge, Dr. Rivers, ferner Prof. Jones (London), Prof. Moricheau-Beauchaut (Poitiers). Viel Anerkennung für die Psychoanalyse zollen Prof. Bleuler (Zürich), Prof. Régis (Bordeaux), Prof. Stanley-Hall (Clark-University U.S.A.). Es ist vielleicht ein Zeichen der Zeit, dass der Begründer der Psychoanalyse, Freud, unlängst auf Vorschlag der Wiener Fakultät zum ordentlichen Professor ernannte wurde. Als Präsident des in Haag soeben abgehaltenen VI. psychoanalytischen Kongresses, an dem zahlreiche Vertreter der Wissenschaft aus Deutschland, England, Holland, den Vereinigten Staaten, Ungarn, Österreich, Belgien, der deutschen und französischen Schweiz zum ersten Mal zu friedlicher Arbeit sich vereinigten, konnte ich mich von der stets und überall steigenden Anerkennung für diese Wissenschaft überzeugen."[178]

Die Legitimation der Charakterisierung der Psychoanalyse als Wissenschaft steht also nach Ferenczi im Zusammenhang mit Freuds Professur sowie mit anerkannten Wissenschafter*innen, die psychoanalytisch forschen und/oder arbeiten. Kurz darauf geht er weit über eine Legitimation hinaus und setzt die Psychoanalyse an die Spitze aller Wissenschaften. Ein kleiner Abschnitt eines Briefes an Freud und andere Psychoanalytiker*innen lautet: „Ich bin überzeugt, dass die Psychoanalyse das Kristallisationszentrum einer neuen Weltanschauung bildet, das alle naturwissenschaftlichen und geisteswissenschaftlichen Gebiete zu einer Einheit zusammenfassen wird."[179] Hier bringt er das Wort *Weltanschauung* ins Spiel, das Freud später selbst aufgegriffen hat, um die Psychoanalyse als *wissenschaftliche Weltanschauung* zu charakterisieren.

Gänzlich anders argumentiert Ludwig Binswanger (1881–1966) die Wissenschaftlichkeit der Psychoanalyse und ihr Verhältnis zur Naturwissenschaft. In einer Replik auf Karl Jaspers' (1883–1969) Arbeit über *Kausale und verständliche Zusammenhänge zwischen Schicksal und Psychose bei der Dementia praecox* würdigt er dessen Versuch, die Grundlagen der Psychologie als Wissenschaft zu untersuchen, sie von der Naturwissenschaft abzukoppeln und ihre eigenen Grenzen festzulegen. Jaspers kritisiert in seinem Text Freud und meint, dass dieser in psychoanalytischen Werken keine kausalen Erklärungen liefere, sondern vielmehr eine verstehende Psychologie betreibe, die keine adäquate Grundlage für eine allgemeingültige Theorie des Psychischen sein könne, als die er sie stets darstellt. In vielen Fällen würde er die geschilderten Fälle nicht einmal wirklich verstehen, sondern tue nur so, als ob er sie verstehe. Ein grundlegender Fehler Freuds sei es außerdem, aus einzelnen verständlichen Zusammenhängen simplifizierende Theorien zu bilden. Binswanger erwidert darauf, dass es sehr wohl möglich sei, ein-

178 Wittenberger und Tögel 1999, S. 75.
179 Ebd., S. 202.

zelne psychologische Tatsachen zu erklären und in psychologische Gesetzmäßigkeiten einzuordnen. Als Beispiel führt er die Erklärung eines Traumes an. Freuds Verdienst sei es, die verstehende Wissenschaft Psychologie durch induktiv gewonnene und überprüfbare Regeln maßgeblich zu erweitern. Nach Binswanger bestehe zwischen der Psychologie und den Naturwissenschaften lediglich ein Unterschied in der Datenerhebung. In den Naturwissenschaften werden die Tatsachen durch das sinnliche Erkennen gesammelt, in der Psychologie durch das Verstehen, die Einfühlung und die Deutung. Beide Disziplinen würden mit dem Datenmaterial jedoch auf die gleiche Weise umgehen und auf deren Grundlage Gesetzmäßigkeiten sowie Kausalitäten bilden. In der Psychoanalyse kommt jedoch ein spezielles Moment hinzu: der Einbezug von Übertragung und Selbstreflexion in die Einordnung und Theorienbildung.[180] Das Fazit seiner Überlegungen stellt er so dar:

> „Der Hauptzweck dieser Ausführungen war der, nachzuweisen, dass die Ausführungen Jaspers' angreifbar sind, dass von anderen Psychologen gerade entgegengesetzte Anschauungen vertreten werden, auf Grund derer die ‚Wissenschaftsmöglichkeit' der psychoanalytischen Forschungsrichtung sehr leicht ‚bewiesen' werden kann."[181]

Binswanger verortet die Psychoanalyse damit im Nahbereich der Psychologie. Reik, der wenige Jahre nach seinem Freispruch vom Vorwurf der Kurpfuscherei die Frage der Zugehörigkeit der Psychoanalyse in seinen Texten immer wieder aufgreift, beantwortet sie ähnlich. Er plädiert dafür, dass man die Psychoanalyse vor zwei Gefahren schützen müsse: entweder als eine psychotherapeutische Methode im Anhang medizinisch-klinischer Lehrbücher ihr Dasein zu fristen oder als Weltanschauung in seichter Umprägung von jeder Wissenschaftlichkeit entfremdet zu werden. Sie zu schützen sei allerdings nur möglich, „wenn man ihren Charakter als psychologische Wissenschaft in den Vordergrund rückt"[182]. Auf den folgenden Seiten geht er auf das naturwissenschaftliche Denken ein, das für die Psychoanalyse notwendig sei, aber auch auf die Berücksichtigung anderer bedeutender Disziplinen wie die Religions- oder die Kulturwissenschaften, die für das Verständnis psychischer Phänomene unerlässlich seien. Am Ende greift er auf die Worte des Schulengründers zurück, um seine eigenen Aussagen zu stützen:

> „In der Diskussion der Frage der Laienanalyse wurde bereits von Freud darauf hingewiesen, dass im künftigen Ausbildungsstudium des Analytikers Kulturgeschichte, Mythologie, Religionswissenschaft in einem gewissen Ausmaß vertreten sein müssen"[183].

Die Psychoanalyse wird damit als psychologische Wissenschaft bezeichnet, die sowohl naturwissenschaftliche Elemente beinhaltet als auch religions- und kulturwissenschaftliche. Deutlich klarer naturwissenschaftlich orientiert betrachtet Ferenczi die Psychoanalyse, der nach Carl Gustav Jungs (1875–1961) Abkehr von der Psychoanalyse einen seiner Texte kritisiert:

---

180 Binswanger 1913, S. 383ff.
181 Ebd., S. 387.
182 Reik 1929, S. 160.
183 Ebd., S. 169.

„Der allgemeine Eindruck, den wir nach der Lektüre des Jungschen Werkes bekommen, ist der, dass er an vielen Stellen seiner Arbeit nicht eigentlich induktive Wissenschaft, sondern philosophische Systematisierung treibt, mit allen Vor- und Nachteilen einer solchen. Der hauptsächliche Vorteil dabei ist die Beruhigung des Gemüts, das, da es die Hauptfragen des Seins für gelöst erachtet, von der Qual der Unsicherheit befreit ist und die Sorge um die Ausfüllung der Lücken im System ruhig anderen überlassen kann. Der große Nachteil einer allzu frühen Systembildung liegt in der Gefahr, dass man den a priori gegebenen Hauptsatz um jeden Preis aufrechtzuerhalten trachtet und Dinge übersieht, die diesem Satze widersprechen könnten.“[184]

Obgleich Ferenczi hier nicht explizit die Psychoanalyse anspricht, impliziert die Kritik an Jung doch, dass psychoanalytische Forschung eigentlich *induktive Wissenschaft* sei, kein (unwissenschaftliches) Philosophieren. Er spricht hier explizit eine Passage aus Jungs Werk an, in der jener von der Überwindung der naturwissenschaftlichen Forschung innerhalb der Psychoanalyse spricht. Auch an anderer Stelle verteidigt Ferenczi den Status der Psychoanalyse als reine Naturwissenschaft – beispielsweise in einem Aufsatz zur Neurosenlehre, in dem er Adler und Jung, beide wenige Jahre zuvor aus den psychoanalytischen Vereinigungen ausgetreten, deutlich kritisiert:

„Nach der Ansicht des Referenten bedeuten diese Arbeiten beider Autoren keinen Fortschritt der Neurosenlehre, sondern einen Rückschritt in der Richtung der vorpsychoanalytischen Auffassungen und einen Abweg von der reinen Naturwissenschaft zur philosophischen und theologischen Spekulation.“[185]

Zur selben Zeit wählte Oskar Pfister (1873–1956) gänzlich andere Worte. Für ihn ist die Psychoanalyse keineswegs eine Naturwissenschaft, sondern eine Geisteswissenschaft:

„Sehr nachdrücklich sei jedoch gegenüber solchen, welche die Psychoanalyse für Ärzte monopolisieren wollen, hervorgehoben, dass der Psychologe, Pädagoge und Seelsorger, wenn er Freuds geisteswissenschaftliche Methode innerhalb seines Faches handhabt, keineswegs als Laie tätig ist. An psychologischer Vorbildung und Vertrautheit mit dem menschlichen Geistesleben ist dieser Geisteswissenschaftler dem Durchschnittsmediziner im Ganzen überlegen, und wenn er auch dankbar vom ärztlichen Analytiker lernt, so wird er sich doch mindestens bei seiner Arbeit an Gesunden als Fachmann fühlen und bewähren. Auch in Hinsicht auf Reife und Ernst der ethischen Gesinnung dürfte der Psycholog, Erzieher und Pfarrer dem Mediziner ebenbürtig sein. Ungefestigte und frivole Analytiker sind gefährliche Leute, da die Persönlichkeit des Untersuchenden von großer Wichtigkeit ist, besonders für die neu zu gewinnenden Lebensbetätigungen. Allein darf man Pädagogen und Theologen für gefährlicher halten als Mediziner? Dass lange nicht alle Ärzte, Lehrer und Pfarrer für die Analyse geeignet seien, hebe ich hiermit nachdrücklich hervor. Vor Pfuscherei ist dringend zu warnen. Nur nach gründlichem Studium und unter kundiger Leitung sollen die ersten Versuche an Kranken gemacht werden.“[186]

Der Text könnte im Rahmen der Diskussion zur Frage der Laienanalyse entstanden sein, ist jedoch tatsächlich 14 Jahre älter. Ob die Psychoanalyse nun Natur- oder Geisteswissenschaft ist, war damals also auch innerhalb der Psychoanalytiker*innen umstritten.

184 Ferenczi 1913, S. 403.
185 Ferenczi 1914, S. 328.
186 Pfister 1912, S. 81f.

Mit der Zeit änderten sich manche Standpunkte. Selbst strikte Vertreter*innen der naturwissenschaftlichen Fraktion änderten zuweilen ihre Ansichten. Darunter ist auch Ferenczi zu finden, der seinen Standpunkt zwei Jahrzehnte später relativiert:

> „Watson hat es sich schließlich nicht nehmen lassen, auch mich zum Zweikampf zu fordern. [...] Im Vortrag nannte er alles, was sich ‚Psychologie', ‚Psyche', ‚conscious', ‚unconscious' nennt: unwissenschaftlich, mystisch; das einzige Wissenschaftliche ist die Beobachtung des Behaviour und was sich daraus ableiten lässt. Die kompliziertesten psychischen Prozesse erklärte er aufs allersimpelste als ‚conditioned reflexes' etc. Obzwar unvorbereitet, musste ich ihm entgegnen. Es war nicht schwer, ihm die Unsinnigkeit seiner Verleugnung der psychischen Realität zu zeigen (obzwar ich zweifle, ob ihm das etwas genützt hat). Ich gab zu, dass der Psychoanalyse die Form von Exaktheit, die die Naturwissenschaft erfordert, nicht zur Verfügung steht. Wir können das Psychische nicht messen. Die Metapsychologie Freuds ist ein Notbehelf, bis die Herren Psychologen und Behavioristen ihr Werk vollenden. Man kann aber nicht so lange warten, und die Verwertung der introspektiv gewonnenen Tatsachen bringt nicht nur tieferes Verständnis, sondern auch Hilfe, die man von der naturwissenschaftlichen Seite nicht bekommt."[187]

Ein größeres Ereignis, das viele Psychoanalytiker*innen dazu brachte, über den Status der Psychoanalyse als Wissenschaft und die Art derselben nachzudenken, war die Kontroverse über die Frage der Laienanalyse. Im Rahmen der Frage, ob nur ausgebildete Mediziner*innen psychoanalytisch tätig sein dürfen, stand auch die Frage im Raum, ob die Psychoanalyse ein Teilgebiet der Medizin, der Psychologie oder gar eine eigene Wissenschaft ist. Im Jahr 1927 wurden zahlreiche Beiträge verschiedener Psychoanalytiker*innen abgedruckt, die jenes Thema bearbeiteten. Ein Beispiel ist Ernest Jones (1879–1958), der in seinem Beitrag auch die Frage der Wissenschaftlichkeit der Psychoanalyse bearbeitet. Er meint, die Psychoanalyse habe zu dem Zeitpunkt ein unbefriedigendes Verhältnis zur Wissenschaft im Allgemeinen, worüber sich die Mitglieder der Gemeinschaft noch zu wenig Gedanken gemacht hätten. Er nennt zwei Gefahren der weiteren Entwicklung: einerseits eine solche in Richtung eines esoterischen Kults und die zunehmende Abschottung gegenüber anderen Wissenschaften, andererseits die Vereinnahmung der psychoanalytischen Erkenntnisse von der Außenwelt und insbesondere von benachbarten Wissenschaften. Jones erwähnt dabei an mehreren Stellen Wortkombinationen wie die „übrigen Wissenschaften" oder er spricht von „jeder anderen Wissenschaft".[188] Erst weiter hinten im Text wird er erstmals klar: „Kurzum, der Fortschritt der psychoanalytischen Wissenschaft schiene mir durch den Ausschluss aller Laienforscher ernstlich gehindert."[189] Er betrachtet damit die Psychoanalyse als eigenständige Wissenschaft. Einige Seiten darauf problematisiert er das

> „Verhältnis zur allgemeinen Wissenschaft. Ich verstehe darunter das äußere Problem der allmählichen Anerkennung der Psychoanalyse durch die übrigen Wissenschaften, ein Prozess, von dem wir heute erst ganz schwache Anfänge wahrnehmen. Zwar mag es hier und da einige Wissenschaftler geben, deren Interesse und Neugier durch ein neues Wissens-

187 Freud und Ferenczi 2005, S. 128.
188 Jones 1927, S. 174f.
189 Ebd., S. 180.

material erregt wird, das Anspruch auf die Stellung einer selbständigen Wissenschaft erhebt, aber im großen Ganzen würde es die Vorurteile der Mehrheit zweifellos nur verstärken."[190]

Der nächste Beitrag dieser Diskussion stammt von Ernst Simmel, der bereits zu Beginn von „unserer psychoanalytischen Wissenschaft"[191] spricht. Im Gegensatz zu Jones geht er jedoch näher darauf ein:

> „Die Wesensart der Psychoanalyse wird es doch niemals zulassen, dass sie eines Tages ‚von der Medizin verschluckt werde und etwa eine endgültige Ablagerung im Kapitel Therapie neben Verfahren, wie Suggestion, Autosuggestion und Persuasion' fände. Als eine Universalwissenschaft der ‚Tiefenpsychologie' ist die Psychoanalyse nämlich in immer ausgedehnterem Maße berufen, ein neues Fundament allen Wissensgebieten zu geben, die überhaupt eine Menschheitskunde betreiben. Das gilt für die Pädagogik, für die Kunst, Religions- und Sozialwissenschaft nicht weniger als für die Gesamtheit der medizinischen Heilkunde."[192]

Die Psychoanalyse ist nach Simmel also nicht nur eine eigenständige Wissenschaft, sogar eine Universalwissenschaft, sondern zugleich ein potenzielles neues Fundament aller Wissensgebiete. Franz Alexander (1891–1964) definiert sie wiederum anders:

> „Es ergibt sich als selbstverständlich, dass beim Erlernen der Psychoanalyse, die die Wissenschaft der geistigen Persönlichkeit ist, eine Reihe von geisteswissenschaftlichen Wissensgebieten förderlicher ist als die medizinische Vorbildung, die bis jetzt die psychologische Seite des Menschen sehr vernachlässigt hat."[193]

Auch betont er, dass die Kombination aus natur- und geisteswissenschaftlichen Elementen besonders vorteilhaft für die Psychoanalyse sei. Wenige Seiten darunter findet auch Reik klare Worte: „Die nackte Tatsache ist diese: die Psychoanalyse ist eine neue, vor etwa dreißig Jahren geschaffene Wissenschaft *sui generis*."[194] Auch er betrachtet sie eindeutig als eigenständige, ja sogar als einzigartige Wissenschaft. Einige Seiten später befasst sich Robert Hans Jokl (1890–1975) mit der Thematik und meint dabei im Kontrast zu Reik, „die Psychoanalyse ist, ihrer ursprünglichen Bedeutung nach, eine Methode der seelischen Tiefenforschung, also eine psychologische Wissenschaft"[195]. Wiederum einen anderen Zugang skizziert Carl Müller-Braunschweig (1881–1958), der sagt, „auch die Psychoanalyse ist eine empirische Wissenschaft, auch bei ihr geben Erfahrung und Beobachtung, die letztlich wiederum durch die (innere) Anschauung bestätigt werden, den Ausschlag."[196] Damit ist aber noch nicht geklärt, welcher Art die psychoanalytische Wissenschaft ist. Einen Hinweis findet man einige Zeilen darunter:

---

190 Jones 1927, S. 184.
191 Simmel 1927, S. 192.
192 Ebd., S. 193.
193 Alexander 1927, S. 215.
194 Reik 1927, S. 222.
195 Jokl 1927, S. 230.
196 Müller-Braunschweig 1927, S. 225.

> „So sehr also die psychoanalytische Forschungsmethode, soweit sie eben eine empirische ist, mit der naturwissenschaftlichen übereinstimmt, so unvollkommen und unzweckmäßig ist sie für die Vorbildung des Psychoanalytikers, wenn sie nicht auch, und zwar von vornherein, in der psychologischen Blickrichtung geübt wird."[197]

Die Psychoanalyse ist nach Reik eine empirische Wissenschaft, die naturwissenschaftliche (medizinische) Elemente enthält, aber auch psychologische und, das ergänzt er zwei Seiten später, sprachwissenschaftliche.[198] Einen weiteren Beitrag verfasste Robert Wälder (1900–1967), für den die Psychoanalyse mit ihrer Erweiterung des Theorienspektrums auf den Charakter, die Persönlichkeit oder die Fähigkeiten der Menschen aufgehört hat, ein Teil der medizinischen Wissenschaft zu sein.[199] Im Rahmen dieser ausführlich geführten Diskussion existieren weitere Beiträge, doch wiederholen sie im Grunde nur die bisherigen Argumente in verschiedener Weise. Zusammenfassend lässt sich konstatieren, dass einige Autor*innen die Psychoanalyse als eigenständige Wissenschaft betrachten, die dem medizinischen Bereich sehr nahesteht, andere mehr als psychologisch-orientierte Wissenschaft und die Dritten als völlig eigenständige oder gar als Metawissenschaft. Für manche ist sie hauptsächlich naturwissenschaftlich orientiert, für andere geisteswissenschaftlich, für Dritte enthält sie Elemente beider Kategorien und ist entweder eine Humanwissenschaft oder überhaupt eine völlig einzigartige neue Wissenschaft, die keiner Klasse zugeordnet werden kann. Die Argumentationen waren mannigfaltig, lediglich eine Aussage war in keinem einzigen der 28 Texte zu finden: die Behauptung, Psychoanalyse sei keine Wissenschaft.

Dies verwundert kaum, wenn man die Aussagen von Psychoanalytiker*innen im Kontext der machtgetränkten Strukturen der Foucaultschen Diskurstheorie betrachtet. Wer etwas anderes aussagte, als im Diskurs erlaubt war, wurde ausgeschlossen und nicht mehr zitiert. Dies galt freilich nicht für alle, denn gerade Außenstehende, die kein Teil der psychoanalytischen Community waren, hatten die Freiheit, sich kritisch zu äußern. So kamen die prominentesten Vertreter*innen, welche der Psychoanalyse die (Natur-)Wissenschaftlichkeit absprachen, aus anderen Fachgebieten wie der Wissenschaftsphilosophie. Ein bekanntes Beispiel für eine solche Kritik stammt vom Wissenschaftstheoretiker Karl Popper (1902–1994). Sein noch zu Lebzeiten Freuds entwickelter Argumentationsstrang führt ihn von der Astrologie kommend zur Psychoanalyse und zu Alfred Adlers (1870–1937) Individualpsychologie. Popper führt an, dass beide tiefenpsychologischen Theorien alle denkbaren Verhaltensweisen aus ihrer Sicht jeweils vollständig erklären könnten. Überall existierten scheinbare Bestätigungen für deren Richtigkeit. Ihre Theorien seien aber nicht falsifizierbar, also nicht durch empirische Befunde widerlegbar, und deshalb unwissenschaftlich.

> „Ich persönlich zweifle nicht daran, dass vieles von dem, was sie sagen, von beträchtlicher Bedeutung ist, und es mag durchaus eines Tages in einer wissenschaftlichen – das heißt prüfbaren – Psychologie seine Rolle spielen. Aber die ‚klinischen Beobachtungen',

197 Ebd.

198 Müller-Braunschweig 1927, S. 227.

199 Wälder 1927, S. 298.

die, wie die Analytiker naiverweise glauben, ihre Theorien bestätigen, sind dazu ebenso ungeeignet wie die bestätigenden Beobachtungen, auf die die Astrologen in ihrer Praxis täglich stoßen. Freuds Epos vom Ich, Über-Ich und Es kann kaum mehr Anspruch auf Wissenschaftlichkeit erheben als Homers Sammlung von olympischen Skandalgeschichten. Als Theorien erklären sie einige Tatsachen, aber nach Art und Weise von Mythen. Sie enthalten hochinteressante Gedanken über psychologische Probleme, aber leider nicht in prüfbarer Form."[200]

Poppers Argument blieb weder innerhalb noch außerhalb der Psychotherapie-Community unwidersprochen. Eine modernere Replik stammt beispielsweise von Greiner, der Popper darin zustimmt, dass die Psychoanalyse eben keine Naturwissenschaft ist. Er bezeichnet sie vielmehr als „als genuin wissenschaftliche Praxen des sinngenerierenden/sinnverstehenden Textforschens in psychotherapeutischer Intention"[201] – eine hermeneutische Textwissenschaft – und widerspricht damit Poppers Conclusio. Er ist nicht der Erste, der die Psychoanalyse als hermeneutische Wissenschaft bezeichnet. Ein ebensolches Postulat findet sich beispielsweise in den Schriften von Jürgen Habermas (*1929), der vor allem mit seinem mittlerweile sehr bekannten Vorwurf des *szientistischen Selbstmissverständnisses* einen festen Platz in der psychoanalytischen Geschichtsschreibung hat.[202] Der Kern des Vorwurfs lautet: Freud sei dem Positivismus in der Tradition Machs verbunden geblieben, obwohl die von ihm formulierte Psychoanalyse nicht nur vermeintlich auf naturwissenschaftlichen Methoden gegründete Forschungsergebnisse enthalte, sondern auch methodologisch auf einer besonderen Ausgangssituation ruhe. Die beschriebenen Thesen und Fallgeschichten basierten auf einer bestimmten Methode, gemeint ist jene des einzigartigen psychotherapeutischen Gesprächs, und könnten ohne diese nicht formuliert werden. Hinzu kommt, dass die *Erkenntnisse* auf der Interpretation biografischer Geschichten aufbauten, mit denen sich die Patient*innen selbst täuschten. Deshalb sei, so Habermas, die Theoriebildung in der Selbstreflexion eingebettet und die Psychoanalyse jedenfalls keine positivistische Naturwissenschaft, sondern vielmehr eine neue Humanwissenschaft, die auf hermeneutischen Zugängen basiert.[203]

Auch der französische Philosoph Paul Ricœur (1913–2005) schlägt diesen Weg ein und bezeichnet die Psychoanalyse als Tiefenhermeneutik in Abgrenzung zur Hermeneu-

---

200 Popper 2009, S. 55f.

201 Greiner 2017, S. 78.

202 Unter Szientismus versteht Habermas „den Glauben der Wissenschaft an sich selbst, nämlich die Überzeugung, dass wir Wissenschaft nicht länger als *eine* Form möglicher Erkenntnis verstehen können, sondern Erkenntnis mit Wissenschaft identifizieren müssen. Der Positivismus, der mit Comte auf den Plan tritt, bedient sich der Elemente sowohl der empiristischen wie der rationalistischen Überlieferung, um den Glauben der Wissenschaft an ihre ausschließliche Geltung, statt ihn zu reflektieren, nachträglich zu befestigen, und um auf der Basis dieses Glaubens die Struktur der Wissenschaften zu klären." Habermas 2001, S. 13.

203 Ebd., S. 306ff. Ebd., S. 308: „Freud hat wohl stillschweigend angenommen, dass seine Metapsychologie, die das Strukturmodell von der Grundlage der Kommunikation zwischen Arzt und Patient löst und stattdessen definitorisch mit dem Energieverteilungsmodell verknüpft, eine erfahrungswissenschaftlich strenge Formulierung dieser Art darstellt."

tik, denn „sie integriert das Moment der kausalen Erklärung mit dem Sinnverstehen“[204]. In seiner Argumentation greift er auch auf Alfred Lorenzer (1922–2002) zurück. Jener kritisiert wiederum die unzähligen zumeist positivistischen Beantwortungen der Frage, welche Wissenschaft die Psychoanalyse denn sei, da keiner der Ansätze die Psychoanalyse wirklich verstehen würde. Ähnlich wie Ricœur geht Lorenzer davon aus, dass die Psychoanalyse eine doppelte hermeneutische Wissenschaft ist:

> „Der Psychoanalytiker gleicht, insofern er auf der ‚horizontalen‘ Ebene der Verständigung arbeitet, dem Historiker, der einen Text aus einer vergangenen Epoche aufschließt. Aber doch lässt sich psychoanalytische Hermeneutik nicht einfach dem Rahmen klassischer hermeneutischer Wissenschaften einfügen: Im Unternehmen, das Unbegriffene – aus dem Zusammenhang von Sprache und Symbolik Geratene – in die allgemeine Kommunikation aufzunehmen, greift der Psychoanalytiker als ‚Therapeut‘ unmittelbar in den Bildungsprozess des Individuums ein.“[205]

Habermas, Ricœur und Lorenzer stellen im Gegensatz zu Popper nicht grundsätzlich infrage, ob die Psychoanalyse eine Wissenschaft ist, verneinen aber klar, eine Naturwissenschaft zu sein. Vielmehr gehen sie davon aus, dass die Psychoanalyse eine besondere Form einer hermeneutischen Wissenschaft ist. Ebenjene grundsätzliche Frage nach der Wissenschaftlichkeit der Psychoanalyse wirft dagegen Adolf Grünbaum (1923–2018) auf. Im Rahmen der Beantwortung der Frage wendet er sich auch den bisher angeführten Positionen zu. So nennt er sieben Gründe, „die Poppers Vorwurf, die psychoanalytische Theorie sei nicht falsifizierbar, widerlegen“[206] – darunter auch Beispiele von psychoanalytischen Hypothesen, die sehr wohl falsifizierbar sind und bereits widerlegt wurden. In die Richtung der Hermeneutiker*innen meint er, das Unterfangen, „Freud zu hermeneutisieren“, sei eine „Forschungssackgasse“, deren Ziel es sei, die Psychoanalyse „von der Beweislast der klassischen empirischen Wissenschaften zu befreien.“[207] Im Anschluss daran nimmt er sich vor, die Wissenschaftlichkeit der Psychoanalyse kritisch zu hinterfragen:

> „Freuds eigentliche Kriterien für die Theorienvalidierung waren im Wesentlichen die Kriterien des hypothetisch-deduktiven Induktivismus. Das Festhalten an diesen Kriterien war für ihn das Kennzeichen für den wissenschaftlichen Status, den er für seine Theorie beanspruchte. Ich habe die Aufgabe übernommen, die Argumente, die Freud für seine klinische Theorie der Persönlichkeit und Therapie vorbrachte, anhand eben dieser Richtlinien zu bewerten. Das Urteil, zu dem ich auf dieser Grundlage gelangte, beruht daher nicht auf einem aufgedrängten, unwesentlichen methodologischen Purismus. Die Tatsache, dass ich Freuds erklärte Norm der wissenschaftlichen Rationalität auf die Psychoanalyse anwende, bedeutet auch nicht, dass ich diese Norm als das Abgrenzungskriterium zwischen Wissenschaft und Nichtwissenschaft betrachte. Kurz, ich gestehe Freud seine eigenen Maßstäbe für den wissenschaftlichen Status zu, wenn ich folgende Schlüsselfrage stelle: Rechtfertigen seine klinischen Argumente die Erkenntnisansprüche, die er für seine entstehende Theorie erhob, indem er sie als ‚wissenschaftlich‘ bezeichnete? Meine Antwort fällt in 2

204 Ricœur 2016, S. 84.
205 Lorenzer 1973, S. 240f.
206 Grünbaum 1991, S. 12.
207 Ebd., S. 9.

Teile. Erstens war die Argumentation, auf die Freud die Haupthypothesen seines klinischen Gebäudes stützte, im Wesentlichen mangelhaft, selbst wenn die Gültigkeit seiner klinischen Evidenz nicht in Frage stünde. Zweitens sind, wie es nun einmal so ist, die klinischen Daten selbst fragwürdig und verdienen es bei weitem nicht, dass man sie für bare Münze nimmt; meistens könnte es sich dabei wohl um die Reaktion des Patienten auf die Anspielungen und die Erwartungen des Analytikers handeln."[208]

Eine andere Kritik, die nicht aus dem Bereich der Wissenschaftstheorie kommt und deutlich weniger bekannt ist, stammt von Max Nachmansohn (1887–1937). Er kritisiert, dass Freuds Psychoanalyse eine therapeutisch-praktische Kunst und keine Wissenschaft sei, die auf intuitives Verstehen statt auf experimentelle Bestätigung setze. Weiter heißt es sehr polemisch: „Will die Analyse Wissenschaft sein, so muss sie sich in Gottes Namen die von der Wissenschaft geforderten kritischen Instanzen gefallen lassen, oder [der deutsche Psychiater Alfred, Anm. P.R.] Hoche einräumen, dass sie eine therapeutische Sekte ist".[209] Er spricht der Psychoanalyse allerdings nicht ab, eine wertvolle Methode zu sein. Dennoch:

> „Die Lehre von der Verdrängung und die Erkenntnis der Bedeutung des Traumes für das Verständnis des Seelenlebens scheinen uns die bleibenden Ergebnisse der Forschertätigkeit Freuds zu sein. Damit hat er sich einen dauernden Platz in der Psychopathologie gesichert. Die weitere Aufgabe der Forschung wird es sein, seine mehr intuitiven Anregungen zu einer rationalen Wissenschaft auszubauen."[210]

Aus einer anderen Ecke heraus kritisiert John B. Watson (1878–1958) die Psychoanalyse und schreibt trotz oder gerade wegen seiner ambivalenten Beziehung zu ihr: „Such methods will enable us to substitute natural science in our treatment of the emotionally sick in place of the doubtful and oassing unscientific method now known as psychoanalysis".[211] Auch der radikale Behaviorist Burrhus Frederic Skinner (1904–1990) springt auf diesen Zug auf. Seiner Ansicht nach ist Freuds Psychoanalyse mehr ein theoretisches Konstrukt als das Ergebnis beobachtbarer empirischer Forschungen. Eine Wissenschaft des Verhaltens dürfe jedenfalls nicht auf Spekulationen über etwaige innerpsychische Vorgänge beruhen, sondern ausschließlich auf beobachtbarem Verhalten.[212]

Alle drei zuletzt zitierten Autoren sprechen der Psychoanalyse ab, eine (empirische Natur-)Wissenschaft zu sein, aber nicht, dass ihre Aussagen in der Fachwelt keinen großen Wert hätten. Sie betonen zudem die Bedeutung der zukünftigen Forschung, welche psychoanalytische Theoreme auf wissenschaftlicher Basis überprüfen und fundieren soll. Sie deuten damit zudem auf eine Entwicklung, die einige Jahrzehnte später deutlich an Fahrt aufnimmt und für das weitere Verständnis der Entwicklung der Psychotherapiewissenschaft im Kontext der Psychotherapiegeschichte der darauffolgenden Jahrzehnte höchst relevant ist. Insgesamt lässt sich jedenfalls konstatieren, dass die

208 Grünbaum 1991, S. 10.
209 Nachmansohn 1928, S. 33.
210 Ebd., S. 106.
211 Watson 1997, S. 158.
212 Skinner 1956, S. 78.

Meinungen und Ansichten hinsichtlich der Frage, ob Psychoanalyse eine Wissenschaft ist, und wenn ja, welche sie ist, deutlich variieren. Zahlreiche Statements jener Jahre wurden hier vorgestellt, viele weitere konnten aus pragmatischen und Platzgründen nicht aufgegriffen werden. Die grundlegenden Positionen sind jedoch nunmehr vorgestellt worden. Zu beachten ist außerdem, dass auf den letzten Seiten ausnahmslos die Psychoanalyse und auch hier fast ausschließlich das Konzept Freuds betrachtet wurde. Die Gesamtheit der Psychotherapie in den ersten Jahrzehnten des 20. Jahrhunderts war jedoch deutlich vielschichtiger. Alfred Adler, Carl Gustav Jung, Viktor Frankl (1905–1997), Ludwig Binswanger, Wilhelm Reich (1897–1957), Otto Rank (1884–1939) und viele andere wie die bereits zitierten frühen Vertreter*innen des Behaviorismus oder beispielsweise Shōma Morita (1874–1938) im fernen Osten entwickelten eigene Formen der Psychotherapie. Nicht überall wurde eine derart intensive und umfangreiche Debatte über die Wissenschaftlichkeit der jeweiligen Methoden geführt, doch würde es bei Weitem den Rahmen einer verdichteten Einführung in die Wissenschaftsgeschichte der Psychotherapie als Kontext zur Psychotherapiewissenschaftsgeschichte sprengen, wenn alle Ansätze in derselben Ausführlichkeit behandelt würden. Die psychoanalysezentrierte Erörterung der letzten Seite soll stattdessen exemplarisch für die allgemeine Kontroverse über den Status der psychotherapeutischen Verfahren als Wissenschaft stehen. Bevor wir nun in die 1950er-Jahre wechseln, soll abschließend ein Buch von Josef Meinertz (1877–1968) vorgestellt werden, das im Jahr 1939 erstmals von der Psychotherapie im Allgemeinen als Wissenschaft spricht und Grundlagen einer solchen entwickelt. Der Buchtitel enthält sogar ein Ausrufezeichen: *Psychotherapie – eine Wissenschaft!*

Meinertz argumentiert in seinem Werk wortreich und ausschweifend, dass die damals gängige starre positivistische naturwissenschaftliche Herangehensweise an einen Gegenstand für die Psychotherapie unbrauchbar ist, weil ihr Gegenstand das Seelische ist, für das es eine bewegliche symbolische und existenziale (nach Heidegger) Erfassung nach ihren eigenen Strukturgesetzen braucht.

> „Soll man deshalb die Psychotherapie, weil sie sich zum Prinzip der beweglichen Horizonte bekennt, unwissenschaftlich nennen? Das wäre – ‚unwissenschaftlich'. Dieses Wort enthalt ja ein Werturteil und besagt, dass das angebliche wissenschaftliche Resultat mit unzulänglicher oder dem zugehörigen Gebiet nicht angemessener Methodik gewonnen sei. Aber der bewegliche Horizont und das Wandern des Symbols durch die Sphären ist grade die für seelische Vorgänge allein angemessene Erfassung."[213]

Einige Seiten darauf formuliert er drei Aussagen, welche die wissenschaftliche Aufgabe der pragmatischen Wissenschaft Psychotherapie charakterisieren sollen. 1.) Psychotherapeut*innen sollen die Existenz der Kranken erfassen und deren Art des „In-der-Weltseins" nach Heidegger. 2.) Unterstützt werden sie dabei durch eine Gemeinschaftsstruktur, die sich aus dem Erleben beider beteiligter Parteien zusammensetzt. 3.) Die Er-

213 Meinertz 1939, S. 108f.

kenntnisse, welche so zustande kommen, müssen anschließend in eine Sprache verpackt werden, die sie als wissenschaftlich betrachten.[214]

> „Dem Psychotherapeuten muss eins eine besondere Genugtuung sein: seine Art, sich den seelischen Vorgängen zuzuwenden, entspricht unzweifelhaft dem Wesen dieser Vorgänge am besten. Denn sein Ziel ist die Tat, die heilende Tat, und seine Erfassung des Seelischen dient diesem Ziele."[215]

Meinertz plädiert dafür, dass die Psychotherapie eine Wissenschaft ist, wenngleich keine naturwissenschaftlich orientierte, sondern eine existenziale, die ihre eigene Form der Wissenschaftlichkeit hat. Diese setze sich zudem aus dem Heilen und dem Erfassen/Forschen gleichermaßen zusammen – beides bedinge einander und sei nicht voneinander trennbar. Interessant ist, dass Meinertz von der Psychotherapie allgemein spricht. Er erwähnt Freud, Adler, Jung, Binswanger, Johannes Heinrich Schultz (1884–1970) und andere, geht aber kaum auf schulenspezifische Ansätze ein, wenngleich er Aspekte wie die Übertragung, die Traumdeutung oder die Symbolarbeit aus tiefenpsychologischen Schulen implizit als Charakteristika einer allgemeinen Psychotherapie bezeichnet. Auf damals existierende andere Ansätze geht er nicht ein und betont im Buch zudem, dass er explizit keine zudeckenden Therapieformen (Suggestivtherapien) behandelt, sondern ausschließlich – das wiederum nur implizit – aufdeckende.[216] Er gilt damit als einer der ersten Autoren, der nicht die Wissenschaftlichkeit einer einzelnen Schule systematisch behandelt, sondern jene der gesamten (tiefenpsychologischen) Psychotherapie in ihrer theoretischen Vielfalt. Dass er einen solchen Weg geht, ist möglicherweise dem Zeitraum des Veröffentlichens geschuldet. Meinertz lebte in Deutschland bzw. dem Deutschen Reich und veröffentlichte 1939 ein Buch über Psychotherapie, in dem er bereits im Vorwort das nationalsozialistische *Deutsche Institut für psychologische Forschung und Psychotherapie* erwähnt. Dass hier Jung und Binswanger deutlich öfter erwähnt werden als die Juden Freud und Adler ist kaum verwunderlich. Ebenso kann dies der Grund für die Behandlung einer allgemeinen Psychotherapie im Kontrast zu schulenspezifischen Ansätzen sein, die damals ungern gesehen wurden. Stattdessen galt es, eine neue deutsche Seelenheilkunde zu entwickeln. Die häufige Verwendung des Wortes *Seele* im Vergleich zum Terminus *Psyche* weist ebenfalls in diese Richtung.

Obgleich Meinertz der Erste war, der eine wissenschaftliche Grundlage der gesamten (aufdeckenden) Psychotherapie formulierte, war er keineswegs der Erste, der sich mit der Frage nach der Wissenschaftlichkeit der Psychotherapie überhaupt befasste. Denn bereits sechs Jahre zuvor hatte Nachmansohn folgende Zeilen über die Psychotherapie veröffentlicht:

> „Also eine Psychotherapie als Wissenschaft haben wir noch nicht und werden wir noch lange Zeit nicht haben. Wohl aber haben wir psychotherapeutische Richtungen, die, zwar

214 Meinertz 1939, S. 115f.
215 Ebd., S. 116.
216 Ebd., S. 2.

auf recht unsicherm Grunde errichtet, uns dennoch Mittel und Wege an die Hand gegeben, seelische Kranke zu beeinflussen."[217]

In seinem Buch kommen fünf damals aktuelle Formen der Psychotherapie vor – die Persuasionstherapie, die Psychokatharsis, die Psychoanalyse, die Individualpsychologie und die Analytische Psychologie. Die oben zitierte Aussage gilt für eine Art allgemeine Psychotherapie, die unabhängig von den einzelnen Ansätzen ist. Seine Kritik basiert zudem auf dem Vergleich der Psychotherapie mit der Inneren Medizin und postuliert, dass jene ebenfalls von praktischen Erfahrungen ausginge, sich aber dann zu einer strengen Wissenschaft entwickelt habe. Dies müsse die Psychotherapie ebenfalls tun, um als Wissenschaft zu gelten.[218] Die Argumentation ist demnach nicht neu, das Ziel derselben hingegen schon. Im Gegensatz zu den bisher angeführten ähnlich lautenden Kritiken meint Nachmansohn nicht nur die Psychoanalyse oder eine andere einzelne Methode, sondern die Psychotherapie insgesamt. Im Jahr der Veröffentlichung von Meinertz' Buch begann der Zweite Weltkrieg, der insbesondere im europäischen Raum viele Diskussionen über die Wissenschaftlichkeit der Psychotherapie verstummen ließ. Erst Anfang der 1950er-Jahre kamen diese Themen wieder vermehrt auf und sollen im nunmehr folgenden Abschnitt detaillierter behandelt werden.

3.2 Die Wissenschaftlichkeit der Psychotherapie nach 1945

Nach dem Ende des Zweiten Weltkriegs begannen die Psychotherapeut*innen in vielen europäischen Ländern, ihre Organisationsstrukturen wieder aufzubauen. In anderen Regionen der Erde, beispielsweise in den USA, waren die Einschnitte des Krieges dagegen deutlich weniger spürbar. Natürlich wäre es falsch zu behaupten, dass sich in der Debatte um die Wissenschaftlichkeit der Psychotherapie beziehungsweise einzelner Ansätze nichts getan hätte, doch wurde sie im Vergleich zu den vier Jahrzehnten zuvor deutlich schwächer geführt. Anfang der 1950er-Jahre gab es indes einen Knall, der viele Psychotherapeut*innen aufrüttelte. Doch bevor wir uns diesem zuwenden, sei zuvor kurz erwähnt, dass es im folgenden Kapitel nicht mehr primär um die Psychoanalyse geht. Zwar entstanden auch in der zweiten Hälfte des 20. Jahrhunderts bedeutende Texte von Autor*innen, die sich dieses Themas annahmen, jedoch soll dies nachfolgend nur kurz erwähnt sein, um den eröffneten Plot des vorherigen Kapitels fortzusetzen. Die Positionen sind dabei durchaus ähnlich geblieben. So betrachtet beispielsweise Heinz Kohut (1913–1981), der Gründer der Selbstpsychologie, einer Richtung innerhalb des Feldes der Psychoanalyse, Letztere „als ebenso grundlegende Wissenschaft [...] wie Physik, Mathematik oder Biologie"[219]. Eine Gegenstimme erhält er von Meinrad Perrez (*1944), der anhand von Untersuchungen von Freuds Falldarstellungen zum Schluss

217 Nachmansohn 1933, S. 10.
218 Ebd., S. 1ff.
219 Kohut 1979, S. 286.

kommt, dass „die psychoanalytische Theorie als Gesamtkomplex in wichtigen Hinsichten den wissenschaftlichen Status noch nicht erreicht hat“[220]. Wilfred Bion (1897–1979) erwähnt dagegen gleich am Beginn seines Buchs *Elemente der Psychoanalyse*, dass diese häufig als unwissenschaftlich kritisiert wird, weil sie einerseits zu theoretisch ist, also zu sehr die Abstraktion einer Beobachtung, andererseits zu konkret und deshalb nicht flexibel genug, um wissenschaftlich zu sein.[221] Er formuliert daraufhin ein deduktives wissenschaftliches System, das auf idealisierten Vorannahmen ruht, aus deren Sicht die psychischen Phänomene beobachtet werden. Hierdurch soll, so der Autor, die Psychoanalyse wissenschaftlich fundiert werden.[222] Weitere Beispiele sowie Kritiken und Repliken auf Kritiken existieren in hoher Zahl und werden auch heute noch formuliert. Eine ausführliche Aufarbeitung ist an dieser Stelle weder möglich noch sinnvoll, doch sei zumindest darauf verwiesen, dass zahlreiche Texte bestehen, in denen diese Arbeit bereits geleistet wurde.[223]

Unabhängig von der spezifisch psychoanalytischen Wissenschaftlichkeitsdebatte entstand in der zweiten Hälfte des 20. Jahrhunderts eine weitere, welche die Psychotherapie im Allgemeinen respektive die Vielzahl an bis dahin bereits bestehenden Schulen und Ansätzen umfasst. Der Fokus des aktuellen Kapitels zur Vorgeschichte der Psychotherapiewissenschaft liegt deshalb aus pragmatischen Gründen auf dem gesamten Spektrum der Psychotherapie. Die Frage nach der Wissenschaftlichkeit einzelner Ansätze wird bewusst ausgespart. Und jene Frage beginnt gleich mit einem Paukenschlag. 1952 wurde ein Text veröffentlicht, der die Debatte um die (Natur-)Wissenschaftlichkeit bzw. vielmehr die Wirksamkeit der Psychotherapie stark angeheizt sowie nachhaltig geprägt hat und welcher in der Fachliteratur bis heute allzu oft zitiert wird:

> „In general, certain conclusions are possible from these data. They fail to prove that psychotherapy, Freudian or otherwise, facilitates the recovery of neurotic patients. They show that roughly two-thirds of a group of neurotic patients will recover or improve to a marked extent within about two years of the onset of their illness, whether they are treated by means of psychotherapy or not. This figure appears to be remarkably stable from one investigation to another, regardless of type of patient treated, standard of recovery employed, or method of therapy used. From the point of view of the neurotic, these figures are encouraging; from the point of view of the psychotherapist, they can hardly be called very favorable to his claims.“[224]

Hans Jürgen Eysencks (1916–1997) Behauptung, dass die Psychotherapie nicht wirksamer sei als keine Therapie, basiert auf der Auswertung von 19 quantitativen Studien, in denen die Heilungsraten von Menschen mit psychischen Störungen angegeben werden. Im Artikel wird wie folgt vorgegangen: Zunächst wird eine Nulllinie erarbeitet. Eysenck greift dabei auf zwei bereits veröffentlichte Studien zurück. Erstens zitiert er einen Text von Carney Landis (1897–1962), der bereits 1937 aufgrund statistischer

220 Perrez 1972, S. 166.
221 Bion 1963, S. 1.
222 Ebd., S. 98ff.
223 Siehe beispielsweise Giampieri-Deutsch 2019; Jensen 2012; Kurthen 1989; Perner 1997.
224 Eysenck 1952, S. 322.

Auswertungen die Behauptung aufstellte, dass alle Therapieformen in etwa gleich wirksam seien, da die Heilungs- und Besserungsraten über alle untersuchten psychiatrischen Einrichtungen hinweg durchaus ähnlich seien. Landis resümiert, wenn Psychotherapeut*innen ihre Patient*innen verstehen und entsprechend mit ihnen umgehen würden, sei es egal, welche Methode sie erlernt hätten.[225] Andererseits basierte Eysencks Postulat auf Paul Denkers Text zur Behandlung der Psychoneurosen von Allgemeinmediziner*innen. Denker untersucht die Heilungsraten von Personen mit sogenannten Psychoneurosen nach der Behandlung durch Allgemeinmediziner*innen und stellt fest, dass nach zwei Jahren immerhin 72 % der Betroffenen geheilt oder zumindest beschwerdefrei sind.[226] Eysenck schließt daraus, dass zwei Drittel der Patient*innen mit psychischen Erkrankungen unabhängig von der Art der Behandlung spätestens nach zwei Jahren genesen oder beschwerdefrei leben. Psychotherapeutische Behandlungen müssten demnach, wenn sie ihrem Selbstanspruch gemäß effektiv heilen wollen, eine höhere Heilungsrate aufweisen. Die Auswertung von 19 empirischen Studien ergibt jedoch, dass die Ergebnisse der verschiedenen Untersuchungen zur Wirksamkeit der Psychotherapie vergleichbare Werte ergeben. Die Conclusio lautet daher, dass es zwei Dritteln der Patient*innen nach zwei Jahren besser geht, egal ob sie psychotherapeutisch behandelt wurden oder nicht.[227]

Eysencks Aussagen blieben in der Community der Psychotherapeut*innen nicht unwidersprochen, zudem erschienen weitere Texte, die sich des Themas annahmen. Bereits 1953 kam ein weiterer Fachartikel heraus, in dem die Ergebnisse der Psychotherapie bei psychischen Störungen evaluiert wurden. Joseph Zubin (1900–1990) stellt zunächst klar, dass eine Outcome-Forschung keinesfalls nur behandelte Patient*innen berücksichtigen könne, sondern natürlich auch eine unbehandelte Kontrollgruppe als Kontrast benötige, um entsprechend aussagekräftig zu sein. Außerdem müssten die Patient*innengruppen zumindest nach Alter, Dauer der Erkrankung, Geschlecht und Diagnose kategorisiert werden. Ebenso müsse klargestellt werden, was als geheilt und was als erholt (recovery) zählt, beispielsweise die Dauer der Symptomfreiheit oder die Resilienz („Ability to withstand pressure of external events“). Der Autor kritisiert, dass die meisten Studien kaum die Kriterien erfüllten und auch nicht miteinander vergleichbar seien. Positiv erwähnt er lediglich eine Studie über die Patient*innen des kleinen englischen Cassel-Hospitals sowie die bereits erwähnte Studie von Landis. Auch Denkers Aufsatz erwähnt Zubin, ebenso einige andere quantitative Studien. Die Schlussfolgerung am Ende lautet, dass die Daten nicht vergleichbar seien und zukünftige Forschungen jene Kriterien beachten sollten.[228] Vor allem hinsichtlich der Psychoanalyse schrieb er:

225 Landis 1937, S. 169.
226 Denker 1946, S. 2164ff.
227 Eysenck 1952, S. 320ff.
228 Zubin 1953.

„With regard to outcome of psychoanalysis it should be realized that data for this therapy are not comparable with those of other therapies, since the cases are highly selected on such bases as economic status, intellectual level, and suitability to the analyst."[229]

Auch wenn Zubin Eysencks Text nicht erwähnte, möglicherweise aufgrund der zeitlichen Nähe der Veröffentlichungen zueinander noch nicht kannte, formuliert er damit eine Kritik bezüglich der Aussagekraft von Eysencks Postulat. Eine direkte Kritik an Eysenck formuliert indes Saul Rosenzweig (1907–2004) im Jahr 1954. Darin kritisiert er Eysencks allzu lockere Generalisierungen und dessen sorglosen Umgang mit den im Grunde nicht vergleichbaren Studien und den beiden Daten, die er als Kontrollgruppe anführt. Er stellt zudem Eysencks Definitionen von Psychoneurosen, Psychotherapie und Heilung/Verbesserung infrage. Das Fazit lautet wenig überraschend:

„To undertake an evaluation of the effects of psychotherapy by tallying outcomes at second hand, without even introducing the problem of dynamic change in various forms of illness and in differing therapeutic procedures, and, in default of such considerations, to reassign diagnoses and prognoses is to invite the inconsistencies and non sequiturs that have been demonstrated in the foregoing reanalysis."[230]

Eine weitere Reaktion stammt aus dem Jahr 1953 von Nevitt Sanford (1909–1995). Er sagt, wenn Psychotherapeut*innen durch solche Äußerungen nervös werden, sei dies verständlich. Die propagandistische Wirkung von Eysencks Text sei zweifellos vorhanden, sodass einige Psychotherapeut*innen nur zu gern etwas darauf erwidern wollten. Er meint jedoch, dass es klug sei, eine solche Herausforderung zu ignorieren. Aus wissenschaftlicher Sicht sei die Frage *„Bringt die Psychotherapie etwas?"* außerdem praktisch bedeutungslos. Es sei offensichtlich, dass sich manche Menschen unter dem Einfluss bestimmter therapeutischer Maßnahmen in gewisser Weise verändern, während sich andere Menschen unter gleichen Bedingungen nicht oder in unterschiedlicher Weise verändern, und dass sich wiederum andere Menschen ohne jegliche therapeutische Maßnahme in ähnlicher Weise verändern.[231] Lester Luborsky (1920–2009) kritisiert Eysenck aus einer anderen Richtung heraus: einerseits das Fehlen einer echten Kontrollgruppe, andererseits, dass das, was Eysenck unter *Improvement* versteht, zu schwammig und mehrdeutig sei.[232] Wieder anders argumentiert Paul Meehl (1920–2003). Kritiken, wie jene von Eysenck, verlangten nach einer empirisch-statistischen Antwort. Im Zuge der Beantwortung geht Meehl beispielsweise auf Rosenzweig ein und meint, dass dieser zwar eine gute Kritik formuliert, jedoch nicht das eigentliche Problem beantwortet habe: wo die Evidenz für die Wirksamkeit sei. Das Problem sei vielmehr, dass es (zu dem damaligen Zeitpunkt) kaum empirische Studien gegeben habe, welche auf guter und verlässlicher Grundlage Aussagen über die Wirksamkeit von Psychotherapie treffen könnten. Meehl plädierte dafür, deutlich mehr zu forschen.[233] Aber nicht

---

229 Zubin 1953, S. 107.
230 Rosenzweig 1954, S. 303.
231 Sanford 1953, S. 335f.
232 Luborsky 1954, S. 129ff.
233 Meehl 1955, S. 374ff.

nur kritische Worte, sondern durchaus auch würdigende und unterstützende Texte erschienen in den 1950er-Jahren, die direkt auf Eysenck eingehen. Berthold Stokvis (1906–1963) veröffentlichte einen Beitrag in Erich Sterns (1889–1959) Sammelband *Die Psychotherapie in der Gegenwart*, in dem er resümiert:

> „Aus dem Vorhergehenden ergibt sich, dass weder aus dem hier angeführten Schrifttum noch nach unseren eigenen Ergebnissen hervorgeht, dass die Erfolge der Psychotherapie erfreulich groß sind. Es hat wenig Zweck, dies zu beschönigen; in vielen Fällen sind die Resultate bedauernswert gering und nicht selten sogar gleich null. Wir bringen hier unsere 25 % ‚keinen Erfolg' oder ‚verschlimmert' in Erinnerung und erwähnen die pessimistische Untersuchung von H. J. Eysenck".[234]

Was Meehl und viele andere Autor*innen jener Zeit forderten, nämlich deutlich mehr hochwertige Psychotherapieforschung durchzuführen, sollte bald eintreten. Ein Vierteljahrhundert nach der Veröffentlichung wird Eysencks Aufsatz als „the most influential evaluation of psychotherapy"[235] bezeichnet – eine Einschätzung, die sich bis heute nicht verändert hat. Er wurde zu einem der meistzitierten Autor*innen der Psychotherapieforschung, der viele kontroversielle Reaktionen provozierte, aber zumindest in einem Punkt in der Fachwelt unumstritten blieb – in seiner Wirkung auf das Feld der Psychotherapie: „Eysenck's well-known paper is the first of a long series of studies dealing with the question of the effectiveness of psychotherapy"[236]. Er hatte somit tatsächlich erreicht, dass mehr Psychotherapieforschung betrieben wurde – teils um ihn zu widerlegen, teils um ihn zu bestätigen. Die Diskussion um Eysencks Text endete keineswegs Ende der 1950er-Jahre, sondern kann bis heute verfolgt werden. Mit ihm erfuhr die Psychotherapieforschung eine Zäsur. Jene ist es, die als Kontextwissen für die Geschichte der Psychotherapiewissenschaft relevant ist, und jene soll nachfolgend verdichtet dargestellt werden, beginnend bei der Debatte um Eysenck. Die gesamte Kontroverse darzustellen wäre jedoch nicht zielführend, weshalb nachfolgend einige Punkte aus der jahrzehntelangen Diskussion um Eysencks Postulat exemplarisch angeführt werden sollen, um die Entwicklung der Psychotherapieforschung im Laufe der darauffolgenden Jahrzehnte zu zeigen.

In den 1950er- und 1960er-Jahren kamen regelmäßig Repliken, Kritiken und Beantwortungen heraus, die auf Eysencks Text direkt eingingen. Gelegentlich kam dann

---

234 Stokvis 1958, S. 402. Trotz dieses Fazits im vorletzten Beitrag des Buchs stellt der Bandherausgeber die Wissenschaftlichkeit der Psychotherapie nicht infrage: „Jeder Arzt hat zu allen Zeiten psychisch auf den Kranken gewirkt und tut es immer, auch wenn er sich darüber nicht klar ist, oder es gar bestreitet. [...] Aber es ist doch etwas ganz anderes, ob diese psychische Wirkung stattfindet, ohne dass der Mensch sich davon Rechenschaft gibt, ohne dass er sie anstrebt, oder ob sie gesucht und methodisch ausgeübt wird. Und hier liegt das Neue, der Fortschritt, den die Psychotherapie in der Gegenwart zu verzeichnen hat. Sie ist zu einer Wissenschaft geworden, die gleichberechtigt neben andere medizinische Sonderwissenschaften zu treten beansprucht." Stern 1958, S. 1.

235 Kazdin 1978, S. 33.

236 Prioleau et al. 1983, S. 275.

auch eine Antwort von Eysenck einige Monate später.[237] Während die Debatte um Eysencks Provokation an Fahrt aufnahm, trug ein anderer Forscher maßgeblich zur Entwicklung der sogenannten Prozess-Outcome-Forschung[238] bei. Carl Rogers (1902–1987) veröffentlichte im Jahr 1957 einen Fachartikel, in dem er auf seine Jahre lang aufgezeichneten Therapiesitzungen zurückgreifen konnte und daraus einige Wirkfaktoren der Therapie erarbeitete. Er postulierte, dass positive Wertschätzung des Therapeuten, Aufrichtigkeit und Kongruenz sowie Einfühlungsvermögen, wenn sie dem Klienten erfolgreich vermittelt werden, therapeutische Veränderungen bewirken.[239] Rogers klinischer und forschungsorientierter Stil hat die Entwicklung der prozessorientierten Psychotherapieforschung vorangetrieben. Seine Konzepte sind mittlerweile so etabliert, dass kaum Psychotherapeut*innen oder Forscher*innen die Bedeutung der Beziehungsqualitäten des Therapeuten und seiner empathischen Einfühlung für die Behandlung der Klient*innen bezweifeln.[240] Rogers erhielt nach der Veröffentlichung seines Aufsatzes Förderungen für ein großes Forschungsprojekt, in dem Menschen mit Schizophrenie behandelt und beforscht werden. Im Zuge des Projekts wurden diverse neue Messtechniken eingeführt und das Erleben der Patient*innen auf Skalen erhoben. 1967 wurde schließlich eine umfangreiche Publikation veröffentlicht, in der die gesammelten Ergebnisse detailliert aufgearbeitet und präsentiert werden.[241] Rogers große Studie gilt als erste echte Prozess-Outcome-Studie, die zuweilen als Wegbereiter und Richtungsweiser für Jahrzehnte bezeichnet wird.[242]

Ein Jahr zuvor erschien indes ein weiteres Buch von Eysenck, in dem er auf 43 kleingedruckten Seiten viele quantitative Wirksamkeitsstudien der vorhergehenden Jahre anführt, darunter auch eine ältere von Rogers aus dem Jahr 1954[243], und auf weiteren 46 Seiten insgesamt 17 zum Teil kritisch, zum Teil wohlwollend formulierte Diskussionsbeiträge verschiedener Autor*innen wie der bereits erwähnte Meehl. Die Argumente sind ausführlicher, die Texte deutlich umfangreicher, die Zahlen stichhaltiger, jedoch die Standpunkte im Wesentlichen unverändert. In acht großen Schlussfolgerungen der Untersuchungen über die angeführten Studien behauptet Eysenck abermals, Neurotiker*innen, Kinder und Soldat*innen hätten sowohl mit als auch ohne Psychotherapie in etwa die gleichen Heilungs- und Besserungsraten, jedoch nennt er dieses Mal eine Ausnahme, denn die lernorientierte behaviorale Therapie sei wirkungsvoller als der

---

237 Beispiele sind die Kritik von Dührssen und Jorswieck 1962 und die Antwort darauf von Eysenck 1964 oder die Kritik von Greenspoon und Simkins 1968, die Antwort von Eysenck 1969 und hierauf die Reaktion abermals von Simkins und Greenspoon 1969.

238 Die Prozess-Outcome-Forschung analysiert die Ereignisse innerhalb oder zwischen den Psychotherapiesitzungen in Korrelation mit den Veränderungen von Problemen, Symptomen und der Funktionsfähigkeit der Patient*innen. Dazu gehören vor allem allgemeine und spezifische Wirkfaktoren der Psychotherapie. Siehe Crits-Christoph und Gibbons 2021, S. 264.

239 Rogers 1957, S. 96.

240 Llewelyn et al. 2016, S. 455.

241 Rogers 1967.

242 Elliott und Farber 2010, S. 23.

243 Eysenck 1966, S. 17ff.; Rogers und Dymond 1954.

Rest.[244] Nahezu alle Diskussionsteilnehmer*innen verweisen auf die mangelnde Datenlage sowie auf die Zukunft bzw. die Forschung, die noch geleistet werden muss. Und gelegentlich fällt ein Wort zur Wissenschaftlichkeit der Psychotherapie, denn gerade vom naturwissenschaftlichen Standpunkt aus ist das Bemühen um quantitative Wirksamkeitsstudien ein klares Zeichen dafür, dass Psychotherapie in jedem Fall wissenschaftlich ist. Mittlerweile, Mitte der 1960er-Jahre, gilt sie jedoch mehr als psychologische Wissenschaft.[245] Auch dieses Buch blieb nicht ohne Reaktionen, wie kritische Buchrezensionen zeigen.[246]

Was Eysenck bereits 1966 andeutet, nämlich die Überlegenheit der Verhaltenstherapie gegenüber jeder anderen psychotherapeutischen Variante, vollführt Stanley Rachman (1934–2021) im Jahr 1971[247] mit dem Buch *The Effects of Psychotherapy*. Auf 200 Seiten geht er zunächst würdigend auf Eysencks Text ein und führt dann in sieben Kapiteln unzählige Studien an, die er entweder als Beleg für die fehlende Wirksamkeit der Psychotherapie heranzieht, oder auf verschiedene Weise dahingehend kritisiert, dass ihre positiven Ergebnisse die Folge ungenauer Forschung seien. Ein Beispiel hierfür ist das siebente Kapitel, in dem er Rogers Studien betrachtet – darunter auch jene von 1957 sowie die von 1967. Bereits auf der ersten Seite kritisiert er Rogers und meint, dass seine drei allgemeinen Wirkfaktoren zwar förderlich sein mögen, aber keinesfalls notwendig. Auf der zweiten Seite geht er auf dessen Studie von 1967 ein und sagt, dass die therapeutischen Ergebnisse schlecht gewesen seien, denn die behandelten Patient*innen hätten sich nicht mehr gebessert als die Unbehandelten der Kontrollgruppe. Am Ende des Kapitels meint der Autor, dass die Umdeutung aus lerntheoretischer Sicht sinnvoll wäre, denn so könne man die Faktoren als positive Verstärker auffassen. Er plädiert für eine Vereinigung jener Aspekte von Rogers, die aus behavioraler Sicht erklärt und mit der Verhaltenstherapie fortgeführt werden können. Und auch am Ende des Buchs resümiert er:

> „Es gibt keine zufriedenstellenden Belege für die Behauptung, dass die Psychotherapie wirksam sei. Es scheint daher plausibel, dass jene Psychologen und Psychiater, die die Psychotherapie befürworten und/oder praktizieren, auch die Last der Beweise für den Wert ihrer Ansichten und Praktiken erbringen müssen. Eine Verbindung der verhaltenstherapeutischen und psychodynamischen Methoden wäre nur dann berechtigt, wenn sich die Psychotherapie wenigstens als teilweise wirksam erweisen konnte. Da ein solcher Nachweis bisher jedoch noch aussteht, wäre keinem nützlichen Zweck gedient, wenn man die Verhaltenstherapie verwässert. Es bleibt den Verteidigern der Psychotherapie überlassen, einen überzeugenden Nachweis für die fortgesetzte Anwendung der Psychotherapie vorzulegen. Das gleiche gilt für jene Zeitgenossen, die einer Kombination von Psychotherapie und Verhaltenstherapie das Wort reden."[248]

244 Eysenck 1966, S. 39f.
245 Ebd., S. 49ff.
246 Brown 1967.
247 Die hier zitierte deutsche Übersetzung erschien 1974.
248 Rachman 1974, S. 182.

Rachman behandelt in seinem Werk an vielen Stellen Allen Bergin (*1934), der in den Jahren zuvor mit mehreren Texten Eysencks Ergebnisse fundiert kritisierte. Im Jahr 1963 veröffentlichte er einen Text, in dem er anhand der Daten zum Schluss kommt, dass es Psychotherapeut*innen mit positivem Einfluss und welche mit negativem Einfluss gebe.[249] 1971 postulierte er eine spontane Remissionsrate bei Neurosen von 30 %, die damit deutlich geringer als jene von Eysenck ist.[250] Rachman verteidigte dagegen seine bzw. Eysencks Position, deren Provokation längst zu einer unüberschaubaren Zahl an weiteren Studien geführt hatte. Rückblickend kann Bergins Text von 1963 als Wendepunkt der Widerlegung Eysencks bezeichnet werden, in dessen Folge eine Flut von Forschungsprojekten zu Therapeut*innenvariablen gestartet wurde sowie zu Behandlungen, die von Lai*innen und von Halbprofessionellen (z. B. Krankenpfleger*innen mit einer Weiterbildung in Verhaltensmodifikation) durchgeführt wurden. Die vorherrschende Wissenschaftsphilosophie in den 1960er- und 1970er-Jahren war der logische Positivismus. Man ging davon aus, dass subjektive Zustände als objektiv nicht überprüf- oder messbar seien, dass nur beobachtbares Verhalten wissenschaftlich brauchbare Daten lieferte und die Beobachter*innen unbeeinflusst und objektiv seien. Da es in jenen Jahren vor allem um Begründungen der Effektivität der Psychotherapie ging, waren nomothetische Gruppendesigns und entsprechende statistische Analysen wesentliche Elemente der vorherrschenden methodischen Ansätze in der Prozess- und Ergebnisforschung, selbst wenn sie nicht zwingend die persönlichen Überzeugungen und Interessen der Forscher widerspiegelten. In den 1970er-Jahren ging es schließlich auch vermehrt darum, die Mainstream-Forschung auszubauen und zu verfeinern. Prozess- und Prozess-Outcome-Studien wurden in hoher Zahl durchgeführt und Meta-Analysen halfen, eine fundierte Antwort auf Eysenck zu geben, die da lautet: Psychotherapie wirkt.[251] Der bereits erwähnte Bergin gab mit Sol Garfield (1918–2004) gemeinsam 1971 das erste *Handbook of Psychotherapy and Behavior Change* heraus, für das die bis dahin entstandene enorme Vielfalt an Forschungen und Strömungen zusammengefasst und aufgearbeitet wurde.[252] Das Buch war ein Meilenstein der Psychotherapieforschungsgeschichte und erschien in regelmäßigen Abständen als völlig neubearbeitete Editionen. 2021 kam die siebente Auflage des Werks heraus, das, gemäß der Tradition der Vorgänger, die jeweils aktuellen Forschungen und Forschungsströmungen übersichtlich präsentiert.[253]

1975 publizierten drei Autor*innen einen weiteren Meilenstein der Psychotherapieforschung, der mittlerweile so bekannt wie *Eysencks Provokation* ist. Dazu beigetragen hat wohl auch die Verwendung einer bekannten Formulierung aus einer Literaturquelle, nämlich der Satz *Everyone Has Won and All Must Have Prizes*, gesprochen vom Dodo in Alice im Wunderland. Der Text aus dem Jahr 1975 war aber keineswegs der erste,

249 Bergin 1963.
250 Bergin 1971.
251 Braakmann 2014, S. 43ff.
252 Bergin und Garfield 1971.
253 Barkham et al. 2021.

der jenen Schlusssatz zitierte, denn der bereits erwähnte Rosenzweig veröffentlichte 1936 einen Aufsatz, in dem er postulierte, dass alle Therapieformen wirksam seien.[254] Auf jenen Artikel wird im Jahr 1975 zurückgegriffen, darauf folgt die Analyse verschiedener Vergleichsstudien, bevor am Ende das Resümee gezogen wird:

> „Most comparative studies of different forms of psychotherapy found insignificant differences in proportions of patients who improved by the end of psychotherapy. It is both because of this and because all psychotherapies produce a high percentage of benefit that we can reach a ‚dodo bird verdict' – it is usually true that ‚everybody has won and all must have prizes.'"[255]

Ab der Mitte der 1980er-Jahre kam erneut Bewegung in die Psychotherapieforschungslandschaft. Langsam etablierten sich konstruktivistische und hermeneutische Paradigmata als Gegenbewegung zum positivistischen, welches in dem Zeitraum immer heftigere Kritik erfuhr. Zudem wurde verstärkt auf qualitative Forschung gesetzt, deren Ziel nicht mehr der Beleg der Wirksamkeit war, sondern das Entdecken und Aufdecken von (Sinn-)Zusammenhängen. Geachtet wurde verstärkt auf Patient*innen- und Therapeut*innenvariablen, die Behandlungswahl sowie die Verbindung von Forschung und klinischer Praxis, die mit Menschen an sich umgehen muss und nicht mit isolierten Störungen. Die subjektive Perspektive kam schließlich in der Forschung an. Während das Hauptanliegen in den vorherigen Jahrzehnten im Nachweis lag, dass psychotherapeutische Interventionen im Vergleich zu Kontrollbedingungen signifikante positive Effekte erzielen, wurde nun gefragt, wie und wodurch diese erreicht werden. Die psychotherapeutische Community hatte erkannt, dass nur die Verbindung von Prozess- und Ergebnisvariablen die Forscher in die Lage versetzen würde, diese Frage zu beantworten. Abgesehen davon kam es in den darauffolgenden Jahren und Jahrzehnten regelmäßig zu kritischen Diskussionen über verschiedene grundlegende Wissenschaftsphilosophien und die damit verbundenen Methoden.[256] Die Veränderungen gingen auch nicht an den Diskussionsteilnehmer*innen der Eysenck-Debatte vorüber. Er selbst änderte seine Position ebenfalls, obwohl gewisse Aussagen selbst 40 Jahre später noch unverändert sind:

> „This section recapitulates the arguments presented in preceding sections. I find that while there is good agreement that commonsense methods of trying to help emotionally disturbed people (neurotics) are effective (spontaneous remission), psychotherapy, placebo treatment and psychoanalysis do equally well, and may do better. [...] Psychotherapy, particularly psychoanalysis, can have powerful negative effects, making the patient worse rather than better, both psychologically and physically. Such negative effects should always be borne in mind and should make the use of psychoanalysis and dynamic methods of treatment unacceptable on ethical grounds. Behavior therapy, which significantly out-

254 Rosenzweig 1936.
255 Luborsky und Singer 1975, S. 1003.
256 Braakmann 2014, S. 52.

performs spontaneous remission, placebo treatment, and psychotherapy, is the method of choice for neurotic, disorders of all kinds."[257]

Aber auch wenn die Wirksamkeit mittlerweile in der psychotherapeutischen Community als sicher gilt, dürfte das letzte Wort noch nicht gesprochen worden sein, denn sogar 2018 kam noch ein Fachartikel heraus, dessen Titel bereits viel vom Inhalt vorwegnimmt: *Was Eysenck right after all? A reassessment of the effects of psychotherapy for adult depression.* Am Ende der Analyse der Wirksamkeit von Psychotherapie bei Depressionen resümieren die Autor*innen: „It remains questionable whether Eysenck was truly right or wrong."[258]

Weshalb ist die hier sehr stark verdichtete Geschichte der Psychotherapieforschung als Kontextwissen für die Geschichte der Psychotherapiewissenschaft relevant? In den 1950er-Jahren und den darauffolgenden Jahrzehnten wurde die Wissenschaftlichkeit der Psychotherapie stark mit der empirischen Forschung und der Wirksamkeit verknüpft. Psychotherapie könne also nur dann eine Wissenschaft sein, so die damalige Mainstream-Meinung, wenn sie auf wissenschaftlicher Grundlage, also mittels empirisch-positivistischer Forschung, Wissen schafft. Die Verlagerung vom positivistischen zum konstruktivistischen Wissenschaftstheorienparadigma und die vermehrte qualitative Forschung zeigt, welche Veränderungen auch das Wissenschaftsverständnis von Psychotherapie durchlaufen hat. Ein weiterer relevanter Aspekt ist, dass die Forschung hauptsächlich von naturwissenschaftlich orientierten klinischen Psycholog*innen und Mediziner*innen durchgeführt wurde, wohingegen heute beispielsweise an der SFU Psychotherapiewissenschafter*innen ausgebildet werden, die sowohl naturwissenschaftlich-quantitative als auch geisteswissenschaftlich-hermeneutische Forschungsmethoden erlernen und im Rahmen von Forschungsprojekten anwenden. Die Unterscheidung zwischen Psychotherapie als Wissenschaft in Abgrenzung zur experimentellen Psychologie und zur biologischen Psychiatrie ist beispielsweise ein zentrales Thema bei Fischer. Die Geschichte der Psychotherapieforschung ist aber auch in einem anderen Kontext bedeutend: Der in Kapitel 2.2 erwähnte Grawe war ein einflussreicher Psychotherapieforscher, der die Geschichte dieser Forschung bestens kannte, darauf aufbaute und diese zudem in mehrere Phasen einteilte.[259] Auf ihn bezogen sich (zumeist abgrenzend) beispielsweise Petzold, Fischer oder Greiner, aber auch viele andere Autor*innen, die über die Wissenschaft Psychotherapie schrieben. Darüber hinaus dient die Kontroverse um Eysenck samt der relativ deutlich erkennbaren Kluft zwischen Psychoanalyse und Verhaltenstherapie als Kontextwissen, um die Debatten bezüglich der Differenz zwischen Forschung und Praxis bei Köhlke verständlicher werden zu lassen. Kurzgefasst lässt sich sagen, dass die Psychotherapieforschung zahlreiche Verbindungen zur

257 Eysenck 1993, S. 17.

258 Cuijpers et al. 2019, S. 9.

259 Die vier Phasen nach Grawe lauten: 1. Legitimationsphase (Ist Psychotherapie effektiv?) 2. Wettbewerbsphase (Welche Psychotherapie wirkt besser?), 3. Verschreibungsphase (Welche Form der Psychotherapie wirkt bei wem/was?) und 4. Die Prozessforschungsphase (Wie wirkt Psychotherapie?). Siehe Grawe 1992a.

Psychotherapiewissenschaft im engeren und weiteren Sinn hat. An den Stellen der Geschichte der Psychotherapiewissenschaft, an denen das Kontextwissen hilfreich und sinnvoll ist, wird auf die entsprechenden Bereiche des aktuellen Kapitels verwiesen. Gegebenenfalls werden einzelne Aspekte detaillierter erörtert.

Die Psychotherapieforschung ist jedoch nicht der einzige relevante Kontext. So ist zum Beispiel die unendliche Geschichte der Psychotherapieschulen ebenfalls von Bedeutung für das Verständnis der pluralen PTW. Pritz stellte bereits 1996 fest:

> „Mit der zunehmenden Wirksamkeitsprüfung einher geht der Prozess der öffentlichen Anerkennung als Heil- und Behandlungsmethode. Lange Zeit als Hindernis empfunden und nun zunehmend als eine Stärke gesehen wird die Vielfalt psychotherapeutischer Methoden, die dem Pluralismus der modernen Gesellschaft am ehesten entspricht. Die berufliche Verrechtlichung der Psychotherapie mit den notwendigen Konsequenzen einer Qualitätssicherung ihrer Methoden wirft zunehmend die Frage nach den epistemologischen Grundlagen der Psychotherapie auf. Psychotherapie in diesem Kontext bedeutet die Synopse aller psychotherapeutischen Methoden und Schulrichtungen, die von Krankheitsmodellen bis weit in die Gesellschaftskritik hineinreichende Erklärungstheorien und damit verbundene Praxeologien des Umgangs damit anbieten."[260]

Die angeführte Verrechtlichung bezieht sich auf das 1991 in Kraft getretene österreichische Psychotherapiegesetz, das weiter hinten noch behandelt wird. Die epistemologischen Grundlagen der Psychotherapie haben wiederum eine direkte Verbindung zur Psychotherapiewissenschaft und werden in Kapitel 3.4 bzw. Abschnitt 5 näher beleuchtet. Nun soll es allerdings in aller Kürze um die angesprochene Methodenvielfalt gehen, die ein bedeutender Teil der Psychotherapiewissenschaft ist.

Wie bereits am Beginn des Kapitels 3 erwähnt wurde, soll hier keine Geschichte der Psychotherapie abgehandelt werden. Dennoch ist es für das tiefere Verständnis der Psychotherapiewissenschaftsgeschichte hilfreich, zu wissen, wie breit das Feld tatsächlich ist. Die Entstehungsgeschichte der großen Schulen wird hier als bekannt vorausgesetzt. Der Autor dieser Zeilen geht zudem von einem radikalkonstruktivistischen Hintergrund aus, nachdem jede Person ihren eigenen Ansatz hat, der sich aus bestimmten impliziten und/oder expliziten Annahmen, Theorien, Grundeinstellungen, Handlungsmöglichkeiten und Erfahrungen zusammensetzt. Schulen sind vor diesem Hintergrund Zusammenschlüsse mehrerer solcher Personen, deren Ansätze sich in bestimmten bedeutenden Aspekten sehr ähnlich sind. Welche Aspekte bedeutsam sind, hängt von den jeweiligen Machtstrukturen ab, die wiederum häufig mit signifikanten Personen zusammenhängen – beispielsweise Gründerfiguren. Mit der Zeit verändern sich Ansichten, Machtstrukturen, beteiligte Personen, weshalb sich auch Schulen verändern. Manchmal entstehen sogar neue Schulen, was ebenfalls häufig mit der Verhandlung von Macht zu tun hat. Austritte und Ausschlüsse waren oft das Ergebnis fehlender Flexibilität der jeweiligen Schule zum jeweiligen Zeitpunkt. Anders gesagt: Wenn jemand innerhalb einer Schule eine Theorie modifiziert, beispielsweise weil bestimmte Interessen wie die Religion und/oder präexistente Kenntnisse wie eine Ausbildung als Soziologe/Sozio-

---

260 Pritz 1996, S. 3.

login in die Methode einfließen, und dabei bei den signifikanten Personen Ablehnung erfährt – in Foucaults Worten: Aussagen, die in diesem Diskurs nicht getätigt werden dürfen –, dann kann es dazu führen, dass jene*r Psychotherapeut*in sich von der Schule abwendet und den eigenen Ansatz ausübt. Dies sei nun anhand eines konkreten Beispiels zu erörtern: Erweitert jemand die Psychoanalyse um die existenzialen Lehren des Philosophen Heidegger, dann wird das Ergebnis innerhalb der Psychoanalyse nicht angenommen. Die Autoren wenden sich ab und erschaffen eine neue Methode, die sie beispielsweise Daseinsanalyse nennen. Lehrt eine solche Person ihren Ansatz dann an Schüler*innen und erreicht damit, dass deren Ansätze in den wesentlichen Aspekten mit der neuen Methode übereinstimmen, könnte man bereits von einer neuen Schule sprechen. Dies ist jedoch nicht die einzige Möglichkeit, wie sich eine Schule bilden kann. Eine Alternative ist der Zusammenschluss verschiedener Ansätze mit Gemeinsamkeiten wie eine gewisse epistemologische oder wissenschaftstheoretische Grundhaltung oder ein gemeinsames Thema wie der Einbezug des Körpers in die Psychotherapie. So entstanden beispielsweise die Verhaltenstherapie, die Systemische Familientherapie oder, so man sie als eigene Schule betrachten möchte, die Körperpsychotherapie. Innerhalb dieser Konglomerate existieren jedoch unverändert zahlreiche, zum Teil sehr unterschiedliche Ansätze – beispielsweise die Systematische Desensibilisierung als eine der Urtechniken der modernen Kognitiven Verhaltenstherapie sowie die erst Ende der 1990er-Jahre entstandene auf Achtsamkeit basierende Kognitive Therapie.[261]

Mittlerweile besteht eine Vielzahl solcher Ansätze, die kaum unterschiedlicher sein können. Neben einzelnen klar formulierten technischen Manuals gibt es offene Zugänge, die weder ein konkretes Ziel noch einen bestimmten Weg vorgeben. Es bestehen theorielastige Analysewerkzeuge neben pragmatischen Möglichkeiten, einen Sinn zu erarbeiten. Distanzierendes existiert neben Integrierendem, Übendes neben Aufdeckendem. Der schieren Vielfalt an Möglichkeiten sind keine Grenzen gesetzt, was gerade umso mehr die Frage aufwirft, ob und wo es etwaige Grenzen gibt. Ist Mesmers Magnetismus eine Psychotherapie? Ist Reichs Orgontherapie eine Psychotherapie? Sind psychosomatische Therapien, die Körper und Psyche gleichermaßen behandeln, noch Psychotherapie? Ist das gute und einfühlsame Zuhören und Zureden eines praktischen Arztes eine Form von Psychotherapie? Gerade diese offene Pluralität verbirgt ein dahinterliegendes Problem, das mit der Wissenschaftlichkeit zu tun hat. Ist jede Therapiemodalität, ist jeder Ansatz automatisch wissenschaftlich, wenn er Psychotherapie betreibt? Ist ein unwissenschaftlicher Ansatz kein psychotherapeutischer? Ist die Psychotherapie unwissenschaftlich, wenn einzelne Ansätze es nicht sind? Wer bestimmt anhand welcher Kriterien, was Psychotherapie ist und was nicht? Fragen wie diese sind es, welche es zu beantworten galt und gilt. Ob und welche jener Schulen, Verfahren und Methoden als Psychotherapie bezeichnet werden, hängt dabei von der jeweiligen Person, der Institution oder dem Staat ab. Ob und welche als wissenschaftlich bezeichnet werden ebenfalls. Eine allgemeingültige Definition existiert nicht, weshalb eine plurale Psychotherapie-

261 Die detaillierte Ausformulierung des Gedankengangs ist beispielsweise in der Habilitationsschrift des Autors zu finden. Siehe Raile, 2023.

wissenschaft, je nach Definition und Zugang, mit allen Ansätzen zu rechnen hat. Doch in der Geschichte der Psychotherapiewissenschaft sowie der Wissenschaft Psychotherapie war dies freilich nicht immer so. Manche hatten sehr klar umgrenzte Definitionen dessen, was Psychotherapie oder gar Wissenschaftlichkeit im Kontext derselben bedeutet und umfasst. Um ebendies soll es nun in einer Abhandlung der Entwicklung der Psychotherapiebewegung im deutschsprachigen Raum der zweiten Hälfte des 20. Jahrhunderts gehen.

Während jahrzehntelang über den wissenschaftlichen Status der Psychoanalyse gestritten wurde und parallel dazu Schulen und Ansätze entstanden, wurde die gesamte Psychotherapie in den 1950er- und 1960er-Jahren durch Eysencks Postulat angegriffen, woraufhin die Psychotherapieforschung stark zunahm. Zunächst hatte sie das Ziel, Eysenck mit naturwissenschaftlich-positivistischen Ergebnissen zu widerlegen, doch nachdem ihr das gelungen war und die Forschung sich mehr an der Frage orientiert hatte, warum Psychotherapie wirkt und welche Zusammenhänge es geben könnte, wich jenes Denken einem konstruktivistisch-hermeneutischen. Diese Entwicklung korreliert zeitlich mit der Herausbildung einer eigenständigen psychotherapeutischen Identität, die ihre Eigenständigkeit (wieder-)entdeckt. Obwohl Freud bereits Ende der 1920er-Jahre erreichte, dass auch Personen ohne Medizinstudium eine Psychoanalyseausbildung absolvieren und als Psychoanalytiker*innen arbeiten durften, war die Realität eine andere. Psycholog*innen argumentierten, dass Psychotherapie durch den Einsatz von psychologischen Mitteln heile und dass das Erforschen von psychischen Funktionen und Veränderungen klar in den Bereich der Psychologie falle. Später wurde sie gar als Spezialfall der klinischen Psychologie betrachtet. Auf der anderen Seite behaupteten Mediziner*innen, dass die Psychotherapie ein Heilverfahren sei und deshalb klar ein Teilgebiet der Medizin, zumal die wichtigsten Psychotherapeut*innen wie Freud, Adler, Jung und andere Ärzt*innen waren.[262] Aber nicht nur die Frage nach der Unabhängigkeit der Psychotherapie von der Psychologie oder der Medizin erschwerte die Bildung einer gesamten psychotherapeutischen Gemeinschaft, sondern auch die Tatsache, dass die zahlreichen unterschiedlichen Schulen einander selten wohlgesonnen waren. Konkurrenzen um begehrte Güter wie Anerkennung, Bekanntheit und (damit oft einhergehend) zahlende Patient*innen sowie Ausbildungskandidat*innen führten neben philosophischen, theoretischen und methodischen Unterschieden zu starken Differenzen zwischen den Richtungen. Dies erschwerte es den Praktizierenden, eine eigenständige psychotherapeutische Identität zu entwickeln. Dennoch regte sich zunehmender Widerstand gegen eine solche Einvernahme durch Psychologie und Medizin. Die immer mehr werdenden und bis dahin eher einzelgängerischen schulenspezifischen Verbände begannen in den 1980er-Jahren verstärkt, sich zusammenzuschließen und Dachorganisationen zu bilden, welche ihre Interessen vertraten und dies vielfach noch bis heute tun.[263] Jene Entwicklung ist es, die nicht nur Fragen nach der Eigenständigkeit, sondern auch nach der Wissenschaftlichkeit der Psychotherapie aufwirft, und die nachfolgend mit dem Fokus auf

262 Datler und Felt 1996, S. 48f.
263 Watzka 2022, S. 269.

der Etablierung der *gesamten* Psychotherapie als Wissenschaft skizziert wird. Aus platztechnischen und pragmatischen Gründen – dieses Buch wird schließlich in deutscher Sprache erscheinen und deshalb hauptsächlich ein deutschsprachiges Fachpublikum haben – wird hier primär die Entwicklung im deutschsprachigen Raum (D-A-CH bzw. alphabetisch A-CH-D) skizziert.

Nach dem Zweiten Weltkrieg waren nur noch wenige Psychotherapeut*innen in Österreich. Die Verbliebenen reaktivierten die klassischen Vereinigungen wie den Verein für Individualpsychologie, die Wiener Psychoanalytische Vereinigung oder den Arbeitskreis für Tiefenpsychologie. Erst Ende der 1950er-Jahre kam der Österreichische Arbeitskreis für Gruppendynamik und Gruppentherapie hinzu, weitere zehn Jahre später die Österreichische Gesellschaft für Autogenes Training und allgemeine Psychotherapie. In den 1970er-Jahren wuchs die „Psycho-Szene" rasant. Beinahe im Jahrestakt entstand eine neue Gesellschaft, Vereinigung oder Arbeitsgruppe, die neue Schulen vertrat oder bestehende um zahlreiche Facetten erweiterte. Manche dieser Organisationen hatten mehrere hundert Mitglieder, andere nur wenige Dutzend. Ebenso unterschiedlich waren ihre Ausbildungsrichtlinien. Die meisten setzten ein abgeschlossenes Studium voraus, manche beschränkten dieses sogar auf Psychologie oder Medizin, anderen wiederum genügte ein Beruf im psychosozialen Bereich als Zulassungsvoraussetzung. Die Ausbildungsinhalte und Kosten variierten ebenso – in der Regel musste man allerdings mit einer drei- bis fünfjährigen Ausbildungszeit und mit Kosten von knapp einem durchschnittlichen Jahresgehalt rechnen. In den 1980er-Jahren setzte sich dieser Trend fort und weitere Institutionen wie die Gesellschaft für Logotherapie und Existenzanalyse oder die Österreichische Gesellschaft für Transaktionsanalyse entstanden.

Zunehmend gab es nun auch Bemühungen, gemeinsame Ziele wie die berufsrechtliche Anerkennung oder die endgültige Unabhängigkeit von der Medizin zu erreichen. Noch 1988 gab es massiven Widerstand seitens der österreichischen Ärztekammer gegen die Etablierung der Psychotherapie als eigenständige und damit von medizinischen Weisungen unabhängige Profession. Es brauchte eine aktive Interessenvertretung, welche schulenunabhängig die Ziele der Psychotherapie allgemein vertrat. Ein solcher Dachverband der Psychotherapeutischen Schulen Österreichs entstand schließlich im Jahr 1982 auf Initiative von Erich Pakesch (1917–1979). Die Leitung übernahm der erste Lehrstuhlinhaber für Psychotherapie in Österreich, Hans Strotzka (1917–1994). Die Bemühungen fruchteten, denn unter maßgeblicher Mitarbeit des Dachverbands wurde Ende der 1980er-Jahre ein Psychotherapiegesetz erarbeitet, das der Nationalrat 1990 schließlich verabschiedete.[264] Darin wird gleich mehrfach auf die Wissenschaftlichkeit der Psychotherapie verwiesen. Gleich im Paragrafen 1 wird der Beruf beschrieben. Darin heißt es, dass die Psychotherapie eine „nach einer allgemeinen und besonderen Ausbildung erlernte, umfassende, bewusste und geplante Behandlung von psychosozial oder auch psychosomatisch bedingten Verhaltensstörungen und Leidenszuständen mit wissenschaftlich-psychotherapeutischen Methoden"[265] sei. In der 765

264 Pawlowsky 2004, S. 167ff.; Stumm 1988, S. 166ff.; Watzka 2022, S. 261ff.
265 Bundesrepublik Österreich 07.06.1990, §1.

Theoriestunden umfassenden fachspezifischen Ausbildung sind Grundlagen der Forschungs- und Wissenschaftsmethodik im Umfang von 75 Stunden enthalten.[266] In den Berufspflichten wird zudem ausdrücklich darauf verwiesen, dass Psychotherapeut*innen ihren Beruf unter Beachtung der Entwicklung der Erkenntnisse der Wissenschaft[267] sowie persönlich und unmittelbar, allenfalls in Zusammenarbeit mit Vertreter*innen ihrer oder einer anderen Wissenschaft ausüben.[268] Die Formulierungen sind eindeutig. Psychotherapie ist gemäß der gesetzlichen Regelung in Österreich eine eigenständige Wissenschaft. Die gesetzlichen Zulassungsbedingungen zur psychotherapeutischen Ausbildung zeigen eine solche Eigenständigkeit, weil nicht nur Psycholog*innen und Mediziner*innen eine solche absolvieren dürfen, sondern auch Angehörige anderer Berufsgruppen oder selbst solche ohne vorhergehende Ausbildung, wenn sie ihre persönliche Eignung entsprechend dem Psychotherapiebeirat darlegen können. Aktuell, im Frühjahr 2023, ist die erste umfassende Änderung des Psychotherapiegesetzes geplant. Doch als das Gesetz im Jahr 1991 in Kraft trat, war es eine Neuheit. Zeitgleich entstand ein nicht unähnlicher Text in der Schweiz, wenngleich es kein Gesetzestext war.

Die Situation in der Schweiz war jener in Österreich nicht unähnlich. Nach einem in den 1930er-Jahren fehlgeschlagenen Versuch der Etablierung allgemeiner Psychotherapierichtlinien seitens der Kommission für Psychotherapie der Schweizer Gesellschaft für Psychiatrie, der C. G. Jung vorstand, kam es erst 1976 zu einem neuen Anlauf einer Interessenvertretung für die gesamte Psychotherapie. Eine Arbeitsgemeinschaft psychotherapeutischer Ausbildungsinstitute Zürichs wurde ins Leben gerufen, scheiterte aber wegen unüberbrückbarer Kontroversen zwischen den beteiligten Schulen/Organisationen, primär zwischen den verhaltenstherapeutischen und tiefenpsychologischen Richtungen. Am 3. März 1979 wurde schließlich der Schweizerische Psychotherapeuten-Verband (SPV, heute Assoziation Schweizer Psychotherapeutinnen und Psychotherapeuten, ASP) gegründet, dessen Ziel es war, eine breite öffentliche und politische Anerkennung der Psychotherapie zu erreichen. Auch dem SPV gelang es zunächst nicht, die einzelnen Schulen zu vereinen oder gar allgemeine Ausbildungsrichtlinien zu erarbeiten. Als Erfolg verbuchten sie dagegen bereits kurz nach ihrer Gründung die bundesgerichtliche Anerkennung der Psychotherapie als eigenen wissenschaftlichen Beruf wie Arzt oder Apotheker, da bis dahin nur ärztliche Psychotherapeut*innen zur selbstständigen Ausübung ihres Berufs berechtigt gewesen waren. Die SPV setzte ihre Arbeit ungeachtet der Rückschläge fort und lud schließlich im Jahr 1989 alle Ausbildungsinstitutionen in der Schweiz zu einer gemeinsamen Konferenz. Dort wurde beschlossen, ein gemeinsames Grundlagenpapier zu erarbeiten. 14 Ausbildungseinrichtungen sowie Vertreter*innen der SPV arbeiteten daran mit. In einem aufwendigen Prozedere konnten fachübergreifende Fragen konstruktiv geklärt und der größte gemeinsame Nenner herauskristallisiert werden. Im Jahr 1991 entstand schließlich das erste Paper, der sogenannte Charta-Text, der von allen Beteiligten einstimmig verabschiedet und am 10. März 1993

266 Bundesrepublik Österreich 07.06.1990, §3, Abs. 3.
267 Bundesrepublik Österreich 07.06.1990, §14, Abs. 1.
268 Bundesrepublik Österreich 07.06.1990, §14, Abs. 2.

von insgesamt 27 Ausbildungseinrichtungen unterzeichnet wurde, welche die Kriterien der Charta erfüllten.[269] Auch die Charta ist eindeutig hinsichtlich der Wissenschaftlichkeit der Psychotherapie:

> „Psychotherapie als Wissenschaft und wissenschaftlich fundierte Praxis beinhaltet die Erforschung (‚Psychotherapieforschung') und den reflektierten Einsatz von Wirkfaktoren (Psychotherapie als Praxis), welche für leidende Menschen Bedingungen schaffen, die ihnen wachstumsfordernde Neuorientierungen und korrigierende emotionale und kognitive Neuerfahrungen in der Beziehung zu sich selbst sowie zur Mit- und Umwelt ermöglichen."[270]

Im Hinblick auf die Psychotherapieforschung wird ergänzt, dass die sonst wissenschaftstheoretisch geforderte Trennung von Forscher*in und Forschungsgegenstand nicht möglich ist, sondern vielmehr der Einbezug des Subjektiven das wesentlich Eigene der wissenschaftlichen Psychotherapie ist.[271] Und bezüglich der Eigenständigkeit heißt es, dass die Psychotherapie ein eigenständiges Gebiet ist, das Erkenntnisse anderer Wissenschaften nutzt, aber diese in ihre eigenen wissenschaftlichen Konzepte integriert.[272] Die Charta forderte außerdem ein Psychotherapiegesetz, denn die gesetzlichen Regelungen waren Anfang der 1990er-Jahre noch Sache der einzelnen Kantone. Im Medizinalberufegesetz wurde später die ärztliche Psychotherapie festgelegt, jedoch an keiner Stelle eine allgemeine Psychotherapie.[273] Ein solches Gesetz kam – aber erst 2013: nicht als Psychotherapiegesetz, sondern als Psychologieberufegesetz, nachdem die (nichtärztliche) Psychotherapie ein psychologischer Beruf ist und der Zugang zur psychotherapeutischen Fortbildung ausschließlich über ein abgeschlossenes Psychologiestudium möglich war und bis heute ist.[274]

In Deutschland war die Ausgangslage anders. Nach dem Zweiten Weltkrieg war Deutschland gespalten. Im Westen[275] wurden die Reste der NS-Zeit aufgearbeitet. Das Deutsche Institut für Psychologische Forschung und Psychotherapie wurde im Frühsommer 1945 aufgelöst bzw. als Institut für Psychopathologie und Psychotherapie (IPP) neu gegründet. 1946 wurde ein Vertrag zwischen dem Institut und der Krankenversicherungsanstalt Berlin geschlossen. In den darauffolgenden Jahren und Jahrzehnten wurden zahlreiche vom NS-Regime aufgelöste psychotherapeutische Vereinigungen wieder ins Leben gerufen. Ab 1965 leitete Annemarie Dührssen (1916–1998) das IPP und erreichte, dass im Jahr 1967 die erste „Vereinbarung über die Ausübung von tiefenpsychologisch fundierter und analytischer Psychotherapie in der kassenärztlichen Versorgung" geschlossen wurde. In den 1970er-Jahren folgte dann ein regelrechter Boom. Unzählige neue Therapierichtungen kamen in Westdeutschland an, Vereinigungen wurden ins

269 Buchmann et al. 1996, S. 88ff.; Aeschimann 2019; Schulthess 2003, S. 126ff.
270 Schweizerischen Konferenz der Ausbildungsinstitutionen für Psychotherapie und der psychotherapeutischen Fachverbände 1991, S. 4.
271 Ebd., S. 7
272 Ebd., S. 8
273 Barwinski et al. 2010, S. 25f.
274 Schweizerische Eidgenossenschaft 30.09.2016, Art. 7, Abs. 1.
275 Für die Geschichte der Psychotherapie in der DDR siehe Maaz 2011.

Leben gerufen und das Interesse an der Vielfalt der psychotherapeutischen Methoden nahm stark zu. Manche Autor*innen schreiben im Kontext jener Jahre von einer Therapiebewegung analog der Umweltbewegung der 1970er. Das System war jedoch sehr medizinzentriert. In der 1972 aktualisierten Vereinbarung mit der Krankenversicherung waren nur Ärzt*innen und von Ärzt*innen delegierte Psycholog*innen als Hilfspersonal berücksichtigt. Die große Zahl der Psycholog*innen, die selbstständig Psychotherapie anbieten wollte, musste eine Heilpraktikerprüfung ablegen oder unter der Fahne der psychologischen Beratung psychotherapieren. 1978 gab es schließlich den ersten Vorstoß für eine gesetzliche Regelung der Psychotherapie, jedoch scheiterte sie aufgrund der Differenzen zwischen den verschiedenen Organisationen und Verbänden. 1983 wurde die Möglichkeit, dass auch Nichtärzt*innen Psychotherapie gemäß Heilpraktikergesetz anbieten dürfen, gerichtlich bestätigt.

In den darauffolgenden Jahren entstanden vermehrt Interessengruppierungen wie die 1984 gegründete Vereinigung der Kassenpsychotherapeuten oder der 1992 ins Leben gerufene Deutsche Psychotherapeutenverband. 1993 wurde der nächste Entwurf eines Psychotherapiegesetzes eingebracht, aber vom Bundesrat abgelehnt. 1997 startete ein weiterer Versuch, dieses Mal jedoch erfolgreich, denn 1998 wurde das Psychotherapeutengesetz verabschiedet.[276] Ähnlich wie in der Schweiz waren per Gesetz nur wenige Wege zur Ausübung der Psychotherapie möglich: Über ein Medizinstudium, wobei dies nicht im Psychotherapiegesetz explizit erwähnt wird, ein Psychologiestudium inkl. Klinische Psychologie (Psychologische*r Psychotherapeut*in) oder ein (Sozial-)Pädagogikstudium (Kinder- und Jugendpsychotherapeut*in).[277] Hinsichtlich der Wissenschaftlichkeit ist das Psychotherapiegesetz in Deutschland weniger klar als die Pendants in den anderen deutschsprachigen Ländern. Zwar wird regelmäßig das Wort wissenschaftlich erwähnt, doch ausschließlich in folgender Phrase: „wissenschaftlich anerkannte psychotherapeutische Verfahren“[278]. Wer entscheidet, was ein wissenschaftlich anerkanntes Verfahren ist? Ein wissenschaftlicher Beirat, bestehend aus Vertreter*innen der Psychologischen Psychotherapeut*innen, der Kinder- und Jugendpsychotherapeut*innen sowie der ärztlichen Psychotherapeut*innen.[279]

In allen drei Ländern nahm in den 1970er- und 1980er-Jahren die Methodenvielfalt stark zu, was sich vor allem in den zahlreichen Gründungen von Ausbildungseinrichtungen und Interessengemeinschaften der verschiedensten Methoden – wie Autogenes Training, Bioenergetische Analyse, Kognitive Verhaltenstherapie, Logotherapie und Existenzanalyse, Personzentrierte Psychotherapie, Systemische Familientherapie, Transaktionsanalyse – und von vielen weiteren bemerkbar macht. Und wie so oft, wenn eine Bewegung in einer Gemeinschaft aufkommt, entstanden neue Akteur*innen, die sich dazu auf die eine oder andere Weise positionierten. Manche lehnten die neuen Schulen ab und blieben auf dem Standpunkt, dass nur die etablierten Verfahren eine

276 Schaeffer 1990, S. 22ff.; Pota 2019; Sponsel 2019.
277 Bundesrepublik Deutschland 1998, §5, Abs. 1&2.
278 Bundesrepublik Deutschland 1998, §1, Abs. 3; §6, Abs. 2; §8, Abs. 3&4; §12, Abs. 2.3
279 Bundesrepublik Deutschland 1998, §11.

gewisse Existenzberechtigung haben. Dies ist beispielsweise in der Entwicklung der Psychotherapie in Deutschland gut erkennbar, wo nur tiefenpsychologische und verhaltenstherapeutische, später auch systemische Behandlungen von der Krankenkasse bezahlt werden. Eine andere Gegenreaktion ist die radikale Ablehnung aller Schulen und das Propagieren einer Allgemeinen Psychotherapie, welche alle anderen Verfahren ersetzt. Diesen Weg schlug beispielsweise Grawe ein, der, wie Rogers zuvor, in den 1970er- und 1980er-Jahren Psychotherapieforschung betrieb, aus der er später eine eigene Psychotherapiemethode ableiten sollte.[280]

Ein dritter Weg ist die Verbindung der Vielfalt. Hier bestehen wiederum unterschiedliche Vorgehensweisen, die vom eklektischen Sammeln von Techniken bis zur reflektierenden Grundlagenforschung reichen. Einer der ersten Psychotherapeuten, der einen solchen Weg ging, war Roberto Assagioli (1888–1974), der in der Psychosynthese Theorie- und Praxiselemente vieler Schulen sowie weitere Einflüsse aus der Philosophie und aus verschiedenen Religionen übernahm. Ein deutscher Psychotherapeut beschritt ebenfalls einen ähnlichen Pfad. Petzold erlebte den Psychotherapieboom in der zweiten Hälfte des 20. Jahrhunderts mit und wurde selbst von verschiedenen Schulen maßgeblich beeinflusst. Seine Integrative Therapie ist die konzeptionelle Verbindung vieler unterschiedlicher Verfahren und zudem, so Petzold, darin auch wissenschaftlich begründet. Der Schulengründer zeigte ein reges Interesse an den Veränderungen in der Psychotherapielandschaft und verfasste beispielsweise einen Aufsatz zur Schweizer Charta. Darin kritisierte er die Zerstrittenheit der vielen Psychotherapieschulen, die einerseits von staatlichen Regulierungen in Deutschland, beispielsweise die partielle Anerkennung durch die Krankenkassen, andererseits durch die unterschiedlichen Menschenbilder und theoretischen Positionen verschärft wurde. Diese Entwicklung sah er grundsätzlich positiv, denn durch die vielen Spaltungen und Differenzierungen sei ein breites Spektrum an Theorien und (Be-)Handlungsmöglichkeiten entstanden, das für die unterschiedlichsten Problemlagen und Persönlichkeiten eingesetzt werden könne. Andererseits sah er eine Gefahr, wenn die Methodenvielfalt in einer Methodeninflation verkomme. Die Charta sei hier insofern ein Meilenstein gewesen, als erstmals eine nichtstaatliche, sondern aus sich selbst heraus kommende Übereinkunft getroffen wurde, was Psychotherapie umgreifen müsse. Dies sei der erste Schritt zur Überwindung der Kluft zwischen den Methoden gewesen.[281]

> „Es handelt sich damit um den genuinen Ausdruck einer ‚psychotherapeutischen Identität'. Nicht einzelne Schulen, Verfahren, Methoden haben sich hier artikuliert, sondern die Psychotherapie als Ganzes. Dies ist ein bedeutsamer Schritt in Richtung einer eigenständigen Professionalität, in der die Ausgangspositionen – z. B. Arzt, Psychologe, Sozialwissenschaftler – überschritten werden. […] Die Charta kann als spezifischer Ausdruck einer sich in verschiedenen Bereichen abzeichnenden Bewegung innerhalb der Psychotherapie

---

280 Seine erste Monografie handelt beispielsweise von einer empirischen Untersuchung an Phobiker*innen, wobei ein Ansatz angewendet wird, den er als „Differentielle Psychotherapieforschung" bezeichnet. Siehe Grawe 1976, S. 7. Grawes Konzept wird im nächsten Kapitel detaillierter erörtert.

281 Petzold 1993b, S. 17f.

gesehen werden. Ich habe diese Bewegung vor einigen Jahren als das ‚Neue Integrationsparadigma' in der Psychotherapie bezeichnet, das das Paradigma der ‚Differenzierung' komplementiert. Die empirische Psychotherapieforschung, von der wir neben der klinischen Babyforschung und der Longitudinalforschung für die zukünftige Entwicklung der Psychotherapie die wichtigsten Impulse erwarten dürften, hat gezeigt: Es gibt ‚allgemeine' und ‚spezifische' Wirkfaktoren für die einzelnen therapeutischen Ansätze, ‚common factors', die in allen Therapieverfahren zum Tragen kommen – wenn auch mit unterschiedlicher Gewichtung. Hier liegt ein verbindendes Moment. Therapie ist aber mehr als die Anwendung wirkfaktorengestützter Interventionstechniken. Hinter ihr stehen Werte, Zielvorstellungen, Menschenbilder. Und auch hier gibt es Gemeinsamkeiten, ‚common concepts'. Dies wurde bei der Erarbeitung der Charta deutlich."[282]

Die Psychotherapie befinde sich, so Petzold im Jahr 1993, auf dem richtigen Weg zur Bildung einer eigenständigen Wissenschaft und Profession, welche nicht nur eine psychotherapeutische Identität ausbildet, sondern sich auch organisiert und für die gesetzliche Anerkennung des Berufsstandes eintritt. Dieser Weg der eigenständigen Wissenschaft Psychotherapie steht im nächsten Kapitel im Zentrum der Betrachtungen, wobei der Fokus auf den letzten 30 Jahren liegt, also beginnend mit dem Jahr 1993 – dem erstmaligen Auftauchen des Wortes Psychotherapiewissenschaft, dem Erscheinen von Petzolds großem Werk *Integrative Therapie* sowie im Jahr darauf Grawes umfangreiche Werk zur Forschung (*Psychotherapie im Wandel*).

Zuvor noch eine Anmerkung zum Begriff der Psychotherapiewissenschaft als Bezeichnung für ein universitäres Studium. Dies ist nicht Kernthema des folgenden Kapitels, wird aber an einzelnen Stellen zumindest erwähnt. Nach mehreren missglückten Versuchen in den USA und einigen europäischen Ländern, die Psychotherapie zu akademisieren,[283] entstand schließlich 2005 das erste universitäre Vollstudium Psychotherapiewissenschaft an der Sigmund-Freud-Privatuniversität in Wien. Es folgten weitere österreichische Universitäten, an denen Psychotherapie studiert werden kann. Dazu zählen die Donau-Universität Krems, die Bertha von Suttner Privatuniversität oder die Universität Wien, die jeweils Kooperationen mit fachspezifischen Ausbildungsvereinen haben. Eine ausführliche Geschichte des Entstehens des ersten Psychotherapievollstudiums befindet sich beispielsweise im Sammelwerk *Universitäres Psychotherapiestudium*.[284] In Deutschland war dies lange Zeit nicht so einfach, da ein abgeschlossenes Medizin- oder Psychologie- (oder Pädagogik-)Studium sowie eine ergänzende psychotherapeutische Ausbildung notwendig waren, um als Psychotherapeut*in arbeiten zu dürfen. Jedoch ist es mittlerweile nach einer Gesetzesänderung im Jahr 2020 möglich, nach dem Bachelor in Psychologie einen Master in Psychotherapie (häufig in Kombination mit Klinischer Psychologie) zu absolvieren, an dessen Ende die Möglichkeit der Approbation als Psychologische*r Psychotherapeut*in steht. In der Schweiz existieren bislang nur postgraduale Studiengänge, in denen man Psychotherapie studieren kann.

282 Petzold 1993b, S. 19.
283 Buchmann et al. 1996, S. 84.
284 Pritz et al. 2020.

3.3 Die Geschichte der PTW im weiteren Sinn ab 1993

Die Geschichte der Psychotherapiewissenschaft im weiteren Sinn, also die Geschichte der Wissenschaft Psychotherapie, beginnt hier im Jahr 1993. Betrachtet man das in den letzten beiden Kapiteln erarbeitete Kontextwissen, so könnte das Jahr beliebig wirken, denn schon vor 100 Jahren war die Wissenschaftlichkeit der Psychotherapie Thema innerhalb und außerhalb der Community. Weshalb dann gerade 1993? Nun, zunächst ist es unerlässlich für eine historische Abhandlung, überhaupt einen Startpunkt festzulegen. Unzählige markante Ereignisse würden sich hierfür anbieten und für jedes ließe sich eine gute Begründung finden, weshalb man gerade hier beginnt. Jubiläen können hier als Orientierungspunkte gelten. Das Buch erscheint zum dreißigjährigen Jubiläum des Wortes Psychotherapiewissenschaft, was 1993 als möglichen Startpunkt ins Rennen bringt. Deutlich ältere Zeitpunkte wären hier nicht sinnvoll. Wie in den verdichteten Kontextkapiteln bereits zu sehen ist, würde eine entsprechend detaillierte Ausarbeitung der Psychotherapiewissenschaftshistorie, welche alle relevanten Aspekte umfasst, rasch alle Rahmen sprengen. Natürlich wären andere Daten in den 1980er- und 1990er-Jahren möglich – beispielsweise 1990 bzw. 1991 als Geburtsstunden des österreichischen Psychotherapiegesetzes oder der Schweizer Charta –, doch liegt der Fokus weniger auf Regularien oder Ausbildungsnormen, sondern klar auf dem Wissenschaftsaspekt. Meilensteine der Psychotherapieforschung böten sich ebenfalls an, doch ist die Geschichte der Psychotherapieforschung nur ein Nebenstrang der Wissenschaftlichkeit. Dennoch lassen sich gerade in den Jahren 1993 und 1994 solche Meilensteine verorten: die Veröffentlichungen von Petzolds dreibändigem Opus Magnum *Integrative Therapie* sowie im Jahr darauf das Erscheinen des umfangreichen Werks *Psychotherapie im Wandel*, an dem maßgeblich der bekannte Psychotherapieforscher Grawe mitgewirkt hat, auf den sich Petzold häufiger bezogen hat. Auch weitere Artikel aus diesen Jahren befassen sich mit der Wissenschaftlichkeit der Psychotherapie und bringen teilweise neue Aspekte und Perspektiven ein. Hier, im Jahr 1993, soll deshalb nun unser Startpunkt liegen.[285]

Das Feld der Psychotherapie im deutschsprachigen Raum befand sich zu der Zeit, wie im vorherigen Kapitel expliziert, inmitten eines Umbruchs. Die Zeit des großen Psychobooms samt der Entstehung zahlreicher neuer Schulen und Vereinigungen war vorbei. In den 1980er-Jahren und auch in den frühen 1990ern haben sich methodenübergreifende Organisationen und Standesvertretungen gebildet, welche für die gesetzliche und gesellschaftliche Anerkennung der gesamten Psychotherapie als wissenschaftliches und professionelles Heilverfahren eintreten. In Österreich erreichten sie bereits die gesetzliche Anerkennung, in der Schweiz haben sie sich unabhängig vom Staat organisiert und in Deutschland befand man sich 1993 noch auf dem Weg zu einer ent-

285 An dieser Stelle sei noch erwähnt, dass das folgende Kapitel eine historische Betrachtung der PTW ist, keine philosophische. Hier liegt der Fokus mehr auf der Dynamik des jungen Fachgebiets in den letzten drei Jahrzehnten, weniger auf detaillierte Erörterungen einzelner Konzepte. Für die tiefgehende Ausarbeitung einzelner PTW-Ansätze wird deshalb auf das Kapitel 5 verwiesen.

sprechenden Normierung. Abseits der Regularien, welche vor allem die Zulassung zur Ausbildung und zu deren Umfang sowie zu den Inhalten methodenunabhängig festlegten, tat sich auch innerhalb der einzelnen Schulen einiges hinsichtlich der Wissenschaftlichkeit. Im weiten Feld der Kognitiven Verhaltenstherapie beispielsweise plädierte Köhlke für eine neue wissenschaftliche Orientierung derselben hin zum verstärkten Einbeziehen der Praxiserfahrungen in die Forschung. In einem 1993 veröffentlichten Aufsatz wird die *Verhaltenstherapie als Wissenschaft* von der *Verhaltenstherapie als Praxis* unterschieden. Wissenschaft wird an jener Stelle primär mit der Forschung gleichgesetzt, die zu Therapiemanualen und Anleitungen für die Praxis führt. An jener Schnittstelle taucht ein Problem auf, das im Text ausführlich behandelt wird:

> „Die hier vertretene Neuauflage der Auseinandersetzung zwischen Wissenschaft und Praxis im Hinblick auf eine problemangemessene Verhaltenstherapieorientierung ist unseres Erachtens aktuell praxisrelevant. [...] Die tagtägliche verhaltenstherapeutische Praxis ist an der öffentlichen Definition von Verhaltenstherapie nicht beteiligt, ihre sogenannte hypothesengenerierende, innovative Kraft wird weder gesucht noch adäquat nutzbar gemacht. Anstatt die konzentrierte therapeutische und therapietechnische Erfahrung, die sich in manch einem Praxis-Elfenbeinturm angesammelt hat, zu bergen, beschränkt sich der Nutzeffekt der Praxis für die Wissenschaft darin, sie zum passiven Empfänger für professorale Handlungsanweisungen, Therapiemanuale, Techno- und Rezeptologien zu degradieren."[286]

Die Kernkritik richtet sich an die positivistische und reduktionistische wissenschaftliche Forschung innerhalb der Verhaltenstherapie, welche die „komplexen Vernetzungen von psychischer Störung und individueller biographischer Entwicklung, intra- und interpersoneller sowie sozialer Struktur und situativer alltäglicher Lebenswirklichkeit"[287] nicht berücksichtigt oder beachtet. Das Fazit des Textes lautet, dass die Ergebnisse der Psychotherapieforschung nur bedingt für die therapeutische Praxis brauchbar sind. Am Ende wird ein Umdenken gefordert.[288]

Während sich der verhaltenstherapeutische Text primär auf die Art der Forschung im Kontext der Wissenschaftlichkeit bezieht, legt ein Artikel des Psychoanalytikers Michael Ermann (*1943) den Fokus auf einen anderen Bereich: den Schutz der Psychoanalyse als Wissenschaft. Auch er beschreibt einen Wandel im Feld der Psychotherapie in Deutschland und bezieht sich auf ein kommendes Psychotherapiegesetz, welches sich auch auf die Psychoanalyse auswirken werde. Jene Entwicklung führe zwar zu einer beispiellosen staatlichen und gesellschaftlichen Anerkennung der Psychoanalyse, bedrohe aber gleichzeitig die Psychoanalyse als Wissenschaft und die psychoanalytische Identität. Ermann greift auf Freuds Unterscheidung zwischen der wissenschaftlichen Psychoanalyse und ihrer Anwendung auf medizinischem und nichtmedizinischem Gebiet zurück. Während die Zweitere eine praktische Anwendungsform darstellt, wird die Erstere als Forschungsmethode definiert, deren Basis die Übertragungsanalyse ist, wel-

286 Köhlke und Kuhr 1993, S. 231f.
287 Ebd., S. 235.
288 Ebd., S. 241f.

che er als „Erhellung und Bearbeitung der unbewussten Beziehungsphantasien, die sich in der Begegnung zwischen Analysand und Analytiker entfalten“[289], definiert. Die größte Gefahr drohe der Psychoanalyse, wenn die Auszubildenden nicht mehr ausreichend Erfahrung mit der Übertragungsanalyse erwerben und, dem Zeitgeist folgend, pragmatisch und rasch wirksam therapieren, ohne die wissenschaftlichen Grundlagen der Methode zu kennen oder gar weiterzugeben.

> „Wessen Anliegen der Bestand der Psychoanalyse als Wissenschaft und differenzierte klinische Praxis ist, der wird seine Aufmerksamkeit darauf lenken müssen, dass die psychoanalytische Methode […] lebendig bleibt. Bestand kann nur haben, was durch Erfahrung gesichert wird – das heißt durch die fundierte Erfahrung mit der psychoanalytischen Grundmethode in der eigenen Praxis und in der Ausbildung. Nur wenn die Psychoanalytiker selbst sich in ihrer Praxis, in ihrer Ausbildung und in ihren wissenschaftlichen und Standesorganisationen zu Anwälten der wissenschaftlichen Grundlagen der Psychoanalyse machen, können sie dazu beitragen, dass genügend von dem Gold erhalten bleibt, ohne das die analytische Therapie verkümmern wird. Denn wo sonst sollte die wissenschaftliche Psychoanalyse eine Heimat haben, wenn nicht in den psychoanalytischen Gesellschaften und in ihren Instituten?“[290]

Beide Autoren erwähnen die Wissenschaft im Kontext der Forschung. Köhlke kritisiert die szientistische positivistische Psychotherapieforschung, die auf Wirksamkeit und Effektivität ausgerichtet ist, Ermann geht dagegen eher von qualitativen Einzelfallanalysen[291] aus. Das Abwenden von der naturwissenschaftlich orientierten Wirksamkeitsforschung entsprach dem Zeitgeist und einer Strömung innerhalb der Psychotherapie, die sich zunehmend von jener Art zu forschen distanzierte und Alternativen vorstellte, ohne dabei jedoch der Psychotherapie die Wissenschaftlichkeit abzusprechen. Noch klarer drückt es ein anderer Artikel aus dem Jahr 1993 aus, dessen Titel bereits Klartext spricht: *Alternativen der Psychotherapieforschung*. Heiner Legewie (*1937) und Christoph Klotter (*1956) stellen darin eine direkte Verbindung zwischen der gesetzlichen Regulierung, der Forschung und der Wissenschaftlichkeit der Psychotherapie her. Sie fassen die damalige Situation am Beginn ihres Textes zusammen: Wenige Jahre zuvor erschien ein Gutachten für ein Psychotherapiegesetz, in dem die auf einem naturwissenschaftlichen Paradigma basierende Psychotherapieforschung einen zentralen Stellenwert einnimmt. Jenes Gutachten wurde in den darauffolgenden Jahren von verschiedenen Schulen aus unterschiedlichen Gründen – wie der reduktionistische methodische Zugang – kritisiert. In das Umfeld solcher Kritiken gehören auch die Artikel von Köhlke und Ermann. Legewie und Klotter formulieren ebenfalls eine Kritik in diesem Kontext, beziehen sich dabei aber auf einen anderen Text eines Hauptvertreters der positivistischen Psychotherapieforschung, nämlich auf Grawes *Psychotherapieforschung zu Be-*

289 Ermann 1993, S. 222.

290 Ebd., S. 223.

291 Ermann greift auf Freuds Konzept zurück und beschreibt die Art der Forschung zwar nicht explizit, jedoch soweit implizit, dass die Übertragungsanalyse die zentrale Forschungsmethode der Psychoanalyse ist, was tendenziell auf qualitative Einzelfallstudien schließen lässt – zumindest nicht auf quantitative Wirksamkeitsstudien. Siehe ebd., S. 221.

ginn der neunziger Jahre[292]. Ihre Kritik richtet sich primär an der positivistischen Orientierung, die Grawe unreflektiert seinen Arbeiten zugrunde lege, und die gerade wegen Effektstärken als Hauptkriterium für die Wirksamkeit sowie wegen der Isolation einzelner Variablen ungenügend sei. Ähnlich wie Köhlke meinen sie, dass die von Grawe repräsentierte Psychotherapieforschung individuelle Biografien, soziale Situationen oder die Wechselwirkung von Psychotherapie und Alltag unberücksichtigt lasse. Sie plädieren deshalb für einen Perspektivenwechsel. Die Prozess-Outcome-Studien sollten nicht länger quantitativ orientiert sein und einzelne Variablen mit großem Aufwand und mit Exaktheit messen, sondern phänomenologisch-qualitativ. Überhaupt sei es sinnvoller, die Stärken quantitativer und qualitativer Methoden zu verbinden. Erstere erlauben die Beschreibung größerer Stichproben und die Clusteranalyse, Letztere werden dagegen der Komplexität und der lebensweltlichen Einbettung des Einzelfalls gerechter. Psychotherapie sei auch keine Reparatur eines psychischen Defekts, sondern vielmehr ein umfassender Bildungsprozess und daher mit störungsspezifischer Wirksamkeitsforschung nicht ausreichend fassbar. Am Ende stellen sie ein Modell der zukünftigen Psychotherapieforschung vor, das quantitative und qualitative Verfahren gleichermaßen anwendet. Sie schließen mit dem Hinweis, dass Grawes Text die Bedeutung des Paradigmas eines wissenschaftlichen Themas unterstreicht, was mit Machtstrukturen innerhalb der Community maßgeblich zu tun hat. Es sei an der Zeit, dass sich ein alternatives Paradigma innerhalb der Psychotherapie durchsetzt.[293]

Legewie und Klotter bezeichnen die Psychotherapie ebenfalls klar als Wissenschaft und verbinden sie zwar implizit mit der Forschung, jedoch nicht mit einer positivistischen, sondern (zumindest auch) mit einer phänomenologisch-qualitativen. Der im Zentrum der Kritik stehende Grawe veröffentlichte indes ein Jahr darauf (1994) ein umfangreiches Buch, das wohl ohne Übertreibung als Speerspitze und Opus Magnum der positivistischen psychotherapeutischen Wirksamkeitsforschung bezeichnet werden kann. Es trägt den Titel *Psychotherapie im Wandel* und fängt die damalige Zeit gut ein, wenngleich Grawe und das Buch ausgerechnet für jene Ausrichtung stehen, welche vom Wandel Mitte der 1990er-Jahre überholt zu werden drohten. Der Bedrohung durch das kollektive Umdenken begegnete Grawe einerseits durch den Einsatz von Machtstrukturen, denn er lieferte Zahlen für die Politik sowie die Wirtschaft und hatte damit einen gewissen Einfluss innerhalb wie außerhalb der Psychotherapieszene, andererseits durch Polemik, was vor allem im Untertitel deutlich wird. Jener lautet *Von der Konfession zur Profession*, womit er der damaligen Psychotherapie unterstellt, konfessionell ausgerichtet und jedenfalls (noch) keine Profession zu sein. Damit spricht er ihr implizit auch ab, wissenschaftlich zu sein. Diese Polemik zieht sich wie ein roter Faden durch das gesamte Buch. Grawe zeichnet dabei ein Bild der Psychotherapielandschaft, das geprägt ist von schulenspezifischen Ausbildungsorganisationen, die aus mehreren Gründen daran interessiert seien, mit ihrer Schule möglichst stark identifizierte Psychotherapeut*innen auszubilden, um einerseits privatwirtschaftlich überleben zu können und andererseits

292 Grawe 1992b.
293 Klotter und Legewie 1993, S. 61ff.

die Existenz der Schule zu sichern. Die einzelnen Schulen wie die Gestalttherapie, die personzentrierte Psychotherapie, die Analytische Psychologie oder die Logotherapie und Existenzanalyse stellten deshalb, so Grawe, ihre Theorien als Wahrheiten dar und ignorierten die anderen Ansätze, was zu einer gewissen Abschottung gegenüber Außenstehenden führt.[294] Das führe auch dazu, dass die meisten Schulen keine neuen wissenschaftlichen Erkenntnisse anerkennen würden, die ihre Existenzgrundlage gefährden könnten. Stattdessen behandelten sie Patient*innen mit psychischen Störungen, für die ihre Methode nicht die geeignetste sei. Grawe meint weiter, dass mittlerweile genügend geforscht wurde, um haltbare Schlussfolgerungen über die Wirksamkeit einzelner Psychotherapieschulen treffen zu können, was notwendig sei, um den gesellschaftlichen Versorgungsauftrag, den die Psychotherapie fraglos habe, bestmöglich erfüllen zu können.[295] Seine Schlussfolgerung ist die radikale Abschaffung aller Psychotherapieschulen und das Etablieren einer ausschließlich an solchen Studien orientierten allgemeinen Psychotherapie. Die Grundlage liefert er in dem Buch, für das, gemäß Auskunft der Autor*innen, alle bis 1984 erschienenen psychotherapeutischen Wirksamkeitsstudien analysiert wurden. Theoretisch basiert die allgemeine Psychotherapie Grawes auf der Schematheorie nach Piaget sowie auf den drei im Werk erarbeiteten Hauptwirkfaktoren: der Aspekt des Problemlösens, der Aspekt des aufdeckenden Selbst-Verstehens sowie der Beziehungsaspekt. Eine Allgemeine Psychotherapie müsse in der Ausbildung den Fokus deshalb auf jene drei Bereiche legen, zudem auf die Vermittlung psychologischer Kompetenzen, da Grawe die Psychotherapie klar als der Psychologie zugehörig betrachtet.[296] Was die Wissenschaftlichkeit der einzelnen Psychotherapieschulen betrifft, so ist Grawe unzweideutig:

> „Der wissenschaftliche Status einer Therapiemethode bemisst sich nach verschiedenen Kriterien. Das Wichtigste ist zweifellos das der erfolgten Wirksamkeitsprüfung. [...] Die wiederholte Bestätigung der Wirksamkeit ist jedoch nur die Minimalvoraussetzung dafür, dass eine Therapiemethode als wissenschaftlich anerkannt angesehen werden kann. Darüber hinaus muss der Anwendungsbereich der Methode abgeklärt sein. Es müssen also Wirksamkeitsprüfungen für alle Anwendungsbereiche vorgenommen worden sein, auf die die Methode angewendet werden soll. Und es müssen Untersuchungen über die Wirkmechanismen vorliegen, die für die Wirkung der Methode entscheidend sind. [...] Ein weiteres Kriterium für die Wissenschaftlichkeit einer Therapieform ist der wissenschaftliche Status der ihr zugrundeliegenden theoretischen Annahmen. Therapieformen, die auf theoretischen Konzepten aufbauen, die von den dafür relevanten Wissenschaften als falsch erkannt wurden oder die gemessen an dem dort vorhandenen Erkenntnisstand als überholt anzusehen sind, widersprechen einem der unabdingbaren wissenschaftlichen Grundprinzipien, nämlich der Pflicht zur Rezeption des für den jeweiligen Phänomenbereich anderweitig erarbeiteten Wissens."[297]

294 In Ermanns Artikel klingt eine solche Ansicht tatsächlich durch, wenn er davon schreibt, dass nur psychoanalytisch Ausgebildete die Interessen der Psychoanalyse vertreten würden.

295 Grawe et al. 1994/2001, S. 22ff.

296 Ebd., S. 695ff.

297 Grawe et al. 1994/2001, S. 731f.

Wenig überraschend ist das Fazit, dass kaum eine psychotherapeutische Schule alle Kriterien nach Grawe erfüllt. Im Übergangsbereich zu den wissenschaftlich fundierten Psychotherapieverfahren seien lediglich die Gestalttherapie, die systemische Paar- und Familientherapie, die psychoanalytische Therapie und die Gesprächspsychotherapie. Wenig überraschend erhalten die kognitiv-behavioralen Therapien die Bestnote des Verhaltenstherapeuten hinsichtlich der Wissenschaftlichkeit.[298]

Grawes Postulate provozierten Reaktionen, die umgehend erfolgten. So meint beispielsweise Bernhard Rüger (*1942) noch im selben Jahr, dass Grawes statistische Methoden fehlerhaft und teilweise sogar unzulässig seien, weil dieser stärker von Maßen und Messungen auf Ergebnisse schließe, weniger von der Zahl der Patient*innen, weiters nicht zwischen abhängigen und unabhängigen Messungen unterscheide, Ordinalskalen mit metrischen verwechsle und zudem statistische Verfahren anwende, deren Voraussetzungen nicht erfüllt seien. Am Ende fragt Rüger polemisch, ob das der Weg von der Konfession zur Profession sei.[299] Wolfgang Mertens (*1946) verfasste sogar ein ganzes Buch, das ebenfalls noch 1994 erschien und bereits im Titel klare Worte spricht: *Psychoanalyse auf dem Prüfstand? Eine Erwiderung auf die Meta-Analyse von Klaus Grawe*[300]. Er erwidert, dass empirische Untersuchungen psychoanalytischer Behandlungen die gegenstandsspezifischen Besonderheiten angemessen erfassen und berücksichtigen sollten, anstatt mit einem quantitativen Einheitskamm über alle Untersuchungen zu scheren, der naturgemäß verhaltenstherapeutische Konzepte bevorzugt, die wissenschaftstheoretisch auf dem gleichen unreflektierten positivistischen Standbein wie Grawes Metaanalyse fußen.

> „Auch wenn Psychoanalytiker in der Vergangenheit empirisch quantitative Wirksamkeitsnachweise erbracht haben und auch wenn die berufspolitische Konkurrenz zur Eile drängt, muss sorgfältig darüber nachgedacht werden, welches methodische ‚Vorgehen' für die Komplexität des vorliegenden Untersuchungsfeldes wirklich angemessen ist. Nur dann kann der Versuchung widerstanden werden, etwas vorschnell mit fragwürdigen Methoden und Kriterien messen zu wollen, was noch gar nicht so recht verstanden worden ist. […] So ist es auf jeden Fall verfrüht, grundsätzliche Schlussfolgerungen aus einer Meta-Analyse zu ziehen, wie Grawe et al. dies tun. Auf keinen Fall dürfen angeblich objektive Fakten dazu missbraucht werden, die Psychoanalyse, ihre Ausbildungsinstitutionen und ihre Praxis zu diffamieren."[301]

Ebenfalls aus psychoanalytischer Sicht und im Jahr 1994 veröffentlichten vier Autor*innen einen Beitrag, in dem sie allgemein auf das Verhältnis von Forschung und Praxis eingehen. In ihrem Text beziehen sie sich mehrfach auf Grawe und argumentieren, dass sich die Psychoanalyse nicht auf eine normative Idealtechnik reduzieren lasse, was Grawe hartnäckig versuche. Auch sei Psychotherapie stets nur ein Lebensereignis unter vielen und Veränderungen auch weit jenseits der 40. Stunde möglich.[302] Ein Jahr

298 Ebd., S. 731ff.
299 Rüger 1994, S. 381f.
300 Mertens 1994a.
301 Mertens 1994b, S. 365f.
302 Tress et al. 1994, S. 349f.

später brachte Erwin Kaiser (*1955) einen Sammelband über die psychoanalytische Forschung heraus und kritisiert in einem Kapitel einerseits Grawes nomologisch-psychologischen Ansatz, andererseits dessen metaanalytischen Zugang. Letzterer sei willkürlich, so der Autor, weil die Auswahl- und Auswertungskriterien für Außenstehende nicht mehr nachvollziehbar oder beurteilbar seien. Jedenfalls könne man die Auswertung auf mannigfaltige Weise gestalten und damit die Ergebnisse maßgeblich beeinflussen, weshalb eine solche Analyse keinesfalls objektiv sei. Und bezüglich des nomologischen Ansatzes meint er, dass in der Psychotherapieforschung *Wissenschaft* häufig mit der Anwendung des Methodenkanons der nomologischen Psychologie gleichgesetzt werde, wobei jener aus den Naturwissenschaften stamme und für die Psychotherapieforschung nicht brauchbar sei, weil damit versucht werde, die Forschungsmethode ohne Rücksicht auf die Eigenarten des Gegenstands anzuwenden.[303] Kaisers Text erschien bereits 1993 in einer Zeitschrift und wurde für den Sammelband offenbar erneut aufbereitet. Er geht deshalb nicht direkt auf Grawes Buch *Psychotherapie im Wandel* ein, wohl aber auf dessen Ergebnisse, die bereits 1991 im Rahmen eines Forschungsgutachtens für das Psychotherapiegesetz teilweise veröffentlicht wurden. 1994 erschien eine *Kritische Glosse* von Kaiser, in der er Grawes Buch direkt adressiert und die oben angeführten Kritikpunkte wiederholt sowie weitere hinzufügt – beispielsweise Grawes Annahme, es gäbe *die* Psychoanalyse oder *die* Phobie ohne Schattierungen oder lebensweltliche Verzerrungen.[304] In den darauffolgenden Jahren erschienen weitere Texte, die sich kritisch mit Grawes Forschungsergebnissen befassen. Manche thematisieren implizit die Wissenschaftlichkeit, jedoch geht keiner explizit auf Grawes Definition der Wissenschaftlichkeit der einzelnen Schulen ein. Erst im Jahr 2022 veröffentlichte Greiner einen Text mit dem Titel *Wieso Wirksamkeitsstudien nichts über den Wissenschaftlichkeitsstatus von Psychotherapiemodalitäten aussagen können.* Darin schreibt er, dass manche Psychotherapieforscher*innen meinen, die Wissenschaftlichkeit einer Therapieschule gehe mit dem Nachweis der therapeutischen Effektivität im Rahmen von Wirksamkeitsstudien einher. Wenn also eine Therapiemodalität, selbst wenn sie aus dem Okkulten stammte, in mehreren Wirksamkeitsstudien nachweisen würde, dass sie effektiv sei, hätte sie demnach Anspruch, als Wissenschaft betrachtet zu werden. Damit werde allerdings die Wissenschaftlichkeit fälschlicherweise auf der Ebene der Technik festgemacht. Denn:

> „Der Status der Wissenschaftlichkeit im akademischen Sinne lässt sich nur auf der ‚Ebene der Erkenntnis' erörtern. Dabei geht es überhaupt nicht um Fragen des technischen Funktionierens, sondern vielmehr um die kritische Reflexion komplexer Voraussetzungs- und Bedingungsstrukturen, die einem je konkreten disziplinären Denken und Handeln implizit zugrunde liegen. Umgelegt auf die Psychotherapie bedeutet das Folgendes: Je intensiver eine solche ‚Ebene der Erkenntnis' im Rahmen einer Therapieschule ausgebildet und entwickelt ist, desto mehr wird dort an kritisch-reflexivem Wissen über das eigene fach-

303 Kaiser 1995b, S. 143ff.
304 Kaiser 1995a, S. 493ff.

> spezifische Denken und Handeln gewonnen, was nicht zuletzt den Status der akademischen Wissenschaftlichkeit einer Psychotherapiemodalität charakterisiert.“[305]

Doch zurück in die 1990er-Jahre. Während Grawe von unterschiedlichen Seiten kritisiert wurde und dennoch unbeirrt die Abschaffung der Therapieschulen propagierte, ging Petzold einen anderen Weg. Auch er kritisierte Grawe, wenngleich aus anderen Gründen, aber er hatte nicht nur Kritik für ihn übrig. Ganz im Gegenteil hatte Petzold zu Grawe bereits in den 1980ern einen guten Kontakt. In einem 2006 veröffentlichten Nachruf auf den im Jahr zuvor verstorbenen Psychotherapieforscher meint er, dass die Allgemeine Psychotherapie und Petzolds Integrative Therapie viele Anliegen teilten. Sie seien beide dem Integrationsparadigma zuzuordnen, seien also schulenübergreifend konzipiert, und es würden beide Ansätze in Forschungen ermittelte Wirkfaktoren ins Zentrum ihrer Konzeptionen stellen.[306] Noch ein Jahr zuvor fand er andere Worte gegenüber Grawe, denn da sagt Petzold dezidiert, dass er trotz seiner Affinität zu Grawe nie dessen Position geteilt habe, sämtliche psychotherapeutische Schulen durch eine Allgemeine Psychotherapie zu ersetzen. So vieles ginge dadurch verloren oder bliebe unaufgearbeitet. Stattdessen solle eine allgemeine Psychotherapiewissenschaft etabliert werden, in deren Licht Psychotherapeut*innen aller Orientierungen sich miteinander austauschen können sowie die Kenntnisse anderer Schulen kennenlernen und in ihre eigene Arbeit integrieren.[307] Beim Wort Psychotherapiewissenschaft verweist er auf Texte aus dem Jahr 1994. Bereits damals hat er Grawe in diesem Punkt kritisiert. Damals prophezeit er, die Psychotherapie der Zukunft werde einerseits auf der entwicklungsorientierten Psychotherapie sowie Entwicklungspsychopathologie, andererseits auf einer methodenübergreifenden allgemeinen Psychotherapieforschung gründen.

> „Ja, in der Verschränkung dieser beiden Ansätze wird, das ist meine Überzeugung, die Zukunft der Psychotherapie liegen, auch, weil sich in ihr eine Verbindung psychobiologischer und neurowissenschaftlicher Ansätze mit emotionspsychologischen und kognitivistischen Perspektiven sowie mit gewissen neueren tiefenpsychologischen Modellvorstellungen abzeichnet – z. B. zur Entwicklung von Repräsentationssystemen oder zur Funktion von Verdrängungs- und Abwehrprozessen etc. Dieser ‚integrative‘ Weg muss in Zukunft in der Psychotherapie beschritten werden trotz der immensen epistemologischen und therapietheoretischen sowie methodologischen Schwierigkeiten, die damit verbunden sind. Eine ‚allgemeine Psychotherapiewissenschaft‘ wird diese Arbeit zu leisten haben, und sie wird wahrscheinlich nicht, wie dies die Vorstellung von Grawe ist, zu einer ‚allgemeinen Psychotherapie‘ führen. Es wird immer ‚main streams‘, Orientierungen, Schulen in der Psychotherapie geben, genau wie es ‚Schulen‘ innerhalb der Psychologie und eigentlich in jeder Wissenschaft gibt. Es wird nur darauf ankommen, inwieweit die einzelnen Richtungen im Gesamtdiskurs der jeweiligen ‚scientific community‘ eingebettet sind und sich an ihm beteiligen, oder ob sie sich in einer ‚splendid isolation‘ nur schulenimmanent weiterentwickeln, womit der Schritt ins Sektierertum nicht mehr weit ist.“

305 Greiner 2022, S. 88.
306 Petzold 2006q, S. 39f.
307 Petzold 2005x, S. 359.

Petzold stellt damit die grundsätzliche Wissenschaftlichkeit der einzelnen Schulen nicht infrage, warnt aber ebenfalls vor dem Sektierertum (bei Grawe die Konfessionen), wenn die Schulen nicht in der wissenschaftlichen Gemeinschaft eingebettet sind. Ausführlicher äußert er sich zu diesem Thema in seinem 1993 veröffentlichten Hauptwerk *Integrative Therapie*. Darin bezeichnet er die Angehörigen psychotherapeutischer Schulen nicht nur als *Professional Communities*, sondern auch als *Scientific Communities*, was die Wissenschaftlichkeit bereits impliziert. Im Absatz darunter schreibt er von der Psychotherapie insgesamt als Sozialwissenschaft.[308] An einer anderen Stelle führt er aus, dass der Psychotherapeut, über „unsere Wissenschaft", in der Pluralität einen hohen Stellenwert haben müsse.[309] Allerdings sieht er den damals aktuellen Stand recht kritisch und moniert, ähnlich wie Grawe, eine Abschottungstendenz sowie Grabenkämpfe sowohl zwischen den Professionen wie Psycholog*innen und Mediziner*innen als auch zwischen den verschiedenen Schulen wie Psychoanalyse, Verhaltenstherapie und weiteren. Weiter:

> „Welches Verfahren [gesetzlich, Anm. d. V.] anerkannt werden wird oder nicht, wird deshalb derzeit keine Frage der wissenschaftlichen Wahrheit und Objektivität oder des empirischen Effizienznachweises sein, sondern eine Frage der Machtverhältnisse, der Lobby, der Protektion."[310]

Und weiter zu den Professionen Medizin und Psychologie:

> „Beide Professionen sind sich indes mehr oder weniger einig in ihren Ausgrenzungsbestrebungen gegenüber ‚wissenschaftlich' nicht ausreichend ‚seriösen' phänomenologisch-hermeneutischen bzw. humanistisch-interaktionalen Verfahren. Diese kleineren Gruppen haben untereinander kooperative Beziehungen. Sie sitzen in einem Boot."[311]

All dies schade der Vielfalt und führe nur zu weiteren Ausgrenzungen und Abschottungen. Deshalb sei es wichtig, dass die angewandte Humanwissenschaft Psychotherapie für die Pluralität einstehe und nicht durch Machtkämpfe oder Regulierungen sowie auf der Basis von positivistischen Effizienzkriterien oder anderen einseitigen Argumentationslinien ihre Methodenvielfalt limitiere. Gerade der wissenschaftliche Fortschritt der Psychotherapie sei häufig von Außenseiter*innen und Ausgegrenzten ausgegangen.[312]

Petzold bezeichnete damit die Psychotherapie im Jahr 1993 als *angewandte Humanwissenschaft* sowie als *Sozialwissenschaft* – und einmal als *unsere Wissenschaft*. Alle drei Begriffsverwendungen sind durchaus kompatibel, denn Sozialwissenschaften befassen sich wie Humanwissenschaften in der Regel, je nach Abstraktionsgrad und Fachrichtung, mit Menschen. Als Psychotherapeut meint er mit *unserer Wissenschaft* freilich die Psychotherapie, wenngleich er theoretisch auch nur die Integrative Therapie meinen könnte. Aufgrund des Kontextes, in dem er mehrfach von der Psychotherapie und nicht von der Integrativen Therapie als Human- und Sozialwissenschaft spricht, ist

308 Petzold 1993c, S. 931.
309 Ebd., S. 1029.
310 Ebd., S. 956.
311 Ebd., S. 1034.
312 Ebd., S. 1034f.

die erste Interpretation jedoch wahrscheinlicher. In allen Fällen lautet die Grundaussage: Psychotherapie ist eine Wissenschaft. Das ist insofern bemerkenswert, als er damit nicht eine einzelne Schule meint, sondern tatsächlich die Psychotherapie als Ganzes. Petzold stand mit seiner Meinung nicht allein da. Wenige Jahre später, genauer 1996, veröffentlichte Pritz einen Sammelband, dessen Titel die Kernaussage auf den Punkt bringt: *Psychotherapie – eine neue Wissenschaft vom Menschen.* Der Ausdruck *Wissenschaft vom Menschen* kann man wörtlich als *Humanwissenschaft* übersetzen. Aber auch wenn Pritz und Petzold nur wenige Jahre zuvor gemeinsam ein Buch[313] herausbrachten, also einander sicherlich kannten, wird Letzterer im gesamten Band kaum erwähnt. Interessant ist im Titel überdies das Attribut *neu*, was impliziert, dass entweder die Psychotherapie neu ist oder ihr Status als Wissenschaft. Da Pritz um die lange Vorgeschichte der Psychotherapie wusste,[314] ist die zweite Lesart wahrscheinlicher. Das wiederum bedeutet, dass Psychotherapie erst kurz zuvor den Status einer Wissenschaft erlangt haben muss. Pritz und sein Mitautor Heinz Teufelhart (*1967) schreiben dazu im ersten Beitrag der Anthologie:

> „Psychotherapieschulen werden beispielsweise in Deutschland und Österreich von Krankenkassen und Gesundheitsministerium auf ihre ‚Wissenschaftlichkeit' hin überprüft, bevor Psychotherapieleistungen vergütet werden. Dabei sind vor allem die Fragen nach einem theoretisch konsistenten Erklärungssystem (‚Theorie') und der Nachweis von Wirksamkeit im Zentrum der Aufmerksamkeit der Prüfbehörden. Dieser Prozess ist ein außerordentlich komplexer und schwieriger insofern, als er erstmals in der Geschichte der Psychotherapie seit einigen Jahren durchgeführt wird."[315]

Pritz und Teufelhart zitieren in ihrem Text Erläuterungen zum österreichischen Psychotherapiegesetz, wonach Psychotherapie in jedem Fall eine eigenständige wissenschaftliche Disziplin sei. Das könne an der Zunahme der Lehrstühle für Psychotherapie an verschiedenen Universitäten sowie an der verstärkten Überprüfung einzelner psychotherapeutischer Schulen auf ihre Wissenschaftlichkeit beobachtet werden. Dies sei notwendig, um einerseits unseriöse und möglicherweise sogar schädigende Behandlungen von der nunmehr geschützten Bezeichnung Psychotherapie sowie von der Finanzierung durch Krankenkassen auszuschließen. Andererseits dient die Etablierung der Psychotherapie als eigenständige Wissenschaft mehreren Zielen: Neben der Festigung als eigenständigen Beruf, der aus einer von anderen Fächern wie Psychologie oder Medizin unabhängigen Disziplin Psychotherapie resultiert, erleichtert das Ansehen als selbstständige wissenschaftliche Richtung das Akquirieren von Forschungsgeldern. Und nicht zuletzt liegt ein Ziel der Wissenschaft Psychotherapie im Erkenntnisgewinn. Doch welcher Art jener sein soll, sei, so die Autoren, nicht unumstritten. Lange Zeit galt das naturwissenschaftliche Paradigma, nach dem Wissenschaften der Entschlüsselung der Geheimnisse der Welt durch Hypothesen und Forschung näherkommen, als Grundlage der Psychotherapie. Doch werde der Status des Positivismus (und des kritischen Ratio-

313 Pritz und Petzold 1992.
314 Pritz 1996, S. V.
315 Pritz und Teufelhart 1996, S. 2.

nalismus) als wissenschaftliches Leitbild von der Fachcommunity zunehmend bezweifelt – stattdessen werde gefragt, ob ein solches der Psychotherapie überhaupt gerecht werden könne. Die primäre Erkenntnisquelle psychotherapeutischer Forschung sei nämlich weniger das Experiment und die distanzierte Beobachtung, sondern vielmehr das konkrete intersubjektive Geschehen zwischen Psychotherapeut*innen und Patient*innen. Psychotherapeutische Erkenntnis sei jedenfalls stets subjektiv und basiere auf der Interpretation und Neuproduktion von „Text", was Lebensäußerungen der Patient*innen wie Worte, Gesten, Gefühlsausdrücke etc. umfasse. Um diese konkreten subjektiven Situationen sinnverstehend erfassen zu können, brauche es eine Alternative zum naturwissenschaftlichen Paradigma, weshalb sich nun verstärkt eine konstruktivistische Wissenschaftstheorie etabliere und Psychotherapie als hermeneutische Wissenschaft begriffen werde.

Die Hermeneutik, als Textinterpretationsmethode seit Jahrhunderten etabliert, befasst sich üblicherweise mit Texten, die gelesen sowie mittels Kontextwissen und Literatur interpretiert werden. Das Ziel dieses Vorgehens liegt darin, den/die Autor*in besser zu verstehen, als er/sie sich selbst verstanden hat. Jenes Ziel passt ebenso zur Psychotherapie, doch werden hier Äußerungen aller Art als Text verstanden. Damit wird aus dem einseitigen Interpretationsprozess ein interaktiver, der in einem Zirkel aus Textproduktion, Textinterpretation und Textneuproduktion besteht. Zudem habe der/die Patient*in nicht nur ein Mitspracherecht bei der Interpretation, sondern interpretiere den eigenen Text selbst. Wissenschaftliche Erkenntnisse würden aber nicht nur zwischen Therapeut*innen und Patient*innen entstehen, sondern auch im fachlichen Austausch zwischen Psychotherapeut*innen im Rahmen von Supervisionen oder Veröffentlichungen in Fachjournalen. Sie führen wiederum zur Etablierung neuer Handlungsmöglichkeiten und erweitern damit sowohl die Wissenschaft Psychotherapie als auch die Profession bzw. die therapeutische Praxis.[316]

> „Die obigen Ausführungen legen dar, dass von der Psychotherapie keine naturwissenschaftlichen Erkenntnisse zu erwarten sind, wenn auch das Verständnis von seelischen Störungen tief in die Biologie des Menschen hineinreicht. Die Psychotherapie als Hermeneutik sucht nach dem Verständnis von Beziehungsbildern, die Individuen, aber auch Gruppen und Institutionen in ihren Köpfen haben und sie danach handeln lassen. […] Der Psychotherapie wurde lange Zeit die sogenannte ‚Wissenschaftlichkeit' abgesprochen. Nun zeigt sich zunehmend, dass gerade die Subjektnähe der theoretischen Fassungen der psychotherapeutischen Beobachtungen einer gesellschaftlichen Notwendigkeit entspricht."[317]

Einen anderen argumentativen Weg beschreiten Emmy Van Deurzen-Smith (*1951) und David Smith (*1953) im zweiten Kapitel des Buchs. Zunächst stellen sie fest, dass die Psychotherapie multi-prä-paradigmatisch sei. Das bedeutet, es bestünden mehrere Paradigmen nebeneinander, doch habe sich noch keines durchsetzen können, welches das Paradigma der Wissenschaft Psychotherapie repräsentiere. Erst eine paradigmati-

316 Pritz und Teufelhart 1996, S. 1ff.
317 Ebd., S. 16f.

sche Wissenschaft könne echte Fortschritte machen. Dies allein beantworte, so die Autor*innen, jedoch nicht die Frage nach der Wissenschaftlichkeit. Zunächst zitieren sie einige Wissenschaftsphilosophen, welche der Psychoanalyse die Wissenschaftlichkeit abgesprochen haben, legen dies auf die gesamte Psychotherapie um und vertreten anschließend die wissenschaftstheoretische Perspektive des ausschließenden Induktionismus.[318] Vertreter*innen des hermeneutischen Lagers werfen den beiden Autor*innen hingegen vor,

> „von einem unrichtigen Wissenschaftsverständnis auszugehen. [...] Eine hermeneutische Auffassung von Psychotherapie muss sich daher auch mit der Forderung des ausschließenden Induktionismus auseinandersetzen, eine objektive Methode zu entwickeln, mit der zwischen konkurrierenden theoretischen Behauptungen entschieden werden kann. Angesichts der Vielfalt und Widersprüchlichkeit der Meinungen über die bereits erreichte oder potenzielle Wissenschaftlichkeit der Psychotherapie ist es vielleicht produktiver, darüber nachzudenken, in welchem Sinn Psychotherapie als Wissenschaft verstanden werden konnte, wenn sie sowohl die Minimalerfordernisse der Naturwissenschaftler als auch die der hermeneutischen Forscher erfüllt. Ich schlage dazu folgendes vor: Psychotherapie ist insofern eine mögliche Wissenschaft, als es sich um eine eindeutig abgegrenzte Disziplin mit einem klar definierten Gegenstandsbereich handelt; sie will fundierte Aussagen über ihren Gegenstand treffen, die sich auf Untersuchungsverfahren stützen, deren Resultate von den Standpunkten einzelner Forscher unabhängig sind. Psychotherapie versucht weiters, aus ihrem gesicherten Wissensstand effektive Anwendungsmöglichkeiten für präventive, lindernde und therapeutische Maßnahmen abzuleiten, und verwendet umgekehrt die in der Praxis etablierten Methoden als Grundlage, um ihr theoretisches Wissensgebäude weiter zu erschließen. Schließlich strebt die Psychotherapie die Entwicklung objektiver Methoden an, mit denen die relativen Vor- und Nachteile konkurrierender Hypothesen über ihren Gegenstandsbereich bewertet werden können."[319]

Psychotherapie sei also potenziell eine Wissenschaft. Das Problem sehen Van Deurzen-Smith und Smith indes im fehlenden Paradigma, das zu einem psychotherapieschulenübergreifenden Konsens hinsichtlich der methodologischen Regeln ausschließend-induktionistischer psychotherapeutischer Forschung führen würde. Ein solches Paradigma besteht nicht, ebenso gibt es keine einheitliche Datenbasis oder die Möglichkeit, alternative Hypothesen zu überprüfen. Deshalb schließen sie mit dem Fazit, dass zwar keine allgemeine Wissenschaft der Psychotherapie existiere, eine solche jedoch jederzeit entwickelt werden könnte.[320]

In einem anderen Kapitel des Buchs von Rudolf Buchmann (*1946), Mario Schlegel und Joe Vetter wird der Psychotherapie grundsätzlich die Wissenschaftlichkeit zugestanden. Darüber hinaus wird begründet, dass Psychotherapie in jedem Fall eine eigenständige Disziplin sei, weil ihre Forschungsmethode – gemeint ist die reflektierte Datenerhebung der Psychotherapeut*innen im Rahmen des interaktiven Prozesses in der psychotherapeutischen Praxis unter besonderer Beachtung des Subjektiven – ein einzigartiges Charakteristikum sei. Allerdings wird die wissenschaftliche Psychotherapie von

318 Van Deurzen und Smith 1996, 21–25.
319 Ebd., 29.
320 Ebd., 40–42.

einer unwissenschaftlichen unterschieden. Das primäre Differenzkriterium ist nicht, wie beispielsweise von Grawe behauptet, die Wirksamkeit, sondern vielmehr die kritische sowie selbstkritische Haltung gegenüber allen Erkenntnissen sowie den kollektiven Vorstellungen und Überzeugungen, die hinter der Forderung, kritisch zu sein, stehen. Erst das Hinterfragen ermöglicht es psychotherapeutischen Ansätzen, einen Anspruch auf Wissenschaftlichkeit zu stellen. Neben der kritischen Haltung sind das Anwenden wissenschaftlicher Methoden, die wissenschaftliche Reflexion der Erkenntnisse, die Transparenz, der öffentliche Diskurs, das Basieren auf Logik und die Falsifizierbarkeit der Theorien bedeutsam.[321] Der Hinweis auf die Falsifizierbarkeit verweist in Richtung Popper (siehe Kapitel 3.1) und damit in eine eher naturwissenschaftliche Richtung. Zudem findet sich kein Hinweis auf die Hermeneutik oder die Geisteswissenschaften im gesamten Buchkapitel, weshalb davon auszugehen ist, dass hier ein eher naturwissenschaftliches Verständnis von Wissenschaftlichkeit zugrunde liegt.

Manfred Steinlechner (*1954) kritisiert in seinem Essay im selben Band ebenjenes szientistisches Wissenschaftsverständnis und bezeichnet es gar als dogmatisch, weil dessen Vertreter*innen dazu neigen würden, andere Formen der Wissenschaftlichkeit abzulehnen bzw. als unwissenschaftlich zu bezeichnen. Vielmehr sei sogar in der Physik schon erkannt worden, dass das objektivistische Methodenideal weder zielführend noch theoretisch haltbar ist. Was die Psychotherapie betrifft, so meint der Autor weiters, dass sie sämtliche gegenwärtig anerkannten Kriterien einer Wissenschaft, solange sie nicht naturwissenschaftlich dogmatisch aufgefasst wird, erfülle und demnach eine Wissenschaft sei. Sie habe einen klar abgegrenzten und nicht von anderen Disziplinen untersuchten Gegenstandsbereich (das lebensgeschichtlich vermittelte psychische Leid im Rahmen der Lebenswelt), eigenständige Interpretationen und Hypothesen, die falsifiziert und weiterentwickelt werden können, sowie hochqualifizierte Forscher*innen, welche die Standards einer universitären Forschung erfüllten. Sie sei am Schnittpunkt von Sozial-, Geistes- und Naturwissenschaften, werde aber keiner eindeutig zugeordnet. Und sie sei methodologisch eine hermeneutische Wissenschaft mit einem Hang zu ergänzenden empirisch-analytischen Methoden.[322]

Eine andere Perspektive auf jene Thematik haben Ludwig Reiter (*1938) und Egbert Steiner (*1946). In ihrem Beitrag im Sammelband[323] unterscheiden sie strikt zwischen der Psychotherapie als Profession sowie der Wissenschaft. Psychotherapie wirke in der Praxis, in der Praktizierende Patient*innen helfen, ihre Fälle analysieren sowie reflektieren und damit *Small Science* betreiben wie Handlungswissen generieren würden – im Grunde das, was Freud mit dem Junktim Heilen und Forschen meinte. *Big Science* ist demgegenüber jenes wissenschaftliche Arbeiten, das oft von Forscher*innen an Universitäten praktiziert werde, die häufig aber nicht selbst therapierten. Solche Forschungsprogramme resultierten beispielsweise in Wirksamkeitsstudien, die für die therapeutische Praxis jedoch oftmals wenig Relevanz hätten, also in Theoriewissen. Die bereits

321 Buchmann et al. 1996, S. 117f.
322 Steinlechner 1996, S. 132.
323 Reiter und Steiner 1996.

erwähnte Kluft zwischen der quantitativen Psychotherapieforschung in den universitären Einrichtungen und den Psychotherapeut*innen im Feld[324] greifen die beiden Autoren auf und postulieren deshalb, dass Psychotherapie eine Profession, aber keine Wissenschaft sei, sehr wohl aber Wissenschaft im engeren Umfeld habe.

> „Die hier vorgestellte Konzeption von Wissenschaft als Umwelt professioneller Systeme stellt jedoch keine Abwertung der Psychotherapieforschung (neuen Typs) dar. Geht man von der Luhmannschen Systemtheorie aus, so folgt daraus keineswegs die Irrelevanz generalisierten Theoriewissens gegenüber praktizierten Handlungswissens. Es geht vielmehr um ein angemessenes Verständnis der jeweiligen System-Umwelt-Beziehung beider Systeme."[325]

Ähnlich argumentiert Günter Schiepek (*1958) im darauffolgenden Kapitel desselben Bands, dass Psychotherapie keine Wissenschaft sei, sondern primär Praxis. Wissenschaftliche Erkenntnis sei vielmehr ein Nebenprodukt praktischer Arbeit. Die Wissenschaft folge der Praxis, legitimiere sie, erleichtere die Kommunikation, reduziere die Komplexität und biete den Praktizierenden Identifikationsmöglichkeiten, indem Praxisformen durch bestimmte theoretische Modelle erklärt würden. Die Psychotherapieforschung brächte zudem kaum gesicherte und keine neuen Erkenntnisse. Aus der Forschung abgeleitete Manuale seien darüber hinaus oft unbrauchbar für die Praxis. Ein weiterer Grund, so Schiepek, sei das Fehlen einer einheitlichen Forschungsmethode. Das praktische Feld der Psychotherapie sei enorm heterogen, weshalb es weder ein einheitliches Verständnis von Wissenschaft noch einen unstrittigen Zugang zur Forschung gebe. Aus diesen Gründen sei Psychotherapie eben nicht Wissenschaft, sondern Praxis, die vom Veränderungsinteresse, nicht aber vom reinen Erkenntnisinteresse geleitet ist.[326]

Elisabeth Wagner (*1966) äußert in ihrem Beitrag, anders als die vorherigen Autoren, keinen Zweifel daran, dass Psychotherapie eine Wissenschaft sei. Ihr Kerngegenstand sei das hermeneutische Erfassen des subjektiven Erlebens der Patient*innen. Im Gegensatz zur naturwissenschaftlich orientierten Medizin habe die Psychotherapie in den 1990er-Jahren zunehmend erkannt, dass die verschiedenen schulenspezifischen Theorien keine objektiven Wahrheiten beschreiben würden, sondern vielmehr die Wahrnehmungen der Psychotherapeut*innen und zugleich Forschenden sowie eine Matrix zum angemessenen Erfassen eben jenes subjektiven Erlebens der Hilfesuchenden strukturierten. Optimistisch schließt sie ihren Beitrag mit einem Verweis auf Kuhn:

> „Wenn sich dieses Selbstverständnis in der Psychotherapie durchsetzt, hat sie sich von einer durch konkurrierende Entwürfe charakterisierten vorparadigmatischen zu einer bewusst multiparadigmatischen Wissenschaft im Sinne Kuhns entwickelt."[327]

324 Siehe z. B. Köhlke und Kuhr 1993.
325 Reiter und Steiner 1996, S. 178.
326 Schiepek 1996, S. 210ff.
327 Wagner 1996, S. 245.

Einen weiteren Perspektivenwechsel bei gleichzeitigem Zurückgreifen auf bereits Erwähntes bietet das Kapitel von Thomas Slunecko (*1963). Er stellt die Frage, welche Art von Wissenschaft Psychotherapie sei. Im Zuge der Beantwortung greift er auf Kuhns Konzept der präparadigmatischen Wissenschaft zurück, welches auch im Text von van Deurzen-Smith und Smith im selben Band erwähnt wird. Der Autor kritisiert, dass im Laufe der Geschichte der Psychotherapie immer wieder Paradigmata einen Führungsanspruch gestellt hätten, unter dem sich schließlich eine paradigmatische Wissenschaft Psychotherapie entwickeln hätte können. Nach der Tiefenpsychologie/Psychoanalyse und der Verhaltenstherapie hätte 1996 das systemtheoretische-synergetische Lager die Nase vorn. Aber auch integrative Ansätze oder Bemühungen um eine allgemeine Psychotherapie befänden sich auf einem solchen Weg. Slunecko kritisiert in diesem Kontext explizit Grawe und betont, dass es zwar richtig sei, in der Wirksamkeit einer Psychotherapie keinen Beweis für die Gültigkeit der dahinterstehenden Theorie zu sehen, aber die Schlussfolgerung falsch sei, auf der Basis eines positivistischen Weltbildes selbst ein Modell zu entwickeln, das *richtig* sein soll. Viel problematischer sei es jedoch, wenn man überhaupt versucht, Psychotherapie auf ein starres Ergebnis zu reduzieren, das mithilfe von Hypothesen, Veränderungsmessungen und Statistiken evaluiert werde. Der Autor argumentiert weiters, dass es im Grunde nicht möglich sein werde, ein einheitliches Modell der Psychotherapie zu entwickeln, weil ihre Theorien in einem Zustand des ständigen Wandels seien. Aufbauend auf einem konnotativen Symbolsystem, das auf Subjektivität und Reflexivität, auf das Besondere und dessen Beziehungen abziele, stünden psychotherapeutische Theorien in ständigem Austausch mit der Umwelt, mit der Gesellschaft, mit Lai*innen und Fachleuten:[328]

> „Psychotherapeutische Theorien gedeihen und verderben nicht, zumindest nicht vorwiegend, an ihren inneren Widersprüchen bzw. ihrer Widerspruchsfreiheit, sondern werden in Alltagsdiskursen rezipiert und z. T. auch weiterentwickelt. Wenn sie sich diesen Diskursen nicht stellen können oder wollen, sind sie auch schon wieder verlassen, d. h. sie müssen überzeugen, ja überreden, werden ideologisch beladen, instrumentalisiert, stoßen auf argumentative Zumutungen, auf Laienkritik."[329]

Vielmehr blieben sie so stets lebendig. Slunecko bringt an jener Stelle ein neues wissenschaftstheoretisches Konzept ein: der Konstruktive Realismus Fritz Wallners (*1945). Dessen Grundannahme besagt, dass Wissenschaften keine objektive Welt beschreiben würden, sondern konstruierte Teilausschnitte der Welt – sogenannte Mikrowelten. Durch das Verfremden einzelner Theorieausschnitte von einer Mikrowelt in eine andere entsteht Wissen über die Konstruktionsbedingungen der zugrunde liegenden Annahmen. Umso stärker jene Grundannahmen aufgedeckt werden, umso mehr reflektiert wird, desto stärker sei der Anspruch auf Wissenschaftlichkeit.[330]

Der erwähnte Fritz Wallner liefert den letzten Beitrag des Sammelbands und erklärt an einer Stelle relativ komprimiert:

---

328 Slunecko 1996a, S. 293ff.

329 Ebd., S. 305.

330 Slunecko 1996a, S. 305ff.

„Die Psychotherapie ist eine zirkuläre Wissenschaft, hermeneutikähnlicher Art. Mit dem wesentlichen Unterschied, dass das Ende des hermeneutischen Kreises eine interpersonale Aktivität darstellt. Der hermeneutische Zirkel endet gewaltsam, an einem bestimmten Punkt [z. B. das Therapieende, Anm. d. V.].“[331]

Dass der Sammelband über die *neue Wissenschaft vom Menschen* auf den letzten Seiten so ausführlich behandelt wurde, liegt an der Bedeutung desselben für den Psychotherapie-als-Wissenschaft-Diskurs im deutschen Sprachraum. Viele grundlegende Positionen und zum Teil sehr konträre Ansichten wurden von Pritz im Jahr 1996 versammelt und bilden im vierdimensionalen Diskursraum Psychotherapiewissenschaft zumindest inhaltlich einen supermassereichen Punkt, an dem keine Person vorbeikommt, welche die Geschichte der Wissenschaftlichkeit der Psychotherapie genauer in den Blick fasst. Damals wurde das Buch allerdings weniger beachtet, was die fehlenden Rezensionen oder Zitierungen belegen. Wohl aber werden einzelne Beiträge regelmäßig herangezogen, wenn ähnliche Meinungen vertreten oder widersprechende kritisiert werden. Michael Buchholz (*1950) veröffentlichte beispielsweise Beiträge, in denen er zwischen der Psychotherapie als Profession und als Wissenschaft unterscheidet. So zitiert er in dem Artikel *Psychotherapie – Profession oder Wissenschaft* den Beitrag von Reiner und Steiner[332], in einem anderen über die Zukunft der Psychoanalyse erklärt er seine Verbindung zu jenem Buchkapitel ausführlicher:

„Ich will die These, die Ludwig Reiter und ich gemeinsam entwickelt haben, nun genau formulieren: Professionelle Psychotherapie ist ein Handlungssystem, in dessen Umwelt Wissenschaft vorkommt. Damit meine ich, dass auch andere Umwelten vorkommen: die Tagesform des Therapeuten, lokale Vorlieben einzelner Gruppen für bestimmte Theorien, die Angehörigen des Patienten. Psychotherapie findet in einer Umwelt statt, von der nur ein Teil Wissenschaft ist. [...] Kurz, Wissenschaft steht nicht über, sondern neben dem professionellen Handlungssystem der Psychotherapie. Beide haben sich funktional ausdifferenziert, wie es die neuere Wissenssoziologie formuliert. Sie können einander beobachten, kritisieren, verstören und irritieren. Dies aber in dem Bewusstsein, dass kein System besseres Wissen erzeugt, sondern anderes. Darin sehe ich einen Beitrag zur Anhebung des Selbstbewusstseins der professionellen Psychotherapeuten, das lange unter dem Diktum zu leiden hatte, ‚nicht-wissenschaftlich‘ zu sein.“[333]

In Buchholz‘ Texten wird klar, dass er der Psychotherapie keineswegs die Wissenschaftlichkeit abspricht, sondern vielmehr *theorie-politisch* argumentativ zu verhindern sucht, dass die Wissenschaft zum Diktum der Psychotherapie wird, sie bestimmt, gestaltet und nicht zuletzt ihre Vielfalt einschränkt.[334]

Zurück ins Jahr 1996. In jenem Jahr wurde ein Unterkomitee des Komitees zur Erarbeitung von Ausbildungsstandards der European Association of Psychotherapy gebildet, das Kriterien für die wissenschaftliche Einschätzung von psychotherapeutischen Methoden auf europäischer Ebene erarbeiten sollte. Das Komitee tagte in den darauffol-

331 Wallner 1996, S. 356.
332 Buchholz 2000b, S. 3f.
333 Buchholz 1999, S. 217f.
334 Buchholz 2000b, S. 14; 2000a, S. 78.

genden zwei Jahren mehrfach und legte schließlich einen 90-seitigen Bericht vor, der 1998 verdichtet wiedergegeben wurde. Darin enthalten sind 15 Fragen in vier Kategorien, welche die Wissenschaftlichkeit eines psychotherapeutischen Ansatzes erheben sollen.[335]

> „Grundlegende Fragen zur wissenschaftlichen Beurteilung eines psychotherapeutischen Ansatzes:
>
> 1. Philosophische Aspekte
> 1.1. Hat der Ansatz klar definierte Bereiche der Forschung, Anwendung und Praxis?
> 1.2. Präsentiert der Ansatz seine Erkenntnisse und Fähigkeiten bezüglich Diagnose, Intervention und Behandlung?
> 1.3. Zeigt sich bei diesem Ansatz die Theorie über den Menschen, über die therapeutische Beziehung, über Gesundheit und Krankheit klar und in sich stimmig?
> 2. Methodische Aspekte
> 2.1. Entstehen aus den Methoden dieses Ansatzes neue Entwicklungen in der Theorie der Psychotherapie, demonstrieren sie neue Aspekte im Verständnis der menschlichen Natur und eröffnen sie Wege zur Behandlung spezifischer Klientengruppen?
> 2.2. Beinhaltet der Ansatz neben der Wahrnehmung non-verbaler Quellen der Information und Kommunikation Prozesse verbalen Austauschs?
> 2.3. Bietet der Ansatz klare Leitlinien für Interventionen an, die konstruktive Veränderungen derjenigen Faktoren ermöglichen, die die Krankheit oder das Leiden provozieren oder aufrechterhalten?
> 2.4. Gibt der Ansatz deutlich definierte Strategien vor, die dem Klienten erlauben, neue Erfahrungs- und Verhaltensweisen zu erarbeiten?
> 3. Professionelle Aspekte
> 3.1. Ist der Ansatz für Dialoge mit anderen Psychotherapiemethoden über Theorie und Praxis offen?
> 3.2. Werden die Forschungs- und Behandlungsmethoden so präsentiert, dass sie von anderen Kollegen angewandt werden können?
> 3.3. Sind diese Informationen das Ergebnis konstanter Selbstreflektion und kritischer Reflektion durch Kollegen innerhalb des Ansatzes?
> 3.4. Bietet der Ansatz neues differenziertes Wissen im Bereich der Psychotherapie an?
> 3.5. Kann der Ansatz mit anderen Ansätzen integriert und als Teil einer wissenschaftlichen Psychotherapie gesehen werden?
> 4. Forschungsaspekte
> 4.1. Beschreibt und präsentiert der Ansatz eine kohärente Strategie zum Verständnis menschlicher Probleme und ein kohärentes Verhältnis seiner Methoden der Intervention, Behandlung und Ergebnissen?
> 4.2. Ist seine Theorie normalen und problematischen menschlichen Verhaltens bezogen auf effektive Methoden der Diagnose, Intervention oder Behandlung und Forschung?

---

335 Auch andere Organisationen wie der Bundesverband Deutscher Psychologen hat Kataloge mit Prüfkriterien veröffentlicht. Diese enthalten jedoch häufig weniger Items und keine, die nicht direkt oder indirekt in den hier zitierten 15 Fragen enthalten sind. Siehe z. B. Eckert 1998, S. 246. Etwas anders ist dagegen der Leitfaden des Wissenschaftlichen Beirats in Deutschland, nach dem auch Wirksamkeitsnachweise berücksichtigt werden. Siehe z. B. Eckert 1999, S. 250.

4.3. Sind die Untersuchungsmethoden dieses Ansatzes klar genug definiert, um selbst untersucht werden zu können?“[336]

Auffällig ist, dass die Fragen ausschließlich mit Ja oder Nein zu beantworten sind. Unklar ist jedoch, ob ein psychotherapeutischer Ansatz in allen Punkten mit Ja antworten muss, um als wissenschaftlich zu gelten, oder ob eine bestimmte Zahl an Ja-Antworten ausreicht. Die Items umfassen in jedem Fall die Theorie des Ansatzes, welche klar und in sich stimmig sein muss, sowie die Methodik, die ebenfalls nachvollziehbar und klar formuliert ist, wenn sie zur Wissenschaftlichkeit des Ansatzes beitragen will. Der Ansatz muss, will er von der EAP entsprechend anerkannt sein, neues Wissen liefern, Erkenntnisse fachgerecht mitteilen, offen sein und Austausch zulassen sowie pflegen, sich kritisch reflektieren und nicht zuletzt zur Forschung insofern beitragen, als nicht nur ein klar definierter Forschungsbereich im Ansatz integriert ist, sondern auch die Forschungsmethoden und Untersuchungen nachvollziehbar definiert und angewendet werden. Ob jene Voraussetzungen erfüllt werden, bestimmt freilich nicht der Ansatz selbst, sondern wohl, analog dem Psychotherapiebeirat in Österreich, ein Expert*innengremium, welches die Unterlagen und Aussagen auf die Erfüllung jener Kriterien in den Bereichen Philosophie/Theorie, Methodik, Profession und Forschung kritisch prüft. Neben den zahlreichen zu erfüllenden Kriterien glänzt eines durch Abwesenheit. Gemeint ist Grawes Postulat, dass nur jene Psychotherapieschulen wissenschaftlich seien, deren Wirksamkeit in zahlreichen Studien bewiesen wurde. Die Wirksamkeit ist somit gemäß der EAP kein Kriterium für die Wissenschaftlichkeit eines Ansatzes.

Wird der Kriterienkatalog der EAP nun selbst ins Zentrum des Forschungsinteresses gerückt, so lässt sich ohne Mühe schlussfolgern, dass hier offensichtlich zwischen wissenschaftlichen und unwissenschaftlichen psychotherapeutischen Ansätzen unterschieden wird. Schwieriger ist hingegen die Suche nach der Antwort auf die Frage, ob Psychotherapie selbst wissenschaftlich sei bzw. ob es überhaupt eine eigenständige Psychotherapie gebe, oder ob es lediglich einzelne psychotherapeutische Ansätze gebe, die der Medizin oder der Psychologie zuzuordnen seien. Einen Hinweis auf die mögliche Auflösung gibt das Item 3.5, in dem gefragt wird, ob der untersuchte Ansatz mit anderen integriert und als Teil einer wissenschaftlichen Psychotherapie gesehen werden kann. Klar wird hier zumindest, dass es gemäß der EAP eine wissenschaftliche Psychotherapie geben muss. Unklar ist dagegen, ob hiermit eine Art allgemeine wissenschaftliche Psychotherapie à la Grawe das vereinheitlichende Diktat der Wissenschaft gegenüber der Schulenvielfalt, vor dem Buchholz gewarnt hat, gemeint ist, oder ob hier eher im Sinne Petzolds von einer bunten Vielfalt an wissenschaftlichen Ansätzen innerhalb eines Konstrukts ausgegangen wird, die dazu führt, dass die Psychotherapie allgemein als Wissenschaft aufgefasst wird. Dann müsste es aber eine unwissenschaftliche Psychotherapie oder allenfalls psychotherapeutische Ansätze außerhalb der (Wissenschaft) Psychotherapie geben. Begibt man sich zwei Jahrzehnte in die Zukunft, werden die Aussagen der EAP in dieser Hinsicht klarer:

336 Boadella 1998, S. 132.

„Psychotherapy is a scientific profession. Research in the domain of psychotherapy can be understood as an ongoing structured, methodological process of reflecting on clinical practice, connected with knowledge from research on the functioning of human beings. Scientific validation means, that the theory has a scientific base, that there are case descriptions, qualitative research, empiric process and outcome research and combinations of qualitative with empiric designs. [...] But unfortunately some research experts in some countries tend to count only so called randomized controlled trials (RCT) as the ‚gold standard' in EbM [Evidence based Medicine, Anm. d. V.]. This is highly controversial discussed in the scientific community. Some researchers say that this is an abuse of the concept of EbM and absolutely not suitable for psychotherapy research.“[337]

Die EAP widerspricht damit z. B. der von Reiter und Steiner postulierten Trennung von Psychotherapie als Wissenschaft und der Psychotherapie als Profession und sagt, Psychotherapie sei eine wissenschaftliche Profession. Die Forschung – also das, was die Psychotherapie gemäß EAP wissenschaftlich mache – sei gewissermaßen die strukturierte und methodische Reflexion der Profession. Darüber hinaus werden im Zitat implizit Eysenck, Grawe und weitere Psychotherapieforscher*innen kritisiert, die davon ausgehen, dass nur die in (randomisierten Kontroll-)Studien überprüfte Wirksamkeit psychotherapeutischer Methoden relevant sei, Einzelfallstudien hingegen überhaupt nicht. In einem Positionspapier der EAP zum Wesen der Psychotherapieforschung wird zudem betont, dass es ein Grundsatz in allen Wissenschaften sei, dass die Forschungsmethoden für die untersuchten Phänomene geeignet sein müssen. Im Gegensatz zur naturwissenschaftlichen Forschung müsse sich psychotherapeutische Forschung auf die komplexen Prozesse der Behandlung beziehen und ihr gerecht werden, was eine Vielfalt an Methoden einschließt, die idealerweise miteinander kombiniert werden.[338]

Kehren wir ein letztes Mal in die 1990er-Jahre zurück – genauer ins Jahr 1999. Im Zuge einer Sonderausgabe der Zeitschrift *Psychotherapeut* wird Grawes Konzept der Allgemeinen Psychotherapie diskutiert. In den kritischen Beiträgen kommen Psychotherapeut*innen zu Wort, welche ein solches Vorhaben zwar teilweise wohlwollend aufnehmen, aber die Vision Grawes, dass die Allgemeine Psychotherapie die Schulen ersetzen würde, tendenziell als unrealistisch betrachten. Explizit um die Wissenschaftlichkeit der Psychotherapie geht es nur in einem Text, in dem Psychotherapie als interdisziplinäre Wissenschaft bezeichnet wird, die entgegen Grawes Postulat, sie sei eine psychologische Wissenschaft, vielmehr eine eigenständige Disziplin sei, die auf unterschiedlichen Nachbarwissenschaften wie der Neurobiologie, der Soziologie, der Philosophie oder der Linguistik aufbaue. Grawes Bemühungen um eine Allgemeine Psychotherapie seien dennoch notwendig, denn diese könnten zu einer methodenintegrativen Psychotherapie beitragen. Für die zukünftige psychotherapeutische Wissenschaft bedeutet dies, dass Psychotherapeut*innen zwar in einer Methode hauptsächlich ausgebildet werden sollten, jedoch auch andere Verfahren kennenlernen und anwenden. Dies schaffe zwar keine Allgemeine Psychotherapie und keine einheitliche Theorie, verbessere aber die Kommunikation zwischen den Ansätzen sowie der Versorgung, wenn Psycho-

337 EAP 2022.
338 Schulthess 2021, S. 19.

therapeut*innen geeignete Methoden anderer Schulen kennen und nach Bedarf anwenden können.[339] Dies wiederum käme der Wissenschaft Psychotherapie zugute, der selbst im Jahr 2000 unverändert mit denselben Argumenten begegnet wird.

Jürgen Kriz (*1944) kritisiert in einem Buchkapitel zur Wissenschaftlichkeit der Psychotherapie die naturwissenschaftliche Herangehensweise an ebenjene, weil Psychotherapiemethoden sich nicht wie pharmazeutische Mittel in reinen Flaschen abfüllen und verabreichen ließen, sondern stets von unterschiedlichen kompetenten Menschen praktiziert würden, die zwangsläufig ihre subjektiven Eigenarten in die Behandlung einbringen. Auch seien psychische Störungen hinsichtlich Ätiologie und Therapie nicht mit Viruserkrankungen oder Knochenbrüchen vergleichbar. Berücksichtigt man die Einschränkungen, werde rasch klar, dass es nur logisch sei, dass verschiedene Therapiemethoden unterschiedliche Studiendesigns und Ergebnisse vorlegen. Jene ließen sich aber keinesfalls miteinander vergleichen und noch weniger sagten sie über die Effektivität oder die Wissenschaftlichkeit einer Therapiemodalität aus. Vielmehr seien sie ein Indikator für die Herangehensweise von Wissenschafter*innen an die Psychotherapie:

> „Die ganz überwiegende Zahl der Studien wurde nicht ‚von Richtungen' oder ‚Schulen' durchgeführt, sondern von Forschungseinrichtungen (i. W. Universitäten), für welche die Sozialgemeinschaft viele Milliarden an Mitteln bereitgestellt hat. Die Ergebnisstrukturen spiegeln primär diese Wissenschaftsstrukturen wider und hängen mit den üblichen Karrieremustern – und diese wiederum mit den Publikations- und Zitiermustern – zusammen. Diese Strukturen – und nicht etwa die inhaltlichen Themen – begünstigten bestimmte methodische Zugänge."[340]

Kriz warnt, ähnlich wie Buchholz, vor Wissenschafter*innen, die versuchen, ihre Wertvorstellungen sowie ihre Welt- und Wissenschaftssicht der Psychotherapie aufzudrücken und sich anschließend hinter Begriffen wie „korrekte Methodik" und „wissenschaftlich" zu verstecken, während sie andere Zugänge als unwissenschaftlich diskreditieren. Wichtig sei es vielmehr, so der Autor, die Heterogenität der Therapieansätze zu akzeptieren und Wissenschaftlichkeit von Psychotherapeut*innen nicht anhand von Zahlen, Daten und Schulenzugehörigkeit festzustellen, sondern aufgrund der therapeutischen Fachkenntnis inkl. der Erfahrungen, der Kenntnis der fachspezifischen Diskurse sowie der Literatur. Am wichtigsten sei es jedoch, dass man nicht zwangsläufig die Wissenschaftlichkeit in den Fokus setzt, sondern die Ausbildung, denn gute Psychotherapeut*innen kämen nicht aus bestimmten Schulen, sondern aus guten Ausbildungen.[341]

Diese Ansichten waren keineswegs konsensuell akzeptiert. Zwei Jahre zuvor erschien ein umfangreiches Lehrbuch zur klinischen Psychologie und Psychotherapie, in dem die Wissenschaftstheorie der Psychotherapie thematisiert wird, wobei ausschließlich naturwissenschaftliche Herangehensweisen erwähnt werden – ideografisches Wissen sowie konstruktivistische oder hermeneutische Zugänge sucht man vergebens. Auch drei Kriterien für die Bestimmung der Wissenschaftlichkeit eines psychotherapeutischen

339 Hoffmann und Schüßler 1999, S. 372f.
340 Kriz 2000, S. 62.
341 Kriz 2000.

Ansatzes werden formuliert: die Wirksamkeit, die Vereinbarkeit der Theorie mit anerkannten Theorien der Psychologie oder einer anderen wissenschaftlichen Disziplin sowie die Ableitung der methodisch-technischen Grundlage der Schule von psychologischen Gesetzen.[342] Jenes Lehrbuch zeigt exemplarisch die zu jenem Zeitpunkt verbreitete Auffassung, nach der die Psychotherapie ein Teil der Psychologie oder zumindest ein Teil des naturwissenschaftlichen Paradigmas derselben sei.

Ein Jahr nach Kriz' Aufsatz, also im Jahr 2001, wurde zudem ein Artikel in der Zeitschrift *Nervenarzt* veröffentlicht, in dem eine ähnliche Position eingenommen wurde. Auffällig bei solchen Texten ist, dass sie sich häufig nicht auf Kriz oder andere kritische Psychotherapietheoretiker*innen beziehen, wohl aber auf Grawe und andere Personen mit ähnlichen Standpunkten. In jenem Text heißt es, dass eine Psychotherapiemethode nur dann wissenschaftlich sei, wenn sie die zwei primären Aspekte erfüllt: dass sie einerseits die Gültigkeit der Therapietheorie umfasse und andererseits die erwiesene Wirksamkeit. Letztere umfasse geeignete Therapieziele, geeignete Messverfahren, eine angemessene rationale Begründung für den Einsatz bestimmter psychotherapeutischer Interventionen, eine genaue Beschreibung des Therapieprozesses sowie nicht zuletzt das Überprüfen der Ergebnisse in Prozess-Outcome-Studien. Von zentraler Bedeutung sei hier die Wirksamkeit, die von vielen Variablen abhänge, die es allesamt zu berücksichtigen gelte. Das Studiendesign der Wahl sei in jedem Fall eine randomisierte Kontrollstudie mit Patient*innen, die an derselben psychischen Störung leiden und dieselbe Psychotherapie bzw. in den Kontrollstudien eben andere Formen oder keine Therapie erhalten würden. Auf mehreren Seiten beschreiben die Autoren die Mindestanforderungen, um als wissenschaftlich gesichert zu gelten. In den Schlussbetrachtungen wird noch einmal deutlich, welches Wissenschaftsbild dem Text zugrunde liegt:

> „Die wissenschaftliche Fundierung ist ein kontinuierlicher Prozess der Validierung von Therapiekonzeptionen und -theorien. Dies beinhaltet die Wirksamkeitsüberprüfung, aber auch viele andere Aspekte, insbesondere auch die Wirkungsweise der Therapie. Die Beurteilungskriterien sind hierbei ausschließlich wissenschaftliche. Es wäre hilfreich, wenn die wissenschaftliche Fundierung der Psychotherapieverfahren störungsspezifisch systematisiert und forschungsstrategisch besser geplant werden könnte. […] Die wissenschaftliche Anerkennung von Psychotherapieverfahren als Heilverfahren beinhaltet eine gesundheitspolitische Dimension. Die überprüfte Wirksamkeit ist hier die wichtigste Dimension, die differenziert zu analysieren ist."[343]

Hier wird offensichtlich davon ausgegangen, dass naturwissenschaftlich-orientierte Forschung der Psychotherapie nicht nur gerecht wird, sondern darüber hinaus den einzigen echten Weg darstellt, wie man die Wissenschaftlichkeit eines Verfahrens angemessen feststellt. Ebendies wird ein Jahr darauf abermals kritisiert: Das nomologische Wissenschaftsverständnis inklusive der Trivialisierung des Menschenbildes erlaube psychotherapeutische Wirksamkeitsuntersuchungen unter einem naturwissenschaftlichen Einheitsideal. Dabei werde jedoch verkannt, dass standardisierte Operationalisierungen von

342 Perrez 1998, S. 48ff.
343 Buchkremer und Klingberg 2001, S. 29.

Verfahren die äußere Form einer Behandlung bestimmen können, nicht jedoch ihre Essenz. Die einzelnen Schulen würden sich zudem qualitativ unterschiedlicher Methoden bedienen, welche entsprechend verschiedene Erkenntnisse und Veränderungen ergeben. Anstatt also naturwissenschaftliche Ideale über alle Psychotherapieschulen zu legen, sei es sinnvoller, das Verhältnis von Theorien und Behandlungsmethoden zu evaluieren sowie entsprechende Kriterien zu entwickeln, mit denen das Verfahren angemessen überprüft werden könne.[344]

In den darauffolgenden Jahren entstanden weitere Texte von vielen der bereits angeführten Autor*innen sowie von weiteren, in denen die Frage nach dem adäquaten Zugang zum Feststellen der Wissenschaftlichkeit einzelner psychotherapeutischer Verfahren behandelt wird, die nicht alle einzeln angeführt werden sollen.[345] Häufig thematisierten die Autor*innen darin Entscheidungen des Wissenschaftlichen Beirats Psychotherapie, nahmen Stellungen pro und contra solcher Richtlinien ein und warfen einander vor, ein falsches Verständnis von Wissenschaftlichkeit zu haben. Schon bald taucht ein weiterer Autor auf, der ebenfalls diese Debatte aufgreift, die naturwissenschaftliche Grundlage der Forderung nach Wirksamkeitsstudien kritisiert und unermüdlich eine eigenständige Psychotherapiewissenschaft fordert: Gottfried Fischer. Ab den beginnenden 2000er-Jahren gab er die *Zeitschrift für Psychotraumatologie und ihre Anwendungen* heraus, die er im Jahr 2007 in *Zeitschrift für Psychotraumatologie, Psychotherapiewissenschaft und psychologische Medizin* umbenannte. In der ersten Ausgabe, die den neuen Namen trägt, wird in einer Mitteilung der Redaktion dieser Schritt begründet. Die Zeitschrift wolle dazu beitragen,

> „[die] Psychotherapie schrittweise zu einer eigenständigen wissenschaftlichen Disziplin zu entwickeln. […] Psychotherapie hat bis heute noch zu keinem eigenständigen wissenschaftlichen Paradigma gefunden, das für alle Schulrichtungen akzeptabel wäre. An den deutschen Universitäten gibt es bislang keinen eigenständigen Studiengang Psychotherapiewissenschaft. Die schon erreichte relative Eigenständigkeit der Psychotherapie scheint sogar rückläufig zu sein."[346]

Zumindest das Postulat, es gebe an deutschen Universitäten keinen Studiengang Psychotherapiewissenschaft, ist falsch, wenn man *deutsch* nicht auf Deutschland begrenzt, sondern als *deutschsprachig* versteht. Zwei Jahre zuvor hat die Sigmund-Freud-Privatuniversität in Wien mit dem weltweit ersten Vollstudium Psychotherapiewissenschaft aufhorchen lassen, welches zur Debatte um die Wissenschaftlichkeit der Psychotherapie zumindest implizit beigetragen hat, weil hier ganz selbstverständlich der Psy-

344 Zepf und Hartmann 2002, S. 280ff.

345 Die in regelmäßigen Abständen in der Zeitschrift *Psychotherapie Forum* veröffentlichten Neuigkeiten zu den Debatten um die Wissenschaftlichkeit der Psychotherapie bzw. der einzelnen Verfahren im Rahmen der Schweizer Charta zeigen die fortwährenden Argumente, wobei es im Wesentlichen primär um die Kriterien der wissenschaftlichen Anerkennung einzelner Verfahren geht, nicht mehr um die Psychotherapie im Ganzen. Darüber hinaus siehe z. B. Kriz 2004; Wissenschaftlicher Beirat Psychotherapie 2005; Gerlach 2004; Frauenfelder et al. 2004; Tschuschke 2005.

346 Fischer 2007a, S. 7.

chotherapie die Wissenschaftlichkeit zugeschrieben wird. Aber die hier zentralere Aussage Fischers, Psychotherapie sei keine eigenständige wissenschaftliche Disziplin, verlangt nach einer genaueren Begründung. Eine solche liefert er im Editorial der darauffolgenden Ausgabe der Zeitschrift.

Aufbauend auf Kuhns Paradigmentheorie postuliert Fischer, dass die Psychotherapie zweifellos im vorparadigmatischen Stadium ihrer wissenschaftlichen Entwicklung, also jedenfalls noch keine eigenständige Wissenschaft sei. Wichtig sei es also, ein wissenschaftliches Paradigma für die Psychotherapie zu entwickeln. Dies geschehe in einer Dialektik von Theorie und Methode, wobei es falsch sei, zuerst von einer bestimmten Methode auszugehen, weil damit die Grenzen zu eng gesetzt werden. Vor allem die Bevorzugung naturwissenschaftlicher Methoden wie die RCTs, die praxisfernste Forschungsmethode nach Fischer, würde die Entwicklung der Psychotherapie nachhaltig behindern. Vielmehr müssten alle psychotherapeutischen Methoden die Chance erhalten, an der Entwicklung eines psychotherapiewissenschaftlichen Paradigmas mitzuwirken.[347] Fischer weiß freilich um die Argumente für die bewusst multiparadigmatische Wissenschaft – zumindest kennt er den Sammelband von Pritz, da er gelegentlich einzelne Beiträge wie jenen von van Deurzen-Smith und Smith zitiert. Dennoch stellt er regelmäßig fest, dass Psychotherapie eben keine eigenständige Wissenschaft sei, weil sie nicht paradigmatisch sei.[348] Selbst 2011, in seinem letzten großen Buch, das er schlicht *Psychotherapiewissenschaft* nannte, geht Fischer noch davon aus, dass sich die Psychotherapie erst als eigenständige Wissenschaft profilieren müsse.[349] In seinen Arbeiten, insbesondere in seinen großen Werken zur Psychotherapiewissenschaft, grenzt Fischer die Wissenschaft Psychotherapie von den Nachbardisziplinen der Biologischen Psychiatrie und der Experimentellen Psychologie ab. Während alle drei Disziplinen intentionale Systeme untersuchen würden, also die Psyche, versuche die Psychiatrie, jene Prozesse auf chemische und physikalische Vorgänge zu reduzieren, und wende reduzierende beobachtende naturwissenschaftliche Methoden an. Die Psychologie versuche dagegen, menschliches Erleben und Verhalten durch funktionelle Modelle abzubilden, strebt demnach solche Erklärungen an und erreicht dieses Ziel durch experimentelle Methoden. Während die Psychotherapiewissenschaft mittels teilnehmender Beobachtung die Veränderungslogik der Psyche beleuchte und im Besonderen an der Veränderung derselben interessiert sei, ziele die Psychiatrie nach der Kenntnis der chemischen und physikalischen Prozesse der Psyche, die Psychologie nach dem Wissen um die funktionellen Determinanten derselben.[350]

In einer 2009 veröffentlichten programmatischen Schrift, die im Gegensatz zu den Monografien erfrischend einfach und direkt formuliert ist, führt er seine Gedanken umfassend aus. Er beschreibt darin den Weg, den die Psychotherapie beschreiten muss, wenn sie zur Psychotherapiewissenschaft werden möchte. Dazu zählt erstens das Aner-

---

347 Fischer 2007b, S. 6f.

348 Fischer 2009, S. 178.

349 Fischer 2011, S. 41.

350 Fischer 2008, S. 20; 2011, S. 36.

kennen der Pluralität. Psychotherapie dürfe weder in einem Eklektizismus resultieren, da es klare Regeln brauche, wann welche Technik anzuwenden sei, aber ebenso wenig in einem dogmatischen System wie Grawes Allgemeiner Psychotherapie, da dort die Pluralität ausgeschlossen werde. Die Psychotherapiewissenschaft müsse also Prinzipien entwickeln, die Pluralität ermöglichen, ohne in einen Dogmatismus oder einen Eklektizismus ohne Richtlinien zu verfallen. Zweitens ist es wichtig, anzuerkennen, dass die Psychotherapiewissenschaft sowohl eine Natur- als auch eine Geisteswissenschaft sei, wobei sie ein Gegengewicht zur einseitigen naturwissenschaftlichen Ausrichtung der biologischen Psychiatrie wie der experimentellen Psychologie darstellen und ebenso die Philosophie explizit als Grundlage aufnehmen müsse. Vor allem müsse sie, so Fischer weiter, ein Gegengewicht zur autoritären behavioristischen Strömung werden, welche die Psychotherapie einzunehmen versuche und einerseits die naturwissenschaftliche Ausrichtung zementieren wolle, andererseits die Psychotherapie nicht als eigenständige Disziplin, sondern als Teilgebiet der Psychologie betrachte.

Dies mache es erforderlich, dass sich die Wissenschaftsszene anpasst, denn in Deutschland seien die überwiegenden Professuren im Bereich Psychotherapie und klinische Psychologie mit Personen besetzt, die entweder keine psychotherapeutische Ausbildung hätten oder aber eine auf Naturwissenschaft basierte verhaltenstherapeutische. Außerdem sei es im Zuge der Verwissenschaftlichung der Psychotherapie wichtig, sich an Ätiologie und Verlauf psychischer Störungen, statt an ihrer Symptomatik zu orientieren. Damit ist gemeint, dass nicht nur die Entstehungsgeschichte der Störung, sondern auch ihre Ursachen in der Behandlung berücksichtigt werden müssen. Fischer spricht hier von einer *kausalen Heilung*.[351] Und als abschließender Punkt gilt nicht zuletzt:

> „Wesentliche Voraussetzung für den Aufbau der PTW ist ihre Befreiung aus der Bevormundung durch experimentelle Psychologie und ‚biologische' Psychiatrie."[352]

Dennoch meinte Fischer selbst kurz vor seinem Tod noch, dass die Psychotherapie zwar ein umfangreiches, vor allem qualitatives Forschungsmethodenrepertoire aufweise und tatsächlich faszinierende Forschungsergebnisse sowie Erkenntnisse produziere, aber weiterhin keine eigenständige wissenschaftliche Disziplin sei. Sie müsse sich unbedingt dahin fortentwickeln. Hierzu müssten jedoch die institutionellen Voraussetzungen geschaffen werden.[353] Fischers Vermächtnis reicht über seinen Tod hinaus. Schon zu seinen Lebzeiten beziehen sich Autor*innen auf seine Postulate, teilen sie und fügen weitere Argumente hinzu. Mario Schlegel beispielsweise betont aufbauend auf Fischers Streitschrift für eine eigenständige Psychotherapiewissenschaft, dass es notwendig sei, die Psychotherapiewissenschaft an den Universitäten zu etablieren. Sie müsste sich selbst vertreten, weil das vorherrschende naturwissenschaftliche Paradigma der Psychologie für die Psychotherapie nicht geeignet sei. Die Verbindung zu den Geistes- und Sozialwissenschaften dürfe dabei auch nicht in das Abseits gedrängt werden. Schlegel

351 Fischer et al. 2009, S. 1ff.
352 Ebd., S. 14.
353 Fischer und Barwinski 2013, S. 48.

führt weiter aus, dass die therapeutische Praxis mit nichttrivialen Menschen arbeite – mit Subjekten. Sie würden Dingen Bedeutungen geben und könnten diese mittels Kreativität wieder verändern, um neue sinnvolle Zusammenhänge herzustellen. Im Rahmen der Kommunikation innerhalb einer Psychotherapie entstünden zudem neue Wirklichkeiten zwischen Patient*innen und Therapeut*innen. Die Psychotherapiewissenschaft müsse daher, will sie dies alles berücksichtigen, auf Konstruktivismus, Systemtheorie und Semiotik basieren.[354]

Aber auch mehrere Jahre nach Fischers Tod wird sein Einsatz gewürdigt und seine Position aufgegriffen. Rieken beispielsweise meint 2015, dass „sich vor allem der leider viel zu früh verstorbene Gottfried Fischer um die Etablierung der Psychotherapiewissenschaft bemüht"[355] hat, und zitiert diesen zwei Jahre darauf in einem anderen Fachartikel. Darin ergänzt er Fischers Intentionalität als Abgrenzungskriterium gegenüber den nomothetischen Wissenschaften Psychologie und Psychiatrie um das Analogiedenken, das nach Rieken ein weiteres solches Kriterium darstellt.[356] Kriz beispielsweise dürfte sich wohl zumindest teilweise auf Fischer bezogen haben, als er 2011 folgende Worte formulierte:

> „In vielen Bereichen wird allein schon durch unterschiedliche Begriffe zwischen wissenschaftlicher Grundlage und praktischem Handeln differenziert, z. B. ‚Medizin' und ‚Arzt', ‚Pädagogik' und ‚Erzieher' oder ‚Lehrer', ‚Jura' und ‚Anwalt' oder ‚Richter'. Eine solche Relation gibt es für die Psychotherapie nicht. Zwar wird über eine mögliche ‚Psychotherapiewissenschaft' debattiert, doch konnte sich dies bisher weder begrifflich noch konzeptionell oder gar institutionell durchsetzen."[357]

Während Fischer und andere Psychotherapeut*innen also in den späten 2000er- und 2010er-Jahren für eine eigenständige Psychotherapiewissenschaft eintraten, veröffentlichte der Wissenschaftliche Beirat Psychotherapie in Deutschland Ende 2007 ein neues Methodenpaper, in dem das Prozedere minutiös festgelegt wird, nach dem die Prüfungen der Wissenschaftlichkeit der einzelnen Psychotherapiemethoden zu erfolgen haben. Abermals kam umfangreiche Kritik auf und die Debatte um die Wissenschaftlichkeit der einzelnen Schulen setzte sich unvermindert fort. Dies ging so weit, dass 3000 Psychotherapeut*innen und Wissenschafter*innen die sogenannte Bonner Erklärung unterzeichneten, in der eine Verschmälerung auf Ansätze, die eine evidenzbasierte Einheitspsychotherapie bevorzugen, moniert wird.

Kriz betont in einer ausführlichen Stellungnahme, in der er wie bereits ein knappes Jahrzehnt zuvor abermals dieses Wissenschaftsverständnis heftig kritisiert, dass der Wissenschaftliche Beirat innerhalb und außerhalb Deutschlands darauf schauen solle, wie viele Psychotherapiemethoden wissenschaftlich anerkannt und erfolgreich angewendet würden, die eben nicht nur mittels RCT-Studien ihre Wirksamkeit belegten.[358]

354 Schlegel 2009, S. 138f.
355 Rieken 2015, S. 154.
356 Rieken 2017, S. 8f.
357 Kriz 2011, S. 27.
358 Kriz 2008, S. 117ff.

Insbesondere erwähnt Kriz Deutschlands Nachbarland Österreich, in dem die Debatte um die Wissenschaftlichkeit der Psychotherapie bzw. der einzelnen Methoden im selben Zeitraum nicht derart hitzig verlief. Grund hierfür ist die staatliche Anerkennung von vielen verschiedenen psychotherapeutischen Schulen und die gesetzliche Verankerung des Postulats, dass Psychotherapie eine Wissenschaft sei. Hinzu kommt die Etablierung universitärer Studiengänge, in denen die Psychotherapie wissenschaftlich fundiert erlernt werden konnte. Neben der Sigmund-Freud-Privatuniversität mit ihrem Vollstudium Psychotherapiewissenschaft entstanden weitere Kooperationen zwischen psychotherapeutischen Ausbildungsvereinen und Universitäten wie der Donau-Universität Krems, der Universität Wien oder der Bertha von Suttner Privatuniversität. Diese Entwicklung ging jedoch nicht über Nacht, sondern war ein längerer Prozess, der gegenwärtig (2023) aufgrund der geplanten Reform des Psychotherapiegesetzes wieder vermehrt Gesprächsstoff innerhalb der Community ist.

In der Schweiz gab es Anfang der 2010er-Jahre indes noch kein Psychotherapiegesetz – ein solches wurde erst 2013 verabschiedet, enthielt aber keinen Hinweis auf die Wissenschaftlichkeit der Psychotherapie. Diese war jedoch aufgrund der Formulierungen der Schweizer Charta für Psychotherapie weitgehend anerkannt. Im Jahr 2011 wurde zudem das Journal *Psychotherapie Forum* als *Psychotherapie-Wissenschaft* neu gegründet und von der Charta herausgegeben. In diesem Journal verdichtete sich die Diskussion um die Wissenschaftlichkeit der Psychotherapie sowie die Art und Form einer etwaigen Psychotherapiewissenschaft in den letzten zehn Jahren von 2013 bis 2023. 2015 erschien die erste Ausgabe zum Thema Psychotherapiewissenschaft. Theodor Itten (*1952) verfasste das Editorial und attestiert der Psychotherapie, seit dem Jahr 2000 auf dem Weg zu einer eigenständigen Wissenschaft als Psychotherapiewissenschaft zu sein. Zur PTW leisteten die Psychologie, die Psychiatrie, die Neurologie, die Theologie, die Philosophie, die Sozialwissenschaften und nicht zuletzt die Künste jeweils einen bedeutenden Beitrag.[359] Der Umkehrschluss aus Ittens Aussage bedeutet, dass die Psychotherapie auf dem Weg zu einer PTW sei, aber eben noch nicht angekommen. Innerhalb der Ausgabe befassen sich einige Autor*innen mit unterschiedlichen psychotherapiewissenschaftlichen Themen. In einem Beitrag wird die oben angedeutete österreichische Situation samt ihren Veränderungen thematisiert. Er handelt von Überlegungen, die Psychotherapiewissenschaft als eigenständiges universitäres Direktstudium *Psychotherapiewissenschaft* gesetzlich zu verankern. Die wissenschaftliche Kompetenz der kommenden Generationen von Psychotherapeut*innen solle sicherstellen, dass die Psychotherapie in Zukunft als eigenständige Wissenschaft etabliert werde und bleibe. Auch sei es für die Entwicklung der Psychotherapie wichtig, dass beständig wissenschaftlich gearbeitet und geforscht werde. Existierte ein eigenes Studienfach, würden Studierende und Lehrende verstärkt wissenschaftlich arbeiten, forschen, publizieren und sich damit am internationalen psychotherapiewissenschaftlichen Diskurs beteiligen, was nicht nur der PTW zugutekomme, sondern auch den einzelnen Metho-

359 Itten 2015b, S. 2f.

den, die nicht immer die Mittel hätten, um eine solche Forschung zu betreiben. Im Direktstudium könne man Forschung und Lehre, Wissenschaft und Profession, little science und big science einander näherbringen und verbinden. Am Ende ihres Textes formulieren die Autor*innen ein Aber:

> „Kritisch ist bei diesem Modell anzumerken, dass das Studium einer allgemeinen Psychotherapie-Wissenschaft nicht die spezifischen metatheoretischen, therapietheoretischen und praxeologischen Grundlagen der einzelnen Fachspezifika abdecken könnte und so zu einer Nivellierung der Theorie führen würde. Eine weitere Alternative der Akademisierung wäre ein hybrides Modell in Form von Kooperationen der fachspezifischen Vereine mit Universitäten. Ziel dabei ist nicht die Assimilierung, sondern die Vernetzung vorhandener Erfahrung und Wissensbestände. Eine Gefahr bei diesem Modell ist, dass die Vernetzung nicht ausreichend gut gelingt und die beteiligten Institutionen in ihrer Weiterentwicklung beeinträchtigt werden.“[360]

In einem anderen Beitrag im Heft stellt Thomas Kesselring (*1948) die Frage, ob Psychotherapie eine Wissenschaft sei, und beantwortet diese klar und eindeutig: Psychotherapie sei eine an dem Heilerfolg orientierte Wissenschaft, welche zu ihrer Nähe zur Philosophie stehe.[361]

Serge Sulz (*1946)[362] argumentiert in seinem Beitrag des Themenhefts dagegen ähnlich wie Buchholz. Er fragt, wie sinnvoll die akademische Lehre der Psychotherapie sein kann. Im Rahmen der Beantwortung zitiert er zahlreiche bedeutende Psychotherapeut*innen und Psychotherapieforscher*innen, welche die Bedeutung von RCT-Studien und anderen Ergebnissen sowie Manualen von „Vollblutwissenschafter*innen“ an Universitäten, die keine oder wenig praktische psychotherapeutische Erfahrung haben, bezweifeln. Die Psychotherapie sei mehr als eine Wissenschaft – eine, die häufig den Natur- und Sozialwissenschaften zugeordnet werde, wobei Sulz betont, dass der geisteswissenschaftliche Anteil nicht übersehen werden dürfe. Psychotherapie sei auch eine Profession, eine Kunst. Eine adäquate Ausbildung dürfe daher nicht nur von Wissenschafter*innen, die zudem häufig reduktionistisch denken und forschen würden, geleitet werden, sondern müsse auch auf die Lehre von erfahrenen Praktiker*innen zurückgreifen. In der Praxis würden standardisierte Manuale und Erkenntnisse von RCT-Studien eine geringe Rolle spielen, eigene (korrektive und/oder Selbst-)Erfahrungen und Praxisberichte eine umso größere. Das Fazit erinnert umso deutlicher an Buchholz:

---

360 Leitner et al. 2015, S. 80.

361 Kesselring 2015, S. 58.

362 Sulz brachte ein Jahr zuvor einen Sammelband heraus, in dem eines seiner Kapitel ebenfalls von der Wissenschaft und der Psychotherapie handelt. Darin führt er einige Positionen namhafter Forscher*innen an, die teilweise für mehr Berücksichtigung von RCT-Studien in der Psychotherapie plädieren, aber überwiegend die Dominanz ebenjener Studien bzw. des dahinterliegenden naturwissenschaftlichen Wissenschaftsverständnisses kritisieren. Er betont, dass Selbsterfahrung, Supervision und praktische Erfahrungen den Therapieerfolg maßgeblich bestimmen. Das Hauptaugenmerk seiner Abhandlung der Psychotherapiewissenschaft liegt auf der Psychotherapieforschung. Siehe Sulz, S. 196ff.

„Während noch die Kämpfe zwischen purer Wissenschaft und purer Kunst weitergehen, hat sich eine Task Force der APA gebildet, deren Ziel die Integration ist. Ziel ist auch eine echte Kooperation, ohne Führungsanspruch der Wissenschaft. Es ist aber noch lange nicht gelungen, Wissenschaftler und praktizierende Psychotherapeuten an einen Tisch zu bringen, wo sie einander wirklich zuhören, ihre großen Vorurteile abbauen, gegenseitiges Verständnis und Wertschätzung aufbauen und es schließlich wichtig und lohnenswert finden, ständig Austausch und Kooperation zu pflegen."[363]

Den Abschluss des Themenhefts bildet ein Kommentar von Volker Tschuschke (*1947). Darin geht er auf die beiden zentralen Themen des Hefts im Kontext der Psychotherapiewissenschaft ein: auf die Forschung inklusive einer weiteren Kritik an praxisfernen RCT-Studien und Manualen sowie auf die universitäre Ausbildung im Rahmen eines Studiums Psychotherapiewissenschaft. Zum Wissenschaftscharakter meint er, die Psychotherapie sei deutlich komplexer als die Biochemie oder die Zellforschung. Das medizinische evidenzbasierte Modell mit den RCTs sei ungeeignet, um dem komplexen Gegenstand Psychotherapie gerecht zu werden. Will die Psychotherapie jedoch gesellschaftliche Anerkennung und Kassenverträge, müsse sie sich dem Diktat unterordnen. Sie dürfe aber nicht ihren Charakter verlieren und müsse ihren Gegenstandsbereich wissenschaftlich angemessen vertreten. Das bedeutet, dass anstatt des medizinischen Modells das Kontext-Modell[364] anzuwenden sei. Dies sei deutlich komplexer als das medizinische, weshalb man logischerweise nur von einer Psychotherapiewissenschaft sprechen könne. Alles andere wäre unpassend. Wichtig sei es überdies, Forschungsresultate in die Praxis umzusetzen, was an der Sigmund-Freud-Privatuniversität in Wien geschehe.[365] Und weiter:

„Wir sollten in der Psychotherapiewissenschaft heute lernen und lehren zu differenzieren und sollten die zukünftigen Psychotherapeuten auf beides vorbereiten, unideologisch: hie mehr Verhaltenstherapie, dort mehr Tiefen- oder Humanistische oder Systemische Therapie, oder auch andere psychotherapeutischen Formate wie z. B. kreative und körperbezogene. Die einen Patienten benötigen oder sind eher geeignet für das eine, die anderen eher für das andere Denken oder Empfinden. Und bei jeder Richtung sollte auch die Geeignetheit für eine grundsätzlich psychotherapeutisch orientierte Arbeit gegenüber einer eher strukturierenden, coachenden Arbeit abgewogen werden. Psychotherapiewissenschaften als etwas Eigenständiges. Zusätzlich als Bereicherung für die Medizin und die Gesellschaft. Dorthin muss es gehen. Wenn verschiedene Schulen doch mehr voneinander lernen würden. Ja, es muss vor allem um die Überwindung der Ideologien gehen, die sind vorwissenschaftlich, entzweien die Psychotherapie-Profession, tragen zur schlechten Außendarstellung bei und lassen sich noch nicht einmal wissenschaftlich belegen. Nur so wird eine eigenständige Identität der Psychotherapie entstehen können."[366]

363 Sulz 2015, S. 72.

364 Das von Wampold und Mitarbeitern entwickelte Kontext-Modell versteht Psychotherapie als sozial eingebettete Heilpraxis. In die Forschung werden deshalb der Kontext, innerhalb dessen Therapie geschieht, sowie soziale Faktoren, die Interaktionen zwischen Patient*innen und Therapeut*innen und die Allianz sowie die Kompetenz der Therapeut*innen einbezogen. Siehe auch Wampold und Imel 2018.

365 Tschuschke 2015, S. 98.

366 Tschuschke 2015, S. 99.

Ein Jahr nach dem PTW-Themenheft publizierte Erismann einen Artikel über wissenschaftstheoretische Überlegungen zur Psychotherapiewissenschaft. Darin postuliert er, dass Wissenschaftlichkeit durch einen hohen Grad an methodischer Reflektiertheit ausgezeichnet sei – also durch das kritische Reflektieren der eigenen Grundlagen, Annahmen, Begrifflichkeiten, Methoden, Theoriebildungsprozesse, Erkenntnisdarstellungen und dergleichen mehr. Dies setze voraus, dass die Wissenschafter*innen bereit sind, selbstkritisch sowie offen für Veränderungen und gegebenenfalls für eine Anpassung ihrer Erkenntnispraxen oder Begrifflichkeiten zu sein. Erismann meint, gerade die Psychotherapiewissenschaft sei für die methodologische Reflexion im Besonderen geeignet, weil die Psychotherapie in der Praxis im Wesentlichen eine Verbindung zwischen therapeutischem Geschehen, Reflexion auf jenes Geschehen sowie Selbstreflexion sei. Ebenso wie Psychotherapeut*innen in der Praxis eine Distanz zum Prozess einnehmen und diesen reflektieren würden, so würden sie als Psychotherapiewissenschafter*innen eine Distanz zu ihren Grundannahmen und Methoden einnehmen und diese reflektieren. Um ein psychotherapiewissenschaftliches Paradigma zu entwickeln, eine PTW-Wissenschaftstheorie, sei es deshalb erforderlich, dass die Psychotherapeut*innen der verschiedenen Schulen ihre spezifischen wissenschaftlichen Grundlagen, Theoriebildungsprozesse und Grundbegriffe reflektieren und diese theoretischen wie methodischen Strukturen offenlegen. Nur so könne in einem umfangreichen Austausch eine gemeinsame schulenübergreifende psychotherapeutische Wissenschaftstheorie entwickelt werden.

> „Die Entwicklung einer Wissenschaftstheorie für die Psychotherapiewissenschaft, die deren Grad an Methodizität erhöht, ist also nicht Aufgabe einer außenstehenden, allgemeinen Wissenschaftstheorie oder Wissenschaftsphilosophie, sondern der Psychotherapiewissenschaft selbst, die dadurch zu einem reflektierteren Selbstverständnis gelangt, das im Hinblick auf ihre wissenschaftliche Anerkennung als eigenständige Disziplin grundlegend ist.“[367]

In derselben Ausgabe befindet sich ein weiterer Artikel, in dem die Psychotherapiewissenschaft im Kontext der Psychotherapieforschung abgehandelt wird. Psychotherapie als Wissenschaft wird darin in Anlehnung an Fischer und andere Autor*innen als eigenständige Disziplin verstanden. Um ihren Status als Wissenschaft zu festigen, müsse auch die Psychotherapieforschung wissenschaftlichen Kriterien genügen. Neben der klinischen Relevanz werden hier die intersubjektive Nachprüfbarkeit der Ergebnisse, das systematische Vorgehen am Erkenntnisweg sowie die argumentative Absicherung genannt. Hieraus zeige sich, dass nicht nur RCTs einen Anspruch auf wissenschaftliche Forschung stellen können, sondern auch systematische Fallanalysen und andere qualitative Designs.[368]

Einige Jahre später, konkret 2019 und 2020, erschienen weitere Themenausgaben der Zeitschrift Psychotherapie-Wissenschaft, in denen das Konzept PTW diskutiert wird. Abermals ist Erismann mit einem Text vertreten, in dem er die Reflexion der Psycho-

---

367 Erismann 2016, S. 14.
368 Petry 2016, S. 25f.

therapie, die sie grundsätzlich von den Schwesterdisziplinen Psychologie und Psychiatrie unterscheide, als bedeutendes Kriterium für eine Psychotherapiewissenschaft hervorhebt. Durch Reflexion und Abstraktion von individuellem psychotherapeutischen Beziehungsgeschehen würden Theorien gebildet. Im Gegensatz dazu würden die anderen beiden Disziplinen naturwissenschaftlich-distanziert forschen. Die PTW gehe jedoch darüber hinaus und integriere verschiedene Erkenntnisse aus diversen Disziplinen der Natur-, Kultur- und Geisteswissenschaften.

> „Fazit: Es gibt meines Erachtens keinen Grund, der Psychotherapiewissenschaft einen anderen wissenschaftlichen Status zuzuschreiben als der Medizin, die ihr Wissen vorwiegend aus anderen wissenschaftlichen Disziplinen – insbesondere den naturwissenschaftlichen – bezieht und anwendet. Medizin und Psychotherapiewissenschaft sind beide angewandte Wissenschaften von Heilverfahren, deren Absicht die Förderung körperlicher und seelischer Gesundheit ist. Das Spektrum der Wissenschaften, aus denen die Psychotherapiewissenschaft ihr Wissen bezieht, ist aber ein anderes als dasjenige der Medizin oder der Psychiatrie. Die Medizin betrifft zunächst das Leibliche von Lebewesen, die Psychiatrie als Teilgebiet der Medizin und die Psychotherapiewissenschaft betreffen den Menschen in seiner seelisch-leiblichen Ganzheit, allerdings aus unterschiedlichen Perspektiven und mittels unterschiedlicher Methoden. Ein Charakteristikum von Wissenschaft ist die Wissensgenerierung. […] In der Psychotherapiewissenschaft ist der gemeinsame, dialogische Reflexionsprozess von PatientIn und TherapeutIn Ort des therapeutischen Heilens und der Wissensgenerierung. Die Methode der Reflexion macht die Eigenständigkeit und Wissenschaftlichkeit der Psychotherapiewissenschaft aus."[369]

Nach Erismann ist also die psychotherapeutische Reflexion der Grund für die Eigenständigkeit der Psychotherapiewissenschaft. Anhand der Formulierungen lässt sich zudem schlussfolgern, dass Erismann, obwohl er Fischer mehrfach und ausführlich zitiert, im Gegensatz zu diesem davon ausgeht, dass die Psychotherapie nicht erst auf dem Weg zu einer PTW, sondern bereits als solche etabliert ist.

In derselben Ausgabe hat auch beispielsweise Kriz einen weiteren Beitrag veröffentlicht, in dem er, wie bereits in den 20 Jahren zuvor, die Vorherrschaft der RCT-Forschung sowie die Form der Wissenschaftlichkeitsüberprüfungen kritisiert.[370] Im darauffolgenden Heft formulieren Rieken und Omar Gelo (*1975) einige Überlegungen zur Sonderstellung der Psychotherapiewissenschaft und unterscheiden grundlegend zwischen den nomothetischen Naturwissenschaften und den idiografischen Geisteswissenschaften. Erstere versuchten, durch Beobachtungen und Experimente aus einer Vielzahl von Daten Gesetzmäßigkeiten zu erlangen, Zweitere dagegen, Einzelfälle möglichst tiefgreifend zu erforschen, um anschließend herauszuarbeiten, was das Allgemeine im Besonderen sein könnte. In der PTW müssten, so die Autoren, beide Ansätze Platz haben. Wichtig sei ein Dialog zwischen Befürworter*innen beider Herangehensweisen, um ein gegenseitiges Verständnis zu erlangen und zu vertiefen.[371]

---

369 Erismann 2019, S. 16.
370 Kriz 2019.
371 Rieken und Gelo 2020, S. 14f.

Rieken ist Professor für Psychotherapiewissenschaft an der Sigmund-Freud-Privatuniversität und hat nicht nur in der hier angeführten Zeitschrift über PTW geschrieben, sondern auch in anderen Publikationsorganen. Darüber hinaus gibt er eine Buchreihe heraus, die den Begriff im Titel trägt: *Psychotherapiewissenschaft in Forschung, Profession und Kultur*. Neben den Beiträgen in der Zeitschrift Psychotherapie-Wissenschaft besteht eine weitere Linie von Texten über die Wissenschaft Psychotherapie, die von Mitwirkenden der SFU verfasst wurden. 2012 veröffentlicht der Kanzler der Universität beispielsweise einen Artikel in einer slowenischen Zeitschrift über Psychotherapiewissenschaft. Darin postuliert er, dass Psychotherapiewissenschaft von der Wissenschaft Psychotherapie oder der wissenschaftlichen Psychotherapie unterschieden werden müsse, jedoch nicht, nach welchen Kriterien dies zu geschehen habe. Er zitiert hier bereits erwähnte Beiträge von Kriz sowie Buchholz und bezieht sich auf Fischers Konzept einer Psychotherapiewissenschaft, betont aber im Resümee, dass es derzeit kein Konzept einer PTW gebe, die alle Formen von Psychotherapie berücksichtige und repräsentiere. Dennoch konstatiert der Autor, dass die Psychotherapie alle typischen Merkmale einer wissenschaftlichen Tätigkeit enthalte: Forschung, universitäre Lehre, Publikationssysteme nach aktuellen wissenschaftlichen Standards oder Kongresse.

> „From this perspective, psychotherapy can be said to be another science among many. [...] In view of this, it may be stated that Psychotherapy Science has already cautiously established itself, since regular Psychotherapy Science study courses are offered at universities and since institutes and chairs for Psychotherapy Science are found in Vienna and Paris and soon in Ljubljana as well."[372]

Obwohl er also meinte, dass es kein Konzept einer Psychotherapiewissenschaft gebe, habe sie sich dennoch langsam etabliert, weil Studiengänge und Professuren für Psychotherapiewissenschaft existierten. Derselbe Autor, gemeint ist der SFU-Kanzler Laubreuter, veröffentlichte auch einen Beitrag im Sammelband *Universitäres Psychotherapiestudium*. Darin zieht er eine klare Grenze zwischen der Psychotherapie als Profession – Psychotherapie – und der Psychotherapie als Wissenschaft (Psychotherapiewissenschaft). Mit Blick auf die PTW wiederholt der Autor die Argumente seines früheren Artikels und hebt hervor, dass die Eigenständigkeit der Psychotherapie als Wissenschaft aufgrund spezifischer Formen und Inhalte der Wissensproduktion längst gegeben sei, jedoch noch nicht im Sinne einer disziplinspezifischen universitären Ausbildung. In den meisten Ländern gebe es nämlich noch kein Direktstudium Psychotherapie. Nach der Gesetzesnovelle in Deutschland und der geplanten Änderung in Österreich sollte dieser Missstand jedoch zumindest teilweise behoben werden.[373] Pritz, Rektor der SFU, Herausgeber der Sammelbände von 1996 sowie 2020, äußert sich in seinem Text anders:

> „Dass die Psychotherapiewissenschaft eine Zukunft haben würde, wussten wir 2003 natürlich nicht. [...] 2005 kam es zur Akkreditierung der Sigmund Freud Privatuniversität. [...] Weitere psychotherapiewissenschaftliche Studiengänge sollten im Laufe der Jahre [...] entstehen. [...] Besonders hervorzuheben ist die Gesetzeswerdung in Deutschland:

---

372 Laubreuter 2012, S. 16.
373 Laubreuter 2020, S. 30ff.

geplant ist ein Psychotherapiestudium als Regelstudium an allen Universitäten in Deutschland, das sich unverkennbar an unserem Pionierprojekt orientiert. Damit kann die Psychotherapiewissenschaft wohl als im akademischen Feld, in der Forschung als auch in der Praxis der Psychotherapie als etabliert gelten.“[374]

In einem anderen Beitrag, den Pritz gemeinsam mit Gelo verfasste, skizzieren die beiden zwei Positionen im Bereich der PTW: Einerseits jene dominantere Gruppe, die nach einem Einheitsparadigma strebt (Monist*innen), andererseits die konträre Position, nach der die Pluralität der PTW respektiert und erhalten werden sollte (Pluralist*innen). Die beiden Autoren vertreten die zweitere Position, konkret einen dialogischen Pluralismus. Dieser soll entgegen der monistischen Entweder-oder-Debatte zwischen quantitativen und qualitativen Methoden in der PTW für einen Dialog und eine Sowohl-als-auch-Position einstehen, was dazu beitragen soll, die Komplexität der Paradigmenpluralität der Psychotherapie adäquater zu erfassen.

> „In summary, dialogical pluralism represents a stance where the differences between scientific paradigms can be both protected and promoted within a self-reflecting context valuing otherness and alterity as a resource. Its features cannot be fully realized, but they represent an ideal towards which we should continuously strive. We firmly believe that adopting such a dialogical pluralistic stance may be beneficial for a further development of the field of psychotherapy science in the direction of an enhanced mutual sharing, understanding, and influence between research communities.“[375]

Einfacher drückt es Rieken im darauffolgenden Buchkapitel aus, in dem er seine Position, die er bereits in anderen Texten eingenommen hat, wiederholt und meint, dass Psychotherapiewissenschaft sowohl nomothetisch als auch idiographisch Elemente enthalte, darüber hinaus aber auch künstlerische sowie solche der Selbsterfahrung.[376] Auch Jandl formuliert einige Worte zur Psychotherapiewissenschaft im selben Buch, die bereits ausführlich in Kapitel 2.2 zitiert wurden – ebenso einige weitere Autor*innen. Sie alle, ebenso die Autor*innen der Beiträge ab 2015 in der Zeitschrift „Psychotherapie-Wissenschaft“, stellen den Status der Psychotherapie als Wissenschaft nicht infrage. Sie gehen vielmehr selbstverständlich davon aus, dass Psychotherapie eine Wissenschaft ist, wenngleich die Zugänge und Details zum Teil erheblich voneinander abweichen. Die Vielfalt der Positionen, die noch im 1996 erschienenen Sammelband vertreten ist, wich einem Bekenntnis zur Wissenschaft Psychotherapie. Viele der theoretischen Positionen bekräftigen zudem, dass die Psychotherapie eine Profession sei und als Wissenschaft zudem pluralistisch sein müsse, hermeneutisch, natur- und geisteswissenschaftlich, kultur-, sozial- und humanwissenschaftlich ebenfalls; dass sie qualitative und quantitative Forschungsmethoden enthalte, dass sie kontextuell sei und dass sie Anleihen aus Nachbardisziplinen wie der Psychologie, der Psychiatrie, der Neurobiologie, der Theologie, der Soziologie, der Ethnologie und nicht zuletzt der Philosophie enthalte; dass sie eine praxisnahe Reflexionswissenschaft sei, die auf Heilung aus ist, dass sie Selbster-

374 Pritz 2020, S. 27.
375 Gelo und Pritz 2020, S. 79.
376 Rieken 2020, S. 101f.

fahrungsanteile enthalte und zudem Aspekte der Künste. Dass sie auf Kommunikation basiere, auf Interaktion, auf Dialog und Subjektivität; dass sie heile, während sie forsche, und forsche, während sie heile, auf RCTs und Fallstudien aufbaue und nicht weniger auf eine entsprechende Vermittlung von praktischen Fertigkeiten sowie wissenschaftlichen Erkenntnissen; dass sie als universitäres Studium institutionell etabliert sein müsse und zugleich in den Ausbildungseinrichtungen verankert. Und in jedem Fall sei es vorteilhaft, wenn zukünftige Psychotherapeut*innen auch die Identität als Psychotherapiewissenschafter*innen entwickeln, denn nur so könne die PTW als Wissenschaft Psychotherapie fortbestehen.

Während also die Gesetzgebung im deutschen Sprachraum in den 2020er-Jahren zunehmend die Eigenständigkeit und Wissenschaftlichkeit der Psychotherapie bestätigt, gehen die Kritiken an einer naturwissenschaftlichen Vormachtstellung und an den Wissenschaftlichkeitsprüfungen etwas zurück. Zugleich kommen neue Positionen der Integration vermehrt auf, welche nicht mehr eine Seite in den Fokus stellen und vor der anderen warnen, sondern ein Nebeneinander von quantitativen und qualitativen Methoden sowie von Natur- und Geisteswissenschaften innerhalb der Psychotherapiewissenschaft im weiteren Sinn propagieren. Zugleich intensiviert sich im selben Zeitraum die Debatte um die Psychotherapiewissenschaft im engeren Sinn. Doch auch diese beginnt bereits vor 30 Jahren.

3.4 Die Geschichte der PTW im engeren Sinn

Im Jahr 1990 veröffentlichte Friedrich Wallner seinen programmatischen Text über den Konstruktiven Realismus (CR), der 1992 in der dritten, und bis heute aktuellen, Revision erschien. Darin erläutert er seine wissenschaftstheoretische Position, in deren Zentrum Mikrowelten von wissenschaftlichen Disziplinen stehen, innerhalb derer die jeweiligen Wissenschaften Wissen produzieren. Dieses gilt innerhalb jener Mikrowelt, jedoch nicht zwangsläufig in anderen. Die Schlussfolgerung lautet, dass Wissen und Wahrheit innerhalb der Konstruktionen gelten, also innerhalb der disziplinspezifischen Mikrowelten, aber dennoch relativ sind, weil in anderen Mikrowelten, welche die gleiche Wirklichkeit erforschen, anderes Wissen und andere Wahrheiten existieren.[377] Eine solche Wissenschaftstheorie erscheint geradezu prädestiniert für das multidisziplinäre Feld der Psychotherapieschulen und es dauert nicht lange, bis Wallners Konzept in diesem Bereich ankommt.

Die ersten beiden Autoren, welche in der Mitte der 1990er-Jahre die externe wissenschaftstheoretische Position des CR auf die Psychotherapie anwenden, sind Thomas Slunecko und Erwin Parfy (*1964). Letzterer verfasste 1995 einen Fachartikel über die wissenschaftstheoretischen Grundlagen der Psychotherapie.[378] Darin kritisiert er mit

377 Wallner 1992.
378 Parfy 1995.

einem Blick auf Grawes Buch aus dem Jahr 1994 das naturwissenschaftliche Ideal der positivistischen Forschung, das über die klinische Psychologie als vermeintliche Leitwissenschaft der Psychotherapie in die Letztere übertragen worden sei. Jedoch werde jenes Leitbild zunehmend verworfen, weshalb eine alternative wissenschaftstheoretische Grundlage benötigt werde. An dieser Stelle bringt Parfy den Konstruktiven Realismus Wallners ein. Psychotherapeut*innen würden demnach in einem spezifischen kulturellen Milieu sozialisiert und erlernten jeweils eigene gedankliche Problemlösestrategien, welche als unreflektierte Hintergründe die Herangehensweisen an einen Forschungsgegenstand und somit auch die Forschungsmethoden prägten. Mit zunehmender Expertise würden die Methoden verfeinert sowie Theorien entwickelt, welche die Daten in möglichst homogenen Kausalzusammenhängen erklärten. Es wäre nun ein Fehler, würde man behaupten, die Daten und Theorien seien universell, denn dann würde die Abhängigkeit der Daten von den Methoden missachtet. Vielmehr existierten zahllose weitere Möglichkeiten, dieselben Gegenstände mit anderen Methoden zu untersuchen und dabei sowohl unterschiedliche Daten als auch Theorien zu erlangen. Gerieten zwei solcher Zugänge zu einem Gegenstand aneinander, würden rasch Abwertung der anderen Seite, dogmatische Verherrlichung des eigenen Zugangs und Abschottungstendenzen auftreten. Dies sei, so Parfy, die Situation, in der sich die vielen psychotherapeutischen Schulen in den 1990er-Jahren befinden würden. Die Lösung sei nun einerseits das Aufklären über jenen Umstand, andererseits das Rückführen der Methoden auf eine erkenntnistheoretische Ebene. Hier bringt der Autor Wallners Methode der Verfremdung ein, also das Entnehmen eines Teils eines psychotherapeutischen Theoriengebäudes und das Einsetzen desselben in einer bedeutungsähnlichen Position eines anderen Theoriengebäudes. Der daraus entstehende Widerspruch solle jedoch nicht sofort in Kritik oder Vorwürfen der Fehlerhaftigkeit eines der Theoriengebäude münden, sondern vielmehr in einen konstruktiven Diskurs über inhaltliche Charakteristiken und mögliche Anreicherungen. Parfy geht darüber hinaus auf die konkrete therapeutische Situation ein, denn ein solcher Kontextwechsel sei auch in der Interaktion zwischen Psychotherapeut*in und Patient*in anwendbar.

> „Was ist nun der Gewinn dieses Verfahrens? Wir können damit die Trias Klient-Therapeut-Theorie mit einer für alle beteiligten Sequenzen gleichermaßen verwendbaren Struktur durchziehen, welche zunächst unabhängig von der einmaligen Konstellation Therapieschule-Therapeutenpersönlichkeit-Klientenproblem beliebig viele Ansatzunkte für eine nachfolgende Reflexion liefern kann.“[379]

Ein Jahr darauf veröffentlichte Parfy einen weiteren, ausführlicheren Fachartikel in derselben Zeitschrift, in der er die wesentlichen Punkte noch einmal aufgreift, aber auch maßgeblich erweitert. So führt er mehrere Möglichkeiten von Metamodellen heran, welche oberhalb der einzelnen psychotherapeutischen Schulen stehen, wie Grawes Allgemeine Psychotherapie oder andere Herangehensweisen, welche fordern, dass alle Psychotherapieschulen ihre Theorien in einer bestimmten Einheitssprache umformulie-

379 Parfy 1995, S. 46.

ren, um schließlich in einer Differenziellen Psychotherapie eingeordnet zu werden. Jedenfalls werde häufig übersehen, dass solche Metamodelle im Grunde lediglich eine neue Variante, eine neue Theorienwirklichkeit hervorbringen, die schließlich selbst zu einer Schule von vielen werde. Neben der Verfremdung, dem Kontextwechsel, führt Parfy zudem einen weiteren methodischen Schritt ein: die Integration.

Seine Methodik basiert auf drei Schritten: Erstens wird die Anschlussfähigkeit eines Theorieteils geprüft. Dabei komme es darauf an, ob ein Theorieteil aus einer Schule überhaupt in eine andere Schule integriert werden könnte, ohne dabei auf unüberwindbare Widersprüche zu stoßen. Dazu müsse nicht nur die theoretische Struktur kompatibel sein, sondern auch die persönliche Kompetenz des/der Therapeuten/Therapeutin, die therapiepraktischen Konsequenzen sowie die Passung der im Prozess realisierten Teiltheorie zum/zur Klienten/Klientin. In der anschließenden Verfremdung werde dann ersichtlich, wie kompatibel der Theorieteil mit dem neuen Kontext ist. Widersprüche treten zwangsläufig auf, doch könne man die impliziten Grundannahmen, welche durch den Kontextwechsel offensichtlich werden, in manchen Fällen durch kompatible Grundannahmen ersetzen. Als Beispiel führt Parfy die Theorie der Abwehrmechanismen der klassischen Psychoanalyse an. Jene ruht auf der Grundlage der Triebtheorie. Möchte man das Konzept der Abwehrmechanismen in die Kognitive Verhaltenstherapie integrieren, so würde die Grundannahme der Triebtheorie nicht in das Theoriengebäude der KVT passen. Ersetze man jedoch die Triebtheorie durch die Stresstheorie, konkret die Abwehr von Triebimpulsen durch die Abwehr von Stressimpulsen, dann könne die Integration gelingen. Hierzu muss jedoch eine Strukturanpassung erfolgen. Parfy schildert am Beispiel der Abwehrmechanismen die ausführliche Beschreibung der Theorie, wobei er eine verhaltenstherapeutische Sprache verwendet. Die so umformulierte Teiltheorie könne nun in die KVT implementiert werden und müsse sich anschließend innerhalb der neuen Disziplin sowie ihres jeweiligen Methode-Gegenstand-Zirkels bewähren. Die Integration sei dann erfolgreich gewesen, wenn die ergänzte KVT mit der neuen Theorie mehr erklären könne als ohne sie und wenn sie in der Praxis entsprechend erfolgreich angewendet werde.[380]

Parfy thematisiert zwar nicht explizit die Wissenschaftlichkeit der Psychotherapie, setzt eine solche jedoch implizit voraus, wenn er die wissenschaftstheoretischen Grundlagen der Psychotherapie in den Fokus setzt und den Konstruktiven Realismus – eine reine Wissenschaftstheorie – auf sie anwendet.

Slunecko publizierte in den 1990er-Jahren mehrere Texte zum selben Thema,[381] also zur Verbindung von Psychotherapie und dem Konstruktiven Realismus, die sich in den Inhalten teilweise deutlich überschneiden. Darunter sind neben Fachartikeln beispielsweise eine Monografie, die aus seiner Dissertationsschrift hervorging, sowie das bereits behandelte Buchkapitel im Sammelband von Pritz[382]. Darin betont er, dass er zwei ge-

380 Parfy 1996, S. 86ff.

381 Slunecko 1996a; 1996b; 1997a; 1997b; 1999.

382 Das Buchkapitel wurde, ebenso wie jenes von Wallner, bereits im vorherigen Kapitel abgehandelt, weil es nicht nur die Psychotherapiewissenschaft im engeren Sinn behandelt,

genläufige Strömungen im Bereich der Psychotherapie verortet hat: einerseits die öffnenden Prozesse der Differenzierung sowie Diversifizierung, andererseits die schließenden Prozesse der Vereinheitlichung. Nach Slunecko dominiere die Strömung der Vereinheitlichung den Psychotherapiediskurs, weil zum einen die geld- und machtgetriebene Debatte um die Wirksamkeiten und Wissenschaftlichkeiten anstatt der inhaltlichen Analysen vorherrsche, zum anderen das wissenschaftstheoretische Phantasma der Einheit, nachdem ein einheitlicher und widerspruchsfreier Wissensstand vorherrschen solle. Die Psychotherapie sei jedoch, so der Autor, ein multidisziplinäres und multiparadigmatisches Gebilde, was von manchen als Zeichen fehlender Wissenschaftlichkeit gedeutet werde. Seit den 1980er-Jahren gebe es hier einen Gegentrend zur Integration innerhalb des Feldes der Psychotherapie. Viele solcher Ansätze seien jedoch anfällig für den Anspruch der Vereinheitlichung, stehen also auf der schließenden Seite. Slunecko unterscheidet hier zwischen mehreren Gruppen von Ansätzen: der theoretischen Integration, den Gemeinsamkeiten, dem Eklektizismus und dem Rückgriff auf Autoritäten außerhalb der Psychotherapie.

In der theoretischen Integration werde versucht, die fehlende Einheit durch eine Supertheorie herzustellen, welche die Theorien bestehender Modelle vereint. Der Autor nennt hier unter anderem Parfy als Beispiel für eine solche Integration von Psychoanalyse und Kognitiver Verhaltenstherapie. Im Endeffekt seien solche Bemühungen aber nicht in ein Stadium gelangt, in dem eine brauchbare Metatheorie die grundlegend unterschiedlichen Theorien vereinigen hätte können. Mit dem Wort Gemeinsamkeiten meint Slunecko Bemühungen, in verschiedenen Schulen Gemeinsames zu finden. Als Beispiel führt er hier die allgemeinen Wirkfaktoren Grawes an, die zu einem vereinheitlichenden (und damit schließenden) Modell geführt hätten. Der allgemeine Einwand gegen jenen Ansatz laute, dass durch die Überlagerung verschiedener therapeutischer Modelle deren schillernde Vielfalt zu einem unbedeutenden Mischmasch verschwimmt. Außerdem sei die dahinterliegende Vorstellung der Wirksamkeit oft eindimensional und baue auf Faktoren auf, die sich im Laufe der Therapie verändern könnten. In jedem Fall solle die Hervorhebung gemeinsamer Faktoren nicht dazu führen, dass Faktoren übersehen werden, die für spezifische therapeutische Modelle charakteristisch seien. Vieles lasse sich vermutlich nur aus dem Zusammenspiel verstehen.

Die dritte Gruppe enthält die eklektizistischen Ansätze, welche pragmatischer Natur seien. Hier würde schlicht angewandt, was am besten passen würde, unabhängig vom theoretischen Hintergrund. Um die Kritik zu vermeiden, hier ginge es um eine Art nichtwissenschaftlichen, intuitiven Eklektizismus, den praktizierende Psychotherapeut*innen verwenden, werde häufig der Zusatz systematisch verwendet und auf Ergebnisstudien verwiesen. Problematisch bleibe dennoch die fehlende Theorie bezie-

---

sondern auch die Wissenschaftlichkeit der Psychotherapie. So konnte auch die Diskursbreite der Debatte um die Wissenschaftlichkeit angemessen dargestellt werden. Während aber im vorherigen Kapitel hauptsächlich dargestellt wird, warum und welche (Art von) Wissenschaft Psychotherapie nach Slunecko und Wallner sei, liegt der Fokus in diesem Abschnitt auf der wissenschaftstheoretischen Betrachtung der Psychotherapie *von außen.*

hungsweise die reduktionistische Orientierung am Erfolg, denn dadurch geht das eigentliche Wesen der therapeutischen Praxis verloren. Die letzte Gruppe, der Rückgriff auf Autoritäten, meint das Aussetzen integrativer und metatheoretischer Debatten innerhalb der Psychotherapie und das Anlehnen an eine klare Leitwissenschaft wie der Klinischen Psychologie, der Entwicklungspsychologie, der Medizin oder beispielsweise der Systemtheorie. Ein solcher Weg muss nicht zwangsläufig direkt erkennbar beschritten werden, oftmals erhalte man eine solche metadisziplinäre Orientierung über die Hintertür der angewandten Forschungsmethoden oder des Diagnosesystems.[383]

Neben den Gegensätzen der öffnenden und schließenden Prozesse verortet Slunecko ein weiteres Gegensatzpaar in der Charakterisierung der Wissenschaft Psychotherapie entweder als nomothetisch oder als ideographisch. Er plädiert für die Überwindung des Entweder-oder und postuliert, die empirische Wirklichkeit sei stets Sowohl-als-auch. Ideographische Methoden würden allerdings dem Gegenstand der Psychotherapie etwas gerechter als nomothetische. Er schlägt weiters vor, ideographisch durch autopoietisch zu ersetzen. Die nomothetische Wirklichkeit verlange eine Theorie, die in der Lage ist, die wichtigen Beziehungen zwischen den relevanten Elementen zu erfassen und diese Beziehungen in eine konsistente Beschreibung der Wirklichkeit umzusetzen. Kernmerkmale des autopoietischen Weltbilds seien dagegen die Selbstorganisation, die Selbststeuerung, die Auswahl von Alternativen, die Interferenz, die Eigendynamik, die Heterogenität, die Mehrdeutigkeit, die Historizität, die offene Zukunft und die Überzeugung, dass das Allgemeine und das Besondere nicht ident sind. Psychotherapie sei ebendies: ein kontinuierlicher Prozess der Entwicklung und Diversifizierung mit offener Zukunft.[384]

Da die Psychotherapie aufgrund der Überschneidung von Subjekt und Objekt sowie des doppelten Zugangs über Theorie und Alltagsbewusstsein das Paradebeispiel einer selbstreflexiven Theorie darstelle, sei die fortschreitende Diversifizierung kein Indiz für einen unausgereiften oder präparadigmatischen Status, sondern schlichtweg unvermeidlich. Ebenso existierten blinde Flecken der psychotherapeutischen Schulen in Bezug auf die Bereitschaft zur Reflexion ihrer eigenen Theorien und Praktiken. Solche Unzulänglichkeiten würden sich aus der Natur des Gegenstandes ‚Psyche' bzw. der Form der Institutionalisierung ergeben. Begegnungen zwischen verschiedenen therapeutischen Schulen erforderten daher nicht nur theoretische Kompetenz im eigenen Modell, sondern vor allem reflexive Differenzierung und die Fähigkeit zur Metakommunikation. An jener Stelle bringt Slunecko den Konstruktiven Realismus Wallners ein, der in der Lage sei, die heuristisch unproduktive Fehde zwischen verschiedenen therapeutischen Schulen in einen produktiveren Dialog unter Anerkennung der Unterschiedlichkeit zu verwandeln. Insbesondere bezieht sich der Autor auf die Verfremdung, die auch Parfy in seinen Texten erwähnt. Im Gegensatz zu diesem erläutert Slunecko die Vorzüge der Verfremdung, ihre theoretischen Hintergründe sowie die Möglichkeiten ihrer Anwendung sowohl in schulenspezifischen theoretischen Belangen als auch in der therapeuti-

383 Slunecko 1996b, S. 131ff.; 1997b, S. 221ff.; 1999, S. 128ff.
384 Slunecko 1996a, S. 302ff.; 1996b, S. 138ff.; 1997b, S. 225ff.; 1999, S. 135ff.

schen Praxis. Er stellt sie aber trotz *Fallbeispiel* nicht so praxisnah und methodisch klar wie Parfy vor, wenngleich er auf Parfys Methode des Kontextwechsels verweist.[385] An dieser Stelle soll aus Redundanzgründen auf die detaillierte Darstellung der Verfremdung verzichtet werden. Stattdessen sei auf die philosophische Untersuchung des Ansatzes bei Greiner verwiesen, in dessen Rahmen die Verfremdung ausführlich erläutert wird.

In den darauffolgenden Jahren wurde es ruhiger um die Möglichkeit, mittels wissenschaftstheoretischer Ansätze eine externe reflektierende Perspektive auf das Feld der Psychotherapie einzunehmen.[386] Dies änderte sich erst in der zweiten Hälfte der 2000er-Jahre, als Greiner, damals ein Mitarbeiter Wallners, eine neue Methode entwickelte, die er „Experimentelle Trans-Kontextualisation" nannte, in welcher das Konzept der Verfremdung erstmals für die theorienanalytische Forschungspraxis systematisch anwendbar gemacht wurde. Der Name war kaum zufällig im Nahbereich von Parfys Wording, kannte Greiner schließlich seine und Sluneckos Texte. In der ersten Hälfte der 2000er-Jahre veröffentlichte Greiner Schriften über den Konstruktiven Realismus und nahm gelegentlich auf die Psychoanalyse Bezug, die er im Rahmen seines Studiums der psychoanalytischen Pädagogik kennenlernte. Spätestens ab 2005 nahm sie eine zentralere Stellung in seinen Texten ein. Er argumentiert, dass die Psychoanalyse entgegen häufiger Kritik, sie sei nicht wissenschaftlich, aufgrund ihrer multidisziplinären Struktur mit ihren zahlreichen Mikrorealitäten (klassische Psychoanalyse, Neopsychoanalyse, strukturalistische Psychoanalyse und dgl. mehr) aus konstruktiv-realistischer Sicht geradezu eine Vorzeigewissenschaft des 21. Jahrhunderts darstelle. Der Konstruktive Realismus mit seiner wissenschaftstherapeutischen Methode der Verfremdung sei in besonderer Weise geeignet, die impliziten theoretischen Grundlagen der jeweiligen Mikrorealität sichtbar zu machen, wodurch sie reflektiert und verändert werden können.[387] Jene Argumentation lässt sich mühelos von der Psychoanalyse auf die Psychotherapie im Allgemeinen übertragen, was der Autor im darauffolgenden Jahr tat, als er gemeinsam mit Jandl von der Universität Wien zur Sigmund-Freud-Privatuniversität wechselte. In weiteren Publikationen kritisiert er das quantitativ-statistische Paradigma der Psychotherapieforschung und schlägt demgegenüber eine neue qualitative Methode vor, die über den (selbst-)erkenntnistheoretischen und reflexionswissenschaftlichen Pfad des Konstruktiven Realismus führt. Statt einzelne psychoanalytische Theoriegebäude führt er nun verschiedene psychotherapeutische Schulen wie die Gestalttherapie, die Daseinsanalyse, die Systemische Psychotherapie und die Kognitive Verhaltenstherapie an. Der wissenschaftliche Mehrwert jener Methode sei in jedem Fall das Erlangen und Erwei-

385 Slunecko 1996b, S. 145ff.; 1997b, S. 227ff.; 1996a, S. 307ff.; 1999, S. 138ff.

386 Dies lag unter anderem daran, dass sich Slunecko vom Konstruktiven Realismus abgewandt hat, was er im ersten Kapitel seiner Habilitationsschrift mit seiner programmatischen Abkehr vom Subjekt-Objekt-Denken ausführlich begründet. Siehe Slunecko 2008.

387 Greiner 2005, 2007a, 2007b.

tern selbstreflexiven Wissens und damit einhergehend die Förderung des therapeutischen Handlungsfreiraums.[388]

In den folgenden Jahren präzisierte Greiner seine Methode der Trans-Kontextualisation und schuf den Neologismus „Therapieschulendialog", unter dem er seinen Ansatz an der SFU lehrte. 2009 folgte die erste methodische Programmatik des dialogexperimentellen Forschens im Therapieschulendialog,[389] 2010 ein weiterer Beitrag,[390] 2011 ein Grundlagenbuch[391] und 2012 schließlich die umfangreiche Habilitationsschrift Greiners über den Standardisierten Therapieschulendialog. Zu dem Zeitpunkt existierten bereits 14 wissenschaftliche Abschlussarbeiten, in denen die Experimentelle Trans-Kontextualisation praktisch angewandt wurde.[392] Ab 2012 erweiterte Greiner das Methodenprogramm um kreative Verfremdungsansätze und es entstanden Bücher zum Psycho-Text-Puzzle,[393] zum Psycho-Bild-Prozess[394] und zu weiteren Methoden.[395] Neben einigen weiteren Fachartikeln[396] erschien 2013 schließlich das erste Lehrbuch[397], 2020 das zweite[398] und aktuell, im Jahr 2023, das dritte, in dem die Methoden des nunmehr unter dem Namen „Experimentelle Psychotherapiewissenschaft" bekannten Ansatzes Greiners übersichtlich dargestellt werden.[399]

Greiner hat damit den konstruktiv-realistischen wissenschaftstheoretischen Zugang zur Psychotherapie in eine psychotherapiewissenschaftliche Forschungsmethode verwandelt und um weitere, auf demselben grundlegenden Prinzip basierende kreative Methoden erweitert. Die kochrezeptartigen Anleitungen tragen zudem dazu bei, dass die Studierenden der SFU, wo er bis heute lehrt, die Methoden anwenden und reflexives Wissen schaffen. Der Ansatz bzw. die Methoden im Detail sollen hier jedoch nicht vertiefend erörtert werden, stattdessen sei auf das Kapitel 5.4 verwiesen, in dem Greiners Ansatz detailliert beschrieben wird.

Gemeinsam mit Greiner verfassten beispielsweise Jandl oder Burda Texte, die schließlich eigene psychotherapiewissenschaftliche Zugänge im engeren Sinn entwickelten. Außerdem veröffentlichte ein weiterer Autor, gemeint ist Hamid Reza Yousefi (*1967), in Greiners Hauptpublikationsmedien – gemeint sind die Zeitschriften „Psychotherapie-Wissenschaft" und der SFU-Forschungsbulletin – einen PTW-Ansatz zweiter Ordnung. Und nicht zuletzt entwickelte auch der Autor dieser Zeilen, ein Student Greiners, im Jahr 2022 eine auf einem externen wissenschaftstheoretischen Ansatz basierende PTW-Forschungsmethode.

388 Greiner 2008.
389 Greiner 2009.
390 Greiner und Jandl 2010.
391 Greiner 2011.
392 Greiner 2012, S. 261.
393 Greiner und Jandl 2012.
394 Greiner et al. 2013.
395 Greiner und Jandl 2015.
396 Greiner 2013a, 2014, 2015b, 2018b.
397 Greiner 2013b.
398 Greiner 2020a.
399 Greiner 2023.

Der längste gemeinsame Kontakt besteht zwischen Greiner und Jandl, die sich in Wallners Umfeld an der Uni Wien kennenlernten und nicht nur gemeinsam zahlreiche Bücher herausgaben sowie Texte verfassten, sondern auch ein Büro und Lehrveranstaltungen an der SFU teilen. Im Jahr 2020 verfasste Jandl einen Beitrag zum Sammelband „Universitäres Psychotherapiestudium“, in dem er seinen Ansatz vorstellt, den er Psychotherapiewissenschaftliche Philosophie und Ideenkritik nennt. Er zielt auf die philosophischen Grundlagen, auf denen Psychotherapieschulen basieren, vor allem das zugrunde liegende Menschenbild, aber auch Aspekte der Gefühle, der Sprache, des Gedächtnisses oder des Traums sind darin enthalten. Diese Bereiche seien schließlich, so Jandl, nicht erst seit dem Aufkommen der Psychotherapieschulen Gegenstand wissenschaftlicher Abhandlungen, sondern Themen, die seit Langem in der Philosophie behandelt werden. Um die Grundlagen der Psychotherapieschulen vertiefend zu reflektieren, sei es deshalb hilfreich, auf die dahinterliegende Philosophie einzugehen. Über die Psychotherapiewissenschaft im Kontext der Philosophie gibt Jandl an:

> „Die Philosophie der Psychotherapieschulen lässt vermuten, dass Psychotherapiewissenschaft als Ausdifferenzierungsprodukt der Philosophie zu verstehen ist.“[400]

Seit über zehn Jahren kennen auch Greiner und Burda einander. Seit dieser Zeit veröffentlichte Burda mehrere Bücher, Buchkapitel und Fachartikel zum Thema Psychotherapiewissenschaft, in denen er ebenfalls einen eigenen Ansatz entwickelt.[401] Im ersten Band, *Formate der Seele*, legt er am Ende des Buchs seine Position hinsichtlich seines Verständnisses von Psychotherapiewissenschaft offen. Psychotherapiewissenschaft widme sich demnach der kritischen und systematischen Erforschung der Psychotherapie inklusive ihrer historisch-kulturellen Einbettung sowie den Diskursen, welche sich auf die Psychotherapie beziehen. Sie sei gegen jedweden Führungsanspruch, sondern vielmehr pluralistisch und akzeptiere Differenzen. Burda unterscheidet zwischen Theorien erster Ordnung, damit meint er schulenspezifische Theorien und Grundannahmen, und jenen der zweiten Ordnung, womit er auf die Reflexion der jeweiligen Grundlagen verweist. Darüber hinaus unterscheidet er zwischen der besonderen bzw. angewandten Form der PTW, welche Psychotherapie in Theorie und Praxis sowie auf sie Bezug nehmende Diskurse untersucht, und der systematischen bzw. allgemeinen Form der PTW, die eine alle Schulen umfassende erkenntnis- und wissenschaftstheoretische Grundlage bereitstellt. Burda führt darüber hinaus einige Neologismen an. So sagt er beispielsweise, dass die PTW die Psychotherapie phänomediologisch und anthropomediologisch betrachte. Damit ist gemeint, dass die psychotherapiepraktische phänomenologische Perspektive, also das Betrachten des Symptoms oder des Verhaltens, der PTW nicht unmittelbar zugänglich sei, sondern eben nur vermittelt (mediologisch ist abgeleitet von Medium) – das Gleiche gelte für das jeweils einer Schule zugrunde liegende Menschen-

400 Jandl 2020, S. 163.

401 Burda 2012, 2019a, 2019b, 2021, 2013a, 2013b, 2013c.

bild. PTW müsse außerdem nicht nur die erkenntnis- und wissenschaftstheoretischen Grundlagen der Therapietheorien reflektieren, sondern ebenso die eigenen.[402]

> „Lässt sich PT als Phänomediologie des Heilens und Forschens verstehen, dann ist PTW eine Phänomediologie dieser Phänomediologie und als solche eine Metatheorie mit einem eigenen erkenntnistheoretischen und ontologischen Hintergrund. Als eine Theorie 2. Ordnung leistet PTW damit nicht nur die Reflexion der PT und diejenige anderer wissenschaftlicher Zugänge zur PT, sondern sie setzt im Vorfeld eine Reflexion ihrer eigenen Grundlage voraus.“[403]

Burdas Ansatz wird in Kapitel 5 des vorliegenden Buchs in der notwendigen Ausführlichkeit behandelt. Im Rahmen der historischen Abhandlung der Psychotherapiewissenschaft ist jedoch noch die Teilnahme an der PTW-Diskussion in den Jahren 2019 und 2020 in der Zeitschrift „Psychotherapie-Wissenschaft“ relevant, in der auch Greiner mit einem Text vertreten ist.[404] Der bereits im vorherigen Kapitel zitierte Erismann argumentiert in seinem Beitrag, dass die Entwicklung einer PTW-Wissenschaftstheorie aus dem Feld der Psychotherapie kommen müsse und nicht von einer außenstehenden Wissenschaftstheorie. Er begründet dies mit der Reflexion als wesentliches Charakteristikum der Psychotherapie, welche sie für die Entwicklung einer auf Reflexion basierenden Wissenschaftstheorie prädestiniere. Nach Burda kann eine solche Reflexion jedoch nicht aus dem Inneren der Schulen kommen, da sie auf der Basis einer schulenspezifischen Grundlage ebendiese Grundlage nicht reflektieren kann. Die Reflexion, die der psychotherapeutischen Praxis zugrunde liegt, sei eine andere als die wissenschaftstheoretische Reflexion einer Theorie.

> „Kurzum: Wenn wissenschaftstheoretisch gezeigt werden soll, dass Psychotherapiewissenschaft eine hohe Methodizität hat, dann stammt diese Zuschreibung aus der gesammelten Selbstbeschreibung der Arbeitsweise der Psychotherapieschulen. So wird eine eigene Wissenschaftstheorie gebildet, die zugleich zeigen können soll, dass die allgemeine, also nicht-schulenspezifische Psychotherapiewissenschaft für methodische Selbstreflexivität prädestiniert sein soll – ein klassischer Gegenstand-Methode-Zirkel.“[405]

Erismann formuliert daraufhin eine Antwort, in der er Burda zustimmt, dass ein externer Blick samt klarer Unterscheidung zwischen Psychotherapie und Psychotherapiewissenschaft notwendig sei, um diesen Zirkel zu vermeiden, er aber an seinem Ansatz festhalten wolle. Seiner Ansicht nach seien Psychotherapeut*innen auch ohne philosophischen Hintergrund wie dem Konstruktiven Realismus in der Lage, in eine Distanz zu ihren eigenen Methoden, Theorien und Grundlagen wie das Menschenbild zu gehen. Im Endeffekt würden sie sich an einen Reflexionsstandort analog jenem der Wissenschaftstheorie Wallners begeben, seien aber an ihrem Ort keinem philosophischen System unterworfen.[406]

---

402 Burda 2012, S. 172ff.
403 Ebd., S. 178.
404 Greiner 2019.
405 Burda 2019b, S. 33.
406 Erismann 2020, S. 81f.

In derselben Zeitschrift veröffentlichte Yousefi einen seiner Texte in der Ausgabe zwischen jenen von Greiner und Burda sowie Erismanns Replik darauf, den anderen im SFU-Forschungsbulletin ebenfalls im Jahr 2020.[407] Er entwickelte darin ein Vorgehen, das er „Gewaltfreie Hermeneutik der Identität“ nennt. In seinen theoretischen Erörterungen bezieht er sich auf verschiedene Autor*innen wie Grawe, Fischer, Rieken und Greiner, ohne die Differenzen in den jeweiligen Zugängen zur Psychotherapiewissenschaft adäquat zu thematisieren. Seine Methode basiert dagegen auf einem externen konstruktivistisch-hermeneutischen Zugang und erinnert in der Vorgehensweise an eine Form eines Therapieschulendialogs. Der Terminus gewaltfrei meint in jenem Kontext, dass keine Ideologie bzw. keine Ansicht dominant sein dürfe, sondern alle Ansichten vollkommen gleichwertig seien. Er schlägt einen methodischen Dialog vor, bestehend aus fünf Fragen, die zwei Psychotherapie-Theorien auf ebenjener Grundlage der absoluten Gleichwertigkeit miteinander führen. Die Fragen lauten: 1.) Wie versteht sich die Psychotherapieschule selbst? 2.) Was hält PT-Schule A von PT-Schule B? 3.) Wie setzt sich PT-Schule A mit PT-Schule B in Beziehung? 4.) Was muss PT-Schule A wissen? 5.) Worauf muss PT-Schule A verzichten? Das Ziel ist, mittels Praxis eines von Offenheit geprägten Toleranz-Dialogs die Lernkultur der Psychotherapieschulen zu fördern.[408]

Und nicht zuletzt veröffentlichte auch der Autor dieser Zeilen, Paolo Raile (*1987), im Jahr 2022 die erste programmatische Schrift eines eigenen PTW-Ansatzes, den er „Handlungsmöglichkeiten-erweiternde Psychotherapiewissenschaft“ nennt. Aktuell existieren ein theoretischer Grundlagenartikel, ein methodischer Grundlagenartikel, ein Fachartikel, in dem die Methode exemplarisch am Beispiel Eco-Trauma in reduzierter Form angewendet wird, sowie die Habilitationsschrift, in der das Phänomen Eco-Anxiety aus der Sicht von 13 verschiedenen psychotherapeutischen Ansätzen erforscht wird.[409] Auch dieses Konzept wird in Kapitel 5 entsprechend ausführlich dargestellt und soll hier nicht weiter vertieft werden. Für die historische Aufarbeitung der Psychotherapiewissenschaft relevant ist allenfalls das vorliegende Buch, deren Auswirkungen inkl. etwaiger Widersprüche und Kritiken allerdings noch unbekannt sind.

Im Gegensatz zur breiten Debatte um die Wissenschaftlichkeit der Psychotherapie sowie zur Vielfalt an Positionen innerhalb derselben besteht kaum eine Handvoll Ansätze, die der PTW im engeren Sinn zugeordnet werden kann. Auch gab es keine langwierigen Kontroversen und Debatten zwischen unterschiedlichen Standpunkten innerhalb des Diskurses. Abgesehen vom kurzen Disput zwischen Erismann und Burda sowie Greiner herrscht ein für Psychotherapieverhältnisse ungewöhnlich friedliches Nebeneinander der einzelnen Konzepte. Dies könnte auch mit der Entstehungsgeschichte zu tun haben, da alle Autor*innen in dem Feld, abgesehen von Yousefi, entweder direkt von Wallner beeinflusst wurden oder indirekt über Greiner. Im letzten Unterkapitel soll nun

407 Yousefi 2020a, 2020b.
408 Yousefi 2020b, S. 56f.
409 Raile 2023.

ein knappes Fazit zu den bisherigen Informationen über die Geschichte der Psychotherapiewissenschaft formuliert werden.

3.5 Fazit

Zieht man aus den vorherigen Kapiteln ein Resümee, so ließe es sich vermutlich kaum treffender ausdrücken, als es Greiner unlängst formulierte:

> „PTW ist der Kampf gegen den Alleinherrschaftsanspruch der Psychologie in puncto wissenschaftliche Psychotherapie.“[410]

Bereits am Beginn des 20. Jahrhunderts etablierte und verteidigte Freud vehement den Status der Psychoanalyse als eigenständige Wissenschaft mit naturwissenschaftlicher Ausrichtung und erntete heftigen Beifall sowie nicht minder heftige Kritik. Diskursanalytisch betrachtet waren die Aussagen innerhalb des Diskurses Psychoanalyse als Wissenschaft heterogen – sie bezeichneten sie als psychologische Wissenschaft, als medizinische Disziplin oder als unabhängige, als Naturwissenschaft, als Geisteswissenschaft, als hermeneutische Wissenschaft, als Grundlagenwissenschaft mit zahlreichen Anwendungsmöglichkeiten, als wissenschaftliche Weltanschauung und vieles mehr. Nicht ausgesagt wurde dagegen, die Psychoanalyse sei keine Wissenschaft. Solche Worte kamen jedoch von Personen außerhalb der psychoanalytischen Community, häufig von Wissenschaftstheoretiker*innen wie Popper und Grünbaum oder von dem Behaviorismus nahestehenden Psychotherapieforscher*innen wie Eysenck und Grawe, und wurden zumeist heftig von Psychoanalytiker*innen kritisiert. Ein solcher Kampf, um es in Greiners Worten zu formulieren, lässt sich bis in die Gegenwart verfolgen, hat sich jedoch mittlerweile verändert und auf die gesamte Psychotherapie ausgeweitet. Mit jenen Veränderungen des *Kampfes* bzw. den Aussagen und Positionen im Diskurs korreliert eine Reihe relevanter Faktoren, beispielsweise

- die explodierende Schulenvielfalt in der zweiten Hälfte des 20. Jahrhunderts (Diversifizierung) inklusive der Reibereien und Grabenkämpfe zwischen den Schulen,
- die Zunahme an metatheoretischen Positionen, welche versuchen, die Vielfalt an Schulen und Methoden zu erforschen, zu systematisieren und oftmals auch zu reduzieren (Simplifizierung),
- die Gründungen von schulenübergreifenden Interessenvertretungen wie diversen Landesverbänden für Psychotherapie oder der Schweizer Charta in den 1980er- und 1990er-Jahren,
- die zunehmende Etablierung von Normen und Gesetzen, welche die Ausbildung und Ausübung der Psychotherapie reglementieren und zuweilen die Psychotherapie als Teil der Psychologie betrachten,

410 Persönliches Fachgespräch am 11.10.2022 um 10:00 Uhr.

- das verstärkte Bemühen, Psychotherapie für breite Schichten der Gesellschaft z. B. über die Krankenversicherung finanzierbar zu machen, was mit dem Bedarf an Kostenkontrolle und validen Aussagen zur Wirksamkeit einhergeht,
- das Aufkommen neuer Wissenschaftstheorien wie dem Konstruktivismus oder dem Konstruktiven Realismus,
- oder das Gründen des Studiengangs Psychotherapiewissenschaft an der Sigmund-Freud-Privatuniversität sowie weitere Angebote universitärer Psychotherapieausbildungen.

Wurden im Jahr 1996 noch verschiedene Positionen vertreten – diese reichen von „die Psychotherapie ist keine Wissenschaft“ über „die Psychotherapie ist Teil der Psychologie“ bis zu „die Psychotherapie ist eine eigenständige Wissenschaft“ auf der vertikalen Achse und von „Psychotherapie ist eine nomothetische positivistische Wissenschaft“ über „Psychotherapie ist eine ideographische hermeneutische Wissenschaft“ bis zu „Psychotherapie ist eine reflexive Wissenschaft“ auf der horizontalen Achse –, haben sich die Positionen im deutschsprachigen Raum nach der Etablierung des deutschen Psychotherapiegesetzes inklusive der auf RCT-Studien gestützte Wirksamkeitsnachweise zur Anerkennung der Schulen in den 2000er-Jahren im Wesentlichen auf zwei reduziert. Die dominantere Gruppe betrachtete die Psychotherapie als Wissenschaft, die Teil der Psychologie oder zumindest dieser unterzuordnen sei, und wandte das positivistische naturwissenschaftliche Paradigma wie selbstverständlich auf sie an. Sie verweist darauf, dass alles andere unwissenschaftlich sei. Die andere Gruppe argumentiert dagegen, dass Psychotherapie eine gänzlich andere und vor allem von der Psychologie unabhängige, eigenständige Wissenschaft sei, die mit naturwissenschaftlichen Methoden nicht adäquat erfasst werden könne. Vielmehr brauche es einen geisteswissenschaftlich-hermeneutischen Zugang, der das subjektive Moment der Forschung im Rahmen der Behandlung entsprechend berücksichtige. Sie forderte zudem die Etablierung einer die Pluralität anerkennenden nichtreduzierenden Psychotherapiewissenschaft samt eigenständiger Forschung und Lehre an den Universitäten.

In den 2010er-Jahren kamen schließlich vermehrt integrative und externe Positionen im Diskurs auf. Die Aussagen, Psychotherapie sei keine Wissenschaft oder Psychotherapiewissenschaft existiere noch nicht, wurden nach 2013 nicht mehr geäußert. Stattdessen charakterisierte man sie umfassender und versuchte, die Grabenkämpfe ein Stück weit zu überbrücken. Nun hieß es, dass Psychotherapiewissenschaft nicht dies oder jenes sei, sondern sowohl als auch, also nomothetisch, ideographisch, hermeneutisch, naturwissenschaftlich, geisteswissenschaftlich, reflexiv, selbsterfahrungsbasiert, künstlerisch und dergleichen mehr. Bezeichnend für diesen Zeitraum ist zudem die Umkehrung der Attribute. Während in den 1990er-Jahren noch sinngemäß ausgesagt wurde, dass Psychotherapie mehr als eine Profession/Kunst sei, nämlich auch eine Wissenschaft, kamen in den 2010ern Artikel heraus, nach denen die Psychotherapie mehr als nur Wissenschaft sei – eine Profession/Kunst. Darüber hinaus verbreitete sich in den 2010er-Jahren vor allem die Auffassung stark, nach der Psychotherapiewissenschaft die Reflexion über die psychotherapeutischen Einzeldisziplinen und deren Grundlagen sei.

Aktuell, im Jahr 2023, stehen wir an einem Punkt, an dem die Wissenschaftlichkeit der Psychotherapie im deutschsprachigen Raum nicht mehr bezweifelt wird, die PTW als eigenständige Disziplin an manchen Universitäten beheimatet und selbst in Deutschland aufgrund der gesetzlichen Änderungen verstärkt präsent ist, wenngleich im Kontext der klinischen Psychologie. Und zumindest an manchen Universitäten wird nun die Forschung von Psychotherapeut*innen mit verschiedenen quantitativen, qualitativen und wissenschaftstheoretisch-reflexiven Methoden durchgeführt. Wenngleich es unverändert eine große Zahl von positivistisch-, nomothetisch- und psychologisch-orientierten Psychotherapieforscher*innen gibt, dürfte das Bewusstsein, dass Psychotherapie mit dieser Form des Wissenschaffens allein nicht adäquat untersucht werden kann, zumindest in manchen Regionen wachsen. Auf der anderen Seite warnen Autor*innen wie Slunecko stark davor, dass die Psychotherapieausbildung in Deutschland an psychologischen Fakultäten der Universitäten vereinheitlicht wird, wodurch die Vielfalt der Schulen und Forschungszugänge zur Psychotherapie erheblich leiden könnte. In Österreich sei die Situation aufgrund der gesetzlichen Lage und der Kooperationsstrukturen zwischen Universitäten und fachspezifischen Ausbildungsvereinen deutlich besser, aber keineswegs optimal.[411] Die PTW ist im universitären Alltag jedenfalls als eigenständige Disziplin zumindest an manchen Universitäten angekommen. Und um ebendiese Perspektive, die nicht von der historischen Entwicklung und von dem, was in der Fachliteratur beschrieben wird, ausgeht, sondern die sich die lebensweltliche Realität ansieht, geht es im nächsten Kapitel: Psychotherapiewissenschaft im universitären Alltag.

411 Slunecko 2023.

4 Psychotherapiewissenschaft in Gegenwart und Zukunft

Nach der Begriffsbestimmung des Wortes Psychotherapiewissenschaft sowie ihrer historischen Aufarbeitung begeben wir uns nun auf die dritte Position unserer Reise um jene Fata Morgana: in die Gegenwart der PTW mit einem Blick auf die Zukunft. Aus der Begriffsbestimmung nehmen wir die Unterscheidung zwischen PTW im weiteren sowie PTW im engeren Sinn mit, aus der Geschichte ihre engen Verknüpfungen mit der psychotherapeutischen Methodenvielfalt, mit den gesetzlichen Bestimmungen sowie dem Kampf zwischen zwei grundlegend verschiedenen Ansichten innerhalb der Psychotherapieforschung: einer naturwissenschaftlichen, wirksamkeitsorientierten, positivistischen, nomothetischen, psychologischen Ausrichtung sowie einer geisteswissenschaftlichen, hermeneutischen, konstruktivistischen, idiographischen, genuin psychotherapeutischen.

In der Gegenwart geht es nun darum, den aktuellen Stand der PTW und die lebensweltliche Realität inklusive der tatsächlichen Machtstrukturen adäquat zu erfassen. Das beinhaltet erstens das als Kontextwissen sinnvolle Erarbeiten der derzeitigen Möglichkeiten, Psychotherapiewissenschaft an einer Universität zu betreiben – also zu lernen/lehren und zu forschen. Mithilfe ergänzender Betrachtungen der Studienangebote und -Inhalte, wobei der Fokus unverändert auf dem deutschsprachigen Raum liegt (Deutschland, Österreich und Schweiz), soll der aktuelle Stand und die Verbreitung der zuvor erwähnten konträren Positionen an den Hochschulen erhoben werden. Im zweiten Teil geht es weniger um das Lehren als vielmehr um das Forschen und Publizieren. Hier wird die Gegenwart der PTW, primär die PTW erster Ordnung, anhand von Publikationen bzw. Publikationsorganen vorgestellt, wobei der Fokus auf den Unterschieden zwischen den Wissenschaftskarrieren im Bereich Psychotherapiewissenschaft liegt. Anhand einiger ausgewählter Lehrender verschiedener Universitäten sollen verstärkt Aspekte wie gelebter Methodenpluralismus oder angewandte Interdisziplinarität betrachtet werden. Drittens steht das Verständnis von PTW bei PTW-Studierenden im Fokus, was sowohl die Begrifflichkeit einschließt als auch den Stellenwert der Psychotherapiewissenschaft in deren Alltag. Hierzu wird ein speziell für dieses Buch konzipierter Fragebogen ausgewertet. Und im letzten Kapitel wird abschließend in die Tiefe gezoomt und ein kleiner Ausschnitt groß betrachtet: der universitäre Alltag des Instituts für Hermeneutische Therapieschulenforschung und Therapieschulendialog sowie des Instituts für psychoanalytisch-ethnologische Katastrophenforschung – beide an der SFU beheimatet. Ersteres leiten Greiner und Jandl, die einzigen an einer Universität etablierten Vertreter*innen der PTW im engeren Sinn, welche sogar ein eigenes Institut hierfür gegründet haben. Das zweite Institut steht unter der Leitung des Herausgebers der Buchreihe *Psychotherapiewissenschaft in Forschung, Profession und Kultur*, gemeint ist Rieken, und fungiert exemplarisch für den Forschungsbetrieb der PTW im weiteren Sinn. Hier gilt es, analog zu psychotherapeutischen Fallstudien, das Allgemeine im Besonderen zu finden.

Disziplinär entfernen wir uns nun vom historischen Arbeiten und wenden uns stattdessen der Kulturanthropologie zu, zu deren Forschungsgegenstand der kulturdurchdrungene Alltag zählt, quasi das *Wie* im Leben. Es wird gefragt, *wie* Psychotherapiewissenschaft im deutschen Sprachraum und insbesondere an der Sigmund-Freud-Privatuniversität in Wien gelebt und *wie* in ihrem Kontext gehandelt wird. Um es im modernen Sprech der Europäischen Ethnologie auszudrücken: Es geht um das doing Psychotherapiewissenschaft und das doing being a Psychotherapiewissenschafter*in.

4.1 Psychotherapie und Psychotherapiewissenschaft lehren/studieren

Obgleich es in den folgenden Kapiteln primär um die Psychotherapiewissenschaft erster und zweiter Ordnung geht, wird auch in diesem Abschnitt Kontextwissen eingebracht. Wenn es also um den gegenwärtigen Stand der PTW geht und diese aktuell vor allem mit universitären Einrichtungen verknüpft ist, dann liegt der Schluss nahe, sich ebenjenes Feld der Möglichkeiten des Psychotherapiestudiums anzusehen. Dabei sollen anhand der Selbstbeschreibungen der jeweiligen Studiengänge unterschiedliche Aussagepositionen im Diskurs der PTW erarbeitet und exemplarisch dargestellt werden. Dies geschieht zunächst für jedes Land einzeln, wobei zuerst Deutschland bearbeitet wird, dessen Zahl an Universitäten und Psychotherapiestudien mittlerweile deutlich höher ist als jene von Österreich und der Schweiz zusammen. Anschließend wird die Schweiz in den Fokus genommen, die eine ähnliche gesetzliche Grundlage aufweist. Und nicht zuletzt wird die Situation in Österreich betrachtet, die in mehrfacher Hinsicht anders ist. Abschließend werden die Zugänge miteinander verglichen, ehe ein Fazit über die aktuelle Ausbildung gezogen wird, das erahnen lässt, ob Sluneckos Befürchtungen, die am Ende des vorherigen Abschnitts 3.5 erwähnt werden, zutreffen.

Den Beginn einer jeden länderspezifischen Untersuchung der Psychotherapiestudienstrukturen markiert jeweils die Darstellung der gesetzlichen Grundlagen, in denen die Ausbildungsinhalte und -strukturen vorgegeben werden – in Deutschland ist dies das Psychotherapeutengesetz PsychThG in der aktuellen Fassung vom 15.11.2019. Darin wird zunächst klargestellt, dass sich nur Ärzt*innen, Psychologische Psychotherapeut*innen sowie Kinder- und Jugendpsychotherapeut*innen als *Psychotherapeut*in* bezeichnen dürfen.[412] Um als solche zu gelten, muss eine Approbation als Psychotherapeut*in erteilt worden sein. Hierfür muss der/die angehende Psychotherapeut*in ein bestimmtes Studium sowie eine psychotherapeutische Prüfung erfolgreich absolvieren.[413]

412 Bundesrepublik Deutschland 2019, §1, Abs. 1.
413 Bundesrepublik Deutschland 2019, §2, Abs. 1.

„Das Studium, das Voraussetzung für die Erteilung einer Approbation als Psychotherapeutin oder Psychotherapeut ist, vermittelt entsprechend dem allgemein anerkannten Stand psychotherapiewissenschaftlicher, psychologischer, pädagogischer, medizinischer und weiterer bezugswissenschaftlicher Erkenntnisse die grundlegenden personalen, fachlich-methodischen, sozialen und umsetzungsorientierten Kompetenzen, die für eine eigenverantwortliche, selbständige und umfassende psychotherapeutische Versorgung von Patientinnen und Patienten aller Altersstufen und unter Berücksichtigung der Belange von Menschen mit Behinderungen mittels der wissenschaftlich anerkannten psychotherapeutischen Verfahren und Methoden erforderlich sind. Zugleich befähigt es die Psychotherapeutinnen und Psychotherapeuten, an der Weiterentwicklung von psychotherapeutischen Verfahren oder von psychotherapeutischen Methoden mitzuwirken sowie sich eigenverantwortlich und selbständig fort- und weiterzubilden und dabei auf der Basis von Kenntnissen über psychotherapeutische Versorgungssysteme auch Organisations- und Leitungskompetenzen zu entwickeln."[414]

Das Studium, das in Vollzeit fünf Jahre – 300 ECTS-Punkte – dauert und nur an Hochschulen angeboten werden darf,[415] solle außerdem dazu befähigen, Störungen mit Krankheitswert zu diagnostizieren, das eigene therapeutische Handeln zu reflektieren und weiterzuentwickeln, die Versorgungsqualität zu überprüfen, zu sichern und zu verbessern, Patient*innen und andere Beteiligte ausführlich aufzuklären, gutachterliche Fragestellungen fundiert aufzuarbeiten, wissenschaftliche Arbeiten auf der Basis einer wissenschaftstheoretischen Grundlage anzufertigen oder zu bewerten und die Ergebnisse in die eigene therapeutische Tätigkeit zu integrieren, berufsethische Prinzipien zu berücksichtigen sowie aktiv und interdisziplinär mit anderen Berufsgruppen zu kooperieren.[416] Maßgebliche Bestandteile des Studiums seien demnach die hochschulische Lehre sowie die berufspraktischen Einsätze. Erstere müsse zumindest 82 ECTS-Punkte im Bachelor- und 54 ECTS-Punkte im Masterstudium umfassen, in denen Kompetenzen vermittelt werden, welche für die Ausübung der Psychotherapie erforderlich seien. Zweitere müssten zumindest mit 19 ECTS- im Bachelor und 25 ECTS-Punkten im Master vertreten sein. Hier seien die Vermittlung praktischer Erfahrungen in der psychologischen und psychotherapeutischen Forschung sowie der kurativen, präventiven oder rehabilitativen psychotherapeutischen Versorgung relevant.[417]

Neben diesen eher allgemeinen Bestimmungen existiert eine ergänzende Approbationsordnung für Psychotherapeutinnen und Psychotherapeuten (PsychThApprO), in der die Inhalte des Studiums ausführlicher beschrieben werden. Darin werden die Hochschulen dazu angehalten, die Inhalte in der Form einzelner Module in einem sogenannten Modulhandbuch festzuhalten, aus dem ersichtlich wird, welche Inhalte in welchen Modulen vermittelt werden, und dass diese mit der PsychThApprO im Einklang stehen. Darüber hinaus müssen die Hochschulen bei der berufsqualifizierenden Tätigkeit II, damit ist ein Teil des Masterstudiengangs gemeint, die folgenden Wissensbereiche vermitteln: Ausübung von Psychotherapie bei Kindern und Jugendlichen (min. fünf ECTS-

414 Bundesrepublik Deutschland 2019, §7, Abs. 1.
415 Bundesrepublik Deutschland 2019, §9, Abs. 1–2.
416 Bundesrepublik Deutschland 2019, §7, Abs. 3.
417 Bundesrepublik Deutschland 2019, §9, Abs. 1–10.

Punkte) sowie die Ausübung von Psychotherapie bei Erwachsenen und älteren Menschen (min. fünf ECTS-Punkte). Weitere Bereiche – aufgeführt sind Verfahren der Grundorientierungen der Psychotherapie, wissenschaftlich geprüfte und anerkannte Methoden der Psychotherapie sowie wissenschaftlich fundierte Neuentwicklungen der Psychotherapie – können die Hochschulen frei wählen, müssen jedoch einen mit zumindest fünf ECTS-Punkten in ihr Curriculum einbauen. Darüber hinaus dürfen maximal 15 Studierende in einer Gruppe sein, welche jene vertiefte Praxis der Psychotherapie anwendungsorientiert erlernen.[418]

Interessiert man sich für die konkreten Inhalte des Studiums, also die detaillierteren Vorgaben, dann findet man solche in den Paragrafen 12 bis 18. Dort werden berufsqualifizierende Tätigkeiten und ihr jeweiliges ECTS-Äquivalent angegeben. Unter anderem findet man dort Vorgaben wie jene der *Berufsqualifizierenden Tätigkeit III*, also die angewandte Praxis der Psychotherapie als letzten Ausbildungsabschnitt:

> „Hierzu sind sie unter Anwendung der wissenschaftlich geprüften und anerkannten psychotherapeutischen Verfahren und Methoden an der Diagnostik und der Behandlung von Patientinnen und Patienten zu beteiligen, indem sie
>
> 1. aufbauend auf wissenschaftlich fundierten Kenntnissen zu psychischen Funktionen, Störungen und diagnostischen Grundlagen mittels wissenschaftlich geprüfter Methoden Anamnesen und psychodiagnostische Untersuchungen bei mindestens zehn Patientinnen und Patienten verschiedener Alters- und Patientengruppen aus mindestens vier verschiedenen Störungsbereichen mit jeweils unterschiedlichen Schwere- und Beeinträchtigungsgraden durchführen, die mindestens die folgenden Leistungen umfassen: vier Erstgespräche, vier Anamnesen, die von den studierenden Personen schriftlich zu protokollieren sind und per Video aufgezeichnet werden können, vier wissenschaftlich fundierte psychodiagnostische Untersuchungen, vier Indikationsstellungen oder Risiko- und Prognoseeinschätzungen einschließlich Suizidalitätsabklärung und vier Patientenaufklärungen über diagnostische und klassifikatorische Befunde,
> 2. an mindestens einer psychotherapeutischen ambulanten Patientenbehandlung im Umfang von mindestens zwölf aufeinanderfolgenden Behandlungsstunden teilnehmen, die unter Verknüpfung von klinisch-praktischen Aspekten mit ihren jeweiligen wissenschaftlichen Grundlagen durchgeführt wird und zu der begleitend diagnostische und therapeutische Handlungen eingeübt werden,
> 3. an mindestens zwei weiteren einzelpsychotherapeutischen Patientenbehandlungen, bei denen eine Patientin oder ein Patient entweder ein Kind oder eine Jugendliche oder ein Jugendlicher sein soll, mit unterschiedlicher Indikationsstellung im Umfang von insgesamt mindestens zwölf Behandlungsstunden teilnehmen und dabei die Diagnostik, die Anamnese und die Therapieplanung übernehmen sowie die Zwischen- und Abschlussevaluierung durchführen,
> 4. mindestens drei verschiedene psychotherapeutische Basismaßnahmen wie Entspannungsverfahren, Psychoedukation oder Informationsgespräche mit Angehörigen selbständig, aber unter Anleitung durchführen,
> 5. Gespräche mit bedeutsamen Bezugspersonen bei mindestens vier Patientenbehandlungen führen und dokumentieren,

418 Bundesrepublik Deutschland 2020, §10, Abs. 1–4.

6. mindestens zwölf gruppenpsychotherapeutische Sitzungen begleiten,
7. selbständig und eigenverantwortlich mindestens ein ausführliches psychologisch-psychotherapeutisches Gutachten erstellen, das ausschließlich Ausbildungszwecken dienen darf, und
8. an einrichtungsinternen Fortbildungen teilnehmen.“[419]

Jene detaillierten Praxisvorgaben müssen demnach von deutschen Hochschulen als Mindestanforderung umgesetzt werden. Die konkreten Theorieanforderungen sucht man im Text der Approbationsordnung indes vergebens. Erst der Anhang nach der Ordnung lässt hier den Detailgrad erahnen, mit dem das Studium vorkonzipiert wurde. Dort werden in zehn Punkten mit insgesamt 75 Unterpunkten für das Bachelorstudium und weiteren acht Punkten mit insgesamt 59 Unterpunkten für das Masterstudium sämtliche relevanten Inhalte für die universitäre Ausbildung und in weiterer Folge die Approbationsprüfung angeführt. Die Hochschulen müssen also darauf achten, dass alle genannten Inhalte im Rahmen des Studiums vermittelt werden.

Zur grundlegenden Ausrichtung des PsychThG und der PsychThApprO lässt sich eine klare Tendenz zur bereits im vorgehenden Kapitel erwähnten Ausrichtung an der nomothetischen Psychologie als Führungswissenschaft erkennen. Deutlich wird das, wenn multivariate Verfahren und Messtheorien in der vertieften Forschungsmethodik im Master gelehrt,[420] qualitative Forschungsmethoden dagegen nur ein einziges Mal im Bachelor erwähnt werden, wenn von „Begriffen, Methoden und Ergebnissen der qualitativen und quantitativen Forschung“ gesprochen wird. Diese gelten aber nicht einmal für die Psychotherapie, sondern sind Teil der „psychologischen Grundlagen- und Anwendungsforschung“[421]. Interessant ist, dass unmittelbar danach ein weiterer Punkt folgt, in dem es heißt, die Studierenden „wenden deskriptive und inferenzstatistische Methoden sowie weitere statistische Verfahren zur Auswertung von Ergebnissen grundlagen- und anwendungsbezogener Studien in verschiedenen Bereichen der psychologischen und psychotherapeutischen Forschung an.“[422] Während also qualitative Methoden im Rahmen der psychologischen Forschung vorgesehen sind, basiert die psychotherapeutische Forschung hier primär auf deskriptiven, statistischen Methoden. Der unmittelbar danach stehende Absatz ist übrigens im Kontext der Kritiken von Köhlke und vielen anderen Psychotherapeut*innen seit den 1990er-Jahren (siehe Kapitel 3.3) bemerkenswert, denn da heißt es:

> „Die studierenden Personen [...] bewerten wissenschaftliche Befunde sowie Neu- oder Weiterentwicklungen in der Psychotherapie inhaltlich und methodisch in Bezug auf deren Forschungsansatz und deren Aussagekraft, so dass sie daraus fundierte Handlungsentscheidungen für die psychotherapeutische Diagnostik, für psychotherapeutische Interventionen und für die Beratung ableiten können.“[423]

419 Bundesrepublik Deutschland 2020, §18, Abs. 2.
420 Bundesrepublik Deutschland 2020, Anlage 2, Abs. 2, Punkt a.
421 Bundesrepublik Deutschland 2020, Anlage 1, Abs. 9, Punkt c.
422 Bundesrepublik Deutschland 2020, Anlage 1, Abs. 9, Punkt d.
423 Bundesrepublik Deutschland 2020, Anlage 2, Abs. 2, Punkt d.

Berücksichtigen wir nun einerseits, dass die Ausrichtung des Studiums offensichtlich naturwissenschaftlich-psychologisch und wirksamkeitsorientiert ist, da die Verweise auf wissenschaftlich anerkannte Methoden sowie auf deskriptive, statistische Methoden eine klare Sprache sprechen, und andererseits, dass die vielen Kritiken lauten, dass RCT-Studien für die therapeutische Praxis quasi nicht relevant seien, entsteht hier eine Anforderung, die kaum widersprüchlicher sein könnte. Zudem entsteht der Eindruck, dass in der Verordnung sowie im Gesetz eine psychotherapeutische Methode klar bevorzugt wird, die nicht nur der Psychologie sehr nahesteht, sondern in der auch Diagnostik und daraus abgeleitete Interventionen einen zentralen Stellenwert haben. An verschiedenen Stellen findet man implizite Hinweise, die allesamt vage, aber in Summe doch auffällig sind. So ist beispielsweise bei der Selbstreflexion ein Passus enthalten, nach dem die Studierenden ihre eigenen Emotionen, Kognitionen, Motive und Verhaltensweisen im therapeutischen Prozess wahrnehmen, allerdings nicht mögliche unbewusste Anteile, Gegenübertragungsgefühle oder beispielsweise ihr Sinnempfinden reflektieren sollten. Man könnte nun darauf verweisen, dass die Gegenübertragungsgefühle in den Emotionen enthalten bzw. mitgemeint sind. Das Wording allein spricht allerdings für sich und bedient sich einer klaren psychologischen bzw. kognitiv-verhaltenstherapeutischen Sprache.[424] Freilich wird man seitens des Gesetzgebers dagegen zurecht darauf verweisen, dass selbstverständlich alle Methoden gemeint sind – zumindest alle anerkannten.

Spezielle Psychotherapiemethoden werden in den beiden Texten übrigens nicht namentlich genannt, dagegen wird häufig auf die *unterschiedlichen wissenschaftlich geprüften und anerkannten psychotherapeutischen Verfahren und Methoden* verwiesen, deren Grundlagen und Theorien die Hochschulen im Bachelor vermitteln müssen – so etwa deren Basistechniken im Studienabschnitt *Vertiefte Praxis der Psychotherapie*.[425] Zur wissenschaftlichen Anerkennung von psychotherapeutischen Verfahren und Methoden steht im deutschen PsychThG:

> „Die zuständige Behörde stellt die wissenschaftliche Anerkennung eines psychotherapeutischen Verfahrens oder einer psychotherapeutischen Methode fest. Sie stützt ihre Entscheidung dabei in Zweifelsfällen auf ein Gutachten des Wissenschaftlichen Beirats Psychotherapie, der gemeinsam von der Bundespsychotherapeutenkammer und der Bundesärztekammer errichtet worden ist."[426]

Sieht man sich die Gutachten des Wissenschaftlichen Beirats Psychotherapie an, dann lässt sich auch hier eine gewisse Färbung erkennen. Das erste Gutachten behandelt die Kognitive Verhaltenstherapie. Anhand der Auswertungen von Wirksamkeitsstudien, die, wie in Kapitel 3.3 expliziert, jene Methode bevorzugt, stellt der Beirat wenig überraschend fest, dass

424 Bundesrepublik Deutschland 2020, Anlage 2, Abs. 8, Punkt c.
425 Bundesrepublik Deutschland 2020, Anlage 1 & 2.
426 Bundesrepublik Deutschland 2019, §8.

„die Zahl der wissenschaftlich anerkannten Anwendungsbereiche sowohl für Erwachsene wie für Kinder und Jugendliche deutlich über der Zahl [liegt], die vom Wissenschaftlichen Beirat Psychotherapie für erforderlich gehalten wird, um ein Verfahren für die vertiefte Ausbildung zum Psychologischen Psychotherapeuten nach dem PsychThG zu empfehlen. Angesichts der Breite der Methoden, Verfahren und Techniken der Verhaltenstherapie darf sich die psychotherapeutische Ausbildung nicht auf einzelne Methoden, Techniken und Anwendungsbereiche beschränken.“[427]

Die KVT ist also nicht nur wissenschaftlich anerkannt, sie dürfe auch keinesfalls in der psychotherapeutischen Ausbildung beschränkt gelehrt werden. Der Vorsitzende der Kommission zum damaligen Zeitpunkt, Jürgen Margraf (*1956), ist übrigens unter anderem der Herausgeber des umfangreichen Handbuchs der Verhaltenstherapie.[428] Sein Stellvertreter war ein Psychoanalytiker. Weniger als ein Jahr später erschien ein ähnlich lautendes Gutachten zur Psychodynamischen Psychotherapie. Ihre Wirksamkeit sei in allen Anwendungsbereichen bestätigt, weshalb sie für die vertiefte Ausbildung empfohlen werde. Wegen der Vielfalt an Methoden der Psychodynamischen Psychotherapie dürfe sich die Ausbildung nicht auf einzelne Methoden oder Techniken beschränken.[429]

Andere Therapierichtungen haben es etwas schwieriger, doch zumindest eine andere hat es ebenfalls in die Liste der anerkannten Methoden geschafft. 2008 erschien ein Gutachten zur Systemischen Therapie, ebenfalls unter dem Vorsitz eines Verhaltenstherapeuten sowie eines Psychoanalytikers, in dem es heißt, die Wirksamkeit der Systemischen Therapie sei für fünf Anwendungsbereiche bestätigt. Damit erfülle sie gerade die Mindestzahl von fünf der zwölf Anwendungsbereiche und „kann als wissenschaftlich anerkannt gelten und entsprechend als Verfahren für die vertiefte Ausbildung zum Psychologischen Psychotherapeuten [...] empfohlen werden.“[430] Andere Gutachten sprechen dagegen eine andere Sprache. In einem solchen zum Psychodrama wird beispielsweise betont, dass der Antrag erhebliche Mängel aufweise, dass keine der 50 vorgelegten Studien die Mindestanforderungen für die Begutachtung der Wirksamkeit erfüllten und dass überdies nicht einmal die Minimalkriterien eines wissenschaftlichen Psychotherapieverfahrens erfüllt seien.[431] In einer zweiten Runde, rund 15 Jahre später, kam das Psychodrama erneut zum Zug, als der Beirat den Antrag auf Anerkennung der *Humanistischen Psychotherapie* bearbeitete – ein Sammelbegriff für die Gesprächspsychotherapie, die Gestalttherapie, die Emotionsfokussierte Therapie, das Psychodrama, die Logotherapie, die Existenzanalyse, verschiedene Körperpsychotherapiemethoden, das Pesso-Boyden-System Psychomotor, die Integrative Therapie sowie die Transaktionsanalyse.

In Anbetracht der unterschiedlichen Schulen kam der Beirat zum Ergebnis, „dass es sich bei der Humanistischen Psychotherapie nicht um ein Psychotherapieverfahren entsprechend den Kriterien des Methodenpapiers des Wissenschaftlichen Beirats Psy-

427 Wissenschaftlicher Beirat Psychotherapie 2003, S. 4f.
428 Margraf und Schneider 2018.
429 Wissenschaftlicher Beirat Psychotherapie 2004, S. 4.
430 Wissenschaftlicher Beirat Psychotherapie 2009, S. 211.
431 Wissenschaftlicher Beirat Psychotherapie 2001, S. 350f.

chotherapie handelt."[432] Sie könnten die Methode deshalb nicht für die vertiefte Psychotherapieausbildung empfehlen. Im Besonderen gehen sie dabei auf die Gesprächspsychotherapie ein, deren Wissenschaftlichkeit, also die Wirksamkeit, zwar in drei Anwendungsbereichen bestätigt, allerdings nicht einmal die erste Mindestanforderung erfüllt sei, um das Verfahren für die Ausbildung zu empfehlen, weil dazu die Wirksamkeit in den Bereichen Affektive Störungen und Angststörungen notwendig gewesen wäre – die Gesprächspsychotherapie sei aber nur im ersten der beiden Felder nachweislich wirksam.[433] Zu ähnlichen Schlüssen kommt der Wissenschaftliche Beirat Psychotherapie bei der Interpersonellen Psychotherapie (nur in zwei von zwölf Anwendungsbereichen nachweislich wirksam, weil viele eingereichte Studien keine RCT-Studien oder auch Personen ohne Störungen therapiert worden seien),[434] der neuropsychologischen Therapie (nur bei hirnorganischen Störungen wirksam, weshalb sie nicht für die Ausbildung empfohlen werden kann),[435] der Hypnotherapie (in zwei von zwölf Anwendungsbereichen sei die Wirksamkeit bestätigt),[436] der Gestalttherapie (in einem von zwölf Anwendungsbereichen sei die Wirksamkeit bestätigt) und der EMDR-Methode (EMDR steht für Eye-Movement-Desensitization and Reprocessing, ist ein ausschließliches Traumatherapieverfahren und wurde ausschließlich für die wissenschaftliche Anerkennung in diesem Bereich eingereicht, weshalb, wenig überraschend, die Wirksamkeit nur im Anwendungsgebiet Trauma bestätigt wurde und die Methode nicht für die psychotherapeutische Ausbildung empfohlen wird).[437]

Wenn Hochschulen in Deutschland also dem Gesetz folgend nur wissenschaftlich anerkannte Methoden und Verfahren vermitteln, dann meinen sie ausschließlich die Kognitive Verhaltenstherapie, die Systemische Therapie sowie die Psychodynamische Psychotherapie. In Letzterer sind verschiedene tiefenpsychologische Konzepte enthalten, was zur Frage führt, ob alle Ansätze gleich wirksam und damit, der Logik des Beirats folgend, wissenschaftlich sind. In jedem Fall sind jene drei zuvor erwähnten Schulen in Deutschland wissenschaftlich anerkannt und sollen, trotz der bereits erwähnten klaren Bevorzugung eines bestimmten Konzepts, gleichermaßen gelehrt werden. Die Frage ist nun, wie die einzelnen Hochschulen die Vorgaben umsetzen und was sie mit dem Spielraum machen, der ihnen abseits der Reglementierung bleibt. Kurz: Was bleibt vom Methodenpluralismus in der Praxis und steckt irgendwo auch Interdisziplinarität im Psychotherapiestudium, die über das Psychologie-Psychotherapie-Gespann hinausreicht?

Wer in Deutschland gegenwärtig als Psychotherapeut*in arbeiten möchte, hat mehrere Möglichkeiten, dies zu erreichen. Unter der Berufsbezeichnung Psychotherapeut*in sind dazu approbierte Ärzt*innen sowie Psychologische Psychotherapeut*innen nach einem entsprechenden Studium berechtigt.[438] Davon abgesehen besteht in Deutschland

432 Wissenschaftlicher Beirat Psychotherapie 2018, S. 12.
433 Ebd., S. 12f.
434 Wissenschaftlicher Beirat Psychotherapie 2006c.
435 Wissenschaftlicher Beirat Psychotherapie 2000.
436 Wissenschaftlicher Beirat Psychotherapie 2006b.
437 Wissenschaftlicher Beirat Psychotherapie 2006a.
438 Bundesrepublik Deutschland 2019, §1, Abs. 1.

die Möglichkeit, als Heilpraktiker*in tätig zu sein, wofür keine Approbation, aber das Bestehen einer sogenannten Heilpraktikerprüfung am jeweiligen Gesundheitsamt notwendig ist. Dies ermöglicht es, als Heilpraktiker*in psychotherapeutische Methoden und Verfahren ohne vorhergehendes Psychotherapiestudium anzuwenden, solange man sich dabei nicht als Psychotherapeut*in bezeichnet. Das bedeutet in weiterer Folge, dass es möglich ist, Ausbildungen bei psychotherapeutischen Vereinigungen, beispielsweise bei einem Institut für Psychodrama, Aus-, Fort- oder Weiterbildungen in der entsprechenden Methode zu absolvieren und diese entweder als freie*r Heilpraktiker*in auszuüben oder im Rahmen des jeweiligen Grundberufs zu integrieren – beispielsweise in die professionelle Tätigkeit als Sozialarbeiter*in, Pädagoge/Pädagogin etc. Solche Ausbildungen sind in der Regel praxisorientiert, haben oftmals keine Anbindung an Hochschulen oder vergleichbare Institutionen und daher zumeist keinen eigenen Forschungsbetrieb. Für den Kontext der Wissenschaft Psychotherapie ist jener Weg deshalb weniger relevant.

Aus pragmatischen Gründen wird auch der Weg über das Medizinstudium nicht detaillierter beschrieben, sondern auf das Psychotherapiestudium als Via Regia zum/zur psychologischen Psychotherapeut*in fokussiert. Ein solches Studium beginnt in der Regel mit dem Bachelor. Hier existieren jedoch nicht zwangsläufig eigene Studiengänge, in deren Namen die Psychotherapie explizit erwähnt wird. Aufgrund der Breite vieler (polyvalenter) Psychologie-Bachelorstudiengänge enthalten solche nicht selten jene Inhalte, welche die Verordnung für den ersten Abschnitt der Psychotherapieausbildung vorschreibt. Die Medical School Hamburg, die gleich zwei Masterstudiengänge im Bereich Psychotherapie anbietet, stellt dies auf ihrer Webseite des alternativlosen Bachelorstudiums Psychologie klar:

> „Der Bachelorstudiengang Psychologie hat einen stark wissenschaftlich-methodischen Schwerpunkt und qualifiziert für einen weiterführenden Masterstudiengang, insbesondere den Master Psychologie mit Schwerpunkt Klinische Psychologie und Psychotherapie oder den Master Psychotherapie. Neben Fachkenntnissen und einer fundierten Grundlagen- und Methodenausbildung vermittelt der Bachelorstudiengang Psychologie auch anwendungsorientierte Schwerpunkte in den derzeit wohl wichtigsten Anwendungsfeldern von Psychologen: Klinische Psychologie und Psychotherapie, Arbeits- und Organisationspsychologie, Gesundheitspsychologie und Pädagogische Psychologie.“[439]

Angeführt werden nachfolgend also nur etwaige Bachelorstudiengänge, in deren Namen die Psychotherapie explizit erwähnt wird. Darüber hinaus werden alle aktuellen Masterstudiengänge angeführt, mit denen Absolvent*innen zur Approbationsprüfung zum/zur psychologischen Psychotherapeuten/Psychotherapeutin antreten dürfen – noch bestehende Weiterbildungslehrgänge nach dem alten Gesetz sind hier ausgenommen.[440] Es muss nämlich beachtet werden, dass das Gesetz erst drei Jahre alt ist und der Gesetzgeber eine zwölfjährige Übergangsfrist vorsieht, innerhalb derer das alte Ausbildungssystem (fünf Jahre Psychologie- oder Pädagogikstudium und anschließend eine mehrjähri-

439 Medical School Hamburg 2022.

440 Manche Universitäten haben (noch) nur Lehrgänge nach dem alten Gesetz im Programm.

ge psychotherapeutische Ausbildung in einem anerkannten Verein oder an ausgewählten Universitäten) parallel zu den neuen Strukturen besteht. Darüber hinaus entstand kürzlich eine Ergänzung des Psychotherapeutengesetzes, nach dem approbierte Psychotherapeut*innen nach ihrem Studium eine zumindest fünfjährige Weiterbildung absolvieren können, um sich als Fachpsychotherapeut*innen zu qualifizieren. Erst mit jener Weiterbildung, die ebenfalls mit einer Prüfung abgeschlossen wird, sind die Voraussetzungen für das selbstständige Führen einer psychotherapeutischen Kassenpraxis erfüllt.[441]

Tabelle 1: Psychotherapiestudiengänge an den Universitäten in Deutschland

Studienbezeichnung	Universität bzw. Hochschule	Grad
Klinische Psychologie und Psychotherapie	Christian-Albrechts-Universität zu Kiel	MSc
Psychologie mit Schwerpunkt Klinische Psychologie und Psychotherapie	Freie Universität Berlin	MSc
Psychologie mit Schwerpunkt Klinische Psychologie und Psychotherapie	Friedrich-Alexander-Universität Erlangen	MSc
Klinische Psychologie und Psychotherapie	Georg-August-Universität Göttingen	MSc
Klinische Psychologie und Psychotherapie	Goethe Universität Frankfurt	MSc
Psychotherapie	Health and Medical University	MSc
Psychologie: Schwerpunkt Klinische Psychologie und Psychotherapie	Humboldt Universität zu Berlin	MSc
Klinische Psychologie und Psychotherapie	International Psychoanalytic University Berlin	MA
Psychologie & Psychotherapie	Johannes Gutenberg Universität Mainz	BSc
Psychologie – Klinische Psychologie und Psychotherapie	Johannes Gutenberg Universität Mainz	MSc
Psychologie: Klinische Psychologie, Psychotherapie und Klinische Neurowissenschaften	Julius-Maximilians-Universität Würzburg	MSc
Psychologie mit Schwerpunkt Klinische Psychologie und Psychotherapie	Justus-Liebig-Universität Gießen	MSc
Psychologie: Klinische Psychologie und Psychotherapie	Ludwig-Maximilians-Universität München	MSc
Psychologie mit Schwerpunkt Klinische Psychologie und Psychotherapie	Medical School Berlin	MSc
Psychotherapie	Medical School Hamburg	MSc
Klinische Psychologie und Psychotherapie	Medizinische Hochschule Brandenburg	MSc
Psychologie: Klinische Psychologie und Psychotherapie	Philipps Universität Marburg	MSc
Psychologie: Klinische Psychologie und Psychotherapie	Psychologische Hochschule Berlin	MSc

441 Bundespsychotherapeutenkammer 2021.

Studienbezeichnung	Universität bzw. Hochschule	Grad
Klinische Psychologie und Psychotherapie	RWTH Aachen University	MSc
Psychotherapiewissenschaft	Sigmund Freud PrivatUniversität Berlin	Bakk
Psychotherapiewissenschaft	Sigmund Freud PrivatUniversität Berlin	Mag
Psychologie mit Schwerpunkt Klinische Psychologie und Psychotherapie	Technische Universität Braunschweig	MSc
Psychologie mit Schwerpunkt Klinische Psychologie und Psychotherapie	Technische Universität Dresden	MSc
Klinische Psychologie und Psychotherapie	Universität Bamberg	MSc
Klinische Psychologie und Psychotherapie	Universität Bielefeld	MSc
Psychologie mit Schwerpunkt Klinische Psychologie und Psychotherapie	Universität der Bundeswehr München	MSc
Psychologie mit Schwerpunkt Klinische Psychologie & Psychotherapie*	Universität Greifswald	MSc
Klinische Psychologie und Psychotherapie	Universität Kassel	MSc
Klinische Psychologie und Psychotherapie*	Universität Mannheim	MSc
Klinische Psychologie und Psychotherapie*	Universität Ulm	MSc
Klinische Psychologie und Psychotherapie	Universität Witten/Herdecke	MSc
Psychotherapie	Vinzenz Pallotti University	MSc

* Studiengänge werden erst ab dem Wintersemester 2023/2024 angeboten.

Diese nach Universitätsnamen alphabetisch geordnete Liste, die keinen Anspruch auf fehlerfreie Vollständigkeit erhebt, zeigt den aktuellen Stand der Möglichkeiten, Psychotherapie in Deutschland zu studieren. Dies jedoch unter zwei wesentlichen Einschränkungen: Erstens sind viele Studiengänge nicht in der Liste enthalten, die noch nach dem alten Gesetz angeboten werden, also Vorbereitungsmaster für die postgraduale Ausbildung in psychologischer Psychotherapie oder Kinder- und Jugendpsychotherapie sowie ebenjene postgradualen Ausbildungen in Form von (Master-)Weiterbildungslehrgängen. Zweitens stellen einige Universitäten ihr Studienangebot erst in naher Zukunft um. Manche Universitäten wie jene in Greifswald, Mannheim oder Ulm kündigen dies bereits auf ihren Webseiten an, andere Universitäten werden vermutlich folgen, haben aber noch keine entsprechende Ankündigung veröffentlicht oder möglicherweise noch keine konkreten Pläne diesbezüglich. Die Liste wird sich in den folgenden Jahren noch verändern und erweitern. Auch werden voraussichtlich Weiterbildungslehrgänge im Sinne der fünfjährigen Weiterbildung zum/zur Fachpsychotherapeuten/Fachpsychotherapeutin folgen. Diese werden vermutlich jedoch analog zu den früheren postgradualen Psychotherapieausbildungen kostenpflichtig sein, da hier auch jene Anforderungen berücksichtigt werden müssen, die im Psychotherapiestudium nicht enthalten sind – beispielsweise mehrere hundert Stunden Lehranalyse im Fall einer fundierten tiefenpsychologischen Ausbildung.

Sieht man sich die Studiengänge im Detail an, worin übrigens sowohl öffentliche Studiengänge mit geringen Studienbeiträgen als auch Privatuniversitäten mit entsprechend hohen Studienkosten enthalten sind, lassen sich zwei grundlegende Trends feststellen. Auf der einen Seite sind jene Universitäten, die sich möglichst exakt an die gesetzlichen Vorgaben halten, auf der anderen Seite gibt es jene Hochschulen, die sich von der ersteren und ungleich größeren Gruppe durch Besonderheiten abzuheben versuchen. Nicht selten ist eine gewisse Korrelation zwischen der Höhe der Studiengebühren und der Präsentation von studiengangsspezifischen Besonderheiten beobachtbar. Anders ausgedrückt: Während vor allem viele öffentliche Universitäten in Deutschland die gesetzlichen Bestimmungen wörtlich nehmen und sogar die Inhalte des vorgeschriebenen Modulhandbuchs teilweise aus dem Verordnungstext kopieren, versuchen manche Privatuniversitäten, sich durch besondere Praxisnähe oder eine außergewöhnliche Methodenvielfalt von den anderen Universitäten abzuheben. Während im alten Gesetz Psychotherapieausbildungen grundsätzlich kostenintensiv waren, können Studierende an öffentlichen Universitäten nahezu kostenlos das Studium und die Approbation als Psychotherapeut*in erlangen. So sie keine Weiterbildung zum/zur Fachpsychotherapeuten/Fachpsychotherapeutin anstreben, halten sich die Kosten also sehr niedrig. Privatuniversitäten haben demgegenüber einen Nachteil, den sie mit hoher Ausbildungsqualität durch entsprechend gutes Lehr- und Verwaltungspersonal auszugleichen versuchen, aber auch mit den Zugangsbedingungen, die zwar formal ebenso den polyvalenten Bachelor in Psychologie bzw. Psychotherapie voraussetzen, aber darüber hinaus leichter erreichbar sind. Öffentliche Universitäten haben durchwegs einen beschränkten Zugang, der sich anhand des sogenannten Numerus Clausus ergibt. Je besser die Noten des vorhergehenden Studiums sind, desto leichter kommt man in den Psychotherapiemaster. Je schlechter die Noten sind, desto weniger Studienmöglichkeiten bestehen, bis schließlich nur mehr Privatuniversitäten übrig bleiben.

Ein Bekenntnis zum Methodenpluralismus ist jedoch nicht zwangsläufig mit Privatuniversitäten verknüpft. Sieht man sich beispielsweise die Psychotherapielehrenden der privaten Medical School Berlin an, dann haben nahezu alle Habilitierten eine ausgewiesene Nähe zur Verhaltenstherapie. Lediglich eine Professorin ist eine tiefenpsychologische Psychotherapeutin mit Forschungsschwerpunkt konzeptvergleichende Psychotherapieforschung.[442] Jedoch existieren durchaus Beispiele für Universitäten, die aktiv auf eine gelebte Methodenvielfalt setzen:

> „Psychotherapeutische Verfahrensvielfalt spielt am Department für Psychologie und Psychotherapie der Universität Witten/Herdecke eine wichtige Rolle. Im Gegensatz zu den häufig stark kognitiv-behavioral geprägten psychologischen Instituten staatlicher Universitäten geben wir an der Universität Witten/Herdecke bewusst einen vielseitigen Einblick in die verschiedenen Therapieschulen. Dies spiegelt sich vor allem im Angebot der Praxisseminare wider. Neben dem Praxisseminar zur Verhaltenstherapie finden auch Praxisseminare zu Psychodynamischen, Systemischen und Humanistischen Psychotherapieverfahren statt. Im Anschluss werden diese Ansätze in einem integrativen Seminar zur Fallkonzeption auf Patientinnen und Patienten angewendet. Es findet jeweils eine Darlegung der unterschiedlichen Störungsmodelle, Haltungen und Methoden statt. Alle Seminare werden durch fachkundige Dozentinnen und Dozenten geleitet, die über ein hohes Maß an

442 Medical School Berlin 2022.

> praktischen therapeutischen Erfahrungen verfügen. [...] Ziel der Veranstaltungen ist es, einen praxisnahen Bezug zu den vielfältigen Verfahren herzustellen, was insbesondere durch die Bearbeitung von Fallbeispielen und der Erprobung in Rollenspielen sowie der Selbsterfahrung gelingt. Begleitend zu den Seminaren erarbeiten Studierende im Eigenstudium ein fundiertes Basiswissen zu den verschiedenen Psychotherapieverfahren."[443]

Ähnlich drückt es die Psychologische Hochschule Berlin aus, die sich nicht nur methodenpluralistisch, sondern auch zukunftsorientiert präsentiert:

> „Im Unterschied zu vielen anderen Universitäten ist gelebte Verfahrensvielfalt eines unserer Hauptanliegen an der PHB. Das heißt, dass der Austausch mit und zwischen Vertretern unterschiedlicher psychotherapeutischer Richtungen uns sehr am Herzen liegt. In unserem neuen Masterstudiengang haben Studierende nun besonders viel Zeit und Raum, die vier sozialrechtlich anerkannten Therapieverfahren kennenzulernen, sich zu orientieren und herauszufinden, welche Richtung ihnen am meisten liegt. Mit dem Abschluss schließlich sind Studierende optimal auf die neugestaltete Approbationsprüfung und eine anschließende verfahrensspezifische psychotherapeutische Weiterqualifizierung vorbereitet. Dazu stehen aktuell Approbationsausbildungen in drei Verfahrensrichtungen zur Auswahl. Sobald es möglich ist, werden auch die reformierten Weiterbildungen angeboten werden."[444]

Weniger methodenpluralistisch, weil ausnahmsweise stark an der Psychoanalyse orientiert, aber deutlich interdisziplinärer zeigt sich die Internationale Psychoanalytische Universität Berlin:

> „Ausgehend von einem transdisziplinären Verständnis der Psychoanalyse werden Beiträge und Reflexionen der Psychoanalyse an den Schnittstellen zu psychologischen, sozialwissenschaftlichen, geisteswissenschaftlichen, kulturwissenschaftlichen und philosophischen Feldern bearbeitet. Die Schwerpunktsetzung des Studiengangs ist eine hochinnovative Umsetzung des neuen Approbationsstudiengangs, die neben naturwissenschaftlichen auch sozial- und geisteswissenschaftlichen Zugängen einbezieht und eine transdisziplinäre Perspektive auf Subjektivität und psychische Erkrankungen eröffnet. Die Differenziertheit durch unterschiedliche Perspektivierungen und die Verortung des Gegenstandes zwischen Natur- und Geisteswissenschaft schlägt sich neben der angebotenen erkenntnis- und wissenschaftstheoretischen Reflexion in der Breite der vermittelten (quantitativen wie qualitativen) Forschungsmethoden, der reflexiven Haltung als auch im Abschlussgrad Master of Arts nieder."[445]

Die letzten Zitate stammen allesamt von Privatuniversitäten mit entsprechend hohen Studiengebühren. Öffentliche Universitäten – beispielsweise die Philipps-Universität Marburg, die Justus-Liebig-Universität Gießen, die Universität Kassel oder die Universität Bielefeld – wirken diesbezüglich etwas pragmatischer. Sie alle bieten das gesetzlich vorgeschriebene Modulhandbuch zum Download an und unterscheiden sich inhaltlich kaum voneinander. Stellenweise werden idente Wortformulierungen verwendet, die vom Gesetz übernommen wurden, zum Beispiel die „komplexen und multivariaten Erhebungs- und Auswertungsmethoden zur Evaluierung und Qualitätssicherung von

---

443 Universität Witten/Herdecke 2022.
444 Psychologische Hochschule Berlin 2022.
445 Internationale Psychoanalytische Universität Berlin 2022.

Interventionen“, die in ähnlichem Wortlaut in allen Modulhandbüchern zu finden sind.[446] Per Gesetz vorgeschrieben ist ferner, dass im Modul Verfahrenslehre in der Psychotherapie sämtliche wissenschaftlich geprüften und anerkannten Verfahren gelehrt werden sollen. Nun ist es aber so, dass zum Beispiel an der Universität Bielefeld die beiden für das Modul zuständigen Professor*innen eine verhaltenstherapeutische Orientierung haben.[447] Demnach ist fraglich, wie methodenpluralistisch jene Lehrveranstaltungen tatsächlich sind. In einer E-Mail-Korrespondenz nach einer Anfrage seitens des Autors an der Universität Hildesheim, die in der Liste zufällig ausgewählt und exemplarisch kontaktiert wurde, verweisen die Zuständigen dagegen auf die Methodenpluralität im Rahmen der gesetzlichen Vorgaben:

> „Gemäß Approbationsordnung werden verschiedene wissenschaftlich fundierte Verfahren (u. a. in Vorlesungen und Seminaren) vorgestellt. In der BQT II werden einzelne Interventionen der Verfahren der tiefenpsychologisch fundierten Psychotherapie, der Systemischen Therapie (ST) und der kognitiven Verhaltenstherapie (KVT) demonstriert und teilweise eingeübt. Dies sind auch die Interventionen, die in den stationären Einrichtungen üblicherweise eingesetzt werden, in denen die BQT III absolviert wird. Der ambulante Teil der BQT III wird in der KiM [Hochschulambulanz „Kind im Mittelpunkt“, Anm. d. V.] und der HSA-E [Hochschulambulanz für Forschung und Lehre, Anm. d. V.] absolviert; hier werden überwiegend Interventionen aus dem Verfahren der KVT, seltener der ST, angewendet“.[448]

Doch auch an dieser Universität ist der für Psychotherapie zuständige Lehrstuhlinhaber ein Verhaltenstherapeut. Das wissenschaftliche Team, das auch für die Lehre der Studierenden zuständig ist, umfasst ebenfalls zumindest drei Verhaltenstherapeut*innen, zumindest eine tiefenpsychologisch fundierte Psychotherapeutin sowie weitere wissenschaftliche Mitarbeiter*innen ohne angeführter spezifischer Psychotherapieausbildung. Berücksichtigt man diverse Aussagen aus der Fachliteratur, die in Kapitel 3.3 zitiert wurde, beispielsweise von Fischer oder Kriz, dann dürfen wir davon ausgehen, dass eine solche Verteilung der psychotherapeutischen Schulen an einer öffentlichen Universität in Deutschland dem Durchschnitt entspricht. Auffällig ist übrigens, dass die Systemische Therapie fast nirgends personell vertreten ist, sondern dass die Ressourcen in einem Verhältnis von vielleicht 4 zu 1 (Fischer & Möller kommen zu ähnlichen Zahlen im Jahr 2006) oder mehr zugunsten der KVT im Verhältnis zur Psychoanalyse ausfallen. Allein aus diesem Verhältnis lässt sich ein relativ eindeutiges Missverhältnis hinsichtlich der psychotherapeutischen Forschung feststellen, die hauptsächlich an Universitäten stattfindet. Um es in der Form einer bzw. mehrerer Fragen zu formulieren: Wie sollen zukünftig Heilpraktiker*innen mit z. B. Psychodramaausbildung ohne entsprechendes universitäres Studium die Feinheiten der hochschuldominierten Psychotherapieforschung kennenlernen und entsprechend hochwertige Studien durchführen, welche anschließend vom Wissenschaftlichen Beirat Psychotherapie als gültige Wirksamkeits-

446 Justus-Liebig-Universität Gießen 2022; Universität Bielefeld 2022a; Philipps-Universität Marburg 2022; Universität Kassel 2022.

447 Universität Bielefeld 2022b.

448 Universität Hildesheim 2022.

studien anerkannt werden? Und wie sollen Personen mit einem deutschen Psychotherapiestudium, in dem die KVT federführend ist und allenfalls die tiefenpsychologischen sowie in noch geringerem Ausmaß die systemischen Methoden gelehrt werden, mit Ambitionen, weiterhin an der Universität zu lehren und zu forschen, andere Methoden ohne wissenschaftliche Anerkennung kennenlernen und diese entsprechend in der Forschung berücksichtigen, die zudem innerhalb der jeweiligen häufig KVT-dominierten Machtstrukturen auch akzeptiert werden muss? Kaum jemand würde behaupten, dass andere psychotherapeutische Schulen aktiv an der Forschung gehindert würden, doch zeigen die letzten Seiten, welche strukturellen Herausforderungen dies erschweren.

Blicken wir nun über die Grenzen Deutschlands hinaus – zunächst in die Schweiz. Dort besteht seit 2013 das Psychologieberufegesetz (PsyG), in dem festgehalten wird, dass nur jene als selbstständige Psychotherapeut*innen tätig sein dürfen, welche die gesetzlichen Bestimmungen des Psychologieberufegesetzes erfüllen oder alternativ jene des Medizinalberufegesetzes.[449] Für die unselbstständige Tätigkeit als Psychotherapeut*in verweist das Schweizer Bundesamt für Gesundheit auf die einzelnen Kantone, welche die Berufstätigkeit und die Bewilligungen in ihrem jeweiligen Gebiet selbst regeln.[450] Wer dem Gesetz folgend in der Schweiz also freiberufliche*r Psychotherapeut*in werden möchte, muss zunächst ein akkreditiertes Master-, Lizentiats- oder Diplomstudium in Psychologie abschließen und anschließend in einer für das Fachgebiet Psychotherapie akkreditierten Weiterbildungseinrichtung eine entsprechende zwei bis sechs Jahre dauernde Weiterbildung absolvieren.[451] Über die Akkreditierung entscheidet das Eidgenössische Departement des Innern (EDI),[452] welches von einer Psychologieberufekommission beraten wird.[453] Das EDI führt zudem Listen über alle akkreditierten Weiterbildungseinrichtungen sowie über alle Inhaber*innen entsprechender Weiterbildungstitel, also alle Personen, welche die Bewilligung haben, als Psychotherapeut*innen zu arbeiten.[454]

Konkrete Ausbildungsinhalte sucht man im Gesetz vergebens. Auch liegt keine zusätzliche Verordnung vor, in denen solche beschrieben würden. Lediglich einige allgemeine Punkte werden genannt. Demnach muss ein Weiterbildungsgang folgende Punkte erfüllen, um akkreditiert zu werden:

> „Ein Weiterbildungsgang wird akkreditiert, wenn: a. er unter der Verantwortung einer gesamtschweizerischen Fachorganisation, einer Hochschule oder einer anderen geeigneten Organisation steht (verantwortliche Organisation); b. er es den Personen in Weiterbildung erlaubt, die Weiterbildungsziele nach Artikel 5 zu erreichen; c. er auf die Hochschulausbildung in Psychologie aufbaut; d. er eine angemessene Beurteilung der Kenntnisse und Fähigkeiten der Personen in Weiterbildung vorsieht; e. er sowohl Theorie als auch deren praktische Anwendung umfasst; f. er von den Personen in Weiterbildung die persönliche

449 Schweizerische Eidgenossenschaft 30.09.2016, Art. 1, Abs. 2–3.
450 Bundesamt für Gesundheit BAG 2022a.
451 Schweizerische Eidgenossenschaft 30.09.2016, Art. 6-8.
452 Schweizerische Eidgenossenschaft 30.09.2016, Art. 34, Abs. 1.
453 Schweizerische Eidgenossenschaft 30.09.2016, Art. 37, Abs. d.
454 Schweizerische Eidgenossenschaft 30.09.2016, Art. 38, Abs. a–c.

Mitarbeit und die Übernahme von Verantwortung verlangt; g. die verantwortliche Organisation über eine unabhängige und unparteiische Instanz verfügt, welche über Beschwerden der Personen in Weiterbildung in einem fairen Verfahren entscheidet."[455]

Der unter Punkt b erwähnte Artikel 5 besagt ergänzend dazu:

> „[Der Weiterbildungsgang] befähigt die Absolventinnen und Absolventen namentlich dazu, im entsprechenden Fachgebiet: a. aktuelle wissenschaftliche Erkenntnisse, Methoden und Techniken einzusetzen; b. die berufliche Tätigkeit und ihre Folgewirkungen, namentlich aufgrund angemessener Kenntnisse über die spezifischen Bedingungen, fachlichen Grenzen und methodischen Fehlerquellen systematisch zu reflektieren; c. mit Berufskolleginnen und Berufskollegen im In- und Ausland zusammenzuarbeiten sowie interdisziplinär zu kommunizieren und zu kooperieren; d. sich mit der eigenen Tätigkeit im jeweiligen gesellschaftlichen, rechtlichen und ethischen Kontext kritisch auseinanderzusetzen; e. die Problemlagen und die psychische Verfassung ihrer Klientinnen und Klienten und Patientinnen und Patienten richtig einzuschätzen und adäquate Maßnahmen anzuwenden oder zu empfehlen; f. bei der Beratung, Begleitung und Behandlung ihrer Klientinnen und Klienten sowie ihrer Patientinnen und Patienten die Institutionen des Sozial- und Gesundheitswesens einzubeziehen und die rechtlichen und gesellschaftlichen Rahmenbedingungen zu berücksichtigen; g. ‚mit den zur Verfügung stehenden Mitteln wirtschaftlich umzugehen; h. auch in kritischen Situationen reflektiert und selbstständig zu handeln."[456]

Diese recht allgemein gehaltenen Voraussetzungen lassen einen großen Spielraum bei der Akkreditierung von Weiterbildungsgängen zu. Und tatsächlich ist eine deutlich größere Bandbreite an psychotherapeutischen Schulen in den mannigfaltigen Ausbildungslehrgängen vertreten, was anhand der nachfolgenden Liste[457] erkennbar ist:

Tabelle 2: Akkreditierte psychotherapeutische Ausbildungseinrichtungen in der Schweiz

Datum	**Weiterbildungsgang**	**Verantwortliche Organisation**
02.05.2016	Daseinsanalytische Psychotherapie	Daseinsanalytisches Seminar (DaS), Zürich
14.10.2016	Postgraduale Weiterbildung in systemischer und kognitiv-behavioraler Verhaltenstherapie für Kinder und Jugendliche	Institut für Psychotherapie des Kindes- und Jugendalters der Universitätskliniken Basel, Bern, Zürich (IPKJ)
14.10.2016	Weiterbildungscurriculum Analytische Psychotherapie	C. G. Jung Institut Zürich, Küsnacht
03.02.2017	Weiterbildung in Analytischer Psychologie nach C. G. Jung (CH-Programm) am ISAPZURICH	Assoziation der Schweizer Psychotherapeutinnen und Psychotherapeuten ASP, Zürich
12.05.2017	Postgraduale Weiterbildung in psychoanalytisch-systemischer Psychotherapie mit Schwerpunkt Kinder, Jugendliche und Familien	Institut für Kinder-, Jugendlichen- und Familientherapie Luzern (KJF)
17.05.2017	Weiterbildung in Klinischer Gestalttherapie	Institut für Integrative Gestalttherapie Schweiz (igw Schweiz),

455 Schweizerische Eidgenossenschaft 30.09.2016, Art. 13, Abs. 1.
456 Schweizerische Eidgenossenschaft 30.09.2016, Art. 5, Abs. 2.
457 Bundesamt für Gesundheit BAG 2022b.

Datum	Weiterbildungsgang	Verantwortliche Organisation
17.05.2017	Weiterbildung psychoanalytische Psychotherapie	Psychoanalytisches Seminar Zürich (PSZ)
17.05.2017	Formazione in Psicoterapia Psicoanalitica offerto dalla Scuola di Psicoterapia di Lugano	Fondazione Iside, Lugano
17.05.2017	MAS Systemische Psychotherapie mit kognitiv-behavioralem Schwerpunkt	Institut für Angewandte Psychologie IAP, Zürcher Hochschule für Angewandte Wissenschaften ZHAW, Zürich
17.05.2017	Postgraduale Weiterbildung in psychoanalytischer Psychotherapie	Ausbildungszentrum für Psychoanalyt. Psychoth., Basel
23.06.2017	Postgraduale Weiterbildung in kognitiver Verhaltenstherapie und Verhaltensmedizin	Philosophische Fakultät, Universität Zürich
23.06.2017	MAS Kognitive Verhaltenstherapie mit Schwerpunkt Kinder und Jugendliche der Universitäten Zürich und Fribourg	Geschäftsstelle: Philosophische Fakultät, Universität Zürich
23.06.2017	Weiterbildung Psychotherapie mit kognitiv-behavioralem und interpersonalem Schwerpunkt	Klaus-Grawe-Institut für Psychologische Therapie, Zürich
12.09.2017	«Systemische Psychotherapie»	Institut für systemische Entwicklung und Fortbildung IEF, Zürich
12.09.2017	Filière de formation postgraduée en psychothérapie psychanalytique d'enfants et d'adolescents	Office médico-pédagogique OMP, Genève
12.09.2017	Filière de formation postgrade en psychothérapie systémique	Université de Lausanne
25.09.2017	Postgraduales Masterstudium Psychotherapie	Institut für Psychologie, Universität Bern
16.11.2017	Körperzentrierte Psychotherapie IKP	Institut für Körperzentrierte Psychotherapie IKP, Zürich
16.11.2017	Postgraduale Weiterbildung in Integrativer Körperpsychotherapie IBP	Institut für Integrative Körperpsychotherapie IBP, Winterthur
16.11.2017	Weiterbildung in Personzentrierter Psychotherapie pca.acp nach Carl R. Rogers	pcaSuisse – Schweizerische Gesellschaft für den Personzentrierten Ansatz
16.11.2017	Postgraduale Weiterbildung in psychoanalytischer Psychotherapie	Freud-Institut Zürich (FIZ), Zürich
09.03.2018	Weiterbildung in Psychotherapie mit kognitiv-verhaltenstherapeutischem und methodenintegrativem Schwerpunkt	Akademie für Verhaltenstherapie und Methodenintegration AIM, Wil
09.03.2018	Formation postgrade interuniversitaire romande en psychothérapie comportementale et cognitive	Institut de Psychologie, Université de Lausanne
09.03.2018	Postgraduale Systemische Psychotherapieweiterbildung bindungsbasiert&emotionsfokussiert	Zentrum für Systemische Therapie und Beratung ZSB, Bern

Datum	Weiterbildungsgang	Verantwortliche Organisation
11.04.2018	Filière de formation postgrade en Psychothérapie systémique	Faculté de médecine, Université de Genève
15.10.2018	Postgraduale Weiterbildung in Psychotherapie mit systemisch-ressourcen-lösungsorientiertem Schwerpunkt für Einzelne, Paare und Familien	wilob AG, Lenzburg
15.10.2018	Postgraduale Weiterbildung Integrative Psychotherapie (Schweiz), durchgeführt von der Stiftung Europäische Akademie für psychosoziale Gesundheit und Integrative Therapie SEAG (Schweiz) in Rorschach	Föderation der Schweizer Psychologinnen und Psychologen FSP, Bern
15.10.2018	Postgraduale Weiterbildung in systemischer Therapie und Beratung, durchgeführt am Meilener Institut Zürich in Zürich	Föderation der Schweizer Psychologinnen und Psychologen FSP, Bern
15.10.2018	Postgraduale Weiterbildung in Psychotherapie mit systemischem Schwerpunkt, durchgeführt am Institut für ökologisch-systemische Therapie (IÖST) in Zürich	Föderation der Schweizer Psychologinnen und Psychologen FSP, Bern
29.11.2018	Specializzazione in psicoterapia sistemico relazionale tenuta presso la Scuola di Psicoterapia Sistemica Mara Selvini Palazzoli di Mendrisio	Federazione Svizzera delle Psicologhe e degli Psicologi FSP, Berna
29.11.2018	Cursus de formation postgrade en psychothérapie systémique offerte par la Plateforme Systémique Genevoise (PSGe)	Fédération Suisse des psychologues FSP, Berne
29.11.2018	Formation Postgraduée en Psychothérapie Psychanalytique de l'Arc Jurassien offerte par le Centre Neuchâtelois de Psychiatrie (CNP)	Fédération Suisse des psychologues FSP, Berne
29.11.2018	Formation postgrade en psychothérapie d'orientation systémique offerte par le Centre de Recherches Familiales et Systémiques (CERFASY) à Neuchâtel	Fédération Suisse des psychologues FSP, Berne
29.11.2018	Formation postgrade en psychothérapie psychanalytique	Institut de psychologie, Université de Lausanne
01.05.2019	Weiterbildung Psychotherapie gemäss Konzept ASP Integral, Vertiefungsrichtung Personzentrierte und Experienzielle Psychotherapie – körperorientiert, durchgeführt am Ausbildungsinstitut GFK in Zürich	Assoziation Schweizer Psychotherapeutinnen und Psychotherapeuten ASP
01.05.2019	Weiterbildung Psychotherapie gemäss Konzept ASP Integral, Vertiefungsrichtung Prozessorientierte Psychotherapie – Prozessarbeit, durchgeführt am Institut für Prozessarbeit IPA in Zürich	Assoziation Schweizer Psychotherapeutinnen und Psychotherapeuten ASP
01.05.2019	Curriculum secondo il concetto ASP Integral con orientamento in psicoterapia psicoanalitica IRG, offerto dall'Istituto Ricerche di gruppo IRG di Lugano	Associazione Svizzera degli Psicoterapeuti ASP

Datum	Weiterbildungsgang	Verantwortliche Organisation
01.05.2019	Weiterbildung Psychotherapie gemäss Konzept ASP Integral, Vertiefungsrichtung Körperpsychotherapie – Bioenergetische Analyse und Therapie SGBAT, durchgeführt von der Schweizerischen Gesellschaft für Bioenergetische Analyse und Therapie SGBAT in Stans	Assoziation Schweizer Psychotherapeutinnen und Psychotherapeuten ASP
14.10.2019	MAS en psychothérapie cognitivo-comportementale (MAS-TCC)	Faculté de médecine, Université de Genève
17.06.2022	Postgraduale Weiterbildung in existenzanalytischer Psychotherapie	Gesellschaft für Existenzanalyse (GES)
24.06.2022	MAS Kinder- & Jugendpsychotherapie	Institut für Angewandte Psychologie IAP, Zürcher Hochschule für Angewandte Wissenschaften ZHAW, Zürich
19.10.2022	Weiterbildung in Psychotherapie mit kognitiv-behavioralem Schwerpunkt der PSP	Postgraduale Studiengänge in Psychotherapie (PSP), Basel

Auf der Webseite der Schweizerischen Agentur für Akkreditierung und Qualitätssicherung befinden sich die Verfahrensberichte zu den jeweiligen Programmakkreditierungen der Weiterbildungsgänge nach dem Psychologieberufegesetz. Dort ist beispielsweise der aktuelle Akkreditierungsbericht der Postgradualen Weiterbildung in existenzanalytischer Psychotherapie enthalten. Darin wird rasch ersichtlich, dass die Akkreditierungsanforderungen durchaus hoch sind, jedoch nicht in einer Weise, wie es in Deutschland der Fall ist. Im Akkreditierungsbericht werden das Leitbild der Organisation, die Ziele des Weiterbildungsgangs, die Dauer und die Kosten, die personellen Ressourcen und dergleichen mehr kritisch geprüft, aber auch die Inhalte im Kontext des aktuellen wissenschaftlichen Erkenntnisstands. Im Gegensatz zur wissenschaftlichen Anerkennung einer Psychotherapiemethode in Deutschland, in der die Wirksamkeit einer Methode das ausschlaggebende Kriterium für deren Anerkennung ist, werden hier andere Maßstäbe angelegt. So betont die Expert*innenkommission, dass für die Existenzanalyse wesentlich ist, dass auch über die Psychologie hinausgehende Inhalte, die ihren Ursprung in der Philosophie haben, vermittelt werden. Die wissenschaftliche Fundierung der Grundannahmen bezieht sich demnach auf die Existenzphilosophie und die Phänomenologie. Auch wurden drei Testinstrumente zur Überprüfung der Methoden entwickelt: die Existenzskala, der Text zur existenziellen Motivation sowie der Text zur existenziellen Lebensqualität.

Die Kommission lobt die internal konsistente Ausbildung und die vier laufenden Studien zu Depressionen, Panikstörungen, Persönlichkeitsstörungen und Suchterkrankungen, kritisiert jedoch die mangelnde Berücksichtigung der breiten Evidenzbasis der aktuellen humanistischen Psychotherapie. Als Auflage formulieren sie, dass der aktuelle psychotherapiewissenschaftliche Erkenntnisstand im Bereich der modernen Humanistischen Psychotherapie über die Dokumentation im Curriculum sichergestellt wird. Explizit hervorgehoben wird kurz darauf die Abdeckung der Wissenschaftlichkeit durch die aktive Teilnahme an der internationalen existenzanalytischen Dachorganisation inkl.

ihrer Kongresse und Austauschprogramme sowie durch die Mitgliedschaft bei der Assoziation Schweizer Psychotherapeuten (ASP). Letztere stellt durch ihr allgemeines Programm sicher, dass die methodenübergreifende allgemeine Psychotherapiewissenschaft vermittelt wird.[458] Die Akkreditierungsbehörde verweist damit auf einen grundlegenden Text innerhalb der Schweizer Psychotherapielandschaft: die aktuelle Fassung der Schweizer Charta, in der Psychotherapie als eigenständige wissenschaftliche Disziplin begriffen wird. Bemerkenswert ist die folgende Passage:

> „Im Unterschied zur Schweizer Gesetzgebung, die die Psychotherapie aktuell als Anwendungsgebiet der Psychologie und der Medizin betrachtet, postuliert die Charta Psychotherapie als eigenständige wissenschaftliche Disziplin.“[459]

Damit ergibt sich das folgende Bild: Die Schweizer Gesetzgebung versteht Psychotherapie als Anwendungsgebiet der Psychologie und schreibt neben dem Psychologiestudium eine postgraduale Ausbildung vor. Eine solche kann nur bei einem akkreditierten Weiterbildungsinstitut absolviert werden. Die Akkreditierungsbehörde, die dem Gesetz folgt, beruft sich auf die Expertise der ASP in Fragen Psychotherapiewissenschaft, welche wiederum einen gegensätzlichen Standpunkt zu ebenjenem Gesetz einnimmt. Für die Schweizer Ausbildungs- und Psychotherapielandschaft bedeutet dies, dass eine Ausbildung ausschließlich über ein akkreditiertes Psychologiestudium laufen kann. Betrachten wir beispielsweise die größte Universität in der Schweiz, die Universität Zürich, finden wir im Master Psychologie mit Schwerpunkt klinische Psychologie (und Psychotherapie) drei Lehrstühle für Psychotherapie. Alle drei Lehrstuhlinhaberinnen haben eine ausgewiesene Nähe zur Verhaltenstherapie. Ein vierter Lehrstuhlinhaber ist ebenfalls Experte für Verhaltensmodifikation, aber auch Patron des C. G. Jung Instituts Zürich.[460] Dennoch ist die methodische Ausrichtung des Psychologiestudiums relativ eindeutig.

Ähnlich ist es an der Universität Basel, wo der Dekan und Lehrstuhlinhaber für Psychotherapie ebenfalls ein Verhaltenstherapeut ist.[461] Ein solches Studium prägt nun die heranwachsenden Psychotherapeut*innen im ersten Schritt, die im Anschluss daran einen postgradualen Weiterbildungslehrgang auswählen sollen. Fraglich ist, ob jene nach der einseitigen Lehre offen für alternative Psychotherapieschulen sind – vor allem, wenn sie Weiterbildungen an den Unis selbst absolvieren können. Die Universität Zürich bietet hier beispielsweise zwei psychotherapeutische Weiterbildungslehrgänge an: einen Master in Kognitiver Verhaltenstherapie mit Schwerpunkt Kinder und Jugendliche sowie einen in Kognitiver Verhaltenstherapie und Verhaltensmedizin – beide eignen sich, um als eidgenössisch anerkannte*r Psychotherapeut*in zu arbeiten. Die Universität Basel hat hier dagegen etwas mehr Vielfalt im Angebot: einen Master in Psychotherapie mit kognitiv-behavioralem Schwerpunkt, einen weiteren in Prozessbasierter Psy-

458 Schweizerische Agentur für Akkreditierung und Qualitätssicherung 2022, S. 8ff.
459 Assoziation Schweizer Psychotherapeutinnen und Psychotherapeuten ASP 2016, S. 14.
460 Universität Zürich 2022.
461 Universität Basel 2022b.

chotherapie, die Anteile der KVT, der Schematherapie und weiterer vereint, sowie einen Master in Personzentrierter Psychotherapie.[462] Was nun die Wissenschaft Psychotherapie betrifft, so lassen sich die akkreditierte Methodenvielfalt ebenso wie die Auflagen zu einem aktiven wissenschaftlichen Betrieb innerhalb der Ausbildungsinstitute durchaus positiv beurteilen. Auf der anderen Seite sind die großen Forschungseinrichtungen, die Universitäten, methodisch sehr einseitig ausgerichtet, was der methodenpluralistischen Psychotherapieforschung abseits der KVT jedenfalls nicht zuträglich ist.

Wieder anders ist die Lage derzeit in Österreich. Das Psychotherapiegesetz von 1990, das mehrfach und zuletzt 2020 geringfügig modifiziert wurde, schreibt den Werdegang zum/zur eingetragenen Psychotherapeuten/Psychotherapeutin vor. Eingetragen meint hier, dass die jeweilige Person in einem bundesweiten zentralen Register, in der sogenannten Psychotherapeut*innenliste, eingetragen wird, wenn er/sie die gesetzlichen Ausbildungsvorgaben erfüllt und darüber hinaus als Psychotherapeut*in praktizieren möchte. Eine staatliche Approbationsprüfung existiert in Österreich nicht. Die Psychotherapieausbildung und selbst die Eintragung in die Psychotherapeut*innenliste setzen kein universitäres Studium voraus. Dies soll sich jedoch in naher Zukunft ändern, denn ein zukünftiges Psychotherapiegesetz soll die Ausbildung universitär verankern.[463] Doch bereits vor der Gesetzesreform ist dies in vielen Fällen gelebter Standard. Bevor dies vertieft wird, soll das aktuelle PthG selbst betrachtet werden.

Darin ist festgehalten, dass jede Person, die unter der Berufsbezeichnung Psychotherapeut*in praktizieren will, eine Ausbildung durchlaufen muss, die aus zwei Teilen besteht: dem Propädeutikum und dem Fachspezifikum.[464] Das psychotherapieschulenunabhängige Propädeutikum, das ausschließlich in einer vom Bundeskanzler per Bescheid anerkannten Einrichtung gelehrt werden darf, besteht aus einem Theorieteil im Umfang von zumindest 765 Stunden sowie einem praktischen Teil im Umfang von zumindest 550 Stunden. Im ersten Block enthalten sind Grundlagen der Psychotherapie, Persönlichkeitstheorien, Grundlagen der Medizin, allgemeine Psychologie, Sonder- und Heilpädagogik, Wissenschafts- und Forschungsmethodik, Ethik, psychosoziale Rahmenbedingungen und einiges mehr. Der praktische Teil enthält dagegen Einzel- oder Gruppenselbsterfahrung von zumindest 50 Stunden, ein Praktikum in einer psychosozialen Einrichtung im Ausmaß von 480 Stunden sowie Praktikumssupervision (20 Stunden).[465] Das anschließende, an einer Psychotherapieschule orientierte Fachspezifikum, das ebenfalls nur in einer entsprechenden staatlich anerkannten Einrichtung angeboten werden darf, enthält 300 Stunden Theorie sowie 1600 Stunden Praxis. In der Theorie werden die gesunde und psychopathologische Persönlichkeitsentwicklung, Methoden und Techniken, Persönlichkeits- und Interaktionstheorien sowie psychotherapeutische Literatur behandelt. Die Praxis besteht dagegen aus einer Lehrtherapie bzw. Selbsterfahrung (min. 200 Stunden), einem weiteren Praktikum in einer anerkannten

462 Universität Basel 2022a.
463 Erdem 2021.
464 Bundesrepublik Österreich 07.06.1990, §2.
465 Bundesrepublik Österreich 07.06.1990, §3, Abs. 1–2.

Praktikumseinrichtung (min. 550 Stunden, davon min. 150 in einem stationären Setting), Praktikumssupervision (min. 30 Stunden) sowie einer psychotherapeutischen Praxis (min. 600 Stunden) unter supervisorischer Aufsicht (min. 120 Stunden).[466]

Der Eintritt in die psychotherapeutische Ausbildung ist zwar nicht mit einem Studium, jedoch mit gewissen Voraussetzungen verknüpft. Das Propädeutikum beginnen darf, wer eine Reifeprüfung bzw. ein Äquivalent eines anderen Staates hat, oder eine Ausbildung im Krankenpflegefachdienst bzw. im medizinisch-technischen Dienst, oder alternativ einen Antrag auf Absolvierung beim Psychotherapiebeirat aufgrund der persönlichen Eignung stellt.[467] Das Fachspezifikum setzt demgegenüber mehr voraus. Zum Absolvieren des Fachspezifikums muss nicht nur das Propädeutikum abgeschlossen sein, sondern die jeweilige Person muss darüber hinaus zumindest 24 Jahre alt sein, eine Zusage einer anerkannten Ausbildungseinrichtung vorweisen können und eine der folgenden Ausbildungen absolviert haben: Sozialarbeit, Ehe- und Familienberatung, Musiktherapie, oder ein Studium der Medizin, der Pädagogik, der Philosophie, der Psychologie, der Publizistik- und Kommunikationswissenschaft, der Theologie oder ein Lehramtsstudium. Trifft nichts davon zu, dann gilt abermals, dass ein Antrag auf Zulassung aufgrund der persönlichen Eignung beim Psychotherapiebeirat erstellt werden kann. Bei positivem Ausgang des Verfahrens, das der Autor dieser Zeilen übrigens in Ermangelung eines entsprechenden Vorstudiums ebenfalls durchlaufen hat, steht der fachspezifischen Psychotherapieausbildung nichts mehr im Weg.[468] Kurz: Jede Person kann, unabhängig von etwaigen vorausgehenden Studien oder Ausbildungen, eine psychotherapeutische Ausbildung absolvieren, wenn die persönliche Eignung vom Psychotherapiebeirat festgestellt wird.

Wurden beide Ausbildungsteile absolviert, erfolgt die Eintragung in die Psychotherapeut*innenliste, was aber nicht den Beginn der psychotherapeutischen Praxis markiert. Dieser erfolgt bereits davor, wenn die Kandidat*innen im sogenannten Status *in Ausbildung unter Supervision* sind. Um die 600 Stunden Praxis, also tatsächliches psychotherapeutisches Arbeiten mit Patient*innen, erreichen zu können, beginnen viele angehende Psychotherapeut*innen bereits vor der Eintragung, in ihrer eigenen Praxis zu behandeln. Doch was hat das nun mit Psychotherapiewissenschaft zu tun? Nach aktuellem Recht ist es ohne Weiteres möglich, eine psychotherapeutische Ausbildung zu absolvieren, ohne jemals einen Fuß an eine Universität gesetzt zu haben. Doch sieht man sich die Ausbildungseinrichtungen an, wird rasch klar, dass die Akademisierung der Psychotherapie auch in Österreich bereits in einem fortgeschrittenen Stadium ist.

Von 21 anerkannten propädeutischen Ausbildungseinrichtungen sind immerhin neun Universitäten – einige weitere kooperieren mit Universitäten oder Fachhochschulen. Doch trotz der Verknüpfung mit der universitären Psychologie im weiteren Sinn – zumindest werden die universitären Lehrgänge häufig an den Fakultäten für Psychologie angeboten – sind sie nicht KVT-zentriert. Die Lehrgangsleiterin und zugleich Leiterin

466 Bundesrepublik Österreich 07.06.1990, §6, Abs. 1–2.
467 Bundesrepublik Österreich 07.06.1990, §10, Abs. 1.
468 Bundesrepublik Österreich 07.06.1990, §10, Abs. 2.

der Abteilung für klinische Psychologie, Psychotherapie und Psychoanalyse der Universität Klagenfurt ist Psychoanalytikerin,[469] der Lehrgangsleiter an der Universität Salzburg ist Personzentrierter Psychotherapeut,[470] der wissenschaftliche Leiter des Lehrgangs an der Universität Innsbruck ist Psychoanalytiker,[471] und jener an der Universität Wien Personzentrierter Psychotherapeut.[472] Andere Universitäten wie die Sigmund-Freud-Privatuniversität Wien, die Bertha von Suttner Privatuniversität St. Pölten oder die Donau-Universität Krems bieten auch Fachspezifika in verschiedenen psychotherapeutischen Schulen an und legen daher bereits im Propädeutikum Wert auf einen methodenpluralistischen Zugang zur Psychotherapie. Die Fachspezifika sind naturgemäß weniger methodenpluralistisch, da es darum geht, in einer bestimmten psychotherapeutischen Schule ausgebildet zu werden. In Österreich sind folgende fachspezifischen Ausbildungseinrichtungen[473] anerkannt:

Tabelle 3: Anerkannte fachspezifische Ausbildungseinrichtungen in Österreich

Bezeichnung der fachspezifischen Ausbildungseinrichtung
APG/IPS Institut für personzentrierte Studien
Arbeitsgemeinschaft für Verhaltensmodifikation (AVM)
Arbeitsgemeinschaft Personzentrierte Psychotherapie (Forum/APG)
Arbeitskreis für Psychoanalyse Linz/Graz (APLG)
Ausbildungsinstitut für Logotherapie und Existenzanalyse (ABILE)
Donau-Universität Krems (DUK) (anerkannt für Existenzanalyse und Logotherapie, Integrative Therapie und Verhaltenstherapie)
Gesellschaft für Logotherapie und Existenzanalyse (GLE)
Innsbrucker Arbeitskreis für Psychoanalyse (IAP)
Institut für Integrative Gestalttherapie Wien (IGW)
Institut für Transaktionsanalytische Psychotherapie (ITAP)
Lehranstalt für Systemische Familientherapie (LA-SF)
Leopold-Franzens-Universität Innsbruck (Anerkannt für Psychodrama)
Österr. Ges. f. angew. Tiefenpsychologie und allg. P-Th (ÖGATAP), Autogene Psychotherapie
ÖGATAP, methodenspezifische Ausrichtung: Hypnosepsychotherapie
ÖGATAP, methodenspezifische Ausrichtung: Katathym Imaginative Psychotherapie
Österreichische Arbeitsgemeinschaft für Gestalttheoretische Psychotherapie (ÖAGP)
Österreichische Arbeitsgemeinschaft für systemische Therapie und systemische Studien (ÖAS)
Österreichische Gesellschaft für Analytische Psychologie (ÖGAP)
Österreichische Gesellschaft für Verhaltenstherapie (ÖGVT)
Österr. Ges. f. wiss., klientenzentrierte P-Th und Personorientierte Gesprächsführung (ÖGWG)

469 Universität Klagenfurt 2022.
470 Universität Salzburg 2022.
471 Universität Innsbruck 2022.
472 Universität Wien 2022.
473 Bundesministerium für Soziales, Gesundheit, Pflege und Konsumentenschutz 2022.

Bezeichnung der fachspezifischen Ausbildungseinrichtung
Österr. Arbeitskreis für Gruppentherapie und Gruppendynamik (ÖAGG) Fachsektion Gruppendynamik und Dynamische Gruppenpsychotherapie
ÖAGG, Fachsektion Gruppenpsychoanalyse
ÖAGG, Fachsektion Integrative Gestalttherapie
ÖAGG, Fachsektion Psychodrama, Soziometrie und Rollenspiel
ÖAGG, Fachsektion Integrative Therapie
ÖAGG, Fachsektion Systemische Familientherapie
Österreichischer Arbeitskreis für Konzentrative Bewegungstherapie (ÖAKBT)
Österreichischer Arbeitskreis für Tiefenpsychologische Transaktionsanalyse (ÖATA)
Österreichischer Verein für Individualpsychologie (ÖVIP)
Österr. Daseinsanalytisches Institut für P-Th, Psychosomatik und Grundlagenforschung (ÖDAI)
Psychoanalytisches Seminar Innsbruck (PSI)
Salzburger Arbeitskreis für Psychoanalyse (SAP)
Schloss Hofen, Zentrum für Wissenschaft und Weiterbildung, Fachspezifikum Existenzanalyse
Sigmund-Freud-Privatuniversität Wien (SFU) (anerkannt für Individualpsychologie, Psychodrama und Verhaltenstherapie)
Vereinigung Rogerianische Psychotherapie (VRP)
Wiener Arbeitskreis für Psychoanalyse (WAP)
Wiener Institut für Transaktionsanalyse (WITA)
Wiener Kreis für Psychoanalyse und Selbstpsychologie (WKPS)
Wiener Psychoanalytische Akademie (WPA)
Wiener Psychoanalytische Vereinigung (WPV)

Viele dieser Ausbildungseinrichtungen haben bereits Kooperationen mit Universitäten. Die Universität Wien arbeitet mit dem Forum/APG, dem ÖVIP und dem WKPS zusammen, die SFU mit der GLE, dem IGW, dem PSI, der ÖAS sowie dem ITAP. Die Donau-Uni kooperiert mit dem ÖAGG, dem ÖAKBT, der ABILE, dem ÖGWG sowie dem ÖATA; die Medizinische Universität Wien mit dem ÖAGG, der ÖGAP, der ÖGATAP, dem WAP, der WPA, der WPV sowie der ÖGVT. Die Bertha von Suttner Privatuniversität bietet ihr Psychotherapiestudium in Kombination mit Fachspezifika der ÖAGG, der GLE, der VRP, dem AGP/IPS, dem WITA und der AVM an, die Universität Salzburg mit der GLE, dem ÖAGG, der ÖGWG sowie dem SAP und die Fachhochschule Vorarlberg mit dem Schloss Hofen.

Nur wenige fachspezifische Einrichtungen wie manche regionalen Arbeitskreise für Psychoanalyse (ausgenommen der WAP und der SAP), die ÖAGP oder das ÖDAI haben (noch) keine Verträge mit einer österreichischen Hochschule. Doch selbst in solchen Fällen ist es möglich, parallel oder nach der fachspezifischen Ausbildung ein Master- oder Magisterstudium beispielsweise an der Bertha von Suttner Privatuniversität oder der Sigmund-Freud-Privatuniversität zu absolvieren. Der Vorteil von solchen Ausbildungskooperationen liegt vor allem im Bereich wissenschaftliches Arbeiten. Während das Gesetz keine Ausbildungsinhalte zu Wissenschaft und Forschung im Fachspezifikum vorschreibt, legen Universitäten im Allgemeinen einen größeren Fokus auf ebenjene Bereiche.[474] Selbst die Donau-Universität Krems, in deren Psychotherapie-Curricula wissenschaftliches Arbeiten nicht explizit vorkommt, schließt ihre Lehrgänge mit einer wissenschaftlichen Abschlussarbeit ab.[475]

Wie sieht es nun um die Methodenpluralität aus? Während in Deutschland zumindest theoretisch drei Verfahrensgruppen im Rahmen des Psychotherapiestudiums vermittelt werden – tiefenpsychologische, verhaltenstherapeutische und systemische –, werden in Österreich lediglich bei manchen propädeutischen Ausbildungseinrichtungen tatsächlich verschiedene Schulen und Ansätze als gleichwertige Alternativen vorgestellt und teilweise miteinander in Beziehung gesetzt. Denn es existieren auch fachspezifische Einrichtungen, die ein Propädeutikum anbieten. Ein solches hat naturgemäß bereits eine relativ klare methodische Ausrichtung. Die fachspezifische Ausbildung ist per Definitionem nicht methodenpluralistisch, wenngleich es die dahinterliegenden universitären Studien sein können. Da an der Donau-Universität jedoch jedes Fachspezifikum einen eigenen Lehrgang mit anderen Inhalten hat, die Lehrgänge der Universität Wien sowie jene der Medizinischen Universität Wien ebenfalls getrennt sind[476] und z. B. die FH Vorarlberg (über das Schloss Hofen) oder die Universität Innsbruck jeweils eigene Fachspezifika anbieten, bestehen nur wenige methodenübergreifende Studiengänge. Hierzu zählen die Bertha von Suttner Privatuniversität und die Sigmund-Freud-Privatuniversität, welche die einzigen Universitäten mit schulenübergreifenden Studiengängen sind. Hier bestehen Lehrveranstaltungen, welche von allen Studierenden, egal welches Fachspezifikum sie ausgewählt haben, gleichermaßen besucht werden müssen. Und zumindest an der SFU existieren spezielle methodenpluralistische Veranstaltungen wie die sogenannte Methodenwerkstatt[477], in welcher Fallberichte von Vertreter*innen unterschiedlicher Schulen vorgestellt und aus ihrer jeweiligen Sicht interpretiert werden. Auch ein Institut für Hermeneutische Therapieschulenforschung und Therapieschulendialog, also ein eigenes Institut für den psychotherapeutischen Methodenpluralismus und den Austausch zwischen verschiedenen Verfahren, gibt es sonst nirgends.

Anders als in Deutschland und der Schweiz ist die Psychotherapie in Österreich tatsächlich eine eigenständige Wissenschaft. Dies wird jedoch nicht überall gleichermaßen so gesehen. Auf der Webseite der Medizinischen Universität Wien steht beispielsweise:

> „Da es sich bei der Psychotherapie um ein Heilverfahren handelt, ist es sinnvoll und wichtig, eine Verbindung zur Medizinischen Universität Wien (MedUni Wien) herzustellen, die eine gegenseitige wissenschaftliche und klinische Befruchtung von Psychotherapie

474 Bertha-Suttner-Privatuniversität 2022; Sigmund-Freud-Privatuniversität 2016, 2014; Medizinische Universität Wien 2022a; Universität Wien 2014.

475 Donau-Universität Krems 2022.

476 Hier gilt es zu beachten, dass die vielen tiefenpsychologischen Fachspezifika in Kooperation mit der Med-Uni Wien gemeinsame wissenschaftliche Lehrveranstaltungen anbieten. Ebenso gibt es übergreifende LVs an der Universität Wien im Lehrgang mit dem ÖVIP und dem WKPS. Innerhalb eines Paradigmas besteht damit eine gewisse Methodenpluralität.

477 Sigmund-Freud-Privatuniversität 2016, S. 1ff.

und Medizin sicherstellen kann. Die Psychotherapie lässt sich allerdings nicht nur als eine Teildisziplin der Medizin verstehen, da sie zum Teil auf anderen, nämlich heuristischen erkenntnistheoretischen Paradigmen aufbaut und demzufolge auch über eine eigene theoretische und empirische Forschungstradition verfügt. Diese Erkenntnis- und Forschungsparadigmen komplementieren biomedizinische Ansätze, wobei Synergieeffekte generiert werden."[478]

Trotz der heute eher befremdlich wirkenden Worte, nach der die Psychotherapie eine Teildisziplin der Medizin sei, müssen zumindest die wissenschaftliche Charakterisierung sowie der interdisziplinäre Gedanke, die ebenfalls im Text mitschwingen, gewürdigt werden. Der Abstand zur Psychologie auf der anderen Seite ist vor allem für die Methodenvielfalt gedeihlich, wenngleich der Methodenpluralismus im Rahmen einer Ausbildung, sieht man von wenigen Ausnahmen ab, ausbaufähig ist. In jedem Fall ist die Psychotherapie in den meisten Fällen mit einem universitären Studium verknüpft – aber eben nicht durchgängig, denn nach wie vor ist es möglich, selbst ohne einen Schulabschluss Psychotherapeut*in zu werden, wenn der Psychotherapiebeirat die Eignung feststellt. Dies soll sich jedoch in naher Zukunft ändern. Von einem dreistufigen System sei die Rede, bestehend aus einem Propädeutikum, einem Fachspezifikum sowie einem dritten praktischen Ausbildungsteil. In jedem Fall soll es mit einem universitären Studium untrennbar verknüpft werden. Wir dürfen gespannt sein!

Zusammengefasst haben wir in Deutschland, Österreich und der Schweiz drei unterschiedliche Zugänge zur Psychotherapie. In Deutschland existiert mittlerweile ein eigenes Psychotherapiestudium, das auf einem sogenannten polyvalenten Bachelor in Psychologie aufbaut und in den allermeisten Fällen in einem dualen Studium Klinische Psychologie und Psychotherapie angeboten wird. Aufgrund des Verfahrens der wissenschaftlichen Anerkennung von Therapieschulen, welche auf der festgestellten Wirksamkeit in RCT-Schulen basiert, sind lediglich drei Verfahren erlaubt, die zumindest theoretisch gleichberechtigt gelehrt werden sollen. Praktisch sind die meisten Lehrstuhlinhaber*innen und Verantwortlichen Verhaltenstherapeut*innen, daneben gibt es nur wenige Tiefenpsycholog*innen und fast keine Systemischen Therapeut*innen. Die Psychotherapieausbildung in Deutschland ist daher mit wenigen Ausnahmen stark KVT-geprägt. Zwar können Heilpraktiker*innen auch andere psychotherapeutische Schulen anwenden, doch sind solche Ausbildungen in der Regel außeruniversitär, weshalb kaum solche Forschung betrieben wird, welche zur Anerkennung durch den Wissenschaftlichen Beirat Psychotherapie führen könnte. In der Schweiz ist die Lage hinsichtlich der Forschung ähnlich. Um eine Psychotherapieausbildung absolvieren zu können, wird ein Psychologiestudium vorausgesetzt, das ebenfalls in vielen Fällen verhaltenstherapeutisch dominiert ist. Die vielen außeruniversitären Weiterbildungslehrgänge müssen jedoch im Zuge ihrer Akkreditierung überzeugend darlegen, dass sie ebenfalls Wissenschaft und Forschung in ihre Ausbildung integrieren. Im Gegensatz zu Deutschland wurden deutlich mehr unterschiedliche schulenspezifische Weiterbildungsgänge akkreditiert, was zu einem heterogeneren Psychotherapiefeld führt. Und in

478 Medizinische Universität Wien 2022b.

Österreich ist die Methodenvielfalt zwar ebenfalls so divers wie in der Schweiz und es wird auch kein Psychologiestudium vorausgesetzt, dafür ist eine Psychotherapieausbildung ohne Studium möglich, was zu einer reduzierten Forschung führen kann. Auf der anderen Seite bestehen hier an vereinzelten Universitäten tatsächlich methodenpluralistische Zugänge und eine eigene Therapieschulenforschung. Der größte Unterschied zwischen Österreich und den anderen beiden deutschsprachigen Ländern liegt jedoch darin, dass viele Lehrstuhlinhaber*innen für Psychotherapie keine Verhaltenstherapeut*innen sind, sondern unterschiedlichen Schulen angehören. Die Wissenschaft Psychotherapie ist im universitären Alltag also sehr unterschiedlich aufgestellt und lässt sich selbst innerhalb des deutschsprachigen Raums kaum miteinander vergleichen. Im nächsten Kapitel soll nun ein Teilbereich des wissenschaftlichen Arbeitens genauer unter die Lupe genommen werden: das Publizieren von psychotherapeutischen Fachtexten.

4.2 Publizieren im Rahmen der Wissenschaft Psychotherapie

Wer als angehende*r oder approbierte*r/eingetragene*r Psychotherapeut*in wissenschaftlich arbeitet, möchte die Resultate in der Regel auch veröffentlichen. In manchen Fällen in der Form einer Monografie, allermeist jedoch als Fachartikel in einer passenden Zeitschrift. Möchte man nun eine passende Zeitschrift finden, genügt oft eine kurze Google-Suche. Binnen einer Stunde der Journal-Recherche war eine kleine Excel-Tabelle mit über 100 Zeitschriften gefüllt. Darunter waren die meisten (dem Titel nach) deutschsprachig, aber auch ein paar Englischsprachige sind in der Liste enthalten. Die französischen, niederländischen, spanischen, chinesischen, italienischen und anderssprachigen Fachjournale, die ebenfalls in hoher Zahl existieren, wurden dabei nicht berücksichtigt. Ebenso wenig die vielen Fachzeitschriften im nahen Umfeld der Psychotherapie wie die Journale für Psychologie, für Psychiatrie, für Soziale Arbeit, für Sonder- und Heilpädagogik oder, etwas allgemeiner, für Mental Health. Die mehr als 100 Zeitschriften behandeln ausschließlich die Psychotherapie, sind aber so vielfältig wie das Feld selbst. Manche sind methodenspezifisch und enthalten zum Beispiel psychoanalytische, existenzanalytische, körperpsychotherapeutische, systemische, gruppentherapeutische oder verhaltenstherapeutische Beiträge, in denen über Theorien, Anwendungen, Fallberichte oder beispielsweise Filmanalysen geschrieben wird. Weitere Zeitschriften sind themenzentriert, veröffentlichen also Artikel aus allen Richtungen zu Themen wie Trauma, Depressionen, Persönlichkeitsstörungen, Psychosomatik oder Suchterkrankungen. Manche haben eine bestimmte Personengruppe im Fokus wie Kinder und Jugendliche, ältere Menschen oder Frauen. In manchen Journalen geht es um Verbindungen wie die ärztliche Psychotherapie bzw. Psychotherapie und Psychiatrie, Psychotherapie und Gesellschaft bzw. Kultur oder Psychosoziales im Allgemeinen. Nicht zuletzt bestehen einige wenige Zeitschriften, in denen das Themenfeld relativ breit ist und die Beiträge zur Psychotherapie im Allgemeinen bzw. zur Psychotherapiewissenschaft im engeren Sinn veröffentlichen. Die Herausgeber*innen sind ebenfalls sehr unterschiedlich. Während manche Zeitschriften eng mit bestimmten Universitäten oder Instituten und deren Professor*innen verbunden sind, haben andere ein internationales Herausgeber*innen-Team, das aufgrund seiner Expertise in einem bestimmten Feld zusammenarbeitet. Wiederum andere Zeitschriften werden von psychotherapeutischen Interessenvertretungen bzw. deren Mitglieder herausgegeben.

Viele, wenngleich längst nicht alle, Fachjournale setzen auf den aktuellen Standard in der Auswahl der zu veröffentlichenden Texte, nämlich auf das sogenannte Peer-Review, in dem Expert*innen für ein Thema einen Beitrag zur kritischen Überprüfung erhalten, ohne jedoch zu wissen, von wem dieser geschrieben wurde. Nicht immer ist diese Form des Blind-Peer-Reviews tatsächlich blind, denn je spezialisierter die Themen und je kleiner die potenzielle Gruppe ist, welche als Urheberin infrage kommt, desto wahrscheinlicher lässt sich anhand von Aspekten wie dem Schreibstil oder bestimmten Vokabeln erahnen, wer jenen Text verfasst haben könnte. Zuweilen können Sympathie oder Antipathie eine Rolle bei der Annahme eines Beitrags spielen, ebenso die Offenheit der Reviewer*innen für die Methode, den Blickwinkel oder die zugrunde liegende Theorie. Doch in vielen Fällen wird, so die nicht empirisch überprüfbare Hoffnung des Autors, ein eingereichter Artikel tatsächlich blind und ohne etwaige Vorbehalte und Vorurteile, sondern ausschließlich hinsichtlich der wissenschaftlichen Qualität des Beitrags reviewt.

Der publizistische Alltag von Psychotherapiewissenschafter*innen, konkret die Häufigkeit des Veröffentlichens, die thematische Bandbreite, die Art der Texte (Fachartikel/Anthologie/Monografie), die Auswahl der Zeitschriften, das Bevorzugen von Team- oder Einzel-Autorenschaft und dergleichen mehr, soll nachfolgend anhand einzelner habilitierter Vertreter*innen des Fachs skizziert werden. Hierfür wurden sechs Universitätsprofessor*innen für Psychotherapie(-Wissenschaft) nach den folgenden Auswahlkriterien herangezogen: Geschlechterparität (drei Frauen, drei Männer), Vertreter*innen aus allen drei deutschsprachigen Ländern, berufen bei privaten sowie öffentlichen Universitäten, eingetragen/approbiert in verschiedenen Methoden und wissenschaftlich-publizistisch aktiv, also mehr als fünf Veröffentlichungen im Jahr über einen längeren Zeitraum hinweg. Warum gerade sechs und nicht möglichst viele bzw. alle Professor*innen, oder überhaupt nur eine Person? Das Ziel ist es, unterschiedliche Herangehensweisen und Publikationsstrategien in der PTW kennenzulernen. Es soll nun nicht darum gehen, möglichst vollständig alle Zahlen, Daten und Fakten wiederzugeben, die ein realistisches Bild durchschnittlicher Psychotherapiewissenschafter*innen zeichnen, aber auch nicht darum, ein einziges Beispiel als Nonplusultra darzustellen. Vielmehr sollen die sechs Wissenschafter*innen ein Spektrum an Publikationsstrategien aufzeigen. Im Sinne der Europäischen Ethnologie und der Psychotherapiewissenschaft wird hier das Allgemeine im Besonderen gesucht. Dies hilft dabei, das diverse Allgemeine greifbarer zu machen, das ein heterogenes Wissenschaftsfeld mit sich bringt. Nachfolgend werden die sechs Personen, alphabetisch nach ihrem jeweiligen Nachnamen sortiert, und ihre umfangreichen Publikationslisten jeweils in einer Art Publikationssteckbrief kurz vorgestellt.

Bernd Ahrbeck (*1949) lehrt an der International Psychoanalytic University in Berlin (IPU) und ist ein ausgebildeter Psychoanalytiker. Seine wissenschaftliche Karriere begann 1969 mit einem Psychologiestudium sowie ab 1970 mit einem Pädagogikstudium. Er blieb als Hochschulassistent an der Universität, promovierte 1982, lehrte, forschte und habilitierte 1991. Von 1994 bis 2016 war er Professor an der Humboldt-Universität zu Berlin und seit 2016 ist er an der IPU tätig. Sein Arbeitsschwerpunkt ist die psychoanalytische Pädagogik, was in seiner Publikationsliste deutlich wird, die vorwiegend Titel mit psychoanalytischen und/oder pädagogischen Fachbegriffen enthält.[479] Zu seiner Forschungsmethodik und seinen konkreten Forschungsinteressen sagt er:

> „Meine Forschungsaktivitäten sind primär im geistes- und sozialwissenschaftlichen Bereich angesiedelt. Sie beschäftigen sich mit einer Vielzahl von Fragestellungen, bei denen psychoanalytische, erziehungswissenschaftliche und kulturtheoretische Erkenntnisse aufeinander bezogen werden. Themenfelder sind: Die Analyse sich wandelnder Erziehungskonzepte und ihre Eingebundenheit in kulturelle Veränderungen (Modernisierung der Seele, Strukturwandel der Psyche), die psychoanalytische Fundierung einer Pädagogik bei Verhaltensstörungen, die psychische und soziale Situation von Kindern und Jugendlichen mit Förderbedarf in der emotional-sozialen Entwicklung (Hyperaktivitäts- und Aufmerksamkeitsstörungen; Kinder- und Jugendlichendelinquenz), die (schulische) Inklusion. Hinzu kommen empirische Untersuchungen aus dem Bereich der Bildungsforschung."[480]

Ahrbecks erste wissenschaftliche Publikation stammt aus dem Jahr 1980, jedoch setzt seine wissenschaftliche Publikationstätigkeit de facto erst nach seinem Doktorat 1983 ein. Seit jenem Jahr veröffentlichte er insgesamt 202 Texte, damit durchschnittlich 5,2 pro Jahr. Darunter befinden sich über die gesamte Publikationsspanne hinweg, aber mit einem Schwerpunkt auf die letzten zehn Jahre, acht Monografien sowie ein Forschungsbericht als Alleinautor und sechs weitere Berichte, die er als Teil eines Teams publizierte. Hinzu kommen 17 Anthologien seit dem Jahr 2000, die er in 15 Fällen mit einer oder mehreren anderen Personen, oftmals auch Pädagog*innen oder psychoanalytische Pädagog*innen wie Wilfried Datler (*1957) herausgegeben hat. Buchkapitel für Sammelbände hat er häufiger geschrieben, denn auf seiner Liste befinden sich immerhin 73 solcher Texte aus seinem gesamten Publikationszeitraum. Übertroffen wird die Zahl lediglich von den 81 Zeitschriftenartikeln, die er ebenfalls in der Spanne veröffentlicht hat. Während er 46 der 73 Buchkapitel als Alleinautor verfasste, sind es bei den Zeitschriftenartikeln ähnlich viele: 51 von 81. Auffällig ist dabei ein Trend, denn die früheren Publikationen hat er in vielen Fällen allein geschrieben, während er in den letzten zwei Jahrzehnten zunehmend häufiger einen oder mehrere Co-Autor*innen hatte. Die Fachpublikationen werden schließlich durch 16 Zeitungsartikel seit 1998 abgerundet, die er 14 Fällen allein schrieb.

Ahrbeck veröffentlichte seine Texte vorwiegend im Kohlhammer-Verlag (25-mal inkl. die meisten seiner Monografien) sowie im Psychosozial-Verlag (22-mal inkl. vie-

479 Ahrbeck 2022b.
480 Ahrbeck 2022a.

ler Anthologien und Buchkapitel). Weiters kommen Hogrefe (9-mal), Beltz (5-mal) und andere wie Springer (2-mal) vor. Bei den Zeitschriften zeichnet sich ein differenzierteres Bild. Die Zeitschriftenartikel erschienen seit 1984 in Dutzenden unterschiedlichen Zeitschriften wie die Journale Bildung und Erziehung, Zeitschrift für Heilpädagogik, Psyche – Zeitschrift für Psychoanalyse, Sonderpädagogik in Berlin, Sonderpädagogische Förderung heute, Zeitschrift für Pädagogische Psychologie, Zeitschrift für Psychoanalyse und Tiefenpsychologie. Fast immer zeigt bereits der Titel an, dass das Journal entweder im Bereich Pädagogik in diversen Formen wie Sonder- und Heilpädagogik oder Kinder- und Jugendpsychotherapie oder Psychoanalyse angesiedelt ist. Sprachlich baut Ahrbeck primär auf Publikationen in deutscher Sprache. Acht Zeitschriftenartikel sowie vier Buchkapitel sind auf Englisch veröffentlicht worden – fast alle Texte übrigens mit Co-Autor*innen. Methodenpluralismus ist kaum vorhanden. Ahrbeck ist Psychoanalytiker und lässt dies in seinen Beiträgen erkennen. Konzepte von nichttiefenpsychologischen Schulen sind so gut wie nicht enthalten. Dagegen lebt er die Interdisziplinarität am Schnittpunkt von Psychotherapie und Pädagogik wie nur wenige andere Autor*innen.[481]

Die nächste hier vorgestellte Autorin ist Eva-Lotta Brakemeier (*1976), die den Lehrstuhl für Klinische Psychologie und Psychotherapie an der Universität Greifswald innehat. Sie studierte 1995 zunächst Querflöte, ab 1998 dann Psychologie, das sie 2003 mit Diplom abschloss und unmittelbar danach eine Verhaltenstherapieausbildung begann, die sie bis zur Approbation als psychologische Psychotherapeutin mit der Fachkunde Verhaltenstherapie im Jahr 2007 absolvierte. 2005 schrieb sie sich in ein Doktoratsstudium ein, das sie 2009 mit der Dissertation abschloss. Ab 2010 arbeitete sie als Dozentin und später als Professorin an verschiedenen Hochschulen in Deutschland. Ihre Arbeits- und Forschungsschwerpunkte sind Depressionen als klinisches Störungsbild, die evidenzbasierte personalisierte Psychotherapie, die quantitative klinische Psychologie, Verlaufs- und Interventionsforschung, moderne integrative Psychotherapiemethoden wie das Cognitive Behavioral Analysis System of Psychotherapy (CBASP), die Interpersonelle Psychotherapie (IPT) oder die Well-Being Therapie (WBT).[482] Ihre publizistische Karriere begann mit dem Eintritt ins Doktoratsstudium. 2005 veröffentlichte sie den ersten von bisher (Ende 2022) insgesamt 105 Zeitschriftenartikel plus acht weitere, die als *ohne Peer-Review* eingetragen sind. Hinzu kommen 41 Buchbeiträge zwischen 2007 und 2022 sowie elf Monografien und neun psychotherapeutische Manuale seit 2012. Insgesamt kommt sie damit auf 166 Veröffentlichungen in den letzten 17 Jahren, was einem Schnitt von 9,8 Publikationen pro Jahr entspricht. Brakemeier verfasst die Texte in den seltensten Fällen allein. Zwei Fachartikel, eine Monografie und fünf Buchkapitel enthalten ausschließlich ihren Namen – alle anderen haben einen oder, in den meisten Fällen, mehrere Co-Autor*innen. Brakemeier steht dabei jedoch nicht immer als Erstautorin, sondern vielmehr meistens an zweiter, dritter oder letzter Stelle. Auch hinsichtlich der Sprache ist ein klarer Trend erkennbar: 68 von 105 Fachjournal-

481 Ahrbeck 2022c.
482 Brakemeier 2022a.

texten sind in englischer Sprache verfasst worden, ein Buchkapitel und keine Monografie sowie kein Manual.

Ihre Bücher, Manuale und Buchbeiträge erschienen in unterschiedlichen Verlagen, wobei ein Verlag omnipräsent ist: der Beltz-Verlag. Dort erschienen beinahe alle Bücher und Manuale und eine Vielzahl ihrer Kapitel. Darüber hinaus sind der Springer Verlag siebenmal, der Schattauer-Verlag siebenmal, der Kohlhammer-Verlag sechsmal und weitere wie der Hogrefe-Verlag (2-mal) vertreten. Das Feld der Zeitschriften ist zwar vielfältiger, jedoch sind die meisten der Zeitschriften im selben Bereich angesiedelt. Vertreten sind beispielsweise das Journal of Affective Disorders (11-mal), Psychotherapy and Psychosomatics (9-mal), das Journal of Psychiatric Research (5-mal), die Zeitschrift für Klinische Psychologie und Psychotherapie, Psychotherapie im Dialog, Biological Psychiatry, Psychotherapeut, Brain and Behavior, Psychotherapie Forum, Journal of the Society for Psychotherapy Research oder die Acta Psychiatrica Scandinavica. Anhand der Zeitschriftentitel kann bereits die methodische Ausrichtung erahnt werden. Obgleich Brakemeier mehrfach von integrativen Psychotherapiemethoden und von schulenübergreifenden Ansätzen in der Psychotherapie spricht, meint sie dennoch Verfahren, die im Rahmen der modernen Kognitiven Verhaltenstherapie der sogenannten dritten (und vierten) Welle enthalten sind.[483] Andere Verfahren und echte schulenübergreifende Psychotherapie, beispielsweise die Integration der Existenzanalyse, sucht man vergebens. Die Interdisziplinarität ist vorhanden, wenn man die Psychotherapie nicht als Teilgebiet der (Klinischen) Psychologie begreift, sondern als eigenständige Wissenschaft, denn sie arbeitet, forscht und publiziert an der Schnittstelle zwischen Psychotherapie, Psychologie und Psychiatrie.[484]

Anna Buchheim (*1965) lehrt an der Universität Innsbruck und ist die dritte Autorin, die hier behandelt wird. Bereits vor dem Studium arbeitete sie an der Abteilung für Experimentelle und Klinische Psychologie der Klinik für Psychiatrie und Psychotherapie der LMU München. Dort studierte sie 1987 ein Jahr lang Soziologie und ab 1988 bis 1994 Psychologie. Von 1994 bis 2008 arbeitete sie als wissenschaftliche Mitarbeiterin an der Klinik für Psychotherapie und Psychosomatische Medizin am Universitätsklinikum Ulm. 2000 folgte die Promotion, 2003 die Approbation als tiefenpsychologisch fundierte Psychotherapeutin sowie Psychoanalytikerin, 2008 die Habilitation für Psychosomatische Medizin, Psychotherapie und Medizinische Psychologie. In dem Zeitraum wechselte sie an die Leopold-Franzens-Universität Innsbruck, wo sie den Lehrstuhl für Klinische Psychologie innehat und seit 2020 Vizerektorin ist. Ihre Forschungsschwerpunkte sind die Schlafforschung, Suizidprävention, Depressionsforschung, Tinnitus, die Psychotherapieforschung mit psychoanalytischem Schwerpunkt sowie die Bindungsforschung.[485] 1996 veröffentlichte Buchheim ihren ersten Zeitschriftenartikel. Insgesamt sind es bis heute 190 Texte in Fachjournalen, 59 Buchbeiträge und sechs Bücher, davon drei Monografien und drei Anthologien. Die Hälfte der Buchkapitel,

483 Jacob und Brakemeier 2014.
484 Brakemeier 2022b.
485 Buchheim 2022b.

konkret sind es 29, verfasste sie allein, in vielen weiteren ist sie Erstautorin. Bei den Zeitschriftenartikeln hat sie 13 als Alleinautorin veröffentlicht – in den meisten Fällen wird sie in der Mitte des Autor*innenfelds genannt. Von den sechs Büchern hat sie zwei allein, die anderen vier mit Co-Autor*innen geschrieben oder herausgegeben. Insgesamt sind das somit 255 Publikationen in 26 Jahren, also 9,8 Veröffentlichungen pro Jahr. Ihre primäre Publikationssprache ist bei den Fachzeitschriften Englisch, bei den Büchern und Buchbeiträgen Deutsch. 125 verschiedene fremdsprachige Artikel sind bisher erschienen sowie neun Buchkapitel und kein Buch.

Buchheim veröffentlichte bei verschiedenen Zeitschriften und Verlagen. Der Hauptverlag, in dem die meisten ihrer Schriften erschienen, ist der Schattauer-Verlag (22-mal). Weiters kommen vor der Springer-Verlag (6-mal), der Psychosozial-Verlag (4-mal), Vandenhoeck & Ruprecht (3-mal) und weitere. Bei den Zeitschriften ist trotz der englischsprachigen Übermacht eine deutschsprachige Zeitschrift am häufigsten genannt: das Journal Persönlichkeitsstörungen – Theorie und Therapie (14-mal). Ansonsten brachte sie ihre Artikel in folgenden Zeitschriften unter: Frontiers in Human Neuroscience (12-mal), Psychotherapie, Psychosomatik, Medizinische Psychologie (8-mal), Frontiers in Psychology (6-mal), Psychotherapy Research (5-mal), Praxis der Kinderpsychologie und Kinderpsychiatrie (5-mal), Psychiatrie und Psychotherapie (3-mal), PLoS ONE (3-mal), Psychoanalytic Psychology (3-mal), Psychotherapie Forum (3-mal) und weitere. Buchheim ist Psychoanalytikerin und verfasste viele Beiträge aus einer psychoanalytischen und psychodynamischen Perspektive. Andere Schulen kommen jedoch nicht vor, weshalb hier kein Methodenpluralismus zu erkennen ist. Interdisziplinär ist sie vor allem am Schnittpunkt der Psychotherapie mit der Medizin und der Psychologie, immerhin hat sie ihre Venia Docendi für Psychosomatische Medizin, Psychotherapie und Medizinische Psychologie. Dies ist in den Publikationen erkennbar.[486]

Eine weitere Wissenschafterin in der Liste ist Ulrike Ehlert (*1960). Sie durchlief ein Diplompsychologiestudium an der Universität Trier und beendete dieses 1984, promovierte anschließend 1988 und habilitierte an derselben Uni im Jahr 1997. Bereits zwei Jahre darauf wurde sie an der Universität Zürich zur Ordinaria für Klinische Psychologie und Psychotherapie berufen, wo sie seither forscht und lehrt. Sie leitet die Forschergruppe Verhaltensbiologie, das verhaltensmedizinische Ambulatorium der UTH und den postgradualen Weiterbildungsgang in Kognitiver Verhaltenstherapie und Verhaltensmedizin. Ihre Forschungsschwerpunkte sind Verhaltensmedizin, Psychobiologie und stressabhängige Erkrankungen.[487] Abgesehen von einem Buchkapitel, das bereits 1984 erschien, begann Ehlerts wissenschaftliche Publikationstätigkeit im Jahr 1989. Seither hat sie insgesamt 420 Veröffentlichungen vorzuweisen, was einem jährlichen Schnitt von 12,7 Texten entspricht. In ihrer Publikationsliste sind 320 Zeitschriftenartikel von 1989 bis 2022 aufgelistet, darüber hinaus 91 Buchkapitel im Zeitraum von 1984 bis 2020 sowie neun Bücher – vier Monografien (die Dissertationsschrift, die Habilitationsschrift und zwei weitere Bücher) und sieben Anthologien. Ehlert tritt sehr

486 Buchheim 2022a.
487 Ehlert 2022a.

selten als Alleinautorin und auch nicht viel häufiger als Erstautorin auf. Zuletzt war sie 2015 Erstautorin bei einem Zeitschriftenartikel – das entspricht über 100 solcher Texte in den letzten sieben Jahren, in denen sie Zweit-, Dritt-, Viert- oder Letztautorin ist. Über ihre gesamte Publikationstätigkeit hinweg hat sie 24 Artikel in Fachjournalen (Editorials eingerechnet), 24 Buchkapitel und vier Bücher (zwei Monografien und zwei Anthologien) als Alleinautorin bzw. Alleinherausgeberin veröffentlicht. Die restlichen 368 Texte schrieb sie mit Co-Autor*innen. Ihre primäre Publikationssprache ist Englisch – immerhin 258 Zeitschriftenartikel, ein Buch und 14 Buchbeiträge sind in jener Sprache verfasst.

Bei den Verlagen, in denen sie die Bücher und Buchkapitel unterbrachte, steht der Springer-Verlag an erster Stelle mit 22 Texten, weitere 15 befinden sich im Hogrefe-Verlag, zehn im Verlag Huber, sechs im Schattauer-Verlag, jeweils drei im Kohlhammer sowie im Klett-Cotta-Verlag. Andere Verlage wurden seltener genannt. Auch bei den Zeitschriften gibt es eine dominierende, nämlich das Journal Psychoneuroendocrinology, in dem Ehlert 31-mal ihre Texte veröffentlichen ließ. Weitere häufiger vorkommende Publikationsorgane sind das Journal of Psychosomatic Research (14-mal), die Fachzeitschrift Verhaltenstherapie (16-mal), das Journal Psychosomatic Medicine (13-mal), die Zeitschriften Psychotherapeut (9-mal), Biological Psychology (7-mal) und Psychophysiology (7-mal) sowie die Zeitschrift für Klinische Psychologie und Psychotherapie (6-mal) und viele mehr. Methodenpluralistisch sind die Beiträge von Ehlert eher nicht, vielmehr den Bereichen Verhaltenstherapie und Verhaltensmedizin zuzurechnen. Interdisziplinär bewegt sie sich in ebendiesem Feld zwischen der Psychotherapie, der Medizin sowie der klinischen und medizinischen Psychologie.[488]

Der fünfte hier vorgestellte Autor ist Jens Gaab (*1970), derzeit Lehrstuhlinhaber für Klinische Psychologie und Psychotherapie sowie Dekan der Fakultät für Psychologie an der Universität Basel. Noch während seines Psychologiestudiums an der Universität Trier von 1992 bis 1997 arbeitete er dort als wissenschaftliche Hilfskraft. Nach dem Abschluss wechselte er an die Universität Zürich, an der er 2001 promovierte und 2007 habilitierte. 2011 übernahm er die Leitung des Zentrums für Psychotherapie der Universität Basel und war bis 2018 assoziierter Professor. Seit 2018 ist er vollwertiger Professor und seit 2020 zudem Dekan der Fakultät. Er ist verhaltenstherapeutisch geschult, aber auch Mitglied bei einer personzentrierten Vereinigung und wissenschaftlicher Leiter sowohl vom verhaltenstherapeutischen und verhaltensmedizinischen Weiterbildungsgang der Uni Basel als auch vom personzentrierten. Seine Forschungsschwerpunkte sind Placebowirkungen sowie die Psychotherapieforschung. Publizistisch tätig ist er seit nunmehr 28 Jahren.[489] Während seiner Assistenzzeit an der Uni Trier im Jahr 1994 veröffentlichte er sein erstes Buchkapitel, 1995 den ersten Aufsatz in einer Fachzeitschrift. Seither hat er vier Bücher geschrieben, 19 Buchbeiträge sowie 135 Fachartikel (davon fünf nicht peer-reviewt). Zusammengerechnet sind das 158 Texte, die er seit 1994 dem Fachpublikum zugänglich machte – durchschnittlich 5,6 pro Jahr.

488 Ehlert 2022b.
489 Gaab 2022.

Gaab publiziert vorwiegend in und mit Autor*innen-Teams – so hat er neun Artikel, acht Buchkapitel und eine Monografie allein veröffentlicht. Bei den anderen Publikationen hat er zum Teil zahlreiche Co-Autor*innen, darunter übrigens häufig Ehlert, die zeitgleich mit ihm sowohl in Trier als auch in Zürich war. Er wird auch keineswegs oft als Erstautor, sondern vielmehr häufig in der Mitte des Autor*innenfelds genannt. Ähnlich wie Ehlert wirkte er vor allem an englischsprachigen Texten mit – konkret an 117 Fachartikeln, drei Buchkapiteln und zwei Büchern.

Die Bücher und Buchbeiträge kamen bei Verlagen wie Springer (5-mal), Hogrefe (4-mal), Oxford University Press (4-mal), Schattauer (3-mal), Kohlhammer (2-mal) oder anderen heraus. Und bei den Zeitschriften setzte er auf das Journal Psychoneuroendocrinology (9-mal), die Zeitschriften Verhaltenstherapie (7-mal), PLoS ONE (7-mal), Frontiers in Psychiatry (6-mal) und Psychosomatic Medicine (5-mal), das Journal of Psychosomatic Research (5-mal), die Fachzeitschrift Psychotherapeut (4-mal), Frontiers in Psychology (4-mal) und viele andere. Viele seiner Texte beziehen sich auf die Verhaltenstherapie und die Verhaltensmedizin, doch fallen vor allem zwei Texte in einer personzentrierten Zeitschrift auf, die neben der Mitgliedschaft in einem solchen Verein und der Leitung des personzentrierten Weiterbildungsgangs darauf hinweisen, dass Gaab hier zumindest methodendualistisch tätig ist und zu beiden Schulen arbeitet. Interdisziplinär ist er, wie Ehlert, am Schnittpunkt zwischen Psychotherapie, Psychologie und Medizin angesiedelt, wobei Gaab im Vergleich zu Ehlert mehr psychotherapeutisch-psychologisch arbeitet, wohingegen sie stärker an der Schnittstelle zur Medizin tätig ist.[490]

Und der letzte hier angeführte aktiv publizierende Psychotherapiewissenschafter lehrt an der Sigmund-Freud-Privatuniversität Wien und heißt Bernd Rieken (*1955).[491] Nach dem Abitur 1976 studierte er Deutsche Philologie, Geschichte, Politik und Philosophie an der Universität Mannheim. Nach dem Abschluss des Diplomstudiums 1982 wechselte er an die Universität Wien und promovierte 1989 im Fach Psychologie. Es folgte ein Erweiterungsstudium für das Lehramt im Fach Philosophie, Pädagogik und Psychologie in den Jahren 1989 bis 1993 sowie ein weiteres im Fach Europäische Ethnologie ab 1992. Jenes schloss er 1999 ab, promovierte 2001 und habilitierte schließlich 2005. Ebenfalls 1989 begann er eine individualpsychologische Psychotherapieausbildung und wurde 1996 in die österreichische Psychotherapeut*innenliste eingetragen. Beruflich unterscheidet sich Riekens Werdegang von jenen der bisherigen Autor*innen, denn er war nicht durchwegs an einer Universität tätig. Von 1985 bis 1998 arbeitete er als Lehrer, ab 1996 als Psychotherapeut, später als Lehrtherapeut und erst ab dem Jahr 2000 als Lehrbeauftragter an der Universität Wien. 2006 wechselte er an die SFU und ist dort seit 2007 Professor für Psychotherapiewissenschaft. Seine Forschungsschwerpunkte sind Ethnopsychoanalyse, Theorie und Praxis tiefenpsychologischer Schulen,

490 Ebd.

491 Das Geburtsjahr wurde an dieser Stelle bewusst ein zweites Mal angeführt, um interessierten Leser*innen das Vergleichen der sechs Autor*innen auch hinsichtlich des Alters zu erleichtern.

Katastrophenforschung und die Erzählforschung. Rieken veröffentlichte den ersten Fachartikel im Jahr 1995. Seither publizierte er sechs Monografien, 16 Anthologien, 78 Buchbeiträge und 62 Artikel in Fachjournalen sowie neun weitere in populären Medien wie Zeitungen oder Sachzeitschriften. Ohne die letzteren neun Texte eingerechnet, ergibt das 162 Veröffentlichungen seit 1995, was einem Schnitt von sechs Publikationen pro Jahr entspricht. Rieken publiziert vorwiegend allein, so tragen vier Monografien, fünf Sammelbände, 73 Buchkapitel sowie 60 Fachartikel in Zeitschriften ausschließlich seinen Namen in der Autorenspalte. Auch sprachlich ist der Trend eindeutig. Ein Sammelband, drei Buchbeiträge sowie ein Zeitschriftenartikel sind englischsprachig, die restlichen 157 Veröffentlichungen hat Rieken in deutscher Sprache verfasst.

Rieken gibt eine Buchreihe im Waxmann-Verlag heraus, in der er selbst auch Sammelbände veröffentlicht hat. Das erklärt die mit 38 Einträgen sehr starke Präsenz des Waxmann-Verlags in seiner Publikationsliste, gefolgt vom Springer-Verlag, in dem 19 Texte veröffentlicht wurden, sowie dem Psychosozial-Verlag (3-mal), Pabst (1-mal) und anderen. Bei den Zeitschriften liegt die Zeitschrift für freie psychoanalytische Forschung und Individualpsychologie mit 15 Kapiteln an erster Stelle. Dicht danach folgt die Zeitschrift für Individualpsychologie (11-mal), danach die Zeitschrift für Volkskunde (6-mal), das Journal Volkskunde in Rheinland-Pfalz (5-mal), die Österreichische Zeitschrift für Volkskunde (3-mal), die Rheinisch-westfälische Zeitschrift für Volkskunde (2-mal), die Fabula (2-mal), der SFU Forschungsbulletin (2-mal) und andere. Bereits die ersten beiden Zeitschriften zeigen die methodische Ausrichtung Riekens. Andere Methoden oder einen Methodenpluralismus findet man in den Beiträgen nicht bzw. nur innerhalb des weiten tiefenpsychologischen Spektrums, jedoch gelebte Interdisziplinarität an der Schnittstelle der Psychotherapie und der Kulturwissenschaften – allen voran der Europäischen Ethnologie. In zahlreichen Publikationen werden beide Wissenschaften gleichzeitig zur Analyse von Filmen, Comics, Märchen, Katastrophen oder anderem Material eingesetzt.[492]

Die Darstellungen der letzten Seiten enthalten für Kenner*innen eines Wissenschaftsbetriebs vermutlich wenige Überraschungen. Manche Autor*innen publizieren tendenziell allein, andere mehr im Team, manche bevorzugt international und in englischer Sprache, andere vorwiegend im deutschen Sprachraum. Auch das Verhältnis zwischen Büchern, Buchbeiträgen und Zeitschriftenartikeln variiert von Autor*in zu Autor*in. Die Wahl der Zeitschriften hängt, wenig überraschend, mit den Forschungsschwerpunkten, den Disziplinen (Psychologie, Pädagogik, Medizin, Ethnologie etc.) und den psychotherapeutischen Methoden (Psychoanalyse, Individualpsychologie, Kognitive Verhaltenstherapie etc.) zusammen, auch die Verlage hängen maßgeblich mit diesen Faktoren zusammen. So ist der Psychosozial-Verlag wesentlich stärker im tiefenpsychologischen Bereich aktiv, während Beltz oder Hogrefe mehr psychologische und verhaltenstherapeutische Schwerpunkte aufweisen. Die psychotherapiewissenschaftlichen Autor*innen arbeiten generell oft interdisziplinär, weil sie alle ein Grund-

492 Rieken 2022b.

studium abgeschlossen haben, bevor sie eine psychotherapeutische Ausbildung absolvieren konnten. Ahrbeck verbindet die Psychotherapie mit der Pädagogik, Rieken mit der Europäischen Ethnologie und die anderen Autor*innen, aufgrund ihres vorhergehenden Psychologiestudiums, mit der Psychologie sowie in manchen Fällen mit der Medizin. Methodenpluralismus sucht man hingegen vergebens. Abgesehen von Gaab, der zwar hauptsächlich verhaltenstherapeutisch und verhaltensmedizinisch aktiv ist, aber auch der personzentrierten Psychotherapie nahesteht, bleiben die anderen Autor*innen im Wesentlichen innerhalb ihrer weiten schulischen Grenzen der KVT und der tiefenpsychologischen Psychotherapien.

Eine Sache, die auffällt, ist, dass die beiden ältesten Personen der Liste, Ahrbeck und Rieken, überwiegend in deutscher Sprache veröffentlichen, während die jüngeren Psychotherapiewissenschafter*innen häufig auf englischsprachige Zeitschriften zurückgreifen, wenngleich ihre Bücher und Buchbeiträge mehrheitlich deutschsprachig sind. Es wäre jedoch kurzsichtig und vorurteilsbehaftet, diesen Umstand auf das Alter zu schieben. Vielmehr sind jene beiden Autor*innen die einzigen, die nicht an der tendenziell englischsprachigen Schnittstelle zwischen Psychotherapie, Psychologie und Medizin forschen, sondern eben im Bereich Pädagogik und Kulturwissenschaften. In jenem Spektrum ist der Anteil deutschsprachiger Literatur generell höher als bei den eher naturwissenschaftlich orientierten Fächern Psychologie und Medizin.

Warum ist es trotz der wenig überraschenden und subjektgeprägten Ergebnisse dennoch wichtig, sich das jeweilige Publikationsprofil im Detail anzusehen? In wissenschaftlichen Fachtexten werden einerseits neue Forschungsergebnisse einem Fachpublikum zugänglich gemacht, andererseits die verschiedenen Positionen im und zum Feld, die unterschiedlichen Perspektiven und Einstellungen zur PT und zur PTW sowie die diversen forschungsmethodischen Zugänge und Ansätze deutlich. Und dort fehlt beispielsweise die Methodenpluralität in vielen Fällen. Auch die Interdisziplinarität ist oftmals auf die Verschränkung zwischen der Psychologie inklusive der medizinischen Psychologie und der Psychotherapie begrenzt, die gerade in Deutschland und der Schweiz mittlerweile fest im Ausbildungssystem verankert ist. PT/PTW-Studierende werden nicht nur im Rahmen der Vorlesungen, Übungen und Seminare von den Lehrenden geprägt, sondern sie lesen im Zuge der Lehrveranstaltungen und Recherchen für Paper oder Abschlussarbeiten auch verschiedene Publikationen unterschiedlicher Autor*innen im Feld. Neben der Lehre (Kapitel 4.1) ist somit auch das Feld der Publikationen ein wesentlicher Einflussfaktor für das Bild, das Studierende von der Psychotherapie als Wissenschaft bzw. der Psychotherapiewissenschaft entwickeln. Und um ebenjenes Bild geht es nun im folgenden ersten Hauptabschnitt des vierten Kapitels: um die Psychotherapiewissenschaft aus der Sicht von PTW-Studierenden.

4.3 Psychotherapiewissenschaft aus der Sicht von PTW-Studierenden

In der Kapitelüberschrift wird von PTW-Studierenden gesprochen, obwohl, das sahen wir in Kapitel 4.1, die meisten Studiengänge nur das Wort Psychotherapie enthalten, nicht Psychotherapiewissenschaft. Der Grund hierfür ist ebenso forschungspragmatisch wie einfach: Es wurden nur Studierende des Studiengangs Psychotherapiewissenschaft der Sigmund-Freud-Privatuniversität befragt. Warum? Nicht, weil die PTW der einzige Studiengang mit dem Namen des vorliegenden Buchs ist, auch nicht, weil an der SFU das einzige Institut für Psychotherapiewissenschaft im engeren Sinn vorhanden ist, auch nicht, weil sie die erste Uni war, die ein psychotherapeutisches Vollstudium anbot, sondern schlicht wegen *angewandter Machtstrukturen.* Trotz mehrfacher Kontaktaufnahmen mit mehreren Universitäten im deutschsprachigen Raum, die ein Psychotherapiestudium anbieten, war es bis zum Abschluss des Buchs nicht gelungen, den Fragebogen außerhalb der SFU zu verbreiten. Die Gründe sind unterschiedlich: mal waren die organisatorischen Hürden für eine Aussendung eines Links an die Studierenden so hoch, dass sie keinesfalls für den Ertrag standen,[493] mal wurde zunächst Interesse signalisiert, dann jedoch geschwiegen, als es um das tatsächliche Aussenden ging. In mehreren Fällen wurde darauf verwiesen, dass eine solche Aussendung, weil sie eben von einem Forscher einer fremden Universität stammt, der Zustimmung diverser Funktionäre an der jeweiligen Uni bedarf, die zudem nur gelegentlich zusammentreten. Kurz: Statt einer universitätsübergreifenden empirischen Erhebung liegt nun die Auswertung eines Fragebogens vor, der nur an einer einzigen Universität verbreitet wurde. Dies bedeutet ferner, dass die Ergebnisse universitätsspezifisch sind und nur für die SFU gelten – hier allerdings mit einer hohen Aussagekraft, da immerhin 171 Studierende den Fragebogen vollständig ausgefüllt haben. Die Studierenden einer anderen Universität, in deren Curriculum das Wort Psychotherapiewissenschaft kein einziges Mal vorkommt, würden dagegen vielleicht anders antworten. Klar ist, dass Lehrende und ihre Einstellung zur Psychotherapie als Wissenschaft die Studierenden entsprechend beeinflussen können und damit deren jeweilige Perspektiven auf die Psychotherapiewissenschaft prägen. Je diverser die Standpunkte der Lehrenden sind, desto vielfältiger werden die Einstellungen der Studierenden.[494] Vor diesem Hintergrund werden die Fragen, die Stichprobe sowie die Ergebnisse des Fragebogens vorgestellt.

Der Fragebogen, der im Herbst 2022 verteilt wurde, ist relativ kompakt und enthält lediglich zwölf Fragen, wobei die ersten beiden jeweils sieben bzw. acht Items enthalten. Die Fragen im Detail werden später im Auswertungsteil vorgestellt. Zusammengefasst werden die Eigenschaften der Psychotherapiewissenschaft, der persönliche Stellenwert derselben, die Definition des Begriffs, die PTW im universitären Alltag sowie in Publikationen und zuletzt einige allgemeine Daten erhoben. Der Fragebogen wurde als On-

493 Es ist überdies nicht einfach, für ein solches praxisfernes psychotherapeutisches Forschungsprojekt Geldmittel einzuwerben, weshalb der empirische Teil vom Autor pro bono entwickelt, durchgeführt und ausgewertet wurde.

494 Emmanuel und Delaney 2014.

line-Survey erstellt und mittels E-Mail an alle Studierenden, die der Fakultät Psychotherapiewissenschaft der Sigmund-Freud-Privatuniversität zugeordnet werden, ausgesendet. Abgesehen von der Aussendung an anderen Universitäten waren weitere Verbreitungswege nicht vorgesehen, weil die befragte Zielgruppe sehr spezifisch ist: jene, in deren Alltag Psychotherapiewissenschaft im weiteren und/oder im engeren Sinn eine Rolle spielt. Der Fokus lag in den vergangenen Kapiteln auf den Lehrenden und Publizierenden, deren grundlegende Ansichten mittlerweile bekannt sind. Die Sicht der Studierenden auf Psychotherapiewissenschaft wurde bislang allerdings nicht erhoben. In bisherigen Arbeiten zur psychotherapeutischen Ausbildungsforschung wurden jedenfalls keine Definitionen oder Eigenschaften der PTW erhoben. Insofern ist dies ein Novum.

Vollständig beantwortet haben den Fragebogen immerhin 171 SFU-PTW-Studierende aus allen Semestern und Jahrgängen sowie weitere 44 teilweise, wobei im Folgenden nur vollständig ausgefüllte Bögen berücksichtigt werden. In der Stichprobe sind junge Frauen am stärksten vertreten, was dem Durchschnitt der Zielgruppe entspricht. Konkret haben 132 Proband*innen (77,2 % der Befragten) angegeben, weiblich zu sein, weitere 35 (20,5 %) männlich und vier (2,3 %) divers. Außerdem sind 122 Proband*innen (71,3 %) 16–30 Jahre alt, weitere 40 (23,4 %) 31–45, acht Personen (4,7 %) 46–60 Jahre und eine weitere (0,6 %) 61–75. Die dritte Frage, um die Proband*innen besser zuordnen zu können, eruiert die Universität, an der sie studieren. Da der Fragebogen, wie vorhin erörtert, letztlich nur an einer Universität ausgesendet wurde, haben sämtliche Personen angegeben, an der SFU zu studieren. Sieben davon (4,1 %) absolvieren allerdings zwei Studien an der SFU: Psychologie und Psychotherapie.

Zu den einzelnen Items: Der erste Frageblock wird mit der folgenden Frage eröffnet: Mit welcher Eigenschaft verbinden Sie Psychotherapiewissenschaft? Darunter werden in sieben Zeilen Eigenschaftsspektren aufgelistet: beispielsweise statisch bis dynamisch oder stark bis schwach – die Studierenden werden gebeten, auf der fünfstufigen Skala (Zahlenwerte von 1 bis 5) ihre Einschätzung einzutragen. Die Zahlenwerte sind absichtlich nicht einheitlich vergeben, sodass beispielsweise die Attribute wichtig und stark den Zahlenwert 1 haben und die Eigenschaften dynamisch und modern den Zahlenwert 5. Dies soll verhindern, dass die Befragten durchwegs denselben Zahlenwert anklicken, ohne die Eigenschaft genau zu lesen. Und anhand der Antworten kann man vermuten, dass die Personen die Items in den allermeisten Fällen tatsächlich lasen und den entsprechenden Zahlenwert auswählten.

Die Auswertung zeigt zudem eine relativ einheitliche Linie. So sehen die Befragten die PTW tendenziell als dynamisch (Abbildung 1), innovativ (Abbildung 2), sehr wichtig (Abbildung 3), eher eigenständig (Abbildung 4), stark (Abbildung 5), modern (Abbildung 6) und demokratisch (Abbildung 7). Die Studierenden verbinden also die PTW mit positiven Eigenschaften, die man einer jungen Wissenschaft zuschreiben würde: dynamisch, modern, innovativ und stark. Auch dürfte der Identifikationsprozess mit der Wissenschaft, die man studiert, eingesetzt haben, da PTW durchwegs als sehr wichtig und wichtig bezeichnet wird. Auffällig ist jedoch, dass die am häufigsten gewählten Antworten die 4 und die 2 sind.

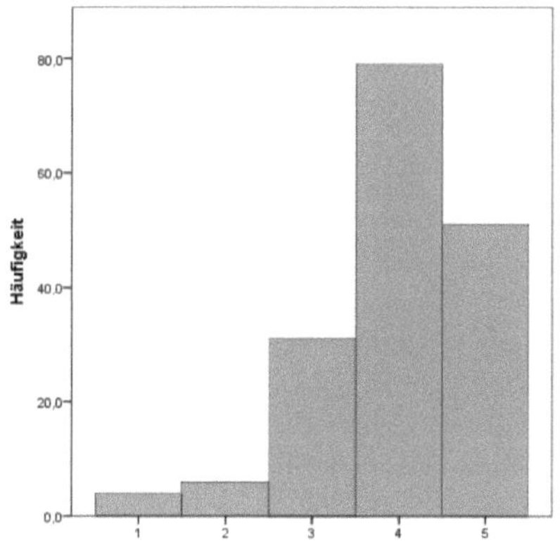

Abbildung 1: Ist die PTW statisch oder dynamisch? (1=statisch; 5=dynamisch)

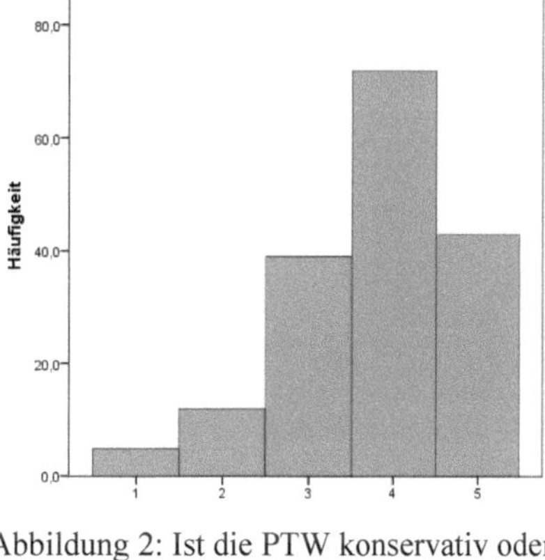

Abbildung 2: Ist die PTW konservativ oder innovativ? (1=konservativ; 5=innovativ)

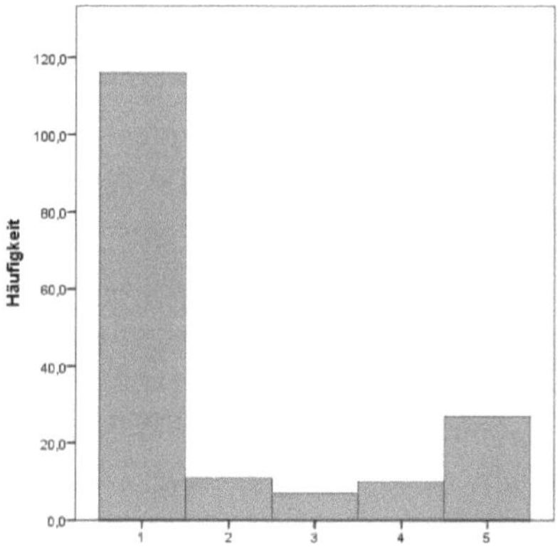

Abbildung 3: Ist die PTW wichtig oder unwichtig? (1=wichtig; 5=unwichtig)

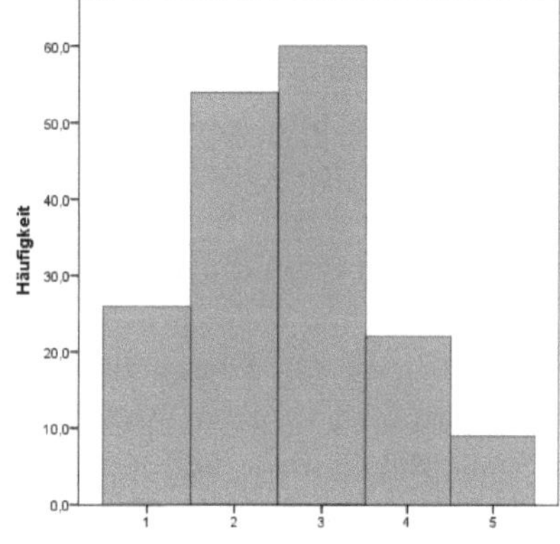

Abbildung 4: Ist die PTW eigenständig oder abhängig? (1=eigenständig; 5=abhängig)

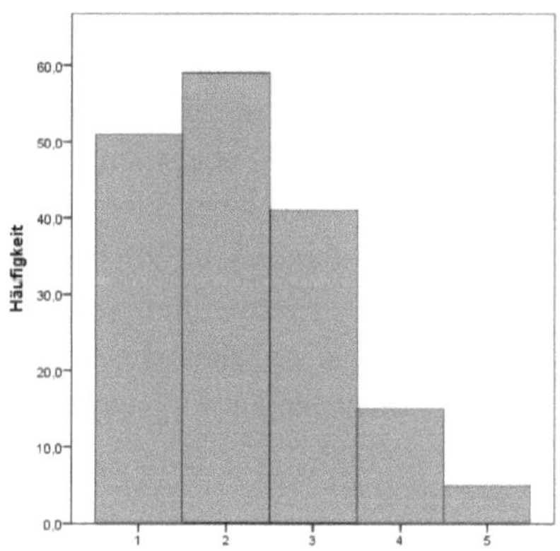

Abbildung 5: Ist die PTW stark oder schwach? (1=stark; 5=schwach)

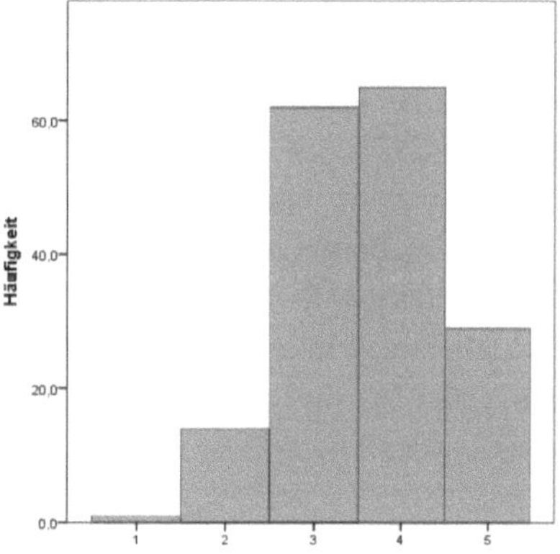

Abbildung 6: Ist die PTW traditionell oder modern? (1=traditionell; 5=modern)

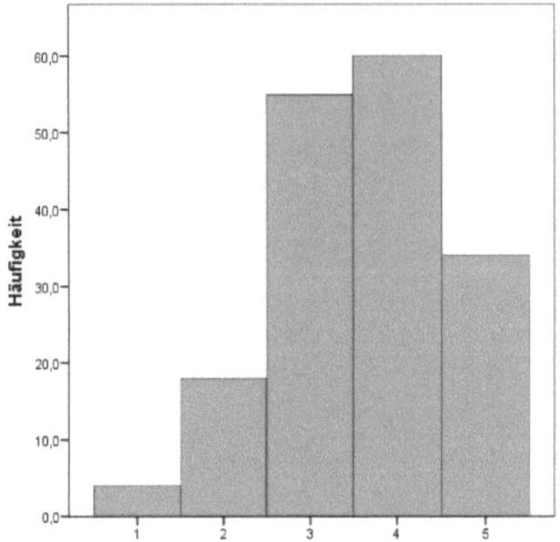

Abbildung 7: Ist die PTW autoritär oder demokratisch? (1=autoritär; 5=demokratisch)

Nur in einer einzigen Frage gibt es hier eine Ausnahme: Die Frage, ob Psychotherapiewissenschaft wichtig bis unwichtig sei, wurde mehrheitlich mit sehr wichtig beantwortet. Auf der anderen Seite ist das Item mit dem höchsten Anteil an neutralen Antworten gerade jenes, welches nach der Abhängigkeit bzw. Eigenständigkeit der Psychotherapiewissenschaft fragt. Das bedeutet, dass die Studierenden entweder selbst noch kein klares Bild diesbezüglich haben, oder dass sie die PTW als teilweise eigenständige und teilweise abhängige Wissenschaft (mit Tendenz zur Eigenständigkeit) betrachten.

Die nächsten acht Fragestellungen, die ebenfalls mit Zahlenwerten von 1 bis 5 zu beantworten sind, variieren etwas stärker und beziehen sich auf das PTW-Verständnis der Studierenden sowie auf den Stellenwert der PTW in ihrem Alltag. Vier Fragen erheben beispielsweise, welche Tätigkeit die Proband*innen als psychotherapiewissenschaftlich bezeichnen. Den Beginn markiert das Item: *Wenn ich Patient*innen behandle, dann betreibe ich Psychotherapiewissenschaft. (1=stimme nicht zu; 5=stimme vollkommen zu)*. Hier ist die Verteilung der Antworten relativ ausgewogen. Die meisten Befragten (46 bzw. 26,9 %) wählten die Antwort 3, also stimmen sie dem weder zu noch nicht zu. Insgesamt 75 (43,9 %) weitere stimmen eher (42 bzw. 24,6 %) oder vollkommen zu (33 bzw. 19,3 %), während die restlichen 50 (29,2 %) eher nicht (30 bzw. 17,5 %) oder überhaupt nicht zustimmen (20 bzw. 11,7 %) – siehe Abbildung 8. Anders sind die Ergebnisse der gleichen Fragestellung, bei der das *Behandeln* durch das *Forschen* ersetzt wurde. Hier geben 93 Personen (54,4 %) an, sehr zuzustimmen, dass dies Psychotherapiewissenschaft sei. Weitere 43 (25,1 %) stimmen zu und lediglich 35 Befragte (20,5 %) sind neutral oder stimmen der Aussage nicht zu, dass sie Psychotherapiewissenschaft betreiben, wenn sie forschen (Abbildung 9).

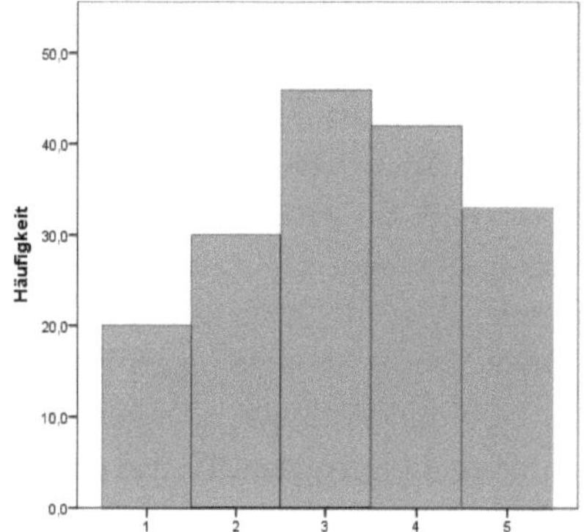

Abbildung 8: Wenn ich Patient*innen behandle, dann betreibe ich Psychotherapiewissenschaft. (1=stimme nicht zu; 5=stimme vollkommen zu)

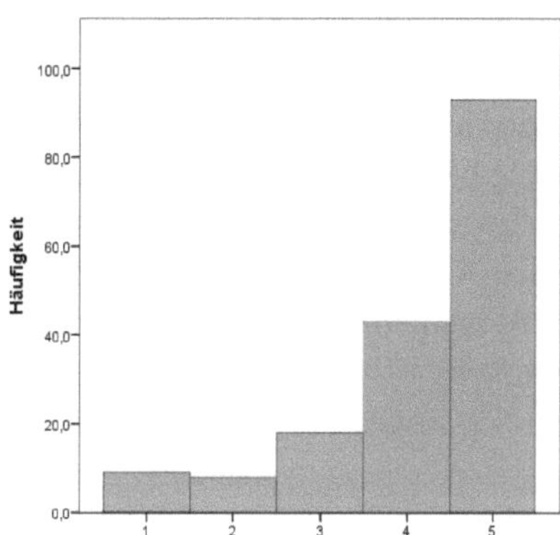

Abbildung 9: Wenn ich forsche, dann betreibe ich Psychotherapiewissenschaft. (1=stimme nicht zu; 5=stimme vollkommen zu)

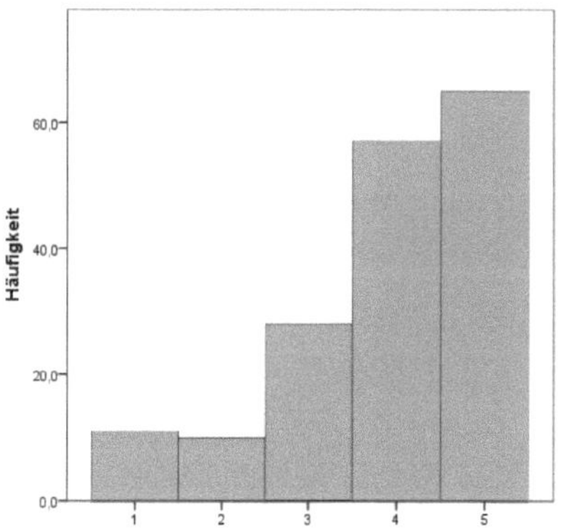

Abbildung 10: Wenn ich Fachtexte schreibe, dann betreibe ich Psychotherapiewissenschaft. (1=stimme nicht zu; 5=stimme vollkommen zu)

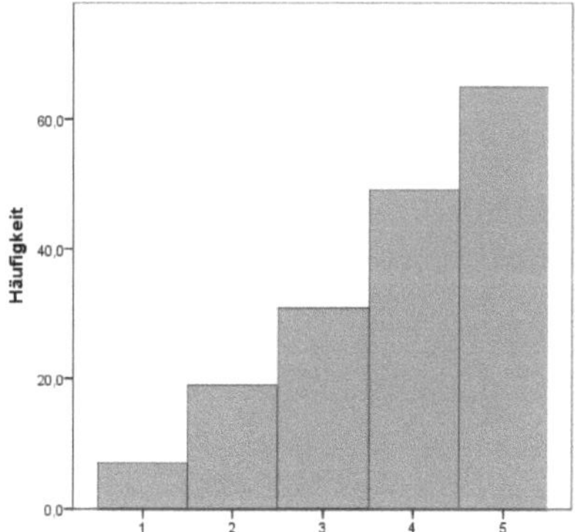

Abbildung 11: Wenn ich studiere/lerne, dann betreibe ich Psychotherapiewissenschaft. (1=stimme nicht zu; 5=stimme vollkommen zu)

Ebenso klare Tendenzen sind bei den beiden Items erkennbar, bei denen *Forschen* durch *Fachtexte schreiben* oder *studieren/lernen* ersetzt wurde (Abbildungen 10 & 11) – beides wird mit großer Mehrheit mit der PTW assoziiert.

Erhoben wurde weiters die Selbsteinschätzung, ob sich die Befragten als Psychotherapiewissenschafter*in bezeichnen. Hier ist das Bild wieder etwas gemischter, was in der Abbildung 12 deutlich erkennbar ist. Die meisten Proband*innen (55 bzw. 32,2 %) haben hier neutral geantwortet. Insgesamt 49 (28,6 %) eher ablehnend, 67 (39,2 %) zustimmend (Abbildung 12). Das Ergebnis könnte so interpretiert werden, dass sie Wissenschaft mit Forschung verbinden, aber das Ziel haben, praktisch arbeitende Psychotherapeut*innen zu werden, die nicht forschen. Alternativ wäre es denkbar, dass sich viele vielleicht nicht als Psychotherapiewissenschafter*innen sehen, weil sie noch inmitten des Studiums stecken und sich keine Gedanken über die Selbstbezeichnung gemacht haben. Dass die Befragten ein Interesse an der PTW haben, zeigt deutlich die

Beantwortung des entsprechenden Items. Demnach geben 100 Proband*innen (58,5 %) an, sehr an der PTW interessiert zu sein, weitere 34 (19,9 %) interessiert und 19 (11,1 %) weder interessiert noch nicht interessiert. Lediglich jeweils 9 Befragte (5,3 %) sind wenig bzw. nicht interessiert (Abbildung 13). Die letzten beiden Fragen erheben, ob die Studierenden meinen, dass Psychotherapiewissenschaft ein wichtiger Teil ihres universitären (Abbildung 14) bzw. außeruniversitären (Abbildung 15) Alltags sei. Dass die PTW-Studierenden in den meisten Fällen angeben, PTW als wichtigen Teil ihres universitären Alltags zu bezeichnen, überrascht kaum. Doch antworten auch relativ viele, nämlich insgesamt 72 Personen (42,1 %), dass PTW ein wichtiger oder sehr wichtiger Teil ihres außeruniversitären Alltags sei, während nur 48 Befragte (28,1 %) die PTW als weniger oder überhaupt nicht wichtig erachten. Am Ende der ersten Seite des Fragebogens sahen sich die Studierenden mit der folgenden Frage konfrontiert: Was bedeutet der Begriff „Psychotherapiewissenschaft"? Wie definieren Sie ihn? Schreiben Sie bitte im folgenden Feld, was Psychotherapiewissenschaft in Ihrem Verständnis bedeutet.

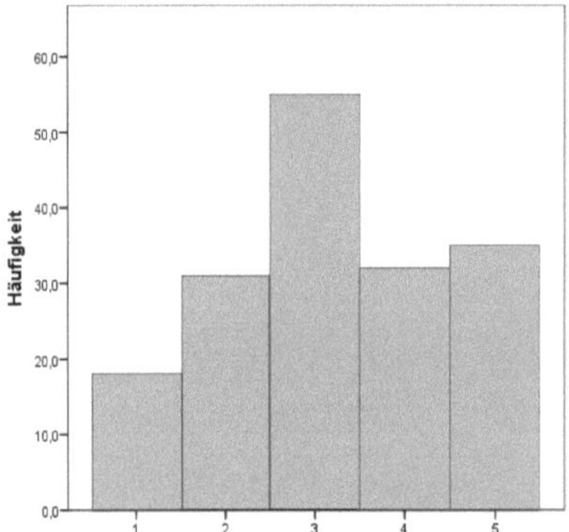

Abbildung 12: Ich bin ein*e Psychotherapiewissenschafter*in. (1=stimme nicht zu; 5=stimme vollkommen zu)

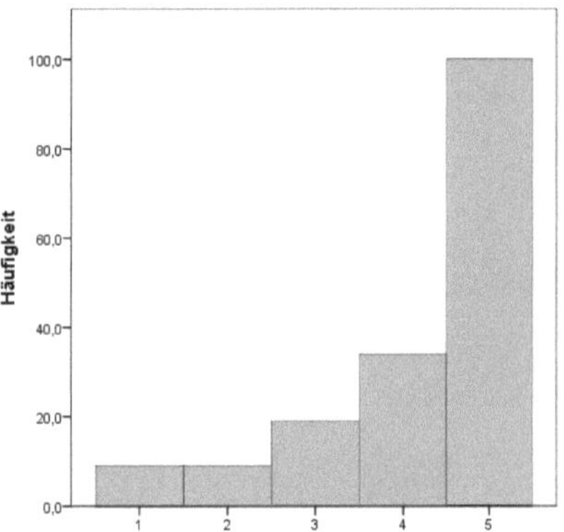

Abbildung 13: Ich interessiere mich für Psychotherapiewissenschaft. (1=gar nicht; 5=sehr)

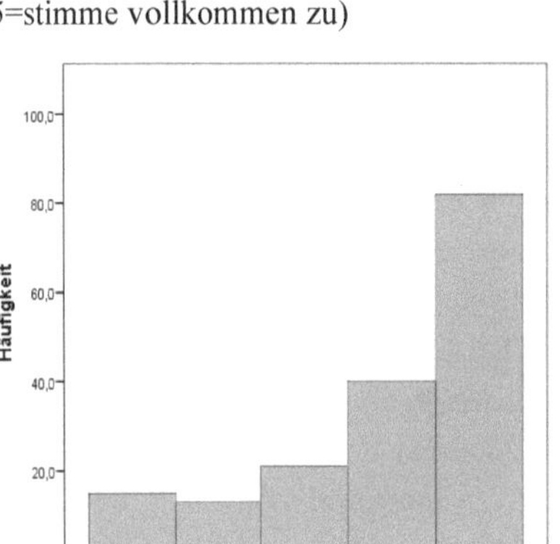

Abbildung 14: Psychotherapiewissenschaft ist ein wichtiger Teil meines universitären Alltags. (1=sehr unwichtig; 5=sehr wichtig)

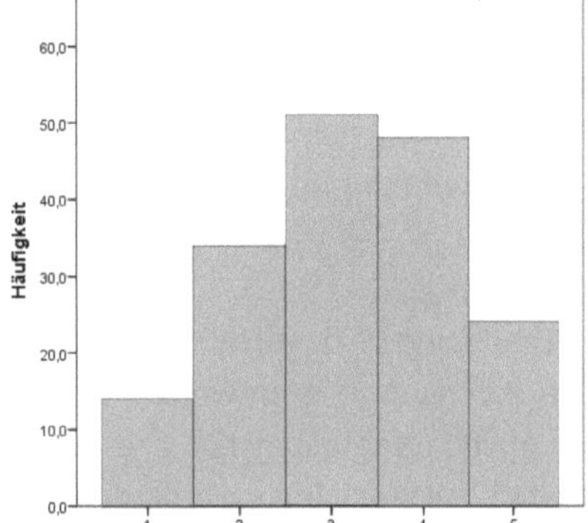

Abbildung 15: Psychotherapiewissenschaft ist ein wichtiger Teil meines außeruniversitären Alltags. (1=sehr unwichtig; 5=sehr wichtig)

Dahinter war ein Freitextfeld, in dem die Studierenden ihr Verständnis von Psychotherapiewissenschaft in eigenen Worten formulieren konnten, bevor ihre Ansichten möglicherweise durch die auf der zweiten Seite vorformulierten Definitionen beeinflusst worden wären. Jene Texte wurden vom Autor gesammelt und induktiv kategorisiert. Konkret bedeutet das, dass anhand der Gemeinsamkeiten in den verschiedenen Freitexten insgesamt zehn Kategorien gebildet wurden, die nun mit jeweils zwei exemplarischen Zitaten wiedergegeben werden. Den Abschluss bilden einige weitere direkte Zitate, die entweder besonders umfangreich sind oder, und das gehört ebenfalls dazu, die PTW negieren bzw. kritisieren. Die Gesamtzahl der Erwähnungen der einzelnen Kategorien ist höher als 171, weil die meisten Proband*innen in ihren Freitexten mehr als eine Kategorie erwähnt haben – etwa Forschung und Lehre.

Die erste Kategorie ist die Praxis, die von 61 Befragten direkt oder indirekt genannt wird. Darin sind zwei Kernaussagen enthalten. Ein Teil meint, Psychotherapiewissenschaft sei das auf wissenschaftlicher Basis fundierte Behandeln von Menschen mit Leidenszuständen. Ein anderer Teil verknüpft die Praxis mit der Theorie und/oder der Forschung. Ihre Aussagen erinnern zuweilen an Freuds Junktim vom Forschen und Heilen. Zwei Beispiele für solche Textstellen sind:

> „Psychotherapiewissenschaft ist für mich die praktische und theoretische Verbindung der Psychotherapie. Sowohl die Arbeit mit PatientInnen als auch die Forschung und Weiterbildung".

> „Für mich bedeutet es [PTW, Anm. d. V.], Menschen zu helfen, denen es nicht gut geht. Ohne Medikamente, sondern mit Gesprächen, Aufgaben und Trainings."

Neben der Praxis wurde auch die Forschung genannt – und zwar mit 79 Erwähnungen am häufigsten von allen Kategorien. In den meisten Fällen wird Wissenschaft bzw. das wissenschaftliche Arbeiten mit der Forschung gleichgesetzt. Psychotherapiewissenschaft sei demnach im Wesentlichen Psychotherapieforschung. Auch mit der Praxis und der Lehre ist die Forschung häufig verknüpft. So existieren Antworten, nach denen die PTW die Wissenschaft der Psyche in Forschung und Anwendung oder in Forschung und Lehre sei. Zwei Beispiele von Definitionen lauten:

> „Wie in anderen Wissenschaften geht es für mich [in der PTW] um das Aufstellen von Hypothesen/Theorien bzw. das Erkunden von Phänomenen im Setting der Psychotherapie. Theoretisches Verstehen/Erforschen der Psychotherapie anhand qualitativer Forschung mit den Instrumenten verschiedener Theorieansätze (Therapiemethoden) – Eine relative junge Wissenschaft, meiner Meinung nach."

> „Psychotherapiewissenschaft beschreibt für mich den wissenschaftlichen Hintergrund (und die Forschung) der Psychotherapie. Also einen Teil, der wichtig zu wissen ist (Basis) um Psychotherapeut*in zu werden."

Das Trio rundet nun die Lehre ab, die in 21 Freitexten erwähnt wird. Demnach sei Psychotherapiewissenschaft das universitäre Studium oder die Lehre der Psychotherapie sowie ihrer Methoden. Proband*innen schrieben beispielsweise:

„[PTW ist] Akademisierung von Psychotherapie. Wissenschaftliche Vertiefung von relevanten Inhalten immer in Bezug auf Nutzbarkeit für das therapeutische Arbeiten mit Patient*innen. Verfahrensbreite in der Lehre."

„[Die PTW] ist die Lehre psychotherapeutischer Methoden, Verfahren und Maßnahmen."

Psychotherapiewissenschaft sei die Wissenschaft der Psyche oder die Wissenschaft der Psychotherapie. So oder ähnlich haben Befragte im Freitext versucht, PTW zu definieren. Nach der Forschung und der Praxis ist diese Kategorie mit 55 Erwähnungen die dritthäufigste, die in den verschiedenen Antworten enthalten ist. Beispiele hierfür sind:

„Psychotherapiewissenschat ist für mich die Wissenschaft über die Psychotherapie, also was inkludiert die Psychotherapie, aus was besteht sie, wie wird sie betrieben, welche Methoden, Schulen, Wirkweisen. Psychotherapie ist in meinem Verständnis genau das gleiche wie Medizin nur für die Seele, Seelen Heilung. Aber auch das an sich selbst arbeiten sich selbst Heilen mit der Hilfe anderer."

„[PTW] ist eine Wissenschaft, welche sich mit der Psyche des Menschen befasst."

Ist Psychotherapie nun Wissenschaft oder Profession? Das Verhältnis des psychotherapeutischen Berufs bzw. der Berufsgruppe zur Wissenschaft wurde 24-mal in den freien Antworten thematisiert. Die folgenden zwei Beispiele illustrieren dies:

„Für mich bedeutet PTW, dass eine Berufsgruppe, die vielleicht früher dachte, sie könne nicht wissenschaftlich arbeiten, sich diesem früheren Glauben widersetzt und mit Leidenschaft an die Arbeit geht, wodurch interessante Erkenntnisse für den Bereich der Psychotherapie und Heilung der Seele entstehen können."

„Psychotherapiewissenschaft bedeutet für mich die Vereinigung von Wissenschaft und Profession".

An der SFU lehrt auch Kurt Greiner, der in den ersten Jahren des Studiums zumindest zwei Lehrveranstaltungen hielt, in denen die psychotherapeutische Wissenschafts- und Forschungsmethodik erörtert wurde. Er vertritt, wie bereits in Kapitel 3.4 deutlich gemacht wurde, eine PTW, welche das Feld der Psychotherapie inklusive der Praxen, Schulen und Methoden aus einer externen (Meta-)Perspektive betrachtet und erforscht. Immerhin zwölf Studierende haben eine solche oder ihr verwandte Formulierung gewählt, was anhand der beiden folgenden Beispiele ersichtlich wird.

„[PTW ist] die Erforschung der verschiedenen Therapierichtungen und ihre Gemeinsamkeiten und Unterschiede."

„Psychotherapiewissenschaft beschreibt u. a. eine Tätigkeit, die über ‚das reine psychotherapieren' in dem Sinn hinausgeht, als dass sie vor allem historisch und kulturell, sowie schulenübergreifend, also quasi auf einer Art Metaebene agiert."

Psychotherapiewissenschaft ist interdisziplinär. Dies bedarf keiner weiterführenden Erklärung und wurde fünfmal betont. Zwei Beispiele hierzu:

„[PTW ist] die Forschung der Psychotherapie mit Rücksicht auf andere Wissenschaften wie die Psychologie, Neurologie und Psychologie, und Rücksicht auf empirischen Erkenntnissen sowie modernen Techniken und Studien."

„[PTW ist] ein Komplex aus diversen akademischen Disziplinen als Basis – Psychologie, Soziologie, Philosophie, Sprachwissenschaften, Philologie, Geschichte, Biologie, Genetik, Naturwissenschaften, Logik, Statistik, Mathematik, Kunst. Hermeneutik statt Kausalität. Eine Schnittstelle zwischen Geistes- und Naturwissenschaften."

Das letzte Zitat leitet bereits zur nächsten Kategorie über die Erwähnungen, welche Art von Wissenschaft die PTW sei. Eine Person meinte, sie sei (nur) eine Naturwissenschaft, während vier weitere antworteten, sie sei Natur- sowie Geisteswissenschaft und könne auch weiteren Überbegriffen zugeordnet werden. Siehe die folgenden Beispiele:

„[PTW ist eine] Wissenschaft basierend auf diversen Bereichen von Naturwissenschaft, Human- und Sozialwissenschaft, sowie Geisteswissenschaft."

„[PTW ist] Forschung, Fachwissen, Theorie hinter Praxis, entspringt anderen Natur- und Geisteswissenschaften – vereint dahingehend Wissen und konstruiert eine eigenständige Disziplin."

Damit in Verbindung stehend, aber doch in fünf anderen Textstellen werden speziell die qualitativen und quantitativen Forschungsmethoden genannt, die Teil der Psychotherapiewissenschaft seien. So schreiben die Studierenden beispielsweise:

„Psychotherapiewissenschaft bedeutet für mich einerseits das qualitative oder quantitative Forschen im breiten Feld der Psychotherapie und andererseits eine wissenschaftlich fundierte Auseinandersetzung mit Thematiken aus dem Diskurs der Psychotherapie."

„[PTW ist eine] Wissenschaft, die sich mit Themen in Bezug auf die Pth-Praxis methodenspezifisch und methodenübergreifend beschäftigt, unter Verwendung quantitativer sowie qualitativer Forschungsmethoden. Z. B.: Wirkfaktoren der Therapie."

Und nicht zuletzt wird die Hermeneutik insgesamt dreimal explizit erwähnt. PTW sei eine hermeneutische Wissenschaft.

„[PTW] is a hermeneutic science, which is based on interpretation of the patient's story, and used for treatment of mental disorders by using scientific psychotherapeutic texts (like Freud, Adler etc.) i. e. within a specific modality paradigm, or writing combining several modalities."

„Psychotherapiewissenschaft ist eine hermeneutische Wissenschaft, die zur Grundlage hat, Beziehungsbilder von Individuen und Gruppen zu verstehen, seelische Gesundheit und seelische Störungen zu beschreiben und mit wissenschaftlichen Methoden zu untersuchen, sowie entsprechende Behandlungsmodalitäten zu entwickeln. Psychotherapeuten/innen interpretieren den Beziehungstext zwischen Patienten/innen und Therapeuten/innen. Psychotherapie ist die Wissenschaft vom Subjektiven und nicht vom Objektiven. Was einem Menschen widerfährt, ist immer speziell spezifisch und kann nicht verallgemeinert werden. Beispielsweise die Fähigkeit der Empathie, die Bereitschaft, sich in den Schuhen des/der Patienten/in zu bewegen, Geduld zu entwickeln, die Fähigkeit den/die Patienten/in dort wertzuschätzen, wo er/sie sich selbst nicht wertschätzt u. v. m."

Psychotherapiewissenschaft wird aber nicht immer als Positivdefinition formuliert. Drei Texte enthielten eine Kritik oder sprachen der Psychotherapie ab, eine Wissenschaft zu sein. Nachfolgend sollen alle drei Textstellen wiedergegeben werden:

„[PTW ist ein] artifizieller Kunstbegriff, der benötigt wird, um den Versuch der Rechtfertigung als eigene wissenschaftliche Disziplin daraus ableiten zu können. Es fehlen eigene

Methoden, Methodik, Forschungsgegenstand, Forschungsinteresse, Blickwinkel, ... um eigene Wissenschaft zu rechtfertigen; nur weil gesagt wird, dass diese vorhanden sind, heißt es noch lange nicht, dass sie existieren!"

„Weil der Begriff PTW außerhalb des Studiums nicht ‚existiert', fällt es mir schwer, ihm eine außerhalb des Studiums Bedeutung zu geben. Deshalb assoziiere ich nur universitäres Lernen mit dem Begriff."

„[PTW] klingt für mich eher eingefahren. Das Fach gefällt mir aber sehr gut! Der Unterricht ist super interessant. Nur der Begriff klingt für mich eher negativ als positiv."

Abschließend werden einige Beispiele zitiert, welche verdeutlichen sollen, wie umfangreich und vielfältig die Antworten teilweise ausfallen, die zuweilen sehr viele Kategorien umfassen. Das zeugt auch von der Qualität der Gedanken, die sich Studierende noch während des Studiums der Psychotherapiewissenschaft über ihr eigenes Fachgebiet machen oder die sie von Lehrenden übernommen haben. Überdies sei angemerkt, dass es Studierende gibt, die in ihrem Freitext erwähnen, dass sie erst im ersten Semester sind und dennoch ausführliche Definitionsversuche unternehmen, die qualitativ keineswegs hinter anderen Antworten zurückstehen.

„Psychotherapiewissenschaft ist die akademische verankerte Wissenschaft zur Psychotherapie. Sie beschäftigt sich nach wissenschaftlichen Kriterien sowohl mit der Psychotherapiepraxis, mit Theorien der Psychotherapie und anverwandten Gebieten, sie betreibt Forschung zu diesen Fragen, tauscht sich in der wissenschaftlichen Gemeinschaft darüber aus und bildet Studierende aus, also betreibt Lehre. Dabei ist vielleicht das Besondere, dass man sowohl Psychotherapiewissenschaftler*in als auch Psychotherapeut*in sein kann, das aber nicht identisch ist."

„Psychotherapiewissenschaft stellt, wie der Name es semantisch bereits offenlegt, Wissenschaft dar – sowohl Geisteswissenschaft, Humanwissenschaft, Sozial- und Verhaltenswissenschaft und Naturwissenschaft. Dabei kommt Intersubjektivität besondere Wichtigkeit zu. Psychotherapiewissenschaft kann nach meinem Verständnis außerdem ohne die Psychologie, die sich von der Philosophie loslösen konnte, nicht existieren bzw. wäre nicht vollständig."

„[PTW ist] die Wissenschaft, die sich mit der Psyche – also dem Erleben und Verhalten – sowie inneren Prozessen und Mechanismen beschäftigt und diese erforscht und beschreibt / systematisiert. Im Unterschied zur Psychologie geht es aber auch sehr gewichtig darum, wie man therapeutisch auf das psychische Wohlbefinden (im Falle von Leidensdruck) Einfluss nehmen und Dinge zum Positiven verändern kann."

„[PTW ist] die wissenschaftliche Auseinandersetzung mit der Geschichte, den Theorien und Methoden der Psychotherapie sowie der Erforschung/Erarbeitung deren Anwendungsmöglichkeiten und Wirksamkeit, deren Chancen und Risken."

Nach den Freitexten, in denen die Studierenden ihre eigene Definition von PTW verschriftlicht haben, folgt auf der nächsten Seite eine Reihe von vorformulierten Definitionen, aus denen sie per Klick eine oder mehrere auswählen können. Nachfolgend werden die Antwortmöglichkeiten einzeln aufgelistet sowie die Zahl der Personen, welche der jeweiligen Antwort zugestimmt haben:

- *Psychotherapiewissenschaft ist jene Wissenschaft, die Psychotherapieforschung betreibt.* 153 von 171 (89,5 %) Personen stimmen dieser Aussage zu.
- *Psychotherapiewissenschaft erforscht das Feld der Psychotherapie von einer externen Perspektive aus.* 49 von 171 (28,7 %) Personen stimmen dieser Aussage zu.
- *Psychotherapiewissenschaft bezeichnet das Studium, in dem man Psychotherapie erlernt.* 99 von 171 (57,9 %) Personen stimmen dieser Aussage zu.
- *Psychotherapiewissenschaft ist das Gegenteil von Psychotherapiepraxis.* 15 von 171 (8,8 %) Personen stimmen dieser Aussage zu.
- *Psychotherapiewissenschaft ist eine eigenständige Disziplin und unterscheidet sich von der Psychologie oder der Medizin.* 137 von 171 (80,1 %) Personen stimmen dieser Aussage zu.
- *Psychotherapiewissenschaft meint im Grunde dasselbe wie Psychotherapie, ist aber wissenschaftlich basiert.* 47 von 171 (27,5 %) Personen stimmen dieser Aussage zu.
- *Psychotherapiewissenschaft bezieht sich ausschließlich auf die Theorien von Kurt Greiner und anderen Psychotherapiewissenschafter*innen.* 3 von 171 (1,8 %) Personen stimmen dieser Aussage zu.
- *Psychotherapiewissenschaft sollte eigentlich Psychotherapiewissenschaften im Plural heißen.* 44 von 171 (25,7 %) Personen stimmen dieser Aussage zu.
- *Psychotherapiewissenschaft stellt lediglich einen Euphemismus für eine pseudowissenschaftliche Psychotherapie dar.* 4 von 171 (2,3 %) Personen stimmen dieser Aussage zu.
- *Psychotherapiewissenschaft existiert nicht.* 1 von 171 (0,6 %) Personen stimmen dieser Aussage zu.

Die Ergebnisse passen insofern zu den Freitexten, als hier die Forschung mit Abstand am häufigsten genannt wird. Viele der hier abgefragten Definitionen sind zudem in den Kategorien, die aus den Freitextantworten induktiv gewonnen wurden, bereits implizit enthalten. Die Forschung, die Lehre, das Verhältnis von Wissenschaft und Praxis/Profession, die externe Perspektive, das Verweisen auf die wissenschaftlich-basierte Psychotherapie sowie die Ablehnung der Existenz der PTW. Dennoch werden hier auch Aspekte abgefragt, die in den vorherigen Antworten nicht erwähnt wurden: die Eigenständigkeit, die Theorien von Psychotherapiewissenschafter*innen oder die Frage nach dem Plural in der Selbstbezeichnung. Gerade die letztere Frage wurde von einem Viertel der Befragten angekreuzt. Dies könnte deshalb der Fall sein, weil die verschiedenen Psychotherapieschulen ebenfalls als Wissenschaften oder zumindest als wissenschaftlich gelten, weshalb der Oberbegriff, der die einzelnen Schulen/Wissenschaften vereint, analog zu den Geisteswissenschaften, Psychotherapiewissenschaften lauten könnte. Zumindest wäre dies eine Interpretationsmöglichkeit der 44 Zustimmungen. Ungewöhnlich hoch, zumindest wenn man sie mit den Erkenntnissen aus den Kapiteln 4.2 und 4.3 vergleicht, ist die Zustimmung zur Aussage, dass PTW eine eigenständige sowie von der Psychologie und der Medizin unabhängige Wissenschaft sei. Dies liegt vermutlich einerseits am Standort Österreich, wo diese Unabhängigkeit gesetzlich verankert ist, andererseits an der SFU, wo die Psychotherapiewissenschaft bereits in den ersten Lehrveranstaltungen als eigenständige Wissenschaft bezeichnet wird. Außerdem besteht ein weiterer Studiengang Psychologie, der von der PTW klar verschieden ist, was für die Trennung der beiden Disziplinen spricht.

Ungewöhnlich hoch, zumindest höher als die Erwartungen des Autors, ist die Zustimmung zur Aussage, dass die PTW das Feld der Psychotherapie von einer externen Perspektive aus erforscht. Dies ist wohl zumindest teilweise dem Einfluss Greiners zuzuschreiben. Dass dagegen nur drei Personen der Ansicht sind, dass sich PTW ausschließlich auf die Theorien von Psychotherapiewissenschafter*innen wie Greiner beziehen, liegt vermutlich am formulierten Ausschluss aller anderen Definitionen. Dennoch haben alle drei Personen, welche hier zugestimmt haben, weitere Aussagen angekreuzt. Wenig überraschend ist dagegen die geringe Zustimmungsrate bei den beiden letzten Aussagen, wonach PTW nicht existiere oder ein Euphemismus für eine unwissenschaftliche Psychotherapie sei. Auch diese deckt sich mit der Zahl der Negativformulierungen in den vorherigen Freitexten. Zusammengefasst lässt sich schlussfolgern, dass die meisten PTW-Studierenden unter PTW eine eigenständige Disziplin verstehen, welche die verschiedenen Psychotherapieschulen umfasst – darüber hinaus vor allem die Forschung und die universitäre Lehre in jenem Bereich.

Im nächsten Schritt wurden die vier in Kapitel 2.3 erarbeiteten Definitionen abgefragt, jedoch als Single-Choice. Die Befragten wurden gebeten, jene Beschreibung der PTW anzukreuzen, die ihrer Meinung nach am besten zutrifft. Wie vorhin werden nun die Antwortmöglichkeiten einzeln aufgelistet sowie die Zahl der Personen, welche der jeweiligen Antwort zugestimmt haben:

- *Psychotherapiewissenschaft ist jene Wissenschaft, die sich mit der Psychotherapie befasst.* 31 von 171 (18,1 %) Personen stimmen dieser Aussage zu.
- *Psychotherapiewissenschaft ist alles, was im Rahmen des Psychotherapiestudiums gelehrt, gelernt oder erforscht und in wissenschaftlichen (Abschluss-)Arbeiten verschriftlicht wird.* 10 von 171 (5,8 %) Personen stimmen dieser Aussage zu.
- *Psychotherapiewissenschaft meint eine interdisziplinäre, humanwissenschaftlich orientierte allgemeine Psychotherapiewissenschaft, die als eigenständige und unabhängige Wissenschaft der Psychotherapie sowohl die verschiedenen Ansätze im Sinne einer Methodenpluralität (verstanden als Schulen und als Verfahren/Techniken) als auch eine schulenübergreifende Psychotherapieforschung vereint. Ihre Aufgabe ist es, eine gemeinsame philosophische Grundlage zu formulieren, auf welcher die psychotherapeutischen Theorien und Anwendungen ruhen.* 88 von 171 (51,5 %) Personen stimmen dieser Aussage zu.
- *Psychotherapiewissenschaft bezeichnet die Erforschung der Psychotherapie inklusive ihrer theoretischen Ansätze, praktischen Umsetzungen und Forschungen von einem Standpunkt aus, der nicht im Feld der Psychotherapien selbst verortet ist, sondern extern – beispielsweise im Feld der Wissenschaftstheorie.* 42 von 171 (24,6 %) Personen stimmen dieser Aussage zu.

Tabelle 4: Welche Art von Wissenschaft entspricht die PTW am ehesten?

Items	**Häufigkeit**	**Prozent**
Naturwissenschaft	6	3,5
Geisteswissenschaft	80	46,8
Humanwissenschaft	72	42,1
Kulturwissenschaft	3	1,8
Metawissenschaft (Philosophie)	10	5,8
Gesamt	85	100

Die geringste Zustimmung erhält die Aussage, dass sich PTW auf das gleichnamige Studium bezieht, in dem die Proband*innen eingeschrieben sind. Auch die allgemeinste Definition wurde von weniger als einem Fünftel der Befragten ausgewählt. Ein Viertel meint, die treffendste Beschreibung des Wortes Psychotherapiewissenschaft sei jene, die wir als *PTW im engeren Sinn* bezeichnen. Die größte Zustimmung, immerhin mehr als die Hälfte hat sich für diese Antwort entschieden, erhält die Formulierung, die wir in Kapitel 2.3 *PTW im weiteren Sinn* genannt haben.

Im darauffolgenden Item wurde eine weitere Single-Choice-Frage gestellt. Konkret sollten die Studierenden antworten, welcher Art von Wissenschaft die PTW am ehesten entspricht (Tabelle 4). Die meisten Studierenden ordnen die PTW demnach entweder den Geisteswissenschaften oder, wie Petzold oder z. B. Pritz in seinem Sammelband 1996, den Humanwissenschaften. Die geringe Zahl der Kreuze beim Antwortfeld Naturwissenschaft spricht hier jedenfalls eine klare Sprache. An einer Universität in Deutschland würde die Verteilung der Antworten möglicherweise mehr zugunsten der Naturwissenschaft ausfallen.

Die letzten beiden PTW-spezifischen Items des Fragebogens erheben in zwei Ja/Nein-Fragen, ob die Studierenden den Begriff Psychotherapiewissenschaft in Aufsätzen, Fachartikeln, Büchern, wissenschaftlichen Abschlussarbeiten oder ähnlichen Texten verwenden, und wenn ja, ob sie ihn jemals explizit definiert haben. Immerhin 120 von 171 (70,2 %) der Befragten geben an, das Wort PTW schon in einem Fachtext verwendet zu haben. Allerdings hätten nur 35 Personen (20,5 %) diesen explizit definiert.

Betrachtet man nun die Resultate des Fragebogens, wird deutlich, dass die Studierenden des Studiengangs Psychotherapiewissenschaft an der Sigmund-Freud-Privatuniversität keine ausschließlich psychologisch-naturwissenschaftliche Grundhaltung vermittelt bekommen, sondern Psychotherapiewissenschaft vielmehr als Geistes- oder Humanwissenschaft betrachten, die als eigenständige Wissenschaft die Verschränkung von qualitativer und quantitativer Forschung sowie universitärer Lehre im Bereich Psychotherapie inklusive ihrer Schulen und Methoden verkörpert. Die PTW im weiteren Sinn ist jene, die im Verständnis der Studierenden an erster Stelle steht. Die PTW im engeren Sinn hat demgegenüber die angehenden Psychotherapiewissenschafter*innen deutlich weniger überzeugt, ist mit knapp einem Viertel der Befragten dennoch stark vertreten. Die Resultate sind, wie gesagt, universitätsspezifisch. In jedem Fall wäre es in Anbetracht der Erkenntnisse aus den vorhergehenden Kapiteln denkbar und sogar wahrscheinlich, dass die Antworten und Verhältnisse der einzelnen Ergebnisse zueinander an anderen Universitäten im deutschsprachigen Raum, vor allem an jenen in Deutschland und der Schweiz, von jenen der SFU-PTW-Studierenden deutlich verschieden sind. Eine weiterführende vergleichende Forschung könnte stichhaltigere Antworten liefern. So bleibt nur der Schluss, dass zumindest an der SFU die Psychotherapiewissenschaft im Sinne Fischers und anderer als unabhängige Wissenschaft in den Köpfen der Studierenden fest verankert ist.

4.4 Der universitäre Alltag am Beispiel zweier PTW-Institute

In den bisherigen drei Abschnitten wurden die Möglichkeiten aufgelistet, wo und wie man im deutschsprachigen Raum Psychotherapie sowie Psychotherapiewissenschaft studieren kann, sowie welche Formen und Ansätze von Psychotherapiewissenschaft im weiteren Sinn an den jeweiligen Universitäten vorherrschend sind. Darüber hinaus wurden sechs habilitierte Psychotherapiewissenschafter*innen und deren Fachtexte im Detail betrachtet, sowie die Publikationspfade ausgelotet, auf denen sie sich im Rahmen ihrer fachlichen Tätigkeit bewegen. Die Lehre, also die konkreten Vorlesungen, Seminare und Übungen, sowie die von Psychotherapiewissenschafter*innen veröffentlichten Fachtexte sind es, welche die Perspektiven, Ansichten und Einstellungen der Studierenden und somit der nächsten Generation von Psychotherapeut*innen und Psychotherapiewissenschafter*innen bezüglich der PTW maßgeblich prägen. Im dritten Abschnitt standen folglich ebenjene Studierenden und deren PTW-Verständnis im Zentrum der Betrachtungen, wobei der Fokus aus forschungspragmatischen Gründen auf jene Universität beschränkt wurde, welche als einzige Universität im deutschsprachigen Raum ein von der Psychologie unabhängiges Vollstudium Psychotherapiewissenschaft anbietet und neben Interdisziplinarität auch auf eine gewisse Methodenpluralität achtet.

Den Fokus lassen wir auch im vierten Kapitel auf dieser Universität und zoomen in den universitären Alltag zweier Institute an der psychotherapiewissenschaftlichen Fakultät, um die Strukturen der PTW in der Gegenwart gewissermaßen mit einer Lupe zu betrachten. Abermals gilt, dass die Zugänge und Arbeitsweisen zwischen den Universitäten stark variieren können, weshalb die Beschreibung der Institute als Beispiele für den universitären PTW-Alltag aufgefasst werden sollen, nicht als normierte Blaupause. Der Blick durchs Mikroskop verlangt eine gewisse Involviertheit oder, ethnografisch formuliert, eine teilnehmende Beobachtung. Eine solche hat der Autor dieser Zeilen seit einigen Jahren praktiziert, in denen er – teilweise als Externer, teilweise als Interner – am universitären Alltag teilgenommen hatte. Im Zuge des Mitarbeitens wurden viele Gespräche mit den Institutsleitern geführt, außerdem eigene Erfahrungen im Universitätsbetrieb gesammelt. Das folgende Kapitel stellt methodisch also eine Mischung aus der teilnehmenden Beobachtung, unstrukturierten Interviews und einer autoethnografischen Selbstreflexion dar. Oder anders formuliert: Hier wird aus der Praxis berichtet, analog einem Fallbeispiel in der Psychotherapieforschung, in der Interventionen und Reaktionen sowie Gefühle und Gedanken ausreichend ausführlich wiedergegeben werden, um den Rezipient*innen einen detaillierten und ausgewogenen Blick in das Innere der therapeutischen Behandlung zu ermöglichen. Die Beschreibung muss dergestalt sein, dass die Leser*innen anhand der Darstellungen eigene Schlüsse ziehen können, die nicht zwangsläufig mit jenen des/der Autors/Autorin übereinstimmen müssen. Wichtig ist die intersubjektive Nachvollziehbarkeit. Auf dieselbe Weise und in einem ebenso entsprechend hohen Detailgrad sollen nun die Praxisbeispiele des PTW-Arbeitens an der Universität illustriert werden. Das Ziel ist erreicht, wenn die Leser*innen ein Gefühl für das am Anfang erwähnte doing Psychotherapiewissenschaft und doing being a Psychotherapiewissenschafter*in bekommen.

Konkret werden nun zwei Institute an der Fakultät für Psychotherapiewissenschaft der Sigmund-Freud-Privatuniversität Wien behandelt. Erstens das Institut für psychoanalytisch-ethnologische Katastrophenforschung von Rieken, das im universitären Alltag relativ klar der PTW erster Ordnung zugeordnet werden kann, zweitens das Institut für Hermeneutische Therapieschulenforschung und Therapieschulendialog von Greiner und Jandl, deren Tätigkeiten und Inhalte der PTW zweiter Ordnung entsprechen. Neben den Schilderungen der alltäglichen Aktivitäten am Institut soll ein Schwerpunkt auf das wissenschaftliche Arbeiten (und Forschen) im Kontext der PTW gelegt werden. Die Präsentationen der Institute geschehen übrigens mit freundlicher Genehmigung der jeweiligen Institutsleitung.

Beginnen wir zunächst mit Riekens Institut für psychoanalytisch-ethnologische Katastrophenforschung. Der Titel verweist auf Riekens multidisziplinäre Herkunft mit einem Studium inklusive Doktorat und Habilitation der Europäischen Ethnologie sowie auf dessen Ausbildung und Identität als tiefenpsychologischer Psychotherapeut und Psychotherapiewissenschafter. Habilitiert hat sich Rieken übrigens mit einer Arbeit zu den Sturmfluten der Nordsee und ihren Auswirkungen auf die Mentalität der Friesen, also mit einer interdisziplinären Arbeit im Bereich der Katastrophenforschung – dies ist einer seiner zentralen Forschungsschwerpunkte. Neben Sturmflutkatastrophen hat er sich auf Lawinenkatastrophen in Österreich spezialisiert – beispielsweise jene in Galtür 1999 oder jene im Großen Walsertal im Jahr 1954. Zwei neuere Forschungsschwerpunkte des Instituts, in denen auch der Autor dieser Zeilen aktiv mitgewirkt hat, sind die psychischen Auswirkungen der Klimakrise mit dem besonderen Fokus auf die Klimaangst sowie die psychotherapiewissenschaftlichen und ethnologischen Aspekte der Covid-19-Pandemie.[495]

Rieken ist Professor für Psychotherapiewissenschaft, zudem bis voraussichtlich September 2023 Leiter des PTW-Doktoratsstudiengangs, des Fachspezifikums Individualpsychologie (mit einer zweiten Person) sowie des Instituts für psychoanalytisch-ethnologische Katastrophenforschung. An Letzterem wirken zwei Post-Docs mit abgeschlossenem Doktorat im Fach Psychotherapiewissenschaft mit. Der universitäre Alltag des Instituts enthält mehrere Hauptarbeitsbereiche, die vermutlich für die meisten wissenschaftlichen Mitarbeitenden des sogenannten Mittelbaus und der Professor*in-

495 Rieken 2022a.

nenkurie an Universitäten gelten: Das Halten von Lehrveranstaltungen (inkl. Vor- und Nachbereitung sowie etwaige Prüfungen), das Betreuen von Studierenden bei deren Abschlussarbeiten, die Kommunikation mit Studierenden (etwaige fachliche und/oder organisatorische Fragen oder Diskussionsbedarf), Kolleg*innen (fachlicher und organisatorischer Austausch inkl. die politischen Feinheiten der angewandten Machtstrukturen in großen Organisationen) und Externen (Journalist*innen, Wissenschafter*innen anderer Einrichtungen, Interessierte), sowie, was eigentlich eine Kernaufgabe ist, aber aufgrund der vielen Anforderungen und Aufgaben zeitlich zuweilen zu kurz kommt, das Forschen und Schreiben.[496]

Von den Mitarbeiter*innen des Instituts wurden die folgenden Lehrveranstaltungen im Wintersemester 2022/2023 abgedeckt:[497] Qualitative Interpretation (VO), Qualitative Interpretation (UE), Analyse und Interpretation von Interview-Texten (SE-Doktorat), Historische Entwicklung von Identitätskonzepten (Individuum und Gesellschaft) und ihre Bedeutung für Psychotherapieschulen (SE-Doktorat), Diplomand*innenseminar (SE), Interdisziplinäres Doktorand*innenforum (SE-Doktorat), Ringvorlesung – Perspektiven der Psychotherapiewissenschaft (VO) sowie vier fachspezifische Lehrveranstaltungen im Bereich Individualpsychologie. Die ersten sieben LVs sind methodenübergreifend, also unabhängig von einer bestimmten Psychotherapieschule. Im Diplomand*innenseminar und im interdisziplinären Doktorand*innenforum werden die Studierenden bei der Auswahl und Bearbeitung ihres Forschungsthemas für die wissenschaftliche Abschlussarbeit unterstützt. Im Plenum hören sie dabei die Forschungsvorhaben der anderen Teilnehmenden, die sowohl inhaltlich als auch methodisch andere Zugänge vertreten. Hierdurch werden die Studierenden mit Ideen und Zugängen aus anderen Schulen bereichert, die zur Weiterentwicklung ihrer jeweils eigenen Ideen beitragen. In den drei LVs Qualitative Interpretation sowie Analyse und Interpretation von Interview-Texten ist dagegen die Psychotherapiewissenschaft als hermeneutische sowie als Geistes- und Kulturwissenschaft zentral vertreten. Anhand der Interpretation verschiedener Texte unter Berücksichtigung anderer Geisteswissenschaften wird hier überdies Interdisziplinarität vermittelt. Die fachspezifischen Seminare dienen dagegen keinem Methodenpluralismus, sondern der gesetzlich vorgeschriebenen Vertiefung in einer bestimmten psychotherapeutischen Methode im Rahmen der Ausbildung zum/zur Psychotherapeuten/Psychotherapeutin.

Neben dem Lehren (und Prüfen) existiert eine weitere Verbindung zu den Studierenden: die Betreuung von wissenschaftlichen Abschlussarbeiten im Bakkalaureats-, Magister- sowie Doktoratsstudiengang. Jene läuft häufig auf elektronischem Weg, in dem Informationen und Textdateien ausgetauscht werden, gelegentlich werden jedoch auch persönliche Gespräche geführt, die vor allem der Orientierung und bei grundle-

496 Dies gilt nicht nur für das hier genannte Institut, sondern, das entnehme ich den unzähligen Gesprächen mit Kolleg*innen, allgemein für die meisten wissenschaftlichen Mitarbeiter*innen an Universitäten – zumindest im „Psycho-Sektor“, vermutlich auch darüber hinaus.

497 Sigmund-Freud-Privatuniversität 2022.

genden Fragen bevorzugt werden. Je nach Studierenden wird unterschiedlich viel Zeit aufgewendet. Nicht alle von Institutsmitwirkenden betreuten Arbeiten entsprechen dem Institutsthema. Auch Arbeiten abseits der Katastrophenforschung werden betreut, wenn sie fachlich in die Kompetenzen der jeweiligen Person fallen. Dennoch besteht Interesse an themenspezifischen Abschlussarbeiten. Mittlerweile sind immerhin elf solcher Arbeiten, sieben davon im Doktorat, angefertigt worden oder noch in Arbeit. Die Themenpalette reicht hierbei von Sturmfluten über Erdbeben, Grubenunglücke, Flugzeugabstürze, Hochwasser, Resilienz, Vulnerabilität und Kriseninterventionsmaßnahmen bis zum grundlegenden Thema Angst in der Katastrophenforschung.

Der dritte Tätigkeitsschwerpunkt ist die Kommunikation. Hier geht es nicht nur um fachliche Themen, sondern teilweise auch um handfeste Politik, beispielsweise wenn Assistent*innenstellen benötigt werden. Im Zentrum steht die Kommunikation mit anderen wissenschaftlichen Mitarbeiter*innen an der Uni, mit der Leitungsebene (Rektorat, Dekanat), mit externen Forschenden, mit etwaigen Kooperationspartner*innen, mit Journalist*innen, mit Interessierten und mit allen weiteren Personen, die fachliche oder organisatorische Anliegen haben. In Anbetracht der umfangreichen organisatorischen Aufgaben von zumindest zwei Institutsmitwirkenden kann der kommunikative Tätigkeitsbereich sehr zeitintensiv ausfallen. Dennoch ist dies aus mehreren Gründen für die PTW relevant. Erstens bewirkt der Austausch mit Fachkolleg*innen die Bildung eines (Sub-)Netzwerks im Feld der Psychotherapiewissenschaft, in dem sich die Beteiligten über verschiedene fachliche wie berufs- und wissenschaftspolitische Thematiken austauschen und im Bedarfsfall kurzschließen sowie koordinieren können. Zweitens dient die Kommunikation mit Journalist*innen und anderen Interessierten außerhalb des Feldes der Verbreitung der Psychotherapiewissenschaft und ihres Nutzens für die Wissenschaft und die Gesellschaft allgemein, beispielsweise wenn es um die Erforschung der derzeit zunehmenden Klimaangst geht. Drittens unterstützt der Austausch mit Personen in Leitungsfunktionen die notwendige Ressourcenverteilung an Personal sowie Geld- und Arbeitsmitteln, was wiederum sicherstellt, dass weiterhin im Bereich PTW gearbeitet, geforscht und gelehrt werden kann.

Der vierte Bereich ist nun ebendiese Arbeit im Bereich des Forschens und Schreibens. Im Folgenden sollen zwei Forschungsprozesse exemplarisch skizziert werden, die der Autor in den Jahren 2019 bis 2021 maßgeblich begleitet bzw. geleitet hat und die ein breites Spektrum an Forschungsmöglichkeiten innerhalb der PTW anschaulich zeigen. Dabei werden auch die universitären Forschungsstrukturen hervorgehoben, die das empirische Forschen in der PTW erster Ordnung maßgeblich unterstützen. Das damalige Forschungsprojekt resultierte aus der Weitsicht einiger Fachkolleg*innen, gepaart mit dem Wissen Riekens, das er aus früheren Forschungsprojekten mitnahm. Im Zentrum des Interesses stand das Phänomen Eco-Anxiety, das etwas unglücklich als Klimaangst übersetzt werden kann. Es ging darum, jene Angst umfassend zu erforschen und dabei verschiedene kultur- und psychotherapiewissenschaftliche Forschungsmethoden anzuwenden. Am Beginn wurde ein Fragebogen entwickelt, mit dem psychologische, tiefenpsychologische und psychotherapeutische Aspekte der Klimaangst bei zwei Gruppe von Personen erhoben werden sollten. In einer digitalen Version als Onlinefragebogen wurde er über verschiedene Kanäle verbreitet und als Papierfragebogen an Psychotherapiepatient*innen verteilt. Hierfür griffen wir auf die psychotherapeutische Ambulanz der SFU zurück, an der mehrere hundert Patient*innenstunden pro Woche stattfinden. Im Zuge einer Forschungsoffensive wurde an der Ambulanz ein eigenes Forschungsteam gebildet, das den Studienleiter maßgeblich bei der Verteilung des Fragebogens an die Patient*innen unterstützte. Die Eingabe der Daten des Fragebogens in das Statistikprogramm SPSS übernahm eine bezahlte studentische Hilfskraft.

Der Studienleiter führte inzwischen eine weitere empirische Datenerhebung durch – konkret interviewte er elf Personen. Während er die ausführlichen teilstrukturierten Interviews selbst transkribierte und auswertete, recherchierte und verfasste der Institutsleiter einen ausführlichen kulturhistorischen Text, in dem der Klimawandel und die Klimaangst anhand von kulturellen Artefakten hermeneutisch-interpretativ rekonstruiert werden. Der Autor dieser Zeilen übernahm schließlich einen dritten empirischen Forschungsteil und analysierte Social-Media-Posts hinsichtlich der Erwähnungen der Angst sowie der beschriebenen Coping-Strategien und sonstigen Bewältigungsmechanismen. Das Resultat war eine umfassende Monografie mit drei empirischen Forschungssträngen – einem quantitativen, einem qualitativen und einem diskursanalytischen –, die nach 14 Monaten druckfertig beim Verlag lag und wenig später in den (Online-)Regalen der Buchläden stand. Im Untertitel des Buchs wird explizit auf die psychotherapiewissenschaftlichen und ethnologischen Zugänge verwiesen. Obgleich der Zugang interdisziplinär ist, sind primär tiefenpsychologische Theorien vertreten, aber kein Methodenpluralismus. Dieser stand dagegen im Zentrum der beiden Folgeprojekte, aus denen erstens ein Sammelband entstand, in dem Eco-Anxiety von Angehörigen verschiedener psychotherapeutischer Schulen und unterschiedlicher wissenschaftlicher Disziplinen behandelt wird, zweitens eine weitere Monografie vom Autor dieser Zeilen, in der die Klimaangst aus der Sicht von 13 verschiedenen Verfahren Betrachtung findet und die jeweiligen Behandlungsmöglichkeiten erarbeitet werden. Interdisziplinär ist die letztere Arbeit nur bedingt, weil auch zahlreiche psychologische und manche theologischen und soziologischen Arbeiten berücksichtigt werden. Ihre Stärke liegt dagegen vor allem im Methodenpluralismus, also in den vielfältigen Möglichkeiten, die das diverse inhomogene Feld der Psychotherapie(-schulen) bietet.

In einem anderen Forschungsgebiet, ebenfalls PTW im weiteren Sinn, wurde das Forschen, das Lehren und eine ausschließlich psychotherapeutische Forschungsmethode kombiniert. Konkret wurden Selbstreflexionsberichte von Studierenden über ihre Gedanken, Gefühle und Erfahrungen in und mit der damals gerade einsetzenden Covid-19-Pandemie bzw. dem ersten Lockdown in Österreich (März bis Mai 2020) von anderen Studierenden interpretiert, die aus verschiedenen psychotherapeutischen Schulen stammen. Die Reflexion und die Interpretation einer Reflexion sind genuin psychotherapiewissenschaftliche (erster Ordnung) Forschungsmethoden. Der Autor dieser Zeilen lehrte den Studierenden, die zuvor noch keine Fachtexte veröffentlicht hatten, den Prozess des Schreibens und Publizierens, verfasste die Textteile rund um die einzelnen Interpretationen und half maßgeblich beim Korrigieren und Lektorieren derselben. Auch hier ist der Methodenpluralismus eine Stärke der PTW, die es ermöglichte, die psychischen

Auswirkungen der Covid-19-Pandemie bzw. des ersten Lockdowns umfassend zu beleuchten.

Hier ging es nun um das Forschen und Schreiben im Rahmen der PTW erster Ordnung, also um das produktive Wissen-schaffen über Themen- und Fragestellungen, die in den Bereich der Psychotherapie als Wissenschaft fallen. Weitere Beispiele existieren in hoher Zahl, denn nahezu jede wissenschaftlich forschende Person im Feld der Psychotherapie betreibt demnach Psychotherapiewissenschaft im weiteren Sinn. Ein anderes Ziel verfolgt die Forschungslinie des Instituts für Hermeneutische Therapieschulenforschung und Therapieschulendialog, wo es nicht um empirische Forschung, sondern vielmehr um (meta-)theoretische bzw. um Reflexionsforschung geht. Die beiden Institutsleiter, Greiner und Jandl, sind, von einer geringfügig angestellten Prae-Doc-Mitarbeiterin abgesehen, die einzigen Vertreter des Instituts. Jandl ist darüber hinaus der Vizedekan für Internationales sowie der Studienprogrammleiter des englischen Masterprogramms Psychotherapy Science. Sie teilen sich die vorhin genannten vier Hauptarbeitsbereiche, also die Lehre, die Betreuung wissenschaftlicher Abschlussarbeiten, die Kommunikation mit verschiedenen Stellen sowie die psychotherapiewissenschaftlichen Tätigkeiten des Forschens und Schreibens.

Greiner und Jandl hielten an der psychotherapiewissenschaftlichen Fakultät im Wintersemester 2022/23 die folgenden Lehrveranstaltungen:[498] Ringvorlesung – Perspektiven der Psychotherapiewissenschaft (VO), Philosophisches und sozialwissenschaftliches Wahlfach: Existentialismus (VO), Wissenschaftstheorie (SE-Doktorat) und Hermeneutische Forschung (SE-Doktorat).[499] Da weder Greiner noch Jandl Psychotherapeuten sind, haben sie keine fachspezifischen Lehrveranstaltungen, sondern ausschließlich methodenübergreifende. Vor allem in der Lehrveranstaltung Wissenschaftstheorie und insbesondere in den beiden im Sommersemester angebotenen Vorlesungen über Wissenschafts- und Forschungsmethoden wird der konstruktiv-realistische PTW-Ansatz zweiter Ordnung ausführlich vermittelt. Außerdem werden die Forschungsmöglichkeiten im Bereich der PTW im engeren Sinn anschaulich dargestellt. Dies überzeugt auch die Studierenden, die sich regelmäßig mit der Bitte um Betreuung einer wissenschaftlichen Abschlussarbeit im Bereich der PTW zweiter Ordnung an Greiner und Jandl wenden.

Obgleich die Mitarbeiter*innen des ersten hier erwähnten Instituts zahlreiche Abschlussarbeiten betreuen, sind viele davon nicht im Bereich der Katastrophenforschung angesiedelt. Vor allem Greiner betreut hingegen fast ausschließlich Arbeiten, die in direktem fachlichen Zusammenhang mit dem Institut stehen und seine Forschungsmethoden anwenden. Dies ist auch an der Zahl der PTW-spezifischen Abschlussarbeiten ersichtlich, die mit 28 Bakkalaureatsarbeiten, 23 Magisterarbeiten und fünf Dissertatio-

498 Die Lehrveranstaltungen Wissenschafts- und Forschungsmethodik I und II sowie Methoden der qualitativen Psychotherapieforschung werden im Sommersemester angeboten.

499 Sigmund-Freud-Privatuniversität 2022.

nen (Stand 2020)[500] bzw. ca. 70 Abschlussarbeiten (Stand 2022)[501] deutlich höher als beim Institut für psychoanalytisch-ethnologische Katastrophenforschung ist.

Analog zum vorherigen Institut sind hier die Kommunikation, die politische Einflussnahme sowie das entsprechende Erhalten und Verbreiten von Informationen an verschiedene Zielgruppen wesentliche Bestandteile des psychotherapiewissenschaftlichen Alltags der beiden SFU-Mitarbeiter. Hier bestehen de facto kaum Unterschiede zu anderen Psychotherapiewissenschafter*innen, weshalb dies nicht erneut beschrieben werden soll. Stattdessen wird direkt zur Forschung und zum Publizieren hinübergeschwenkt, denn hier geht es nun um die PTW im engeren Sinn, die einen anderen Zugang verfolgt. Statt empirischer Forschungsprojekte und psychotherapeutischer Interpretationen von Quellmaterialien veröffentlichen die Institutsleiter vorwiegend philosophische, wissenschaftstheoretische und methodische Fachtexte, in denen häufig auf die zahlreichen Abschlussarbeiten referenziert wird. Eigene Verfremdungsbeispiele sind ebenfalls in vielen Texten vorhanden. Der psychotherapiewissenschaftliche Forschungsalltag besteht hier aus dem Formulieren eines gesicherten und stabilen Fundaments für den eigenen Forschungsansatz der PTW im engeren Sinn sowie aus dem Erarbeiten klarer Forschungsmethoden und Richtlinien, welche die Psychotherapiewissenschafter*innen der nächsten Generation umsetzen können und dies auch in Abschlussarbeiten demonstrieren.

Zusammengefasst tragen sämtliche Mitarbeiter*innen der hier vorgestellten Institute auf ihre Art und in ihrem jeweiligen Fachbereich dazu bei, dass an der SFU eine methodenpluralistische interdisziplinäre Psychotherapiewissenschaft gelehrt wird, die sich Methoden der Geistes-, der Kultur und der Naturwissenschaften bedient und in der sowohl mit qualitativen als auch mit quantitativen und mit hermeneutisch-reflexiven Methoden geforscht werden kann. Die Studierenden, die in jenen Bereichen ihre akademischen Abschlussarbeiten schreiben, übernehmen oftmals die jeweilige Grundhaltung zur PTW, was zur Festigung der PTW als eigenständige wissenschaftliche Disziplin auch in den nächsten Generationen beiträgt. Während am Ende des Kapitels 3.3 postuliert wurde, dass es in jedem Fall vorteilhaft ist, wenn zukünftige Psychotherapeut*innen auch die Identität als Psychotherapiewissenschafter*innen entwickeln, denn nur so könne die PTW als Wissenschaft Psychotherapie fortbestehen, können wir zumindest an der SFU einem solchen Zielszenario mit Optimismus entgegensehen, wenngleich dies nicht an allen Universitäten im deutschsprachigen Raum der Fall ist.

4.5 Fazit

Betrachtet man die Gegenwart der Psychotherapiewissenschaft im deutschsprachigen Raum, dann steht man vor unterschiedlichen Strukturen. In Deutschland kann man an

500 Greiner 2020a, S. 134ff.
501 Greiner und Jandl 2022.

vielen öffentlichen Universitäten nach einem polyvalenten Bachelor in Psychologie einen Master in klinischer Psychologie und Psychotherapie und eine Approbationsprüfung absolvieren, um als Psychotherapeut arbeiten zu dürfen – aber nicht in freier Praxis. Hierfür wird eine ergänzende mehrjährige Weiterbildung benötigt, an deren Ende man als selbstständige*r Fachpsychotherapeut*in auch Kassenpatient*innen behandeln darf. Das Lehrpersonal und damit die Inhalte des Studiums, in dem offiziell alle in RCT-Studien als wirksam erwiesene und damit wissenschaftlich anerkannte Methoden (Kognitive Verhaltenstherapie, Psychoanalyse, Systemische Therapie) gleichermaßen gelehrt werden, sind keineswegs methodenpluralistisch, sondern vorwiegend verhaltenstherapeutisch orientiert. Auch in der Schweiz, in der ein Psychologiestudium abgeschlossen werden muss, bevor eine psychotherapeutische Weiterbildung begonnen werden darf, sind Lehrstuhlinhaber*innen für Psychotherapie häufig psychologisch-naturwissenschaftlich orientiert, und damit der Verhaltenstherapie nahestehend. Die akkreditierten psychotherapeutischen Weiterbildungsgänge sind jedoch deutlich diverser als in Deutschland – und in den Akkreditierungsberichten wird die Wissenschaftlichkeit von vielen Schulen unabhängig von Wirksamkeitsstudien bestätigt. In jenen Berichten wird zudem auf die Kriterien der ASP verwiesen, die für eine eigenständige und von der Psychologie unabhängige Psychotherapiewissenschaft eintritt.

In Österreich ist die Ausbildung derzeit noch ohne Studium möglich, in den allermeisten Fällen kooperieren jedoch die Ausbildungsvereine mittlerweile mit verschiedenen Universitäten, sodass Psychotherapie auch als akademische Ausbildung möglich ist. Anders als in Deutschland und der Schweiz ist das Psychologiestudium keine Voraussetzung für die Psychotherapieausbildung. Psychotherapie wird sogar im Gesetz als eigenständige Wissenschaft und Profession angeführt. Das wirkt sich auf die an Universitäten etablierten psychotherapeutischen Lehrstuhlinhaber*innen aus, die verschiedene Schulen wie Psychoanalyse, Kognitive Verhaltenstherapie, Gesprächspsychotherapie oder Logotherapie und Existenzanalyse vertreten. Betrachtet man die Publikationen der einzelnen habilitierten Psychotherapiewissenschafter*innen, dann sieht man in den meisten Fällen auf den ersten Blick, welcher Methode sie zugeordnet werden können und zu welchen kognitiven Netzwerken[502] sie gehören. Methodenpluralismus wird hier nur in den seltensten Fällen gelebt. Interdisziplinarität dagegen umso öfter, weil die heutige lehrende Generation in der Regel ein Grundstudium absolvierte, bevor sie die Psychotherapieausbildung machen konnte. Vor allem in Deutschland sind viele an Universitäten lehrende Psychotherapeut*innen Psycholog*innen, seltener auch Mediziner*innen oder Pädagog*innen. In Ländern wie Österreich oder der Schweiz (bis zur

502 In der Wissenschaftssoziologie sind damit die intellektuellen Verknüpfungen zwischen Wissenschafter*innen gemeint, die in Kooperationen, gemeinsamen Publikationen oder Zitationen beobachtet und sogar gemessen werden können. Beispiele hierfür sind Ahrbeck und Datler – beides tiefenpsychologische Pädagogen – oder Gaab und Ehlert als psychologisch-orientierte Kognitive Verhaltenstherapeut*innen, die eine Zeit lang an derselben Universität tätig waren. Siehe Heinze 2012.

Einführung des Psychologieberufegesetzes) sind vielfältigere Karrieren möglich, wie der Ethnologe Rieken oder der Philosoph Burda zeigen.

Die gesetzlichen Ausbildungsstrukturen, die vorgeschriebenen Inhalte und natürlich die Lehrenden prägen die nächsten Generationen von Psychotherapeut*innen. In Deutschland wäre es daher wenig überraschend, wenn viele künftige Therapeut*innen eine eher naturwissenschaftlich-psychologische Auffassung von der Psychotherapie als Wissenschaft mit kognitiv-behavioralem Zentrum vertreten werden. In Österreich ist dies, zumindest vor der geplanten Gesetzesreform, noch nicht so. Ein Fragebogen, der an der Sigmund-Freud-Privatuniversität an alle PTW-Studierenden ausgesandt und 171-mal vollständig beantwortet wurde, zeigt klar die psychotherapiewissenschaftliche Grundhaltung der nächsten Generation. Sie vertreten in den meisten Fällen eine methodenpluralistische geistes- oder humanwissenschaftlich orientierte PTW im weiteren Sinn – also eine wissenschaftliche Psychotherapie in Forschung und Lehre, deren Ergebnisse in der Praxis berücksichtigt werden. Sie sind zudem der Überzeugung, dass die Psychotherapiewissenschaft eine eigenständige und tendenziell von der Psychologie unabhängige ist. Und ebenso forschen und arbeiten sie. Am Beispiel von zwei psychotherapiewissenschaftlichen Instituten an der SFU wird auf den universitären Alltag der PTW gezoomt. Der universitäre Wissenschaftsbetrieb ist dabei zumindest an den beiden Instituten an der SFU von echtem Methodenpluralismus und Interdisziplinarität sowie von unterschiedlichen methodischen Zugängen zu empirischen Daten geprägt. Auch ist die PTW im engeren Sinn im zweiten Institut vertreten und führt dort nicht nur zu praktischen genuin psychotherapiewissenschaftlichen Forschungsresultaten, sondern zeigt den Studierenden auch die Stärken der psychotherapeutischen und psychotherapiewissenschaftlichen Vielfalt. Auch lernen sie damit ein PTW-Konzept kennen, das sie im Verlauf ihrer weiteren Karrieren möglicherweise ausbauen, vertiefen oder verwerfen und durch ein anderes ersetzen.

Und um solche PTW-Konzepte geht es nun im letzten Hauptkapitel des vorliegenden Buchs. Konkret wird ein letztes Mal die Perspektive gewechselt und zur Philosophie hinübergeschwenkt. Nun werden ausgewählte Ansätze im Detail vorgestellt und auf ihre innere Konsistenz sowie ihre äußere Anwendbarkeit überprüft.

5 Die Philosophie der Psychotherapiewissenschaft

Dies ist nun die letzte große Station auf unserer Reise um die Fata Morgana in unserem Bestreben, sie einzukesseln, sie inmitten unserer Blicke zum Stillstand zu bringen, damit wir sie schließlich in ihrer ganzen Pracht sehen können. Die letzte Perspektive ist der Blick in die Tiefe. Während wir in der Begriffsbestimmung, der Geschichte und der Gegenwart sowie Zukunft der PTW ein relativ breites Feld betrachtet haben, eben alles, was Psychotherapiewissenschaft im weiteren und im engeren Sinn meint, so sehen wir uns nun an, welche Gedanken, Ideen und Konzepte hinter PTW stehen bzw. im Inneren bisher verborgen blieben. Welche Fachrichtung wäre hierfür besser geeignet als die Philosophie? Die Theorien und Metatheorien der doch sehr unterschiedlichen psychotherapiewissenschaftlichen Konzeptionen enthalten Menschenbilder, Weltanschauungen, ethische Überlegungen sowie Erkenntnis- und Wissenschaftstheorien – allesamt Kernbereiche der Philosophie. Die letzte Station enthält also die philosophische Perspektive auf die Psychotherapiewissenschaft, in der nicht mehr viele Aussagen zum Thema erörtert werden, sondern wenige en détail. Aus den bisherigen Kapiteln nehmen wir nun jene Formulierungen einer Psychotherapiewissenschaft heraus, die als eigenständiges expliziertes Gedankenkonstrukt eine schulenübergreifende gesamtpsychotherapeutische PTW repräsentieren wollen. Hierzu zählen nun Petzold und Fischer als Vertreter einer PTW im weiteren Sinn sowie Greiner, Burda und der Autor dieser Zeilen als Vertreter einer PTW im engeren Sinn. Manche Personen, beispielsweise Kriz, Rieken, Slunecko oder Parfy, werden deshalb nicht angeführt, weil ihre PTW-Konstruktionen entweder nicht ausführlich oder umfassend genug ausformuliert oder nicht verbreitet sind und wir uns in diesem Kapitel aus forschungspragmatischen Gründen auf eine begrenzte Zahl von Autor*innen beschränken müssen, wenn wir sie in der gebotenen Ausführlichkeit behandeln wollen. Andere Autor*innen wurden dafür in den Kapiteln 3.3 sowie 3.4 ausführlicher beschrieben als jene fünf Autoren, die nunmehr im Zentrum der Aufmerksamkeit stehen. Den Anfang jedes Abschnitts markiert übrigens eine kurze Biografie zur Person, da dem radikalen Konstruktivismus zufolge die eigenen Gedanken, Theorien und Konstrukte maßgeblich mit dem eigenen Aufwachsen, Lernen und der Sozialisierung zu tun haben. Oder anders formuliert: Betrachtet man den Lebenslauf, dann erscheinen manche theoretischen Entwicklungen oft nachvollziehbarer.

Abschließend sei noch zur Reihenfolge angemerkt, dass zunächst die beiden Vertreter*innen der PTW im weiteren Sinn in chronologischer Reihenfolge angeführt werden und anschließend die Vertreter*innen der PTW im engeren Sinn. Burda wird hier allerdings zuerst genannt, weil Greiner und der Autor dieser Zeilen zwei konstruktivistische Konzepte vertreten, die im Sinne der besseren Nachvollziehbarkeit unmittelbar nacheinander abgehandelt werden.

5.1 Hilarion Petzold

Hilarion Petzold wurde am 25.3.1944 in Kirchen in Deutschland geboren. Aufgewachsen ist er in Deutschland und Frankreich. Seine Eltern, Agrarwissenschafter und Maler sowie Theaterwissenschafterin und Autorin, legten Wert auf eine umfassende wissenschaftliche und künstlerische Erziehung ihren Sohnes. Nach dem Gymnasium studierte Petzold ab 1963 in Paris und lernte dort die großen französischen Intellektuellen wie Foucault, Levi-Strauss, Ricoeur oder Sartre kennen. Er studierte orthodoxe Theologie (Promotion 1968), Philosophie und Psychologie (Promotion 1971) sowie ab 1971 Medizin, Soziologie und Erziehungswissenschaften (Promotion 1979). Ab 1979 war er Professor für Psychologie an der Universität Amsterdam und Gastprofessor an diversen Universitäten in Europa, darunter auch in Bern bei Grawe und seit 2000 an der Donau-Universität Krems in Österreich.[503] Gemäß seinem autobiografischen Rückblick zur Entstehung der Integrativen Therapie versammelte Petzold in den 1960er-Jahren eine Gruppe von Psychotherapeut*innen um sich, die verschiedenen Schulen angehörten wie der Verhaltenstherapie, der Psychoanalyse, der Gestalttherapie, dem Psychodrama und der Körperpsychotherapie. Sie allen seien mit der Einseitigkeit und den Limitierungen ihrer erlernten Methoden unzufrieden gewesen und erkannten rasch, dass sie einander ergänzten. Die Verhaltenstherapie betrachtet das Verhalten, die Psychoanalyse die unbewussten Konflikte, die Gestalttherapie die Gefühle, die Körperpsychotherapie physische Spannungen und das Psychodrama das Agieren sowie das Kreative.

Petzold begann, die Gemeinsamkeiten und Unterschiede in den Theorien sowie in der Praxis zu suchen, und experimentierte mit aktiven Techniken. Er lernte von Jacob Moreno (1889–1974), von Fritz Perls (1893–1970) und von einer Schülerin des Körperpsychotherapeuten Wilhelm Reich (1897–1957). Im Laufe der Zeit entwickelte er Methoden und Behandlungstechniken, welche die seiner Meinung nach wirksamsten und fundiertesten Ansätze der traditionellen Psychotherapien zusammenführen sollten, aber nicht als eklektischer Mix, sondern auf der Grundlage einer schulenübergreifenden integrativen und differenziellen Theorie. Gemeinsam mit Mitarbeiter*innen gründete er das Fritz Perls Institut für Integrative Therapie (FPI) – Perls unterstützte das Projekt. Das Anliegen Petzolds war es, verschiedene Psychotherapierichtungen auch in Europa und Deutschland wie die Gestalttherapie, die Familientherapie, die Bioenergetik oder die Transaktionsanalyse bekannter zu machen, weshalb das FPI regelmäßig Weiterbildungsveranstaltungen organisierte und Vortragende verschiedener Schulen einlud. Petzold selbst entwickelte und lehrte seinen eigenen Ansatz, die Integrative Therapie, ab 1972 in zahlreichen Ländern und gründete 1975 das „Journal of Psychotherapy Integration“ sowie die Fachzeitschrift „Integrative Therapie“.[504]

Sein Konzept der Psychotherapiewissenschaft ist nahtlos mit seiner Integrativen Therapie (IT) verknüpft, weshalb diese zunächst skizziert werden soll. Die Grundlage

503 Sieper 2005, S. 368ff.
504 Petzold 2001, S. 1f.

der IT ist das, wie Petzold es nennt, neue Integrationsparadigma in der Psychotherapie bzw. in einer pluralen therapeutischen Kultur. Unter Integration versteht er das Verbinden von Unterschiedlichem durch Vernetzung unter dem Beibehalten der Differenzen. Nur dort, wo Unterschiedliches existiert, sei Integration möglich. Durch Synergieeffekte und das Herstellen neuer Sinnbezüge im Kontext der Verbindung der einzelnen unterschiedlichen Teile werde Neues kreiert. Integration sei also das Herstellen von neuem Sinn in einer neuen Verbindung bestehender und bislang unverbundener Teile.[505] Petzold verbindet also bislang unverbundene Teile verschiedener Psychotherapieschulen und erschafft damit einen neuen Sinn. Eine solche Integration könne aber, so der IT-Gründer, nicht im luftleeren Raum geschehen, sondern auf der Basis einer theoretischen Grundlage. Jene sei im Fall der IT durchaus komplex, weil sie, wie er hervorhebt, nicht reduktionistisch sei. Sie basiere auf einem biopsychosozialen Modell, einem Modell der lebenslangen Entwicklung sowie einer kontextorientierten Perspektive. Das Menschenbild der IT lautet, dass menschliche Existenzen Körper-Seele-Geist-Subjekte in sozialen und ökologischen Kontexten sind, die mit anderen interagieren. Im Rahmen des Interagierens mit anderen sowie der relevanten Umwelt hat der Mensch die Chance, in einem selbstreflexiven und diskursiven Entwicklungsprozess über die Lebensspanne hinweg ein kohärentes Selbst sowie ein funktionierendes Ich und eine konsistente, aber flexible Identität zu konstituieren.

Integrative Therapie – anthropologische und therapeutische Grundpositionen

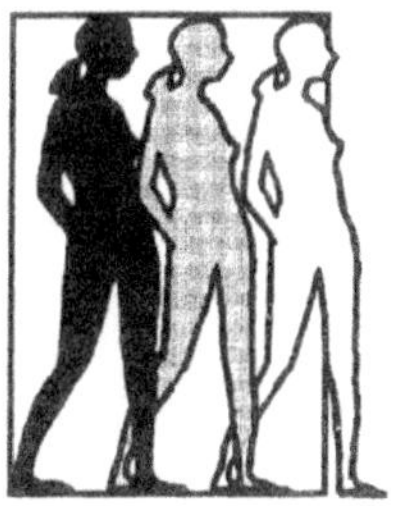

Der MENSCH ist ein	BEREICHE	INSTRUMENTE	ZIELE
KÖRPER-	Körpertherapie	Integrative Bewegungs- u. Tanztherapie, thymopraktische Leib- und Atemtherapie, Expression Corporelle, Diäthetik	*Integrierte Leiblichkeit* Gewinn von Mitte, Gesundheit, Sensibilität, Spannkraft, Anmut, Kongruenz innerer und äußerer Haltung – body awareness
SEELE-	Psychotherapie	aktive Analyse, narrative Praxis, Gestalttherapie, Psychodrama, intermediale Kunstpsychotherapie	*Integrierte Emotionalität* Gewinn an Selbstregulation, Selbstverwirklichung, Spontaneität, Kreativität, Empathie, emotionale Flexibilität u. Differenziertheit – complex awareness & consciousness
GEIST- WESEN (= *Leib – Subjekt*) im	Nootherapie	Meditative Wege der Besinnung, Betrachtung, Versenkung, dialogisches Sinngespräch, kreative Medien	*Integrierte Existenz* Gewinn von Positionen zu den Fragen nach Lebenssinn u. -zielen, nach Werten, der Liebe, dem Tod, der Transzendenz – ontological awareness & consciousness
SOZIALEN und	Soziotherapie	Netzwerktherapie, Soziodrama, Familientherapie, Selbsthilfegruppen, Wohngemeinschaften, Projektarbeit	*Integrierte soziale Bezüge* Gewinn von tragfähigen sozialen Netzwerken, Freundschaften, Familien, von vielfältigen „social worlds", Reduktion von Entfremdung – social awareness & consciousness
ÖKOLOGISCHEN KONTEXT UND KONTINUUM (= *Lebenswelt*)	Ökotherapie	Interventionen auf der Mikro-, Meso-, Makro- u. Megaebene, environmental modelling, Projektarbeit	*Integrierte ökologische Bezüge* Bewahrung und Gestaltung des Wohn- und Lebensraumes – ecological awareness & consciousness

Abbildung 16: Die fünf Grundpositionen der Integrativen Therapie (Petzold 1974, S. 188)

505 Petzold 1993a, S. 950ff.

Die IT müsse daher, will sie alle Bereiche einschließen, zur Humantherapie werden, die im Rahmen der Somato-Therapie körperorientierte Methoden, im Rahmen der Seelenbehandlung psychotherapeutische Methoden, im Rahmen der Geistbehandlung nootherapeutische Methoden, im Rahmen des sozialen Kontextes soziotherapeutische Methoden und im Rahmen des ökologischen Kontextes ökotherapeutische Methoden einsetzt (Abbildung 16). Die IT berücksichtigt in der Behandlung sowohl die Pathogenese als auch die Salutogenese, die Risikofaktoren sowie die Resilienz, die Defizite und die Ressourcen und dergleichen mehr.[506] Petzold beschreibt in weiterer Folge die sogenannten 14+3 Healing Factors der IT:

> „1. Einfühlendes Verstehen [protektiv], Empathie [supportiv] (EV), 2. Emotionale Annahme [protektiv] und Stütze [supportiv] (ES), 3. Hilfe bei realitätsgerechter [supportiv, konfrontativ], praktischer Lebensbewältigung (LH), 4. Förderung emotionalen Ausdrucks und volitiver Entscheidungskraft [supportiv, konfrontativ] (EA), 5. Förderung von Einsicht [supportiv, konfrontativ], Sinnerleben, Evidenzerfahrung (EE), 6. Förderung kommunikativer Kompetenz und Beziehungsfähigkeit [protektiv, supportiv, konfrontativ] (KK), 7. Förderung leiblicher Bewusstheit, Selbstregulation, psychophysischer Entspannung (LB), 8. Förderung von Lernmöglichkeiten, Lernprozessen und Interessen (LM), 9. Förderung kreativer Erlebnismöglichkeiten und Gestaltungskräfte (KG), 10. Erarbeitung positiver Zukunftsperspektiven und Erwartungshorizonte (PZ), 11. Förderung positiver persönlicher Wertebezüge, Konsolidierung der existentiellen Dimension (PW), 12. Förderung eines prägnanten Selbst- und Identitätserlebens und positiver selbstreferentieller Gefühle und Kognitionen, d.h. von ‚persönlicher Souveränität' (PI), 13. Förderung tragfähiger, sozialer Netzwerke (TN), 14. Ermöglichung von Empowerment- und Solidaritätserfahrungen [supportiv, konfrontativ, protektiv] (SE), 15. Förderung eines lebendigen und regelmäßigen Naturbezugs [protektiv, supportiv] (NB), 16. Vermittlung heilsamer ästhetischer Erfahrungen [protektiv, supportiv] (ÄE), 17. Synergetische Multimodalität [protektiv, supportiv, konfrontativ] (SM)."[507]

Die 14 bzw. 17 Heilfaktoren der Integrativen Therapie stehen in engem Zusammenhang mit der ersten Formulierung einer allgemeinen Psychotherapiewissenschaft bei Petzold.[508] Er verbindet die Psychotherapieforschung mit der allgemeinen und der vergleichenden Psychotherapiewissenschaft im Rahmen seines neuen Integrationsparadigmas wie folgt: Die allgemeine Psychotherapiewissenschaft – damit ist die schulenübergreifende Wissenschaft Psychotherapie gemeint, deren Subdisziplinen die einzelnen therapeutischen Richtungen sind – formuliert die epistemologischen, therapietheoretischen sowie methodologischen Grundlagen des integrativen Wegs und trägt mit der an ihr angeschlossenen Psychotherapieforschung zur Erforschung und Bestätigung der Wirkfaktoren bei, die ebenfalls schulenübergreifend sind. Die vergleichende Psychotherapiewissenschaft spielt dort eine Rolle, wo mehrere hundert Psychotherapieansätze erforscht und Unterschiedliches wie Gemeinsames gefunden werden soll, das im Rahmen des Integrationsparadigmas miteinander verbunden werden kann und soll, um neue

506 Petzold 2001, S. 2ff.; 1974, S. 188.
507 Petzold et al. 2014d, S. 19.
508 Petzold 1995.

Sinnstrukturen und Zusammenhänge entstehen zu lassen, also Kreatives, Neues.[509] Und nicht zuletzt schreiben Vertreter*innen der Integrativen Therapie:

> „Integrative Therapie versteht sich als angewandte Psychotherapiewissenschaft und nicht als Grundlagenwissenschaft. Sie erforscht nicht die Grundlagen etwa wie Physik, Chemie oder Neurowissenschaft, sondern nimmt solche Forschungsergebnisse auf und integriert sie. Weil verschiedene einzelwissenschaftliche Theorien vernetzt oder konnektiviert werden, wertschätzen wir diese als solche. Integrative Therapie ist daher nicht in einer Frontstellung zu anderen psychotherapeutischen Methoden oder Einzelwissenschaften. Skeptisch sind wir gegenüber Absolutheitsansprüchen einzelner Wissenschaften, das heißt, deren Anspruch auf die einzig gültige Wahrheit, die andere Perspektiven ausschließt oder entwertet. Integrative Therapie versteht sich weniger als eigene Schule, sondern als Strömung im Felde der klinischen Psychologie, Psychotherapie und angewandten Human- und Lebenswissenschaften, mit dem Ziel, zum Gesamtfeld der Psychotherapie beitragen zu können."[510]

Wenn die Integrative Therapie also selbst angewandte Psychotherapiewissenschaft ist und die PTW die Aufgabe hat, eine metatheoretische Grundlage zu formulieren, dann ist es naheliegend und beinahe evident, dass die philosophischen Grundlagen der PTW im Sinne Petzolds demnach logischerweise mit den philosophischen Grundlagen der IT gleichzusetzen sind. Dafür spricht, dass Petzold die Integrative Therapie nicht als Therapieschule konzipierte, sondern als therapieschulenübergreifenden integrativen Ansatz, der eine gewisse Metatheorie als Grundlage hat und weitere Theorien sowie Methoden aus anderen Schulen integriert. Nehmen wir dies nun als Arbeitshypothese, dann gilt es nun, die philosophischen Grundlagen der IT darzulegen, wenn wir die Philosophie seiner PTW erarbeiten wollen. Diese fasst Petzold in einem kleinen Absatz zusammen:

> „The background metatheory of such a multiperspective approach must be firmly based on modern philosophy, i. e. on epistemological and anthropological views (with M. Merleau-Ponty, P. Ricoeur a. o.), on culture critics with (M. Foucault, J. Derrida, P. Bourdieu a. o.), and must provide a clear position of general and professional ethics (E. Levinas, G. Marcel a. o.)".[511]

Hier wurden nun einige Personen genannt, wobei auffällt, dass sie allesamt französische Intellektuelle sind. Der Erstgenannte ist Maurice Merleau-Ponty (1908–1961), ein französischer Philosoph und Phänomenologe. Im Gegensatz zu anderen Phänomenologen ist sein Werk durch die Zentrierung auf die Leiblichkeit gekennzeichnet. Merleau-Pontys Werk wird auch als die wichtigste Grundlage der IT-Philosophie bezeichnet. Der Philosoph sieht in der Leiblichkeit des Menschen die Verbindung von Subjekt und Objekt, denn der Leib ist beides zugleich: Wahrnehmendes und Wahrgenommenes. Mit dem Leib stehen wir in der Welt und zur Welt zugleich. Berührt die linke Hand die rechte, nehmen wir beides wahr – das Fühlen und das Gefühlte. Merleau-Ponty be-

509 Petzold 1994j, S. 15; 1996h, S. 30f.; 2005r, S. 32, 39; 1999p, S. 357ff.; Stefan und Petzold 2019, S. 18.
510 Stefan et al. 2020, S. 18.
511 Petzold 2001, S. 3.

zeichnet dies als être au monde.[512] Hierauf bezieht sich beispielsweise Petzold, wenn er den Menschen als koexistierendes Wesen bezeichnet. Das Selbst sei eingewurzelt in den Leib, in das Leben und in die Lebenswelt. Das Selbst sei untrennbar mit dem Hintergrund verbunden.[513] Diese Gedanken geben die phänomenologische Philosophie Merleau-Pontys wieder, in welcher der Leib die Welt wahrnimmt und zugleich untrennbarer Teil davon ist. Merleau-Ponty geht dabei so weit, zu postulieren, dass es den Raum nicht gäbe, wenn da kein Leib wäre, der ihn wahrnimmt. Diese leibhaftige sinnliche Wahrnehmung ist der Ausgangspunkt seiner Phänomenologie, mit der er sich der Beschreibung der Welt zuwendet.

Petzold geht an verschiedenen Stellen auf die untrennbare Verschränkung von Mensch und Welt ein.[514] In der Einleitung eines Buchs über die Zukunftsentwürfe des Leibes steht hierzu:

> „Das in der Neuzeit hauptsächlich als geistig gedachte Vernunft-Subjekt erfährt eine Wendung zu einem Leib-Subjekt, wie es nunmehr im Zentrum der Anthropologie der Integrativen Therapie verankert ist. Von den ersten Entwürfen in den 1960er-Jahren an wird mit einer Synthese des phänomenologischen Lebenswelt-Begriffs von Husserl und des Leibbegriffs von Merleau-Ponty vom Leib-Subjekt in der Lebenswelt gesprochen, um die Grunderfahrung von Subjekten zu begründen. Von da aus hat die Integrative Therapie in sukzessiver Weiterentwicklung und ständigem Austausch mit den angrenzenden Grundlagenwissenschaften den Begriff des biopsychosozialökologischen Wesens Mensch aufgenommen und mit den Begriffen des Kontexts und Kontinuums weiterentwickelt."[515]

Eine epistemologische und anthropologische Dimension der PTW nach Petzold ist demnach die leibliche sinnliche Wahrnehmung der Welt inklusive ihrer Beschreibung (Phänomenologie) sowie die untrennbare Verschränkung des Menschen in, zur und mit der Welt im Sinne des erweiterten Modells, das in Abbildung 16 gezeigt wird. Eine ähnliche Position vertritt übrigens der in Petzolds Zitat weiter unten genannte Gabriel Marcel (1889–1973).

> „Wenn ich das Wort existieren gebrauche, beziehe ich mich überhaupt nicht auf ein Objekt, sofern es nur als Objekt betrachtet wird, sondern auf meinen Leib, insofern dieser mehr und etwas anderes ist als ein Instrument, das heißt, insofern ich mich vom Leibe gar nicht trennen und unterscheiden kann. Wird dieser Leib, als der ich inkarniert lebe, objektiviert, so erscheint mein Körper, das Missverständnis des Leibes. Dieser Körper kann, wie die imaginäre Seele, die ihn informieren soll, in beliebiger Weise objektiv betrachtet, klinisch untersucht und chirurgisch amputiert werden. Diesen Körper habe ich; ich bin aber mein Leib."[516]

Der Leib verbinde die Menschen mit der Welt. Erst durch ihn könnten sie Dinge begreifen und in die Hand nehmen – er sei damit das Tor zum Haben, das vom Sein getrennt ist. Marcel überträgt seine Philosophie auch auf den Bereich der Psychotherapie und

---

512 Merleau-Ponty 1945, S. 270.
513 Petzold 1985p, S. 81.
514 Petzold 2017f, S. 19, 20, 32.
515 Stefan 2020, S. 2.
516 Marcel 1985, S. 16f.

meint, dass phänomenologisch kein Unbewusstes oder kein Ich erfassbar sei. Jenes imaginäre Ich hätte dann Psychosen oder Neurosen, womit das Sein zum Haben würde. Stattdessen sei der Leib das Subjekt, der zwar an Krankheiten leiden könne, aber damit nur umso stärker zeige, wie sehr der Leib das inkarnierte Sein sei.[517] Marcel ergänzt diese Gedanken um eine katholische existenzialistische Ethik. Die Menschen seien voneinander entfremdet und ihre Kommunikation in einer Sphäre der Vergegenständlichung. Nach Marcel sei das Seiende jedoch nicht das Sein. Letzteres sei vielmehr persönlich und brauche ein Du (Sein) als Gegenüber, kein Es (Haben). Er sagt weiters, dass die Liebe den wahren Weg zum Du repräsentiert, sei es nun Gott oder eine andere Person. Petzold geht in einem Aufsatz genauer auf Marcel ein:

> „Die Integrative Therapie schließt hier unmittelbar an Marcel an: ‚So ist das wesentliche Ziel therapeutischer Arbeit [...], das Erleben von Mit-Sein zu wecken, zu ermöglichen, zu vertiefen und zu bekräftigen [...] wo immer zwischen Therapeut*in und Patient*in diese Ebene primordialer Koexistenz zum Schwingen kommt, ist Heilung möglich [...] Hier geht es um ein existenzielles Sich-einlassen, um eine Intersubjektivität, in der Berührung und Betroffenheit sehr konkret sind‘. Mit Marcel unterscheiden wir deshalb ‚Subjekt-Beziehungen – Sein-Relationen‘ in unverstellter, unentfremdeter Intersubjektivität, die ‚Objekt-Beziehungen – Haben-Beziehungen‘ als Entfremdung und Verdinglichung entgegenstehen. Die ‚Sachlich-funktionalen Beziehungen – Machen-Relationen‘, zu denen auch die Arbeitsbeziehungen gehören, müssen von Intersubjektivität unterfangen sein, sonst riskieren sie in Verdinglichung zu geraten.“[518]

Vor allem in Petzolds Zitat wird das ethische Moment in der IT/PTW deutlich, denn die therapeutische Beziehung soll eben eine unentfremdete sein, eine Sein-Beziehung. Einen ähnlichen Weg ging der im englischsprachigen Zitat Letztgenannte Emmanuel Levinas (1906–1995). Dessen Philosophie nimmt immer wieder Anleihen an jener Martin Bubers (1878–1965). Petzold schreibt hierzu:

> „In der Integrativen Therapie haben wir im Anschluss an Levinas dann die Formel ‚Du, Ich, Wir – Wir, Du, Ich in Kontext und Kontinuum‘ mit ‚Beistrichen‘ der Angrenzung, ohne zwingendes ‚und‘ (so bei Buber) formuliert. Die Orientierung an Levinas, dem bedeutendsten Ethiker des 20. Jahrhunderts, wurde für das Beziehungsverständnis der Integrativen Therapie als ‚Respekt vor der Andersheit des Anderen‘ grundlegend und bestimmend für ihre Praxis.“[519]

Und an einer anderen Stelle verbindet er die drei bisher angeführten Autoren:

> „Sehend und gesehen (Merleau-Ponty), zentriert und exzentrisch zugleich öffnet sich der ‚Leib als Bewusstsein‘, als embodied consciousness, als Leibsubjekt, dem Anderen in seiner Andersheit (Levinas), öffnet sich dem Sein in einer Disponibilität für die Erfahrung des ‚ganz Anderen‘, die allein in der Partizipation (Marcel), im ‚Getrennt-Verbundensein‘ möglich wird. Mit dieser Erfahrung ‚differentiellen Mitseins‘ verbleibt

517 Marcel 1985, S. 18ff.
518 Petzold 2012c, S. 5.
519 Ebd., S. 7.

das zentriert/dezentrierte Subjekt nicht in meditativen Entrücktheiten, verliert sich nicht in metaphysischen Höhenflügen – und das ist das Wesentliche."[520]

Somit enthält die IT/PTW mehrere ethische Aspekte des intersubjektiven Umgangs im Rahmen der psychotherapeutischen Praxis. Für die PTW ergibt dies als Konsequenz, dass jegliche integrierte Aspekte unter dieser Prämisse anzuwenden seien, selbst wenn derselbe Aspekt im originalen Kontext, beispielsweise die systematische Desensibilisierung in der VT, einen anderen ethischen Zugang aufweist.

Aus einer anderen Ecke stammt der nächstgenannte Philosoph Paul Ricœur (1913–2005). Petzold würdigt den Philosophen in einem umfangreichen Nachruf, in dem bereits auf der ersten Seite klar wird, welche Rolle dessen Philosophie in der IT/PTW spielt. Ricœurs Werk kennzeichne, so Petzold, ein integrierendes Philosophieren, das Verbindungen schafft, ohne das Verbundene einer Wahrheit unterzuordnen, stattdessen den respektvollen dialogischen Austausch zwischen den Teilen etabliert. Gerade für eine methodenpluralistische Psychotherapie sei seine Philosophie von besonderer Bedeutung, denn er integriert nicht nur, sondern behandelt zudem erkenntnistheoretische, anthropologische und ethische Thematiken.

„Es werden mit einem solchen konnektivierenden, vernetzenden Denken in der Verflechtung polylogischer Diskurse als Erzähl- und Wissensströmen Grundlagen für jegliche Form der Psychotherapie gelegt, denn die Psychotherapie als Disziplin kann weder an den Diskursen der Biowissenschaften noch an denen der Humanwissenschaften vorbei, weder an den Fragen Epistemologie, noch an denen der Anthropologie oder der Ethik, weil sie die „interdisziplinär verknüpften Erträge" dieser Disziplinen als Referenzwissenschaften für eine differenzierende und integrierende Theorienbildung, Praxeologie und Praxis braucht. Das ist das Programm Integrativer Therapie."[521]

Direkt im Anschluss an dieses Zitat ergänzt Petzold, dass die IT/PTW konsequent phänomenologisch orientiert ist, und nennt abermals Marcel, Merleau-Ponty und Ricœur, um dann die hermeneutischen Positionen zu ergänzen, in denen vor allem Letzterer sehr aktiv war. Petzold schuf auf jener Grundlage ein Konzept der metahermeneutischen Mehrebenenreflexion, welches er hermeneutische Spirale nennt. Diese besteht aus den Prozessstufen Wahrnehmen, Erfassen, Verstehen und Erklären, die spiralförmig fortlaufen. Die Ebenen Verstehen und Erklären können dabei hyperreflektiert werden, indem sie diskursanalytisch auf Machtdispositive und dekonstruktivistisch auf Sinnmöglichkeiten untersucht werden. Petzold schreibt, dass er auf Ricœurs Philosophie aufbauend die Metahermeneutik anwendet, um metatheoretische, anthropologische und psychotherapietheoretische Fragestellungen zu bearbeiten, aber auch praxeologische Prozesse in Therapie und Supervision.[522] Für die IT/PTW bedeutet das, dass die phänomenologisch-hermeneutische Grundlage der Integration von Aspekten aus ebenjenen Prozessen besteht, die darüber hinaus reflexive und hyperreflexive Momente aufnehmen und in den Prozess einschließen. Konkret bedeutet das, dass die Wirklichkeit von einem Beobach-

520 Petzold et al. 2019c, S. 10.
521 Petzold 2005p, S. 282.
522 Ebd., S. 284.

ter wahrgenommen und analysiert wird. In der zweiten Ebene wird das Beobachten und Analysieren beobachtet. In der dritten Ebene werden die Bedingungen des Beobachtens und Analysierens reflektiert, während in der vierten Ebene schließlich die philosophische Kontemplation, das eingehende Betrachten von Etwas, um Erkenntnis zu gewinnen, zentral ist.[523]

Im Rahmen der Hyperreflexion wurden die beiden Termini Diskursanalyse und Dekonstruktion genannt. Beide sind untrennbar mit zwei weiteren Namen des englischsprachigen Zitats Petzolds verbunden: Michel Foucault (1926–1984) und Jacques Derrida (1930–2004). Deren Konzepte Diskursanalyse und Dekonstruktion werden als bekannt vorausgesetzt. Bisher ungenannt bliebe noch Pierre Bourdieu (1930–2002), den Petzold im Kontext der Leiblichkeit (Habituskonzept) oder im Kontext der Einbettung des Menschen in der jeweiligen Sozialität und Kultur erwähnt.[524]

Die Philosophie der IT/PTW enthält demnach auch Elemente der kritischen Analyse der zu integrierenden Aspekte in ihrem jeweiligen originalen Hintergrund, wobei die Theorien dekonstruiert und ihre Machtstrukturen (diskurs-)analysiert werden. Zusammen mit den bisherigen Erkenntnissen ergibt das ein relativ klares Bild der philosophischen Grundlagen der Integrativen Psychotherapiewissenschaft, bei der Elemente verschiedener Therapiemodalitäten unter Berücksichtigung der Metahermeneutik und der Mehrebenenreflexion – inkl. Betrachtung von Machtstrukturen und Sinnzusammenhängen – inkludiert werden, welche einen neuen epistemologischen (phänomenologischen), anthropologischen (das Mensch-Sein als Leib im Kontext und in Verbindung mit und zu der Welt) und ethischen (respektvolles Begegnen im Ich, Du, Wir als Seinswesen) Hintergrund aufweisen.

Ist die PTW nach Petzold nun eine PTW erster oder zweiter Ordnung? Die Methode selbst, die Art, wie Petzold hier vorgeht, würde für eine PTW zweiter Ordnung, also eine PTW im engeren Sinn sprechen, da hier ein externer forschender Blick, abgeleitet von Ricœur, Merleau-Ponty, Foucault, Derrida und anderen, auf das gesamte Feld der Psychotherapieschulen gerichtet wird. Zur PTW im weiteren Sinn wird Petzolds Ansatz indes mit dem Zweck und der Zielsetzung. Die Psychotherapiemethoden werden nicht nur erforscht, sondern auch zu praktischen Zwecken entfremdet und in einen neuen Ansatz verpflanzt, der eine eigene Psychotherapieschule darstellt. Somit bewegen wir uns nicht außerhalb des Feldes der Psychotherapie, sondern mitten drinnen, weil der Blick nicht länger ein bezüglich Psychotherapie externer ist, sondern eben der Blick der Integrativen Therapie. Einen anderen Zugang hat nun Gottfried Fischer, dessen Konzept ebenfalls zur PTW im weiteren Sinn gezählt werden kann.

523 Petzold 2016j, S. 51f.
524 Petzold et al. 2019c, S. 20; Petzold 2003e, S. 113ff.

5.2 Gottfried Fischer

Gottfried Fischer kam am 13.9.1944 im westdeutschen Bocholt zur Welt. Leider existieren nur wenige Angaben über seine Biografie bis 1991 im Internet oder in der Fachliteratur. Sicher ist, dass er Psychologie, Philosophie und Germanistik an den Universitäten München und Freiburg studierte[525], ehe er bei zwei Psychologieprofessoren in Freiburg in jedem Fall vor 1974 promovierte, da beide Professoren 1974 verstarben.[526] Ebenfalls in Freiburg habilitierte er 1988 mit einer Schrift zur Dialektik der Veränderung in Psychoanalyse und Psychotherapie[527] und gründete dort im Jahr 1991 das Deutsche Institut für Psychotraumatologie. Von 1994 bis 2009 leitete er das Institut für Klinische Psychologie und Psychotherapie der Universität Köln. Nach seiner Emeritierung im Jahr 2009 wechselte er an die Steinbeis-Hochschule Berlin, wo er bis zu seinem Tod am 2.10.2013 dem Institut für Psychologie und Psychotherapiewissenschaft vorstand. Die drei großen Schwerpunkte seiner beruflichen Laufbahn sind die Psychoanalyse in Praxis und Lehre, insbesondere sein Konzept der dialektischen Psychoanalyse, weiters die Psychotraumatologie, zu der er zahlreiche Fachartikel und Bücher veröffentlichte und auch in zahlreichen Projekten tätig war. Nicht zuletzt wandte er sich in den letzten Lebensjahren der Psychotherapiewissenschaft zu und wurde zum Vorreiter einer eigenständigen PTW in Praxis, Forschung und akademischer Lehre. Er gründete beispielsweise die Deutsche Gesellschaft für Psychotherapiewissenschaft (DGPTW), gab die Zeitschrift für Psychotraumatologie heraus, die er später um den Begriff Psychotherapiewissenschaft im Titel erweiterte (nach seinem Tod wurde ihr Name wieder gekürzt), und erweiterte seine dialektische Psychoanalyse auf die gesamte Psychotherapie(-wissenschaft).

In einem Nachruf wird er als philosophisch bewanderter Denker charakterisiert, der vor allem oft auf Hegel zurückgriff, und darüber hinaus als offener Geist, der stets integrativ dachte und weit über den Tellerrand der psychodynamischen Psychotherapie hinausblickte. Vor diesem Hintergrund entwickelte er sein Konzept einer allgemeinen Psychotherapiewissenschaft, welches er in mehreren Fachartikeln und vor allem in zwei Büchern ausführlich beschrieb.[528] Die nachfolgende Erörterung basiert deshalb im Wesentlichen auf der Monografie *Die Logik der Psychotherapie – Philosophische Grundlagen der Psychotherapiewissenschaft*[529] sowie dem lehrbuchartigen Werk *Psychotherapiewissenschaft – Einführung in eine neue humanwissenschaftliche Disziplin*[530]. In den Fachartikeln werden zuweilen ergänzende Anekdoten eingebracht – beispielsweise Fischers Geschichte, warum er die Psychotherapieausbildung in Deutschland hinterfragte:

525 Fischer 2009, S. 182.
526 Barwinski et al. 2013, S. 5.
527 Fischer 1989.
528 Barwinski et al. 2013, S. 5ff.
529 Fischer 2008.
530 Fischer 2011.

„Vor einiger Zeit wurde das Deutsche Institut für Psychotraumatologie gebeten, Psychotraumatologie an den Universitäten eines Landes einzurichten, das soeben einen Bürgerkrieg überstanden hatte. Zuerst waren wir darauf eingestellt, das ‚deutsche Modell' der Psychotherapie dort einzuführen. [...] Schließlich bemerkten wir, dass an den Universitäten des betreffenden Landes das Fach Psychologie gar nicht vertreten war. [...] Sollten wir nun nach deutschem Modell zunächst Psychologie einführen, damit die Studenten zunächst dieses Fach studieren können, um sich dann psychotherapeutisch weiterzubilden? [...] Vor solch eine offene Situation gestellt, wird der Widersinn unserer tradierten, an Berufsständen ausgerichteten Psychotherapieausbildung deutlich. Weshalb nicht gleich ein Studium der Psychotherapie anbieten, mit Psychotraumatologie als integralem Bestandteil? [...] Andere Länder, Österreich voran, zeigen, dass es auch anders geht und dass die Welt nicht einstürzt, wenn sich Psychologen und Mediziner die Psychotherapie mit solchen Berufsgruppen teilen, die teils praktisch, teils theoretisch, ohnehin zu Grundlagen und Anwendungsperspektiven der Psychotherapie beitragen, wie Pädagogen, Philosophen, Soziologen oder Kommunikationswissenschaftler."[531]

Am Ende des Artikels resümiert Fischer, dass sowohl die praktischen Überlegungen zur Psychotherapieausbildung, die dem deutschen Modell widersprächen, als auch die wissenschaftstheoretischen Grundlagen bedeutsam für eine eigenständige Psychotherapiewissenschaft seien. Ausführlicher beschreibt er dies in seinem 2008 erschienenen ersten großen Buch zur PTW: *Logik der Psychotherapie*. Bereits in der Einführung wird sein Standpunkt klar, denn er kritisiert die teilweise miteinander inkompatiblen Philosophien der verschiedenen psychotherapeutischen Schulen, die oft nur als implizite Grundlage der jeweiligen Richtung dienten, aber kaum explizit ausformuliert oder hinterfragt würden. Integrationsversuche, welche danach trachten, die unterschiedlichen Ansätze zusammenzuführen, würden zwangsläufig an den unklaren philosophischen Grundlagen scheitern.[532] Fischer greift hier auch auf Kuhns Konzept des Paradigmas zurück und plant, die vor- bzw. multiparadigmatische Psychotherapie zu überwinden, indem er durch das Betrachten der inneren Logik von Psychotherapieprozessen und durch das Erarbeiten der philosophischen Grundlagen der Psychotherapie ein Einheitsparadigma formuliert, auf dem die PTW ruht.

„Wir befassen uns mit den logischen Fundamenten der Disziplin, ohne die in Literatur und Praxis vertretenen psychotherapeutischen Modelle zum Maßstab dessen zu machen, was unter Psychotherapie zu verstehen sei. Soll ein wissenschaftliches Paradigma entstehen, so ist das kaum möglich, ohne der Sache selbst auf dem Grund zu gehen und das Paradigma im Gegenstand zu ‚begründen'."[533]

Wenn Fischer also die Logik der Psychotherapie erarbeiten will, dann beruft er sich hier auf ein erweitertes Verständnis von Logik, das über die mathematische und formale Logik hinausreicht. Er meint vielmehr eine philosophische Logik, was bedeutet, dass die logisch-philosophischen Grundlagen der PTW a priori gebildet werden, also aus-

531 Fischer 2009, S. 177.

532 Petzolds Schriften werden von Fischer nirgends zitiert. Unklar bleibt, ob er dessen Konzept kennt, da Petzold ein gutes Beispiel für eine Integration mit einer klaren philosophischen Grundlage repräsentiert.

533 Fischer 2008, S. 1.

schließlich durch die Rekonstruktion von Voraussetzungen. Auf jenen ruht zudem die empirische Forschung, weshalb Fischer betont, dass Logik und Empirie zwar getrennte Wege gingen, jedoch in bestimmten Punkten aufeinanderträfen, wobei sie einander nicht widersprechen dürften – dies bezeichnet er als logisch-empirische Konvergenz. Erklärend führt er aus, dass die Logik der Psychotherapie – bestehend aus der Logik der Intersubjektivität und der Transformationslogik – das Zentrum eines Kreises bildet, um den zwei Schichten in jeweils drei Segmente geteilt bestehen. In der zentrumsnahen Schicht befinden sich die Abschnitte Logik der Forschung, Logik der Theoriebildung und Logik der Praxis (Praxeologie), während im äußeren Layer die Bereiche Forschung, Theorie und Praxis angeführt werden. Logisch-empirische Konvergenzen bestehen dort, wo Themen in der mittleren Schicht, beispielsweise in der Logik der Theorie, von beiden Seiten aus bestätigt werden – also von der Logik der Psychotherapie im Zentrum und der Theorie im äußeren Bereich.

Fischer definiert Psychotherapie als „Heilbehandlung durch Dialog und therapeutische Beziehungsgestaltung"[534] und postuliert, dass Letztere einen Zugang zu den Patient*innen erfordere, welchen er als Intentionale Haltung bezeichnet.

Tabelle 5: Rückdefinition des Gegenstandes durch die Methode (Fischer 2008, S. 20)

	1) Psychotherapie	**2) Biologische Psychiatrie**	**3) Experimentelle Psychologie**
A) Vorwissenschaftlicher Gegenstand	intentionale Systeme	intentionale Systeme	intentionale Systeme
B) Theoretisches Ziel	Verständnis von menschlichem Erleben und Verhalten aus Intentionalität	Reduktion über Biochemie und Biophysik auf chemische und physikalische Vorgänge	Abbildung von menschlichem Erleben und Verhalten durch funktionelle Modelle
C) angestrebter Erklärungstyp	Rekonstruktion intentionaler Systeme in intentionaler Einstellung	„substratologische", letztlich physikalische Erklärungen	Funktionelle Erklärungen
D) Forschungsmethode	teilnehmende Beobachtung intentionaler und kommunikativer Einstellung	Naturwissenschaftliches Reduktionsverfahren, objektivierende Beobachtungshaltung	Experimentelle Kontrolle funktioneller Abhängigkeiten
E) Wissenschaftlicher Gegenstand	(Veränderungs-)Logik der Intentionalität	Chemie und Physik intentionaler Systeme	Funktionelle Determinanten intentionaler Systeme

534 Fischer 2011, S. 14.

Das Zentrum der Betrachtungen sei indes die Logik der durch die Psychotherapie ermöglichten Veränderungen bei den Patient*innen. Diese *Veränderungslogik der Intentionalität* ist in Tabelle 5 als wissenschaftlicher Gegenstand der Psychotherapie eingetragen.

Wie in Tabelle 5 ersichtlich ist, grenzt er die Psychotherapie von der Biologischen Psychiatrie und der Experimentellen Psychologie ab, was in Kapitel 3.3 angeschnitten wurde. Darin wird klar, dass alle drei wissenschaftlichen Disziplinen denselben vorwissenschaftlichen Gegenstand betrachten, aber unterschiedliche Herangehensweisen haben, was zu den verschiedenen angewandten Forschungsmethoden und in weiterer Folge zu den differenten wissenschaftlichen Gegenständen führt. Oder in Fischers Worten formuliert: Der Gegenstand richtet sich nach der wissenschaftlichen Methode.

Das bringe ein Übersetzungsproblem mit sich, denn wenn Vertreter*innen der drei Disziplinen miteinander kommunizieren und dabei über bestimmte Gegenstände sprechen, dann seien diese trotz desselben Bezeichners doch nicht dieselben. Der Austausch könne hier nicht gelingen, solange man sich auf der Ebene des methodenabhängigen wissenschaftlichen Gegenstandes befinde. Wichtig sei es deshalb, dass man sich auf die Ebene des vorwissenschaftlichen Gegenstandes begebe, also auf die alltagsweltliche Betrachtung dessen, wovon man spricht. Philosophisch bzw. wissenschaftstheoretisch greift er hierbei auf den Phänomenologen Edmund Husserl (1859–1938) zurück, denn der Ansatz, *zu den Sachen selbst* zu kommen, sei hier der einzig angemessene, um sich disziplinübergreifend mit den Gegenständen zu befassen – damit meint er nun die vorwissenschaftlichen alltagsweltlichen Phänomene.[535] Um dies praktisch zu untermauern, analysiert der Autor ein Fallbeispiel relativ ausführlich auf insgesamt 16 Seiten. Dabei fällt auf, dass die Terminologie stark psychoanalytisch geprägt ist, denn Fischer findet dort beispielsweise unbewusst Gehaltenes, Verdrängtes und Abwehrmechanismen. Der phänomenologische Ansatz wird in der Zusammenfassung deutlich, in der er die Therapie resümiert:

> „Die Therapie wurde wesentlich über Gespräch und therapeutischer Beziehungsgestaltung geführt. Sie förderte ein Selbstbewusst-Werden im doppelten Sinne: Affektiv als Selbstbewusstsein eigener Stärke sowie kognitiv als Erkenntnis der unbewussten, aggressiven Impulse und ihrer Integration in ein ‚Selbst-Selbst-Bewusst-Sein'. [...] Die Therapie lässt eine mäeutische Form der Beziehungsgestaltung erkennen. Der Therapeut scheint sich darauf zu verlassen, dass der Patient eine Art ‚unbewusstes Wissen' über seine Störung besitzt, das nicht durch Belehrung erzeugt, sondern durch die Therapie lediglich gefördert werden muss. Interessant ist in diesem Zusammenhang, dass der Patient seine intensiven aggressiven Impulse erstmals in einem Traum erleben kann, in dem er seine Frau ermordet. Das unbewusste Wissen und dessen allmählicher Übergang in Selbstbewusstsein scheint Voraussetzung und gegenständliche Entsprechung (Korrelation) der mäeutischen Methode zu sein."[536]

535 Fischer 2008, S. 15ff.
536 Ebd., S. 64.

Fischer meint, dass die Intentionalität sowohl bewusst als auch unbewusst sein könne und stellt hierzu ein Fallbeispiel von Aggressionsverdrängung vor. Bei den Worten Unbewusst sowie Verdrängung kommt eine klare tiefenpsychologische bzw. in diesem konkreten Fall eine psychoanalytische Sprache hervor. Fischer kommentiert dies mit dem Hinweis darauf, dass die Existenz einer unbewussten Intentionalität der psychoanalytische Beitrag zur Psychotherapiewissenschaft sei.[537]

Während Fischer wissenschaftstheoretisch auf der Phänomenologie Husserls aufbaut, greift er erkenntnistheoretisch auf Jean Piaget (1896–1980) zurück, genauer auf dessen schematheoretische Prozesse der Dezentrierung und Rezentrierung, der Assimilation und Akkommodation sowie der kategorialen Transformation. Unter Dezentrierung versteht Fischer in Anlehnung an Piaget das Hineinversetzen in eine andere Perspektive. Bei Strategiespielen versetzt sich ein Mensch beispielsweise in die Position eines/einer Kontrahenten/Kontrahentin und betrachtet sich und deren Vorstellungen von sich selbst aus deren Perspektive. Zudem versucht er/sie zu erahnen, wie der/die Mitspieler*in aus seiner/ihrer Sicht die Züge der ersten Person interpretieren und wie er/sie darauf reagieren würde. Da ein solcher Zustand der Meta-Meta-Perspektive, der umfassenden Reflexion nicht permanent aufrechterhalten werden könne, müsse regelmäßig ein Prozess der Rezentrierung auf die eigene Perspektive erfolgen. Kurzgefasst meint De- und Rezentrierung also das Hineinversetzen in eine andere Person und das Rückversetzen in sich selbst. Assimilation und Akkommodation sind hingegen zwei Prozesse des Umgangs mit Informationen aus der Umwelt. Die Assimilation ordnet das Wahrgenommene bestehenden Schemata zu, also kognitiven Strukturen, während die Akkommodation bewirkt, dass sich jene Strukturen an das Wahrgenommene anpassen. Fischer verweist bei der Akkommodation darauf, dass dies auch eine Grundlage der PTW erkläre: die Veränderung durch Einsicht.

> „Diese Erkenntnis ist für die Psychotherapie insofern von Bedeutung, als daraus folgt, dass selbstreflexive Veränderungsprozesse insbesondere durch eine geeignete psychotherapeutische Beziehungsgestaltung initiiert werden. Wir können davon ausgehen, dass die therapeutische Beziehung Prozesse der Dezentrierung und reflexiven Überarbeitung pathogener Schemata einleiten kann mit der Folge einer Neuorientierung der Patient*in/Klient*in in seinem*ihrem intersubjektiven und gegenständlichen Weltverständnis."[538]

Mit dem Begriff kategoriale Transformation meint Fischer hingegen das Bewusstwerden bis dahin unbewusst wirksamer Schemata durch Dezentrierung und Selbstreflexion. Die Veränderungslogik der Psychotherapie, welche der PTW zugrunde liegt, charakterisiert er als Prozess der Dezentrierung, Bewusstwerdung und Akkommodation kognitiv-emotionaler Schemata.[539] In diesem Kontext, also jenem der Veränderungslogik, wirft Fischer auch einen Blick auf Hegel bzw. auf dessen Dialektik. Bei Patient*innen stünden häufig Entweder-oder-Gegensätze im Zentrum ihrer pathogenen Beziehungssche-

537 Fischer 2008, S. 20ff.
538 Ebd., S. 100.
539 Ebd., S. 105.

mata. Durch das Dekonstruieren, das Auflösen dieser Gegensätze sollten neue Kategorien gebildet werden. Er führt hier ein Fallbeispiel[540] an, in dem der Patient eine Problematik auf der intersubjektiven Achse zwischen Weggehen (Verlassen; endgültig) und Dableiben (vereinnahmende enge Beziehung) aufweist, was durch das Nicht-Handeln vom Psychotherapeuten im Fallbeispiel zunächst zur Verunsicherung und später zur Erkenntnis führt, dass es Möglichkeiten abseits des bisherigen dualen Beziehungsschemas gibt.[541]

Ebenfalls dialektisch geht Fischer hinsichtlich der Antithesen Subjektivität und Objektivität vor, deren Synthese die Intersubjektivität sei. Er betrachtet die Intersubjektivität anschließend aus den psychoanalytischen Perspektiven der Selbstpsychologie, der Ichpsychologie, der Triebpsychologie, der Objektbeziehungstheorie sowie der Bindungstheorie und resümiert: Es existierten zahlreiche der Psychotherapie angemessene Intersubjektivitätstheorien – etwa die Bindungstheorie. Mit Hegel argumentiert er weiter, dass die Synthese der Antithesen Füranderesein und Fürsichsein das Selbstbewusstsein sei, und dieses sei wiederum ein von anderen Anerkanntes. Die Intersubjektivität zeigt sich an der gegenseitigen Anerkennung des Selbstbewusstseins der jeweils anderen Person. Fischer bringt in diesem Kontext die psychoanalytischen Begriffe Identifikation und Projektion ein, um Hegels Begrifflichkeiten im Sinne der besseren Verständlichkeit zu ergänzen.[542]

Das Wort Begriff leitet zu einer weiteren philosophischen Grundlage bei Fischer über: zur Sprachphilosophie. Hierbei beruft er sich auf die sokratische Mäeutik, wie sie in Platons Dialogen gezeigt wurde, also das Aufdecken des Unbewussten durch entsprechendes Fragen. Dies sei wesentlich für die Psychotherapie, die nicht Impulse von außen gibt oder gar rhetorisch überzeugt, um zu heilen, sondern die unbewusste Schemata freilegt. Fischer spricht zudem vom Unbewussten Begriff und bringt damit eine weitere sprachphilosophische bzw. semiotische Komponente ein. Das Unbewusste wirke nämlich bereits vor der Verbindung mit einem Wort. Er beruft sich dabei auf den Semiotiker Charles Sanders Peirce (1839–1914) und ergänzt dessen Zeichentheorie (Ikon, Index, Symbol) um die ursprünglichen psychoanalytischen Entwicklungsphasen (oral, anal, ödipal).[543]

Fischers philosophisches Konzept ist deutlich umfangreicher, als es hier dargestellt wird, was aber, analog zu Petzold, daran liegt, dass viele philosophische Gedanken bereits tief in die psychotherapeutische Theorie und Praxis reichen, dabei aber nicht schulenübergreifend sind, sondern vielmehr eine bestimmte Form von Psychotherapie repräsentieren. Um solche philosophischen Grundlagen einer psychotherapeutischen Schule kann es aus Platzgründen im vorliegenden Buch nicht gehen, weshalb nur die allgemeinen psychotherapiewissenschaftlichen *Logiken* präsentiert werden. Bevor Fi-

540 Das Fallbeispiel ist eine 285 Einheiten andauernde Psychoanalyse, auf das er im Buch wiederholt zu sprechen kommt.
541 Fischer 2008, S. 106ff.
542 Ebd., S. 124ff.
543 Ebd., S. 270ff.

schers Ansatz zusammengefasst, kritisiert und kategorisiert werden soll, werfen wir noch einen Blick auf seine Gedanken zur Forschung und zur Lehre, denn jene Bereiche gehören ebenso zur PTW im weiteren Sinn wie die philosophische Basis, zumal Fischer stets um sinnvolle Querverbindungen zwischen den einzelnen Teilen bemüht ist.

Gerade hinsichtlich der psychotherapeutischen Forschung bringt er abermals die Phänomenologie und die Dialektik ein, ergänzt jene beiden Termini jedoch mit einem weiteren: der Hermeneutik. Fischer führt hier den Namen Ricœur ins Feld. Er argumentiert, dass die Phänomenologie bei der Beschreibung intentionaler Phänomene stoppe und man sich deshalb der Hermeneutik bedienen müsse, wenn man Strukturen oder Dahinterliegendes erschließen wolle. In Anlehnung an den französischen Philosophen geht Fischer von einer dogmatischen versus einer offenen Hermeneutik aus. Grundlage der offenen Hermeneutik sei die präzise phänomenologische Beschreibung des Beobachtungsmaterials. Interpretationen müssten zudem intersubjektiv nachvollziehbar sein, wodurch, so Fischer, die Falsifizierbarkeit auch bei der hermeneutischen Methodik integriert sei. Hier beruft er sich auf den Philosophen Karl Popper (1902–1994) und meint, dass hermeneutische Interpretationen tatsächlich intersubjektiv falsifiziert werden könnten. Hermeneutik und Dialektik untersuchten beide einen Teilaspekt des Menschen: im Fall der Hermeneutik die Rekonstruktion des Gewordenseins – die den Lebenslauf prägenden Bedingungen im Außen –, während die Dialektik das Werden erforscht – das, was der Mensch aus seinen den Lebenslauf prägenden Bedingungen gemacht hat. Um die Wissenschaftlichkeit der beiden Forschungszugänge sicherzustellen, gelten die wissenschaftstheoretischen Kriterien nach Umberto Eco (1932–2016), also die systematische Erkenntnisgewinnung und die intersubjektive Nachvollziehbarkeit/Überprüfbarkeit der Ergebnisse.[544]

Berücksichtigt man Fischers Unterscheidung zwischen den Forschungsmethoden der Psychotherapie im Kontrast zur biologischen Psychiatrie und zur experimentellen Psychologie, ist es folgerichtig, wenn er dafür plädiert, das Konzept der RCT-Forschung als dem Gegenstand Psychotherapie nicht angemessen zu verwerfen, um sich nicht in das bereits erwähnte Übersetzungsproblem zwischen den wissenschaftlichen Gegenständen zu begeben. Psychotherapeutische Forschung müsse deshalb vor allem eine Forschung im Rahmen des Psychotherapierens sein, was in systematischen Einzelfallstudien resultiert, die man in größerer Zahl durchaus miteinander vergleichen könne, sofern sie entsprechend der vorhin ausgeführten wissenschaftlichen Methodik angefertigt würden. Die klinische Relevanz sei in jedem Fall hierbei sehr günstig, wohingegen sie bei RCT-Studien eher gering ausfalle. Um schließlich aus den Daten, die durch phänomenologische Beschreibung sowie hermeneutische und dialektische Interpretation gewonnen wurden, das Allgemeine im Einzelnen zu finden, müsse man letztlich auf die Induktion, die Deduktion oder die Abduktion zurückgreifen.[545]

Fischer formulierte in seinen Texten nicht nur Aussagen zu Theorie und Forschung der PTW, sondern auch zu dessen Lehre. Er postuliert ein eigenständiges PTW-Studium

544 Fischer 2008, S. 134ff.
545 Ebd., S. 150ff.

an deutschen Universitäten, nimmt damit die gesetzlichen Änderungen von 2020 vorweg, geht jedoch hinsichtlich der Inhalte einen anderen Weg. Im Bachelor sollten neben klinisch-praktischen Grundkenntnissen wie klinische Diagnostik, Berufsethik, psychotherapeutische Beratung oder medizinisch-pharmakologische Grundlagen auch theoretische Inhalte wie die historischen und systematischen Grundlagen der PTW, die Psychotherapieforschung, Krankheitslehre, Wissenschaftstheorie oder ausführliche Vorlesungen zur Philosophie inklusive Dialektik oder Biosemiotik enthalten sein. Als dritten Schwerpunkt nennt er die Methodik und Anwendungsforschung, worin beispielsweise die Argumentationslehre, die dialektische Logik, die psychotherapeutischen Methoden oder die praxisbegleitende Erforschung psychotherapeutischer Interventionen genannt werden. Der darauf aufbauende Master soll nach Fischer ebenfalls in allen drei Bereichen Kenntnisse vermitteln – zum Beispiel die Behandlungsplanung, das Durchführen von Kurztherapien, eine Einführung in die Supervisionswissenschaft, Mäeutik, Rhetorik sowie weitere Philosophielehrveranstaltungen oder qualitative Forschung inklusive Internet als Medium der Forschung. Nach dem Master können Studierende im Konzept Fischers ein PTW-Doktorat absolvieren, in dem ebenfalls in jenen drei Schwerpunkten Wissen erworben werden kann. Der Abschluss erfolgt mit einer umfassenden Dissertation.

Wenn wir nun Fischers Konzept der Psychotherapiewissenschaft zusammenfassen wollen, dann kommt er uns hier freundlicherweise entgegen. Er hat am Ende seines Buchs einen lexikalischen Eintrag zur Psychotherapie/Psychotherapiewissenschaft verfasst, der seinen Ansatz gestrafft wiedergeben soll:

> „Psychotherapie/Psychotherapiewissenschaft. Heilbehandlung durch Gespräch und therapeutische Beziehungsgestaltung, also mit Mitteln interpersoneller Kommunikation. Entsprechend besteht das vorrangige Ziel der praktischen Psychotherapie in der Erweiterung inter- und intrapersoneller Kommunikation im Rahmen autonomer Entfaltungs- und Entwicklungsprozesse. Wissenschaftlicher Gegenstand (a) der PTW ist die bewusste und unbewusste Intentionalität (s. d.), therapeutisches Ziel (b) die Transformation pathogener Schemata durch autonome Veränderungs- und Entwicklungsprozesse (s. d.), worin der pathologische Prozess umgekehrt und in salutogenetische (s. d.) Bahnen (zurück)gelenkt wird. Die Behandlungsmethodik (c) beruht auf dem mäeutischen Gespräch. Dieses besitzt sein gegenständliches Korrelat in der Annahme unbewusster Wissensbestände auf Seiten der Patientin, die sowohl pathogenetische wie salutogenetische Auswirkungen haben. Daher kann praktische P. sich im Wesentlichen darauf beschränken, dieses unbewusste Wissen ans Licht zu bringen. Werden außersprachliche Komponenten in die Psychotherapie einbezogen, so entscheidet deren Stellenwert in der aktuellen therapeutischen Kommunikation über die Modalitäten der Intervention. Von der Therapeutin verlangt dies einen ‚intersemiotischen Übersetzungsprozess' (s. d.), der ikonische und indexikalische Komponenten der Intervention von ihrer symbolischen Bedeutung für Übertragung/Gegenübertragung und Arbeitsbündnis her begründet. Als zentrales Thema der Psychotherapieforschung und PTW ergibt sich (d) eine psychotherapeutische Transformationslogik, nach deren Regeln das pathogenetische [unbewusstes, Anm. d. V.] in salutogenetisches [bewusstes, Anm. d. V.] Wissen überführt wird."[546]

546 Fischer 2008, S. 331f.

Zusammenfassend lässt sich jedenfalls konstatieren, dass Fischers Texte relativ polarisierend und exkludierend sind. So schließt er beispielsweise die Verhaltenstherapie von der Psychotherapie aus und schreibt: „Aus der Annäherung der Verhaltenstherapie an den psychotherapeutischen Gegenstand könnte sich mit der Zeit die explizite Darlegung einer ‚Verhaltenspsychotherapie' ergeben."[547] Das bedeutet im Umkehrschluss, dass die Verhaltenstherapie keine Psychotherapie sei, sondern vielmehr Teil der Experimentellen Psychologie. Psychotherapie sei es dagegen, wenn die Heilbehandlung durch Dialog und therapeutische Beziehungsgestaltung mit ihrem dialektisch-ökologischen Ansatz kompatibel ist, bei dem es darum geht, Unbewusstes zu erforschen. Da viele psychotherapeutische Schulen jedoch kein Konzept des Unbewussten enthalten, ergibt sich das Problem, dass Fischers PTW wohl kaum von Ansätzen abseits der tiefenpsychologischen Schulen akzeptiert würde und in jedem Fall nicht methodenpluralistisch ist, obgleich er stets als Denker charakterisiert wurde, der über den psychoanalytischen Tellerrand hinausgeschaut hätte. Auffällig ist zudem, dass Fischers psychotherapiewissenschaftliche Grundlagen tatsächlich seinem eigenen psychotherapeutischen Ansatz auffällig nahestehen, den er Kausale Psychotherapie nennt (siehe Abbildung 17).[548]

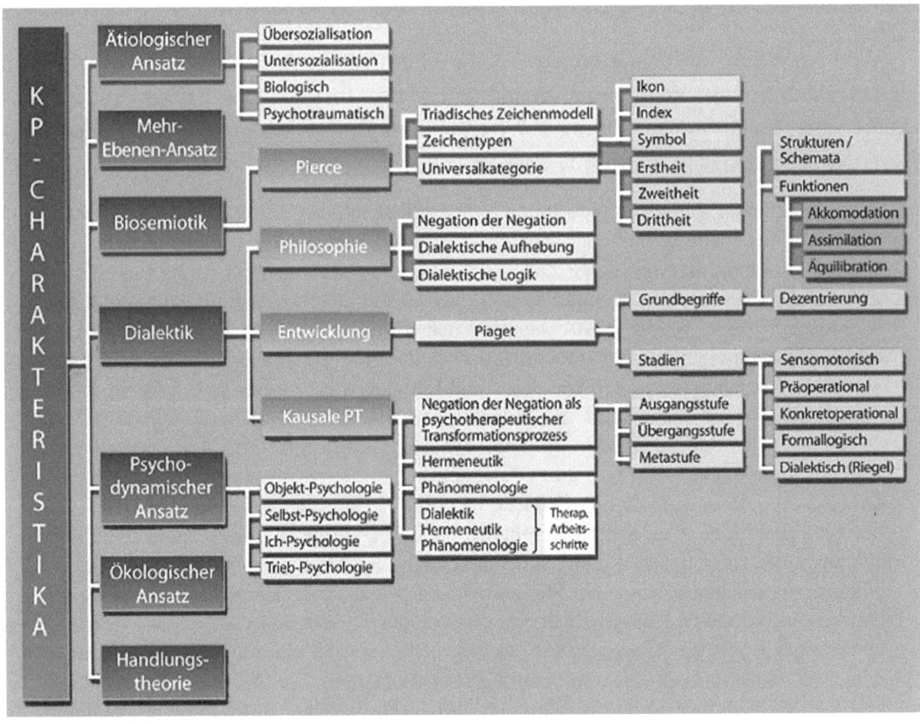

Abbildung 17: Schematische Darstellung der Kausalen Psychotherapie (Del Monte 2022)

547 Fischer 2008, S. 70.
548 Del Monte 2022.

Daraus ergibt sich die klare Einordnung des Konzepts von Fischer als Psychotherapiewissenschaft im weiteren Sinn, da sie den Grundlagen eines eigenen PT-Ansatzes entspricht und zudem Aussagen zur Praxis, Forschung und Lehre trifft, welche die klassischen drei Bereiche der PTW erster Ordnung markieren (siehe die Kapitel 2.3 und 4.3).

5.3 Gerhard Burda

Noch weniger biografische Informationen als über Fischer existieren über Gerhard Burda. Er kam 1958 in Wien zur Welt, studierte Philosophie, Rechtswissenschaft, Religionswissenschaft sowie Musik und absolvierte eine tiefenpsychologische Ausbildung in Wien. Seit 1994 arbeitet er in freier Praxis und wurde 1997 in die österreichische Psychotherapeut*innenliste eingetragen. 1995 promovierte er im Fach Philosophie an der Universität Wien und 2011 im Fach Psychotherapiewissenschaft an der Sigmund-Freud-Privatuniversität Wien. Mit der Habilitation im selben Fach im Jahr 2019 erklomm er die letzte akademische Stufe. Seine Schriften handeln von Themen an den Schnittpunkten von Philosophie, Analytischer Psychologie/Tiefenpsychologie und schulenübergreifender Psychotherapiewissenschaft. Für Letztere relevant sind vor allem drei Bücher, die er in den Jahren 2012, 2019 und 2021 veröffentlichte: *Formate der Seele*[549], *Pandora und die Metaphysica Medialis*[550] sowie *Epistemische Achtsamkeit*[551].

Bereits in der 2012 erschienenen Dissertationsschrift *Formate der Seele* lässt der Untertitel das Anliegen Burdas klar erkennen: Erkenntnistheoretische Grundlagen und ethische Implikationen der Allgemeinen Psychotherapiewissenschaft. Mit dem Wort Formate bezeichnet er die verschiedenen Erkenntnistheorien. Er wendet sich gegen den Physikalismus, also die Anschauung, nach der alles auf physikalische Prozesse zurückzuführen sei, sowie den Dualismus, der besagt, dass das Mentale vom Physischen getrennt sei. Von einer skeptizistischen Position aus behauptet Burda, dass man nicht wissen könne, ob man die Welt oder sich selbst so erfasse, wie es wirklich ist, sich aber doch im Alltag pragmatisch auf die Welt und sich selbst entsprechend beziehen müsse. Er vertritt deshalb eine Position zwischen den Polen des Nichtwissens und des alltäglichen (naiven) Umgangs mit der Welt und geht von einem radikal skeptizistischen Ansatz aus. Die Aufgabe des Skeptizismus sei es nun, die phantasmatischen Vorbedingungen, also die a priori zugrunde liegenden Vorstellungen zu untersuchen. Dabei gilt die skeptizistische Grundannahme, dass Wissen keinesfalls sicheres Wissen sein könne, sondern allenfalls eine gerechtfertigte Überzeugung. Daraus folge, dass objektives Wissen keine Grundlage der menschlichen Einstellung zur Welt sein könne. Hier tritt vielmehr die pragmatische Alltagswelt zutage.[552]

549 Burda 2012.
550 Burda 2019a.
551 Burda 2021.
552 Burda 2012, S. 1ff.

Burda ergänzt seinen Ansatz durch das erkenntnistheoretische Postulat, dass dem Menschen alles nur vermittelt zugänglich sei. Diese Vermitteltheit, Burda gebraucht hier den Terminus Medialität, basiere auf äußeren Medien wie der Sprache, technischen Medien etc. sowie auf inneren Medien wie dem Denken oder der Wahrnehmung. Medial dazwischen verortet er die Psyche, welche die Medien verbinde und zum Beispiel Gefühle in Bewegung oder Bilder in Gedanken übersetze. Jenen Prozess nennt Burda Mediamorphose, womit der stete Prozess des Veränderns und Anpassens der medialen Psyche betont wird. Dies impliziere, dass Gedanken, Gefühle oder ein technischer Prozess stets nur vermittelt sind. Psychotherapeut*innen und Psychotherapiewissenschafter*innen könnten deshalb direkt zum Zentrum jener Konstrukte vordringen: zur medialen Psyche und zu ihren unmittelbaren Erscheinungsformen als Gedanke, Symptom, Gefühl oder Fantasie. Dabei müsse jedoch beachtet werden, dass jene Gedanken, Gefühle oder anderen Erscheinungen lediglich Momentaufnahmen seien, welche von der medialen Psyche weiter übersetzt würden. Dieser Übersetzungsprozess ist uns jedoch nicht zugänglich. Psychotherapeut*innen können den Übersetzungen allerdings beiwohnen und sie professionell begleiten.[553]

Für die Psychotherapiewissenschaft sei es wichtig, einen eigenen Zugang zur Psyche zu schaffen, um sich nicht in die Abhängigkeit bestehender Paradigmen – oder wie er sie bezeichnet: Panoramen – zu begeben. Zentrum der PTW könne nun das Postulat sein, dass die Wissenschaft Medien mit medialen Mitteln untersuche. Psychotherapiewissenschaft müsse jedenfalls eine mediare Haltung einnehmen, womit Burda die Solidarität über alle psychotherapeutischen Schulengrenzen hinweg meint und hiermit auch die Ethik in die PTW einbringt. Er geht zudem davon aus, dass die psychotherapeutischen Schulen Theorien erster Ordnung darstellen, welche über die Psyche und ihre Behandlung reflektierten. Die PTW sei demgegenüber eine Theorie zweiter Ordnung, welche die Theorien und die Grundlagen der Theorien erster Ordnung reflektiere. Psychotherapiewissenschaft habe, so der Autor weiter, mehrere Aufgaben. Erstens müsse sie einen Hintergrund für sämtliche Psychotherapieformen bereitstellen, wobei er auf das Konzept der medialen Psyche referenziert. Zweitens müsse sie sich mit ihrem Gründungsanspruch erkenntnistheoretisch befassen, woraufhin der Radikale Skeptizismus genannt wird. Und drittens müsse sie andere Forschungsdesigns reflektieren, welche sich mit der Psychotherapie befassen.[554]

Burda greift in seinem ersten Buch auf zahlreiche Fachtermini und Neologismen zurück, die im Alltagsgebrauch kaum verwendet werden. Neben der Medialität und der Mediarität – Letzteres meint die Ethik der medialen Solidarität in den Wissenschaften – kommen Wörter zum Einsatz wie Phänomediologie, imaginal/imaginär oder Phantasma. Der erste Begriff ist beispielsweise eine Mischung aus der bereits in den Kapiteln 5.1 und 5.2 erkenntnistheoretischen Strömung der Phänomenologie sowie des Wortes medial, was vermittelt bedeutet. Phantasma ist das Produkt der Phantasie, ein inneres Bild,

553 Burda 2012, S. 164ff.
554 Ebd., S. 169ff.

eine Vorstellungskraft. Und zu den beiden Begriffen imaginal und imaginär schreibt Burda in einem anderen Text ergänzend und erklärend:

> „[Zunächst] sollen zwei epistemologisch (und ontologisch) relevante Modi der Imagination näher dargestellt werden: Es handelt sich dabei erstens um das imaginale Phantasma, das etwas als real gegeben ansieht (a priori Korrelation zwischen Wahrnehmung, Wahrgenommenen und Sein) und zweitens um das imaginäre, das eine Korrelation verneint. Für gewöhnlich werden beide Phantasmen streng auseinandergehalten: Wir grenzen uns von falschen Auffassungen und Illusionen ab. Wir analysieren z. B. einen Traum oder eine Phantasie und bezeichnen diese Phänomene dann auch als solche. Wir tun dies jedoch immer vor dem Hintergrund einer vorausgesetzten Wahrheit und eigentlichen Realität. Das, was wir dabei als Realität bezeichnen, wird selbst nicht für eine Imagination gehalten. Es könnte sich jedoch herausstellen, dass genau das selbst ein Phantasma ist. Dass sich derartige Abgrenzungen nicht so einfach halten lassen, zeigt sich z. B. schon daran, dass ein bloß eingebildetes Angstobjekt, ein Horror- oder ein Liebesfilm ebenso intensive Gefühle und Reaktionen hervorrufen können wie eine reale Schlange vor uns oder die Anwesenheit einer geliebten oder verhassten Person."[555]

Die philosophischen Grundlagen seines Ansatzes sind mannigfaltig. Burda zählt eine große Zahl an Philosoph*innen auf, entwickelt dabei jedoch seinen eigenen Ansatz, weshalb hier im Grunde nur auf ihn verwiesen werden kann. Und ebendiesen Ansatz entwickelt er in den darauffolgenden zehn Jahren weiter. Die nächste Monografie zum Thema Psychotherapiewissenschaft ist die 2019 veröffentlichte Habilitationsschrift *Pandora und die Metaphysica Medialis*, in der er verstärkt auf die Metaphysik der Antike zurückgreift. Dieses Mal ist der Untertitel nicht so vielsagend, denn er lautet schlicht: *Psychotherapie – Wissenschaft – Philosophie*. In der Einleitung betont er erneut seine wesentlichen Kernbegriffe wie Medium und Phantasma, ergänzt diese jedoch um einen weiteren, den er Selbst-Differenz nennt. Jenen definiert er als das Befassen mit den Inkonsistenzen, das Auseinandersetzen mit allem, was im alltäglichen Leben geschlossene Identitäten angreift und untergräbt. Selbst-Differenz entwickelt er nicht nur als Theorie, sondern auch als Methode.

In seinem Werk benennt Burda zwei grundlegende erkenntnistheoretische Phantasmen: jenes der Verbindung, das imaginale Phantasma, wonach wir die Welt, wie sie ist, erkennen können (z. B. der Realismus), und jenes der Trennung, das imaginäre Phantasma, nachdem dies nicht möglich sei (z. B. der Konstruktivismus). Er argumentiert weiters, dass stets beide Phantasmen vorkommen würden, denn wenn man von der grundsätzlichen Erkennbarkeit der Welt ausgehe, bestehe dennoch die Möglichkeit des Irrtums, was dann wiederum einen Aspekt des Imaginären enthalte. Gehe man dagegen von der Nichterkennbarkeit aus, so müsse man zumindest den eigenen Zugang für real halten und damit eine Aussage über die Welt, wie sie ist, formulieren. Burda entwickelt damit einen dritten Zugang: das Sowohl-als-auch.[556] Auch die Medialität wird erneut

555 Burda 2016, S. 3f. Ausführlicher geht Burda später in seiner Habilitationsschrift auf dieses Thema ein und erläutert dies auf mehreren Seiten. Siehe Burda 2019a, S. 53f.

556 Burda 2019a, S. 51ff.

thematisiert, wenngleich etwas umfassender als in der sieben Jahre zuvor erschienenen Dissertation.

> „Medialität ist die allgemeine Auffassung, dass alles Wissen und Erkennen nicht auf eine unmittelbar gegebene Evidenz und Präsenz zurückführbar ist, sondern immer nur vermittelt möglich ist. Medialität meint hier jedoch nicht bloß einzelne ontische Medien (Ton, Text, Bild, Repräsentationen, Theorien, Ideologien usw.), die eine apriorische Kluft zwischen Mensch und Welt überbrücken sollen, sondern eine ontologisch und erkenntnistheoretisch fundierte Auffassung bezüglich menschlichen Daseins. Der Medienbegriff ist damit weder in einem apriorischen noch in einem empirischen Sinn gemeint. Medien werden vielmehr in einem ontologischen Sinn als basale Entitäten verstanden, die nach einer eigenen erkenntnistheoretischen und metaontologischen Begründung verlangen und das Entweder-oder von Verbindung und Trennung unterlaufen, da sie beides zugleich implizieren.“[557]

Um den Begriff der medialen Prozesse anschaulicher werden zu lassen, führt Burda ein Beispiel einer antiken Ruine an. Heute sehen wir Steine, doch mit einem anderen Blick würde man erkennen, dass diese Steine, die Gebäude, das Leben zahlreicher Menschen ermöglicht und maßgeblich beeinflusst hätten. Ebenso hätten Menschen die Steine maßgeblich geformt und die Häuser gestaltet. Die wechselseitige Einflussnahme sei ein Charakteristikum des Medialen. Das vorhin geschilderte Phantasma des Sowohl-als-auch, so Burda weiter, sei nun das Medium des Verbindens und Trennens, weil es unseren Blick formt und gleichzeitig von uns geformt wird. Der mediale Ansatz sei nun ein, so Burda, notwendiges Paradigma der Psychotherapie, in dem die mediale Psyche im Zentrum aller Therapierichtungen steht.[558] Zentral in der Psychotherapie sei darüber hinaus die Beziehung subjektiver Momente – jener der/des Patienten/Patientin und jener der/des Psychotherapeuten/Psychotherapeutin. In Burdas Terminologie geht es in der PT also um die gegenseitige Mediation zweier Selbst-Differenzen.[559]

Die auf dem medialen Psyche-Begriff basierende Psychotherapie sei, so Burda, die Theorie erster Ordnung, über der die metatheoretische Selbstreflexion stehe, also die Theorie zweiter Ordnung. Um nun aus der Analyse einer psychotherapeutischen Theorie, dem Mediat, ein psychotherapiewissenschaftliches Resultat zu erhalten, schlägt Burda folgenden methodischen Weg vor: Zunächst müsse das Untersuchte dekonstituiert werden, was bedeutet, dass im ersten Schritt die phantasmatischen Vorannahmen geklärt und das Ergebnis als Psychoid, damit meint er das Schnittfeld imaginaler und imaginärer Phantasmen, erkannt werden müssen. Hierdurch soll sichtbar werden, dass das Mediat zugleich Medium ist, das Veränderungen evoziert. Dieses Vorgehen kann nun mit weiteren Mediaten in gleicher Weise vollzogen werden – wenn man etwa das Konzept des Selbst in verschiedenen Schulen betrachten möchte. Das psychotherapiewissenschaftliche Ergebnis besteht nun aus der Darstellung, Interpretation und Diskussion des Psychoids. Jenes PTW-Ergebnis, selbst ein Mediat, kann wieder in die PT übertragen und als Medium zur Veränderung anderer Konzepte beitragen. Für die Psy-

557 Burda 2019a, S. 68.
558 Ebd., S. 71ff.
559 Ebd., S. 106.

chotherapieschule bedeute dies, einen wichtigen Schritt in Richtung Theorie zweiter Ordnung gegangen zu sein, bei der keine externe Theorie und auch nicht aus den PT-Schulen selbst eine Grundlage geschaffen wurde, sondern aus einer eigenständigen PTW.[560]

In der im Vergleich zur Dissertation etwas ausführlicheren Habilitationsschrift geht Burda auch auf normative Aspekte ein, kritisiert die RCT-Forschung oder das Streben nach einer Einheitspsychotherapie. Insgesamt ist sein Werk jedoch inhaltlich und philosophisch durchaus ähnlich, wenngleich er die psychotherapiewissenschaftlichen Gedanken darin signifikant erweitert und vertieft. Das dritte Buch zum Thema ist die 2021 erschienene Monografie *Epistemische Achtsamkeit – Psychotherapiewissenschaft und die Analytische Psychologie C. G. Jungs*. Dessen Ziel ist es, keine allgemeine PTW zu erschaffen, sondern eine Psychotherapiewissenschaft der Analytischen Psychologie zu entwerfen.

Dieses Werk ist in zwei große Bereiche aufgeteilt. Zunächst werden die Grundlagen der Psychotherapiewissenschaft behandelt, anschließend die Grundkonzepte der Analytischen Psychologie. Anhand der Überschriften des ersten Abschnitts lassen sich bereits bekannte Termini finden: Phantasma, Selbst-Differenz, Medium. Unterhalb der Überschriften stehen weitere Schlagworte, unter denen ebenfalls bereits behandelte wie Skeptizismus oder Theorien erster und zweiter Ordnung vorkommen. Was bereits in den anderen Büchern behandelt wurde, aber nun mehr im Zentrum steht, sind die beiden grundlegenden Dynamiken des Verbindens und des Trennens, was weiter oben als imaginal und imaginär bezeichnet wurde. Dies verbindet Burda auch mit der Psychotherapie und schreibt:

> „Verbindung und Trennung stellen jene beiden Grundbewegungen dar, die unser Leben, unsere Beziehungen, unsere Erzählungen über Identität, über Sinn, Werte und Wissen bestimmen. Warum dies so ist und wo ihr Ursprung liegt – im Subjekt oder in der Natur oder in einem ignotum X –, können wir nicht eruieren. Wir können nur feststellen, dass es so ist, und dass buchstäblich alles, was wir denken, verstehen, erfassen und mitteilen können auf diesen Vorstellungen von Verbindung und Trennung beruht. Ohne diese Vorstellungen könnten wir nichts wissen und auch nicht therapeutisch arbeiten. […] Ohne sie gäbe es keine Begriffe wie Einheit, Ganzheit, Ungeteiltheit, Differenz, Diversität, Kontinuität, Diskontinuität, Kausalität, Entwicklung, Geschichte, Emanzipation und viele mehr. Letztlich stellen Verbindung und Trennung ein komplementäres Verhältnis zueinander dar, das – so der zentrale Leitgedanke – nicht zugunsten einer der beiden Dynamiken aufgelöst und entschieden werden kann.“[561]

Epistemische Achtsamkeit, so der Buchtitel, bedeutet nach Burda jene umfassende und klare Offenheit in Situationen, in denen Wissen entsteht, um zu realisieren, dass es kein Wissen ohne Vorstellungen von Verbindung und Trennung gibt. Psychotherapeutische Theorien seien demnach komplexe Verbindungs- und Trennungsverhältnisse (VTV), welche in einem medialen Kontext entstanden und als Medien auf das gesamte Feld

560 Burda 2019a, S. 166ff.
561 Burda 2021, S. 11f.

wirken, während das Feld eine ebensolche Wirkung auf die Theorien als Mediate haben. Die Wissenschaftlichkeit ebenjener psychotherapeutischen Theorien bzw. Schulen seien, das bekräftigt Burda auch in seiner bislang letzten Monografie, zudem nicht durch bereits existierende Ansätze oder Disziplinen wie Dialektik, Hermeneutik, Neurowissenschaften, Sprachwissenschaften oder dergleichen zu bestimmen, sondern durch eine eigenständige Psychotherapiewissenschaft. Jene Felder beeinflussen einander fraglos, doch stellt sich die Frage, wie sie einander begegnen. Nach Burda ist ein solcher Dialog ausschließlich im Rahmen der Übergänge im Sinne der komplexen Verbindungs- und Trennungsverhältnisse zu führen. In jedem Fall dürfe Psychotherapie nicht fälschlicherweise unter ein szientistisches Paradigma gestellt werden, sondern müsse weiterhin die eigenen Grundlagen erarbeiten und vertreten. Burda versteht sein Konzept als Anregung hierzu, eine genuin psychotherapiewissenschaftliche Grundlage zu etablieren.[562]

Die aus der Dissertations- und Habilitationsschrift bekannte Terminologie wird auch im dritten Buch bemüht, wobei die Definitionen in andere Worte verpackt werden und damit einen weiteren Teil dessen offenbaren, was Burda mit ihnen bezeichnet. Zum Beispiel erklärt er, dass das Phantasmatische dort erkennbar sei, wo unterschiedliche Interpretationen eines Gegenstandes existieren. Und in jeder einzelnen Interpretation würden auch Vorstellungen von Verbindung und Trennung vorkommen. Jene Gegenstände seien aufgrund des Phantasmatischen nie ganz fassbar – hier spricht er von Selbst-Differenz. Und jene Gegenstände seien zudem Medien. Interessant ist eine Gleichsetzung, die bislang nicht so formuliert wurde:

> „Medium ist also eine andere Bezeichnung für Selbst-Differenz bzw. auch für VTV. Ein Medium ist i. S. einer Selbst-Differenz etwas, das weder eine reine Identität noch eine reine Differenz ist. Es ist etwas, das mit anderen Medien – also Erkenntnisgegenständen im weitesten Sinn – verbunden und zugleich von ihnen unterschieden ist."[563]

Wenngleich sich Burdas Werke im Detail durchaus unterscheiden, so ist der grobe Rahmen seiner Psychotherapiewissenschaft dennoch klar erkennbar: Seiner Ansicht nach basiert Erkenntnis nicht entweder auf einem realistischen Zugang, wie ihn beispielsweise szientistische Formate vertreten, noch auf einem konstruktivistischen, wie er bei Greiner oder der Autor dieser Zeilen (siehe die nächsten beiden Kapitel) vertreten ist, sondern stets auf einem sowohl-als-auch, einer ständigen Verbindung und einem Ineinandergreifen von beiden Ansätzen: dem Verbindenden – der Mensch ist unmittelbar mit der Welt an sich verbunden (Realismus/Imaginales) – und dem Trennenden, wonach der Mensch die Welt an sich nicht erkennen kann und von dieser getrennt (Konstruktivismus/Imaginäres) ist. Die Psyche als Erkennendes und Erkanntes steht als Medium und Mediat zwischen den Dingen, beeinflusst sie und wird von ihnen beeinflusst. Psychotherapeutische Theorien, sogenannte Theorien erster Ordnung, haben einen vergleichbaren Status als Medium. Psychotherapiewissenschaftliche Theorien sind demgegenüber Theorien zweiter Ordnung und entstehen, wenn die Theorien erster

562 Burda 2021, S. 10ff.
563 Ebd., S. 36f.

Ordnung dekonstituiert, auf ihre phantasmatischen Grundbedingungen überprüft und anschließend dargestellt, interpretiert und diskutiert werden.

Burdas Ansatz ist der PTW im engeren Sinn zuzuordnen. Er entwickelt einen eigenen philosophischen Zugang, der jedoch extern ist und nicht einer bestimmten psychotherapeutischen Schule entstammt, wenngleich er selbst meint, dass er „unterschiedliche Theorien – hauptsächlich solche aus dem psychoanalytischen Umfeld inklusive ihres philosophischen Bodens (v. a. Jung, Bion, Lacan) – analysiert“[564] hat. Obgleich auch das letzte Buch eine klare und ausgewiesene Nähe zur Analytischen Psychologie aufweist, Burda selbst lange Zeit Präsident der Österreichischen Gesellschaft für Analytische Psychologie war und er darauf Bezug nimmt, entstammen der Radikale Skeptizismus, die mediale Psyche und das Verbindungs-Trennungs-Verhältnis nicht aus der Analytischen Psychologie, sondern haben vielmehr in verschiedenen philosophischen Gedankengängen abseits der Psychotherapie ihren Ursprung. Auch versucht Burda nicht, sein Konzept der PTW als psychotherapeutische Praxis zu fundieren, sondern trennt vielmehr die Psychotherapie von der Psychotherapiewissenschaft. Damit besteht kein Zweifel, dass er eine PTW im engeren Sinn formuliert. Sein Konzept, obgleich er es in seinen anspruchsvollen Schriften in geringem Umfang methodisch anwendet, bleibt dennoch hauptsächlich auf einer abstrakten Ebene und hinterlässt einige Fragezeichen hinsichtlich der forschungspraktischen Möglichkeiten des Ansatzes. Zurück bleibt in jedem Fall der Eindruck einer sehr fundierten und ausführlich begründeten philosophischen Grundlage zum Feld der Psychotherapie/-wissenschaft.

5.4 Kurt Greiner

Kurt Greiner wurde im Jahr 1967 im südlichen Niederösterreich geboren und interessierte sich ab den 1980er-Jahren für Kunst, genauer für die Graffiti- und Streetart-Szene, an der er partizipierte. Von 1990 bis 2004 studierte er an der Universität Wien Europäische Ethnologie, Pädagogik, Wissenschaftstheorie und theoretische Psychotherapie, die er mit zwei Promotionen abschloss. Ab 2000 war er als wissenschaftlicher Mitarbeiter an der Universität Wien tätig und arbeitete eng mit dem Lehrstuhlinhaber für Wissenschaftstheorie, Fritz Wallner, zusammen. 2007 wechselte er an die Sigmund-Freud-Privatuniversität in Wien, wo er 2012 die Venia docendi für die Philosophie der Psychotherapiewissenschaft erhielt und gemeinsam mit Martin Jandl das Institut für Hermeneutische Therapieschulenforschung und Therapieschulendialog leitet. Bereits Anfang der 2000er-Jahre begann er, verschiedene Texte im Themenkreis des Konstruktiven Realismus zu publizieren. Mitte der 2000er-Jahre zentrierten sich seine Aufsätze und Bücher immer mehr auf die Psychotherapie. Nach seinem Wechsel an die SFU

564 Burda 2019a, S. 133.

fokussierte er darauf, eine auf dem Konstruktiven Realismus basierende Methode der Psychotherapieschulenforschung zu entwickeln.[565]

2005 erschien sein Buch *Therapie der Wissenschaft – Eine Einführung in die Methodik des Konstruktiven Realismus*. Bereits hier stellt er die wissenschaftstheoretische Basis ausführlich dar, die im Wesentlichen seiner späteren Experimentellen Psychotherapiewissenschaft zugrunde liegt. Naturwissenschaftliche Ansätze würden demnach wie selbstverständlich davon ausgehen, die Welt so zu erkennen, wie sie wirklich ist. Jedoch werde in solchen Fällen der Objekt-Methode-Zirkel außer Acht gelassen, da bestimmte Vorannahmen bzw. Vorstellungen von der Struktur eines Forschungsobjekts die Wahl der Forschungsmethode beeinflussen. In der Forschungspraxis bestimmten häufig historisch gewachsene Konventionen einer Scientific Community die Wahl der Methode, doch würden naturwissenschaftlich orientierte Forscher*innen weder jenen Zirkel noch die Problematik der unreflektierten Vorannahmen problematisieren. Der Konstruktive Realismus (CR) biete, so Greiner, einen methodischen Ansatz, um ebendies zu ermöglichen.[566] Der konstruktivistische Tenor des CR besagt, dass wissenschaftliche Ergebnisse keineswegs mit den Strukturen einer beobachterunabhängigen Wirklichkeit übereinstimmen und dass diese Übereinstimmung mangels Super-Position außerhalb der Sprachspiele und Erkenntnissubjekte nicht überprüft werden könne. Allerdings würden Wissenschafter*innen sehr wohl Wissen schaffen, das funktioniert. Greiner unterscheidet dabei zwischen dem Schaffen technisch-funktionalen Wissens, also dem Beantworten von Fragestellungen auf systematisch-wissenschaftliche Weise, und dem Schaffen kritisch-reflexiven Wissens, in dem die Denk- und Handlungspraxen der technisch-funktionalen Ebene unter dem Gesichtspunkt des Selbstverstehens reflektiert werden – er bezeichnet diese als die beiden Kognitionsebenen. Die erste Ebene ist jene, die wir im Alltag als wissenschaftliches Arbeiten bezeichnen: Das Forschen im Kontext von wissenschaftsspezifischen Strukturierungsregeln, die vorgeben, wie Gegenstände beschrieben und beforscht werden. Diese basierten dabei, so Greiner, auf einem spezifischen Objekt-Methode-Zirkel, reproduzierten ein bestimmtes Sprachspiel im Wittgenstein'schen Sinn und konstruierten ein funktionierendes Anwendungswissen. Die Spezifität hänge dabei von der jeweiligen Disziplin bzw. von der jeweiligen Scientific Community ab. Die zweite Kognitionsebene betrachtet die erste und reflektiert insbesondere deren konstitutive Grundlagen.[567]

> „Die reflexive Ebene der Erkenntnis, d. h. die Einsichtsgewinnung, die sich stets auf die produzierte Ebene der Technik, also auf den disziplinären/subdisziplinären Konstruktionsbereich bezieht, gilt als unverzichtbarer Reflexions-Akt, der wissenschaftliches Wissen als solches überhaupt erst konstituiert. Will man demnach von ‚Wissenschaft im europäischen Wortsinn' sprechen, so muss man unbedingt beide epistemologische Niveaus

565 Greiner 2016, 2018a.
566 Greiner 2005, S. 19ff.
567 Greiner 2015a, S. 14ff., 2007b, S. 53ff.

(Kognitions-Ebenen) berücksichtigen und beide gemeinsam als wissenschaftstheoretische Grundanforderung für Forschungs- und Wissenschaftshandeln verstehen.“[568]

Neben den beiden Kognitionsebenen beschreibt Greiner drei Realitätsebenen: die Metarealität, die Mikrorealitäten sowie die Lebensrealität. Als Metarealität bezeichnet er die Welt an sich, die allem zugrunde liegt, aber prinzipiell nicht Gegenstand wissenschaftlicher Erkenntnis sein kann. Am anderen Ende steht die Lebensrealität, die alltägliche Lebenswelt, welche kulturspezifische Strukturen von Werten und Überzeugungen repräsentiert, die sich als viabel erwiesen haben. Zwischen jenen beiden Realitäten liegen die wissenschaftlichen Mikrorealitäten, womit Greiner einzelne Konstruktionen wie Disziplinen, Subdisziplinen, paradigmatische Forschungsprogramme und dergleichen mehr meint.[569] Solche Mikrorealitäten können nun zum Beispiel psychotherapeutische Schulen sein, worauf sich Greiner vor allem in seinen Werken ab 2007 verstärkt bezieht.

In seiner 2012 erschienenen Habilitationsschrift charakterisiert Greiner Mikrorealitäten als Theoriegebäude, die in sich logisch kongruent sind und in welchen alle Erkenntnisse bzw. alle aktuellen Wissensbestände, die innerhalb des jeweiligen Gebäudes geschaffen wurden, als wahr gelten. Als Beispiele für solche Mikrorealitäten nennt er die klassische Physik Newtons, die Relativitätstheorie oder die Quantenmechanik.[570] An einer anderen Stelle verbindet er das Konzept der Mikrorealitäten mit dem Feld der Psychotherapie und bezeichnet beispielsweise die Disziplinen Bioenergetische Analyse, Psychosynthese, Katathym-Imaginative Psychotherapie und Transaktionsanalyse als Mikrorealitäten.[571] Greiners Bestreben ist es, die impliziten Grundlagen und Bedingungen, auf denen die Mikrorealitäten, also die psychotherapeutischen Schulen, basieren, mittels Reflexion zutage zu bringen, um zu vermeiden, dass die jeweilige Disziplin auf einer instrumentellen-technischen Ebene fixiert bleibt. Hierfür greift er auf das konstruktiv-realistische Grundprinzip der Verfremdung als Methode zur Reflexion der impliziten Basis zurück, die grob bereits in Kapitel 3.4 erläutert wurde. Nachfolgend soll auf Greiners umfangreichen Methodenpool detailliert eingegangen werden, den er in den letzten 15 Jahren entwickelte und seither sukzessiv ausbaut. Zuvor folgt noch ein Exkurs zu drei Formen der Pseudointerdisziplinarität, gegen die er seine PTW ins Feld führt.

Erstens bestehe die universalisierende Pseudointerdisziplinarität. Damit meint er grob den Anspruch, eine schulengrenzenüberschreitende Psychotherapie zu entwickeln. Dies kann jedoch nicht in luftleerem Raum geschehen, weshalb eine bestimmte Grundlage bzw. Methodik favorisiert werden muss, also eine Therapieschule zum Leitparadigma erhoben wird. Dass dies keine echte Interdisziplinarität sein kann, liegt auf der Hand. Zweitens beschreibt Greiner die explizierende Pseudointerdisziplinarität und verweist auf den Versuch einer Schule, Theorien und Praxen einer anderen aus ihrer

568 Greiner 2007b, S. 56.
569 Ebd., S. 58ff.
570 Greiner 2012, S. 46f.
571 Ebd., S. 63.

jeweiligen Sicht zu interpretieren. Dabei bestehe die Gefahr, dass es zu einer Selbstüberschätzung und einer Verabsolutierung des eigenen Standpunktes kommt, welcher vermeintlich alles andere erklären könne. Außerdem bleibe man bei einer solchen Interpretation auf dem eigenen theoretischen Boden, der unhinterfragt und unreflektiert die Grundlage der Pseudointerdisziplinarität bildet. Drittens existiert die eklektizistische Pseudointerdisziplinarität, womit kurzgefasst die Integration fremder Techniken und Methoden in die eigene Therapieschule bezeichnet wird. Das wesentliche Problem bestehe hier im Entreißen jener Techniken und Verfahren von ihrem ursprünglichen theoretischen Boden bei gleichzeitigem Verpflanzen derselben in eine völlig neue Grundlage. Technisch-pragmatisch könne ein solches Vorgehen sinnvoll sein, jedoch sei dies einerseits keine echte Interdisziplinarität, da im Grunde nur eine fremde Methode zweckgebunden ohne sonstigen Austausch übernommen werde, andererseits trägt dies nichts zur Entwicklung oder Reflexion des eigenen Ansatzes bei. Stattdessen würden Techniken eingesetzt, welche auf Grundlagen basieren, die möglicherweise sogar in klarem Widerspruch zur eigenen Schule stehen, was jedoch geflissentlich ignoriert werde.

Eklektizistisches und integratives Vorgehen kann also praktisch durchaus sinnvoll sein, aus der reflexionswissenschaftlichen PTW im engeren Sinn sei sie hingegen sinnlos und verwässert bzw. verdunkelt vielmehr die zu reflektierenden Grundlagen der Schule. Im Kontrast zu den drei Formen der Pseudointerdisziplinarität stellt Greiner nun einen echten interdisziplinären Therapieschulendialog vor, in dem sich Therapieschulen zwischen den einzelnen Ansätzen auf Augenhöhe begegnen und in einen Dialog treten können. Zugleich dienen die verschiedenen psychotherapiewissenschaftlichen Methoden Greiners der Reflexion der eigenen impliziten Grundlagen im Sinne der vorhin erörterten reflexiven Ebene der Erkenntnis.[572]

Die erste Methode, die Greiner in seinen Schriften ausführlich ausarbeitet, ist die sogenannte Experimentelle Trans-Kontextualisation im Rahmen des Standardisierten Therapieschulendialogs. Das 2020 publizierte Lehrbuch *Experimentelle Psychotherapiewissenschaft* führt alle Forschungsmethoden an, die bis zu dem Zeitpunkt der Veröffentlichung des Werks im gleichnamigen Forschungsprogramm formuliert wurden. 2021 folgte ein Fachartikel mit einer weiteren Ergänzung. Die gegenwärtige Liste aller Methoden der Experimentellen Psychotherapiewissenschaft ist durchaus umfangreich und enthält:

- die Experimentelle Trans-Kontextualisation (ExTK) im Rahmen des Standardisierten Therapieschulendialogs;
- die Text-Puzzle-Verfahren, welche das Klassische Psycho-Text-Puzzle (P-T-P), das Interdisziplinäre Psycho-Text-Puzzle (I.PTP) und das Intertherapeutische Text-Puzzle (ITTP) umfassen;

572 Greiner 2012, S. 22ff., 2011, S. 35ff.

- die Psycho-Bild-Methoden, konkret den Klassischen Psycho-Bild-Prozess (PBP), den Intertherapeutischen Bild-Prozess (ITBP), das Psycho-Bild-Spiel klein sowie groß (PBS/k und PBS/g) und die Theorie-Bild-Analyse (TBA);
- die Medien-Spiel-Techniken, die sowohl eine Psycho-Musik-Analyse (PMuA) als auch eine Psycho-Tanz-Analyse (PTA) und eine Psycho-Mimik-Analyse (PMiA) enthalten, und welche ebenfalls klassisch wie intertherapeutisch umsetzbar sind.

Die Methoden werden stets in Form von klaren Schritt-für-Schritt-Anleitungen vorgestellt, welche in der Forschungspraxis von den Studierenden in ihren Abschlussarbeiten umgesetzt werden. Diese ergänzt Greiner durch bildliche Darstellungen der Forschungsprozessstrukturen. Jene Anleitungen sollen nachfolgend komprimiert vorgestellt werden.

Den Beginn markiert, wie bereits erwähnt, die Experimentelle Trans-Kontextualisation, die gemäß dem Lehrbuch von 2020 aus drei Phasen mit jeweils mehreren Abschnitten besteht. Zunächst beginnt man mit der Dialogpräparation. Das bedeutet, dass man zunächst den Herkunftskontext (die Schule, aus der man den Dialog beginnt und dessen Grundlagen reflektiert werden sollen; z. B. die Transaktionsanalyse), den Verfremdungskontext (eine andere psychotherapeutische Schule, die den Gegenpart im Dialog einnimmt; z. B. die Logotherapie und Existenzanalyse) sowie das Diskursfeld festlegt, also den Bereich, in dem der Dialog geführt werden soll – beispielsweise das Menschenbild der beiden Schulen. Die beiden Kontexte und das Diskursfeld sollen entsprechend aufgearbeitet und präsentiert werden – in diesem Fall also das Menschenbild der beiden Schulen. Anschließend geht es in die Hauptphase der Dialogoperation. Dort wird zunächst ein Transponat erarbeitet, beispielsweise ein Satz oder eine Textstelle, in der das Menschenbild des Herkunftskontextes (Transaktionsanalyse) prägnant wiedergegeben wird. Dieses Transponat gilt es nun, in zwei Teile zu spalten: einen integrationsfreundlich-anmutenden sowie einen integrationsfraglichen. Ersteres meint einen Teil des Satzes, der in beiden Schulen gleichermaßen stehen könnte, und sei es nur „Das Menschenbild ist", während Zweiteres auf jenen Teil des Satzes verweist, dessen Kompatibilität eben fraglich bzw. unwahrscheinlich ist und deshalb zu Widersprüchen führt. Im Verfremdungskontext (Logotherapie und Existenzanalyse) muss nun eine entsprechende heterokontextuelle Kopplung gesucht werden, also ein Textabschnitt, in den das Transponat integriert werden kann, wobei der integrationsfreundlich-anmutende Aspekt eine Verbindung herstellen können und der integrationsfragliche zu einer Irritation führen sollte. In der Abschlussarbeit sollen das Transponat in seinem ursprünglichen Kontext, die heterokontextuelle Kopplung sowie Gemeinsamkeiten der beiden dargestellt werden. Unmittelbar darauf folgt das Verlagern des Fokus auf die Unterschiede und Irritationen. Nun gilt es, den integrationsfraglichen Aspekt in die heterokontextuelle Kopplung einzusetzen und dabei insbesondere auf die Widersprüche zu achten, welche dieser Verfremdungsprozess auslöst. Jene müssen ausführlich ausgearbeitet und präsentiert werden.

Im vorletzten Schritt der Dialogoperation soll der Reflexionsprofit erarbeitet werden, wozu eine tiefgehende Auseinandersetzung mit den Kontradikten, also den Widersprüchen, notwendig ist, welche im Besonderen auf die unausgesprochenen Grundannahmen der eigenen Schule abzielt, welche die Integration am Ort des Widerspruchs scheitern ließen bzw. in der eigenen Schule kein Problem darstellen. Solche Erkenntnisse haben, so Greiner, eine inspirierende und kreativitätsfördernde Wirkung, was zu Modifikationen des eigenen Therapiesystems führen kann. Der letzte Abschnitt besteht nun in der Zusammenfassung der Dialogresultate und leitet zur dritten Phase über: zur Dialogevaluation. Dort haben die Forschenden Platz, um persönliche Reflexionen, Stellungnahmen, Argumentationen oder Zukunftsaussichten zu formulieren, die im Zuge des Verfremdungsprozesses oder unmittelbar anschließend aufgetaucht sind (siehe Abbildung 18).[573] Das Regelsystem des klassischen sowie des intertherapeutischen Psycho-Text-Puzzles folgt ähnlichen Regeln und ist jedenfalls in Stufen bzw. Etappen eingeteilt. Den Beginn markiert die Präsentation zweier Texte.

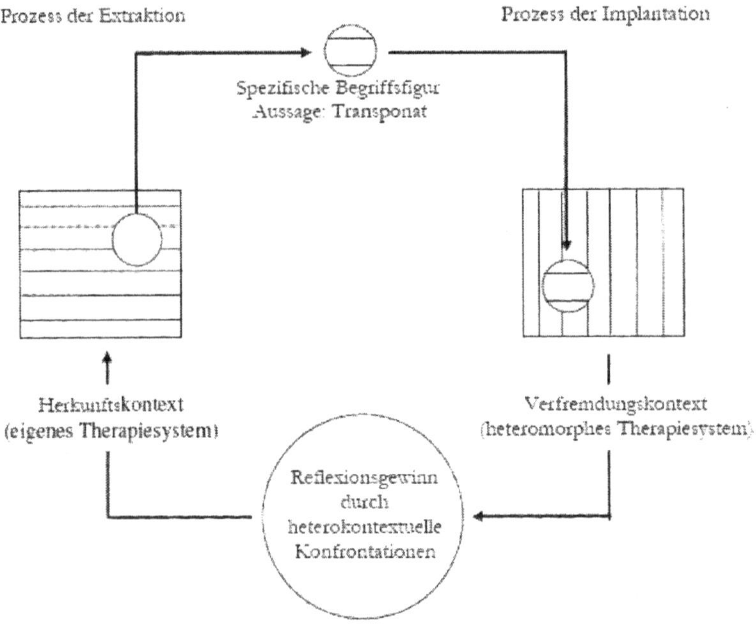

Abbildung 18: Schematische Darstellung der ExTK (Greiner 2020a, S. 19)

573 Greiner 2020a, S. 16ff.

Im klassischen Modell ist dies ein psychotherapietheoretischer Text – wie Freuds Beschreibung seines Instanzenmodells oder Frankls Konzept der noogenen Neurose – sowie ein nichtwissenschaftlicher Text, z. B. eine Sage, ein Werbetext, ein Kochrezept oder etwas anderes. Im Fall des intertherapeutischen Modells sind es zwei psychotherapietheoretische Texte – einmal jener aus der eigenen Schule sowie ein weiterer aus einer fremden Schule als Kontrast. Stufe 2 lautet Selektion. Darin werden spezifische Textelemente ausgewählt, die für den jeweiligen Text strukturell bedeutsam sind. Im dritten Schritt wird substituiert. Darunter versteht Greiner das Ersetzen der erarbeiteten bedeutenden Textelemente vom eigenen psychotherapietheoretischen Text mit dem nichtwissenschaftlichen (klassisches PTP) oder dem zweiten psychotherapietheoretischen (intertherapeutisches PTP) entweder nach dem klassischen Kriterium des Passens – welcher Begriff passt am besten zu welchem – oder nach dem freien Jonglieren. Das Ziel müsse in jedem Fall das Kreieren eines logisch schlüssigen, jedoch inhaltlich bizarren Neutexts sein. Hiermit kommen wir zu Schritt 4: der Transformation. Die psychotherapietheoretischen Begriffe der eigenen Schule werden in den jeweiligen Text (nichtwissenschaftlich oder psychotherapietheoretisch der fremden Schule) an den Stellen der damit verbundenen Begriffe eingesetzt. Fünftens folgt die Konklusion, bei dem man zunächst den Text auf sich wirken lassen, danach besonders die (aus psychotherapietheoretischer Sicht) verstörenden Textstellen beachten und hervorheben, jene hinsichtlich der neuen Perspektiven analysieren, die sich durch das Bizarre eröffnen, sowie provokante Thesen und Sätze daraus ableiten soll. Am Ende sollen das Potenzial, das jene kreativen Impulse durch das Bizarre und die neuen daraus abgeleiteten Thesen bieten, beachtet und Fachgespräche darüber mit fachspezifischen Kolleg*innen der eigenen Therapieschule geführt werden, die ebenfalls dokumentiert und dargestellt werden sollen.[574]

In den verschiedenen Bildverfahren gestalten sich die Prozessstufen ähnlich. Im Psychobild-Prozess existieren darüber hinaus ebenfalls zwei Varianten, die klassische und die intertherapeutische, die sich analog zum PTP durch die Verwendung einer nichtwissenschaftlichen bzw. einer zweiten Therapieschule unterscheiden. In der ersten Prozessstufe (Selektion) wird ein Theoriestück der eigenen Psychotherapieschule ausgewählt und vorgestellt. Anschließend erfolgt die Isolation, also die Herausarbeitung und Darstellung der zentralen Begrifflichkeiten des Theoriestücks. Im dritten Schritt (Kreation) wird ein sogenanntes Psychobild frei gestaltet, wobei die herausgearbeiteten Termini Technici als Bildelemente in symbolisierter Form enthalten sein müssen. Die verwendeten Begriffe werden in einer sogenannten Resymbolisierungsliste eingetragen und mit den jeweiligen sie repräsentierenden Bildelementen verbunden. Die vierte Stufe lautet Interpretation und bedeutet, dass das fertige Bild einer anderen Person vorgelegt wird, die entweder kein*e Psychotherapeut*in ist (klassischer PBP) oder einer anderen Schule angehört (intertherapeutischer PBP). Die Person darf freilich nicht über die Resymbolisierungsliste oder die zugrunde liegende Psychotherapietheorie verfügen und

574 Greiner 2020a, S. 41ff.

soll nun das Bild inklusive der einzelnen Bildelemente interpretieren. Der vorletzte Schritt besteht nun in der Veränderung der Interpretation der externen Person dahingehend, dass die erwähnten Bildelemente in der Interpretation, beispielsweise „der schwarze Kopf“, durch die entsprechenden Begriffe gemäß der Resymbolisierungsliste ersetzt werden. Der letzte Abschnitt enthält nun die Konfrontation, in der die Konvergenzen und Divergenzen des modifizierten Interpretationstextes mit der Psychotherapietheorie erarbeitet werden. Jene sollen zudem zu einer diskursiven Auseinandersetzung mit der eigenen Psychotherapieschule genutzt werden, was wiederum zu kritisch-reflexiven Einsichten in das modalitätsspezifische Denken und Handeln führt. Abschließend soll ein Resümee gezogen und der (potenzielle) Einfluss der gewonnenen Erkenntnisse auf die eigene Therapiepraxis dargestellt und reflektiert werden. Ähnlich sind die anderen Bildverfahren aufgebaut. Die Theorie-Bild-Analyse teilt die ersten drei Prozessstufen mit dem PBP (siehe Abbildung 19).

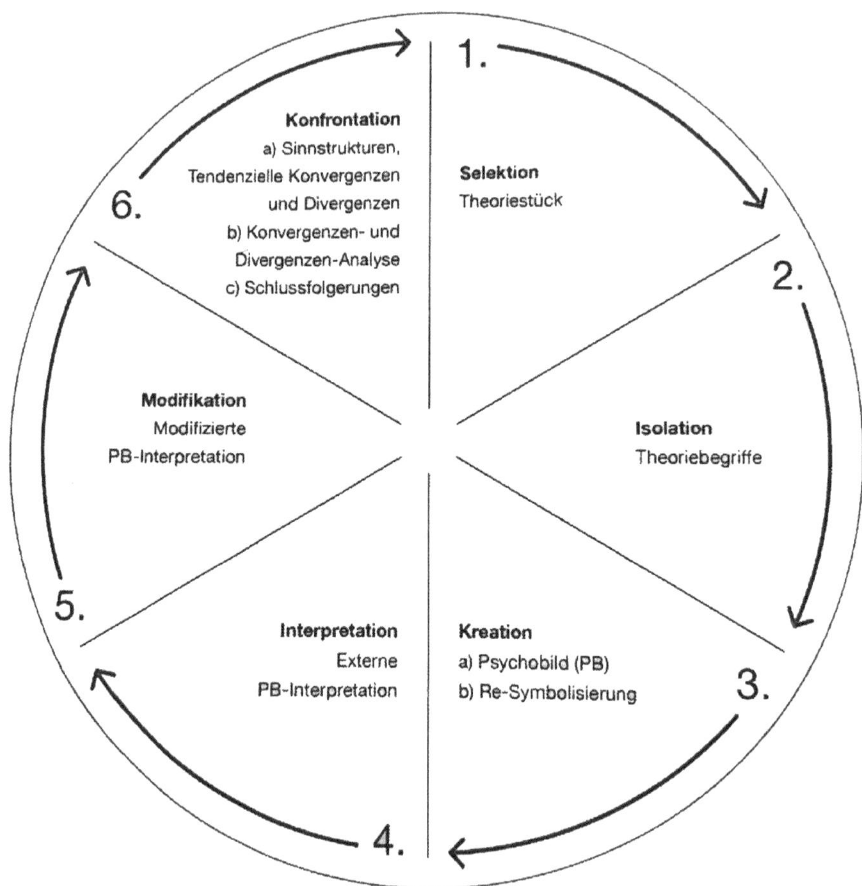

Abbildung 19: Schematische Darstellung des PBP (Greiner 2022, S. 85)

Statt der Interpretation durch eine externe Person soll nun das Bild einer sogenannten Bildbefragungsperson (klassisch oder intertherapeutisch) vorgelegt werden, welche zwischen fünf und 15 Fragen an das Bild richtet – beispielsweise hinsichtlich der Form- und Farbgebung, der Positionierung der Bildbestandteile und dergleichen mehr. Im nächsten Schritt werden die Bildfragen in Theoriefragen umgewandelt, indem die infrage gestellten Bildelemente gemäß der Resymbolisierungsliste mit den entsprechenden Theorieelementen ersetzt werden. Und nicht zuletzt werden diese Theoriefragen im letzten Prozessschritt einzeln konkret beantwortet, wodurch das Bild systematisch argumentiert wird und eine Bildbegründung erhält, welche gewissermaßen eine Theoriebegründung repräsentiert – also vertiefende Einblicke in die theoriespezifische Logik. Auch die beiden Psychobild-Spiele (klein und groß) teilen viele Prozessabschnitte mit dem PBP. Bei der kleinen Variante entfallen alle Schritte ab der Interpretation durch eine externe Person. Stattdessen wird das Psychobild argumentiert, also eine Bildbeschreibung analog der Theorie-Bild-Analyse entwickelt, jedoch ohne externe Ideen- oder Fragengeber*innen. Das große Psychobild-Spiel setzt an die vierte Prozessstufe stattdessen das Fabulieren, das Erstellen einer von der Psychotherapietheorie unabhängigen und unbeeinflussten freien Bildgeschichte, welche die Verbindungen der verschiedenen Bildelemente narratorisch vermittelt. Der vorletzte Schritt besteht im Ersetzen der in der freien Geschichte vorkommenden Bildelemente durch die Termini technici der Psychotherapietheorie. Zuletzt wird im Schritt Reflektieren die resymbolisierte Bildgeschichte kritisch betrachtet und bewertet. Dabei geht es auch darum, zu fragen, welche Elemente trotz des Einsetzens der Fachbegriffe in einen fiktiven Text sinnvoll beschrieben sind und weshalb oder welche keinen Sinn ergeben oder sogar bizarr wirken.[575]

Der letzte Programmsektor umfasst die Psycho-Medien-Spiele, die im grundlegenden Aufbau dem Psychobild-Prozess ähneln, jedoch auf andere kreative Techniken zurückgreifen: auf Musik, auf Pantomime und auf Tanz. Alle drei Methoden, also die Psycho-Musik-Analyse, die Psycho-Mimik-Analyse und die Psycho-Tanz-Analyse, existieren analog dem Psychobild-Spiel in einer klassischen und in einer intertherapeutischen Variante. Die wesentlichen Unterschiede werden in der dritten Prozessstufe verortet. Statt aus den selektierten Begriffen der gewählten Psychotherapietheorie ein Bild mit verschiedenen Bildelementen zu gestalten, werden jene Elemente als Teile einer musikalischen Komposition, eines Pantomimenspiels oder einer Tanzchoreografie dargestellt, welche von einer anderen Person entsprechend interpretiert werden und auch sonst den weiteren Phasen des PBP folgen.[576]

Greiners Experimentelle Psychotherapiewissenschaft ist der PTW im engeren Sinn zuzuordnen, weil hier eine externe Perspektive, jene der Wissenschaftstheorie des Konstruktiven Realismus, auf das Feld der Psychotherapie eingenommen und mit wissenschaftstheoretischen Methoden reflektiert wird. Greiners Weg unterscheidet sich dabei grundlegend von jenen der anderen hier vorgestellten Autoren, weil er keine theoreti-

575 Greiner 2020a, S. 75ff.; 2021, S. 72ff.
576 Greiner 2020a, S. 122f.

sche oder philosophische Grundlage formuliert, auf welche die einzelnen psychotherapeutischen Schulen, Methoden und Verfahren im Namen einer allgemeinen PTW gesetzt werden sollen. Stattdessen schuf er eine Theorie des adäquaten Dialogs und der wissenschaftlichen Selbstreflexion. Aber nicht nur im Vorgehen und in der Zielsetzung differiert die Experimentelle Psychotherapiewissenschaft von anderen Zugängen, sondern auch hinsichtlich der Praxisnähe. Greiner bietet eine Reihe von klar formulierten Methoden, welche Psychotherapeut*innen und Psychotherapiewissenschafter*innen dabei unterstützen sollen, die impliziten Grundlagen aufzudecken, zu reflektieren und in weiterer Folge modifizieren zu können. Insofern kann man im Fall Greiners tatsächlich von einem PTW-Novum sprechen, das nicht integrativ oder auf eine andere Art pseudointerdisziplinär ist, sondern einen gleichwertigen Dialog mit dem Ziel der wissenschaftsbasierten Schulenselbsterkenntnis anleitet. Dass die verschiedenen Methoden inzwischen Dutzende Male in akademischen Abschlussarbeiten zum Einsatz kamen, spricht zudem für ihre Praktikabilität und ihre Beliebtheit. Lediglich eine Metaanalyse der gesamten kritisch-reflexiven Wissensgewinne ist noch ausständig.

5.5 Eigener Ansatz

Die philosophische Grundlage ist, ähnlich wie bei Greiner, ein konstruktivistischer Ansatz, jedoch nicht der Konstruktive Realismus, sondern ein erweiterter Radikaler Konstruktivismus in der Lesart Ernst von Glasersfelds (1917–2010). Grundlegend wird davon ausgegangen, dass es keine objektiv erkennbare Wirklichkeit gibt, weil jede Erkenntnis subjektiv und allenfalls intersubjektiv zustande kommt. Die Grundannahme lautet, dass menschliches Wissen in Schemata organisiert ist, welche Sinneseindrücke, Handlungsmöglichkeiten, phonetische Laute, symbolische Zeichen und dergleichen enthalten, die zusammengehören. So könnte ein Schema Apfel die Wahrnehmungen enthalten, welche mit einem Apfel im Allgemeinen verbunden sind – beispielsweise haptische Gefühle wie die Schwere, die Oberflächenkonsistenz, die Weichheit und dergleichen mehr, sowie olfaktorische, gustatorische, optische und gegebenenfalls akustische Sinnesdaten. Zu Letzteren gehören auch Äußerungen anderer Menschen, die das Wort „Apfel“ aussprechen bzw. Apple oder andere Laute wiedergeben, welche für das jeweilige Subjekt mit dem Apfel verbunden sind. Im Schema sind auch Handlungen enthalten, beispielsweise werfen, auffangen oder abbeißen. Auch die Verknüpfung von Hungergefühl, abbeißen und Befriedigung des Hungergefühls könnte ein Teil des Schemas sein. Kurz: Analog zu einem Sprachspiel im Sinne Wittgensteins enthält das Schema Apfel alles, was mit dem Apfel verbunden ist. Diese Struktur ist modular, denn abbeißen, werfen oder gewisse Wahrnehmungen können auch mit anderen Schemata verbunden sein – beispielsweise mit dem Schema Birne. So ist beim Hören des Wortes Hahn zunächst nicht klar, in welches Schema dieser Reiz assimiliert wird.

Das Wort Assimilation verweist auf eine epistemologische Basis Glasersfelds: auf Piaget. Wahrnehmungen werden dabei in Schemata assimiliert, während es zur Akkommodation kommt, wenn das Schema eindeutig nicht passt – beispielsweise wenn versucht wird, von einem Plastikapfel abzubeißen. Durch Akkommodation würde nun ein neues Schema Plastikapfel entstehen, das einige Module des Schemas Apfel teilt, aber eben nicht alle. So ist beispielsweise die Handlung abbeißen nicht als funktionierende enthalten, die Handlung werfen dagegen schon. Der Aspekt des Funktionierens steht im Radikalen Konstruktivismus an zentraler Stelle. Glasersfeld prägt hier den Begriff Viabilität, was mit passend oder gangbar übersetzt werden kann. Handlungen sind viabel, wenn sie zum erwünschten Erfolg führen, also eben das Stillen des Hungers oder Appetits durch das Abbeißen/Essen eines Apfels. Führt diese Handlung jedoch zu Zahnschmerzen und einem Plastikgeschmack im Mund, ist sie nicht viabel.

Was ist nun, wenn ein Kind ein anderes Kind sieht, wie dieses ein Objekt genüsslich isst, das gemäß der eigenen Schemata des ersten Kindes ungenießbar ist? Hier spricht man von der Viabilität zweiter Ordnung, womit die intersubjektive Komponente in den Radikalen Konstruktivismus eingebracht wird. Das erste Kind wird sehen, dass sein Schema um die Handlung Essen erweitert werden kann, wodurch es vermutlich selbst das Objekt ausprobieren wird. Der Konstruktivismus lehrt uns, dass es keine objektiv erkennbare Wirklichkeit gibt und dass die Konstruktionen der einzelnen Menschen subjektspezifisch sind. Es kann also durchaus sein, dass die viable Handlung des zweiten Kindes beim ersten keineswegs viabel ist und dass dieses während oder nach dem Essen einen anaphylaktischen Schock, starke Zahnschmerzen oder etwas anderes erleidet anstatt der Befriedigung des Hungers. Auch kann es sein, dass dieselbe Handlung an denselben Objekten einmal viabel ist und einmal nicht. Dies kann von vielen Faktoren abhängen – beispielsweise von der Beschaffenheit der Umgebung. Diese Faktoren können in unserem Alltag unglaublich vielfältig sowie in ihrer Komplexität unberechenbar und unvorhersehbar sein. Vor allem soziale Situationen tendieren dazu, dass das Ergebnis einer Handlung nicht immer beabsichtigt oder erwünscht ist. Hier kommt auch die Psychotherapie ins Spiel.

Kein Mensch weist die gleichen Schemata auf, alle haben ihre jeweils eigenen Konstruktionen, um in der Welt zurechtzukommen, die ihre Gedanken, Gefühle, Werte und dergleichen mehr beeinflussen. Dies gilt für psychotherapeutische Patient*innen wie für Psychotherapeut*innen. Bei jenen kommt allerdings ein weiterer Faktor hinzu: die unterschiedlichen psychotherapiespezifischen Schemata. Außerdem verändert sich jeder Mensch im Laufe des Lebens mit den Erfahrungen, die er macht. Es werden also neue Schemata ausgebildet oder manche als viabler bzw. weniger viabel betrachtet. Somit ist jede Psychotherapiekonstellation einzigartig. Das Resultat ist, dass die Viabilität eines Konzepts kaum objektiv oder auch nur intersubjektiv überprüft werden kann, denn nicht jede Intervention kann von jedem/jeder Psychotherapeuten/Psychotherapeutin wirksam angewendet werden – zum Beispiel kann oder will nicht jede*r provokativ arbeiten. Eine Handlung, welche bei einer Patientin hilfreich war, wirkt bei einem anderen Patienten möglicherweise nicht und resultiert in einem Therapieabbruch. Manche Patient*innen mögen beispielsweise klare vorgegebene Behandlungsstrukturen, andere fühlen sich durch Manuale eher unpersönlich behandelt, manchen öffnet ein direktes Wort die Augen, manche fühlen sich beim geringsten Verdacht einer unterschwelligen

Kritik angegriffen – in den meisten Fällen verändern sich solche Aspekte mit einer Therapiedauer sowie mit der Etablierung einer tragfähigen Beziehung. Dass Psychotherapeut*innen in der Praxis dennoch erfolgreich therapieren können, liegt an zwei wesentlichen Umständen. Erstens ist eine gewisse Flexibilität in der Auswahl der (Be-) Handlungsmöglichkeiten erforderlich, die zudem Intuition benötigt, die hier als spontanes und nicht bewusstes Handeln auf der Basis von einschlägigen erfahrungsbasierten Schemata aufgefasst wird. Zweitens braucht es hierfür ein gewisses Repertoire an ebensolchen (viablen) Handlungsmöglichkeiten.

Hier setzt die HEP an und bietet eine Forschungsmethode, welche ebendiese Handlungsmöglichkeiten durch Perspektivenerweiterung vergrößern soll. Zuvor muss klargestellt werden, dass hier nicht von psychotherapeutischen Schulen ausgegangen wird, sondern von psychotherapeutischen Ansätzen einzelner Personen, die allesamt aufgrund der unterschiedlichen lebensweltlichen wie fachlichen Schemata nicht deckungsgleich sein können, sondern mehr oder weniger deutlich voneinander abweichen. Schulen entstehen nach diesem Verständnis durch gewisse Gemeinsamkeiten verschiedener Ansätze von einzelnen relevanten Personen. Hier spielen Machtstrukturen eine Rolle, denn jene signifikanten Psychotherapeut*innen bestimmen, wer zur Schule gehört und wer nicht, was in der Geschichte der Psychotherapie häufig zu Kontroversen führte. Nun aber zur praktischen Umsetzung der HEP. In der Anwendung im Rahmen eines Forschungsprojekts werden die hier angeführten theoretischen Erklärungen wie folgt umgesetzt:

Themenfindung: Zunächst gilt es, ein Thema zu finden. Das sollte ein Phänomen sein, mit dem sich psychotherapeutische Ansätze grundsätzlich beschäftigen können. Damit sind nicht zwangsläufig psychische Störungsbilder gemeint. Denkbar wären ferner alle Verhaltensweisen und Handlungsstrukturen, die Menschen im Alltag, im kulturellen Kontext oder in besonderen Situationen ausführen, oder kognitive und emotionale Reaktionen auf Wahrnehmungen. Die meisten psychotherapeutischen Strukturen enthalten Theorien zu nicht pathologischen psychischen Vorgängen.

Definition: Im nächsten Schritt wird der konkrete Forschungsgegenstand möglichst allgemein (im Sinne von: nicht fachspezifisch), aber exakt definiert, wie dies im vorigen Abschnitt bei Eco-Anxiety bereits erfolgte. Das Ziel ist, eine Beschreibung der zu untersuchenden Wahrnehmungsinhalte zu formulieren, die keine Fachtermini einer bestimmten psychotherapeutischen Schule beinhaltet. Das Wort *unbewusst* verweist beispielsweise, je nach Verwendungsweise, auf eine tiefenpsychologische Ausgangsbasis, die es zu vermeiden gilt, weil man dem Ansatz folgend den Forschungsgegenstand aus der Sicht einer Schule betrachten will, in der kein Konzept des Unbewussten existiert. Ist es nicht anders möglich, muss bei der Anwendung anderer Konzepte auf das untersuchte Phänomen Übersetzungsarbeit geleistet werden, um es in den Worten der jeweiligen Schule zu beschreiben. Möchte man beispielsweise das Entstehen von Covid-Verschwörungstheorien in den sozialen Netzwerken betrachten, ist es naheliegend, von einem selbstverstärkenden System auszugehen. Zugleich muss der Forschungsgegenstand so formuliert sein, dass auch beispielsweise die Ein-Personen-Perspektive der klassischen Psychoanalyse oder ein existenzieller Ansatz damit arbeiten kann.

Auswahl: Ist der Forschungsgegenstand gefunden und eine Arbeitsdefinition formuliert, folgt die Forschungsfrage, für die Vorarbeit geleistet werden muss. Es ist ein unmögliches und vor allem nicht sinnvolles Vorhaben, ein Phänomen aus dem Blickwinkel aller möglichen psychotherapeutischen Konstruktionen zu betrachten, weshalb eine Einschränkung getroffen werden muss. Je nach Umfang des Forschungsprojekts und der geplanten Publikation sollten zumindest drei bis maximal 15 psychotherapeutische Ansätze ausgewählt werden, wobei die Prinzipien der minimalen und maximalen Unterschiede zur Anwendung kommen. Je weniger Ansätze untersucht werden, umso mehr sollte die Tendenz zum maximalen Unterschied gehen, um möglichst verschiedene Schemata und Konstrukte zu erhalten. Als Ansatz wird im Idealfall das Konstrukt (bzw. der Text) einer einzelnen Person verwendet, das repräsentativ für eine bestimmte Schule ist und dessen Theorie auf den untersuchten Gegenstand angewandt werden kann.[577] Dies kann je nach Forschungsobjekt unterschiedlich sein, weshalb eine Recherche vorab sinnvoll ist, um solche Ansätze zu finden und festzulegen. Im Anschluss daran kann die Forschungsfrage formuliert werden, die einerseits die oben erwähnte Definition enthält, andererseits die ausgewählten Ansätze inklusive der Schriften der Personen, anhand derer die weitere Analyse vorgenommen wird.

Durchführung: Steht die Forschungsfrage, kann mit der eigentlichen Forschung begonnen werden. Hierzu wird das Forschungsobjekt in die Konstruktion integriert – beispielsweise transgenerationale Traumata in die Existenzanalyse und Logotherapie anhand der Werke Viktor Frankls, anschließend in die narrative Therapie nach Michael White und zuletzt in die Hypnotherapie, wie sie Milton Erickson beschreibt. Die primären Quellen der Forschung sollten dabei die Worte der jeweiligen Personen selbst sein. Zugleich kann sekundäre Literatur dabei helfen, die Schemata der Autor*innen viabel zu interpretieren und Aspekte zu berücksichtigen, an die man zunächst nicht gedacht hat, weil man selbst in einer konstruierten Welt steckt und das Hineinversetzen in andere nicht immer einfach ist – vor allem, wenn sie einen anderen Blickwinkel auf die Wirklichkeit haben.

Reflexion: Nach dem Eintauchen des Untersuchungsgegenstands in mehrere Ansätze erhält man idealerweise unterschiedliche Aussagen. Diese gilt es nun, unter Berücksichtigung der eigenen Konstruktionen zu reflektieren. Das Ziel ist es, neue Schemata zu schaffen, die aus sinnvollen Aussagen gebildet werden und das eigene Handlungsspektrum erweitern. Im bestmöglichen Fall finden Leser*innen ebenfalls neue Sichtweisen, die ihre eigenen Möglichkeiten erweitern und ihnen mehr Flexibilität in der praktischen Arbeit erlauben. Ein weiterer Profit ist die Reflexion der theoretischen Basis sowie der

577 Der Ansatz, der im aktuellen Kapitel formuliert wurde, geht davon aus, dass jede Person eigene Konstrukte entwickelt, die in manchen Kernpunkten mit der von ihr repräsentierten Schule kompatibel sind, in manchen Bereichen jedoch von anderen Vertreter*innen des Ansatzes deutlich abweichen. So sind die Theorien von Heinz Kohut ebenso der Psychoanalyse zuzuordnen wie Freuds Werke, Verena Kast gehört ebenso zur Analytischen Psychologie wie Carl Gustav Jung. Die Systemische Familientherapie oder die Kognitive Verhaltenstherapie besteht aus unzähligen Ansätzen, die lediglich das zugrunde liegende Weltbild teilen. Deshalb sollte man den Ansatz einer Person wählen, aber keine Schule.

Vergleich mehrerer solcher Aussagen miteinander, die implizite gedankliche Grundlagen der Ansätze offenlegen können. Für diesen Schritt sei auf Greiners umfangreichen Methodenpool verwiesen, der eine wertvolle Ergänzung zu dem hier erläuterten Vorgehen darstellt.

5.6 Zusammenfassung

In den fünf Abschnitten des philosophischen Hauptkapitels wurden nun fünf teilweise sehr unterschiedliche psychotherapiewissenschaftliche Konzepte und ihre philosophischen Grundlagen dargestellt. Zwei davon sind der PTW im weiteren Sinn zuzuordnen, weil sie nicht das Feld der Psychotherapie von einer externen PTW-Position aus erforschen. Petzolds Weg mündete in einer eigenen Schule, welche andere Psychotherapieverfahren ihrem jeweiligen schulenspezifischen Boden entreißen und sie stattdessen auf dem theoretischen Fundament seiner Integrativen Therapie platzieren. Die Psychotherapiewissenschaft ist dort ebenjenes Fundament, das auf Konzepten wie der Metahermeneutik und der Mehrebenenreflexion als Integrationsgrundlage, der Phänomenologie als Epistemologie, der Leib-Seele-Einheit als Menschenbild oder dem respektvollen Begegnen als Ethik aufbaut. Petzolds PTW ist dabei insofern praxisorientiert, als das Ziel der Integrativen Therapie das Behandeln selbst sowie das Forschen und Berücksichtigen von bereits existierender Forschung ist. Deshalb ist sie eine PTW im weiteren Sinn. Auch Fischers Psychotherapiewissenschaft ist eine solche, enthält sein Konzept schließlich klare Hinweise darauf, wie man forscht, lehrt oder praktiziert. Anders als Petzold stellt Fischer seine PTW als schulenübergreifendes Konzept für alle Methoden dar, verschweigt dabei jedoch, dass sein eigener psychotherapeutische Ansatz, gemeint ist die Kausale Psychotherapie, auf dem gleichen philosophischen Fundament ruht, bestehend aus der Phänomenologie, der Hermeneutik, der Dialektik, der genetischen Epistemologie, der Biosemiotik und weiteren.

Burda, Greiner und der Ansatz des Autors dieser Zeilen sind demgegenüber eindeutig der PTW im engeren Sinn zuzuordnen, weil sie das gesamte Feld der Psychotherapie von einem psychotherapieexternen Standpunkt betrachten. Während Greiner und ich dabei eher praxisorientiert vorgehen, also Forschungsmethoden auf konstruktivistischen wissenschaftstheoretischen Grundlagen entwickeln – auf der Basis des Konstruktiven Realismus im Fall Greiners und des erweiterten Radikalen Konstruktivismus bei der HEP –, formuliert Burda eine rein philosophische Fundierung. Mittels Neologismen beschreibt er eine Psychotherapiewissenschaft, die erkenntnistheoretisch dem Radikalen Skeptizismus entspricht, von einer medialen Psyche sowie einer Phänomediologie ausgeht, und dabei das Verbindungs-Trennungs-Verhältnis ins Zentrum der philosophischen Untersuchungen stellt. Burda stellt eine Theorie vor, die als Grundlage der Psychotherapie inklusive aller Schulen dienen soll und dabei auf einer so abstrakten Ebene bleibt, dass sie diese hohen Anforderungen erfüllen kann. Der Praxisnutzen bleibt dabei im Vergleich zu Greiner und der HEP ein wenig auf der Strecke, obgleich die methodische Anwendung auf höchstem philosophischen Niveau durchgeführt wird. Vielleicht ist aber gerade deshalb der Zugang zu seiner PTW mit einigen intellektuellen Hürden verbunden, zumal seine Ausdrucksweise philosophisch exakt, aber dadurch auch anspruchsvoll ist.

Greiners Werke sind zwar ebenfalls mit Neologismen gefüllt, dabei aufgrund der klaren methodischen Anweisungen jedoch leichter verständlich und praktisch umsetzbar. Sein breites Methodenspektrum der Experimentellen Psychotherapiewissenschaft bietet zahlreiche Variationen eines klaren Prinzips: Einsicht in die impliziten Grundlagen der eigenen psychotherapeutischen Schule durch Verfremdung in einen nichtwissenschaftlichen oder in einen anderen psychotherapeutischen Kontext. Das eigene vorgestellte Konzept geht demgegenüber weniger auf den Reflexionsaspekt ein, sondern auf den Gewinn des methodenpluralistischen Felds der Psychotherapiewissenschaft für die eigene Praxis. Anstatt, wie Petzold, die verschiedenen Techniken auf eine eigene Grundlage zu integrieren, soll die Perspektive gewechselt und versucht werden, aus den Augen eines/einer anderen Psychotherapeuten/Psychotherapeutin ein bestimmtes Phänomen zu betrachten und damit neue (Be-)Handlungsmöglichkeiten für die eigene psychotherapeutische Praxis kennenzulernen. Der Integrationsaspekt ist dabei kein Bestandteil der Theorie bzw. der PTW-Methode des Autors dieser Zeilen, sondern eine logische Folge aus der menschlichen Natur, Neues kennenlernen und Brauchbares behalten zu wollen, wenn es sich im Alltag bewährt – sei es nun eine Theorie, eine Technik oder nur ein neuer Blickwinkel auf den Menschen. Abschließend soll nun ein Fazit aus dem Bisherigen gezogen werden.

6 Psychotherapiewissenschaft – Fazit und Plädoyer

Wir nähern uns dem Ende unserer fantastischen Fata-Morgana-Jagd und haben in den bisherigen Kapiteln vier grundlegende Positionen eingenommen, aus deren Blickwinkeln die PTW untersucht wurde: eine sprachlich-logische, eine historische, eine kulturanthropologische und eine philosophische. Nun haben wir uns im Norden, im Süden, im Osten und im Westen der Fata Morgana positioniert, sodass sie uns nicht mehr entkommen kann. Die letzte Station ist nun das Zentrum, quasi die psychotherapiewissenschaftliche Perspektive auf die Psychotherapiewissenschaft. Nun versuchen wir auf der Basis der bisherigen Erkenntnisse, allgemeine Überlegungen über das Wesen der PTW sowie über einige grundlegende Unterscheidungen und Definitionen anzustellen. Abschließend formulieren wir ein wissenschaftspolitisches Plädoyer.

Bevor dieses Unternehmen in Angriff genommen werden kann, sollen zunächst die impliziten Grundlagen des Autors offengelegt werden. Bei aller wissenschaftlichen Redlichkeit und dem Versuch, unvoreingenommen und egalitär die vielen Standpunkte im Feld PTW wiederzugeben, ist ein solches Arbeiten bestenfalls eine Fiktion im Sinne Vaihingers, nicht mehr als ein Hilfskonstrukt, um nicht vollständig in der eigenen Meinungsblase zu verschwinden.[578] Dass eine solche Fiktion nicht haltbar ist, zeigen nicht nur konstruktivistische Strömungen, sondern auch die Tatsache, dass die Akzeptanz wissenschaftlicher Arbeiten stets von den Machtverhältnissen der jeweiligen Scientific Community abhängt.[579] Jedenfalls muss klargestellt und kritisch reflektiert werden, dass ich, der Autor dieser Zeilen, psychotherapiewissenschaftlich an der SFU sozialisiert wurde und dass den Zugang zum Feld maßgeblich Lehrende wie Pritz, Rieken oder Greiner prägten. Das impliziert eine gewisse Grundhaltung hinsichtlich der Psychotherapiewissenschaft wie ihre selbstverständliche Eigenständigkeit oder ihre methodenpluralistische Charakteristik. Aus diesem Grund soll das letzte Kapitel keine Zusammenfassung der Zusammenfassungen (Kapitel 2.3, 3.5, 4.5 und 5.6) repräsentieren, sondern eine eigenständige Positionierung im Feld, die auf der Basis der bisherigen Erkenntnisse und der in Kapitel 5.5 dargelegten wissenschaftstheoretischen Grundlagen gebildet und entsprechend argumentiert wird. Selbstverständlich stellt dies nur einen möglichen Standpunkt von vielen dar. Leser*innen, welche die bisherigen Kapitel aufmerksam verfolgt haben, werden möglicherweise andere Schlussfolgerungen ziehen und andere Positionen einnehmen. Dies ist gut und wichtig, denn nur durch den Widerspruch und den Austausch unterschiedlicher Ansichten kann die PTW reifen.

578 Bereits 2022 wurde mir von einem/einer Reviewer*in zurückgemeldet, dass mein PTW-Ansatz zu sehr in den SFU-Denkstrukturen verhaftet sei und mir der Blick über den Tellerrand guttäte.

579 Raile 2022, S. 241ff.

6.1 Psychotherapie und PTW – Definitionen, Inhalte und Verhältnisse

In Kapitel 2.3 wurden vier verschiedene Definitionen aus der Analyse der vielen Erwähnungen des Wortes Psychotherapiewissenschaft herauskristallisiert. Diese haben allerdings eine Gemeinsamkeit, die so naheliegend wie leicht übersehbar ist: Sie beziehen sich auf die Psychotherapie. Nun ist es aber keineswegs klar oder eindeutig, was unter Psychotherapie verstanden, was darunter subsummiert und, das ist oftmals sogar wichtiger, was davon ausgeschlossen wird. Der Blick auf die Etymologie oder in Nachschlagewerke hilft in diesem Fall nicht, denn Psychotherapie ist in den meisten Fällen weit mehr als eine bloße Seelenheilkunde. Wichtig ist es also, zunächst festzulegen, was mit Psychotherapie gemeint ist. Und hier soll ganz bewusst eine umfassende Begriffsdefinition erarbeitet werden, denn die hier vertretene methodenpluralistische Psychotherapiewissenschaft soll nicht nur den Status quo angemessen erfassen, sondern auch zukunftstauglich sein. Sie muss also mit Psychotherapieansätzen rechnen, die noch nicht existieren. Oder anders gesagt: Sie muss offen für Neues sein, das im dynamischen Feld Psychotherapie/Psychotherapiewissenschaft entstehen kann und wird. Um jene Offenheit zu bewahren, sollen einige bereits existierende Psychotherapiedefinitionen kritisch analysiert werden. Die leitende Frage lautet dabei stets, ob alle erwähnten Charakteristika von Psychotherapie tatsächlich in allen gegenwärtigen und zukünftigen Formen von Psychotherapie vorkommen.

> Gottfried Fischer: „In erster Annäherung kann Psychotherapie als ein Heilverfahren umschrieben werden, das seine Ziele über Gespräch und therapeutische Beziehungsgestaltung erreicht. Damit jedenfalls ist der Kern des psychotherapeutischen Vorgehens angesprochen, was nicht ausschließt, dass auch Techniken eingesetzt werden können, die über das Gespräch hinausgehen."[580]

> Österreichisches Psychotherapiegesetz: „Die Ausübung der Psychotherapie im Sinne dieses Bundesgesetzes ist die nach einer allgemeinen und besonderen Ausbildung erlernte, umfassende, bewusste und geplante Behandlung von psychosozial oder auch psychosomatisch bedingten Verhaltensstörungen und Leidenszuständen mit wissenschaftlich-psychotherapeutischen Methoden in einer Interaktion zwischen einem oder mehreren Behandelten und einem oder mehreren Psychotherapeuten mit dem Ziel, bestehende Symptome zu mildern oder zu beseitigen, gestörte Verhaltensweisen und Einstellungen zu ändern und die Reifung, Entwicklung und Gesundheit des Behandelten zu fördern."[581]

> Hans Strotzka: „Psychotherapie ist eine Interaktion zwischen einem oder mehreren Patienten und einem oder mehreren Therapeuten (aufgrund einer standardisierten Ausbildung), zum Zwecke der Behandlung von Verhaltensstörungen oder Leidenszuständen (vorwiegend psychosozialer Verursachung) mit psychologischen Mitteln (oder vielleicht besser durch Kommunikation, vorwiegend verbal oder auch averbal), mit einer lehrbaren Tech-

580 Fischer 2008, S. 3.
581 Bundesrepublik Österreich 07.06.1990, §1, Abs. 1.

nik, einem definierten Ziel und auf der Basis einer Theorie des normalen und abnormen Verhaltens."[582]

Hans-Ulrich Wittchen et al.: „Psychotherapie ist ein bewusster und geplanter interaktionaler Prozess zur Beeinflussung von Verhaltensstörungen und Leidenszuständen, die in einem Konsensus (möglichst zwischen Patient, Therapeut und Bezugsgruppe) für behandlungsbedürftig gehalten werden, mit psychologischen Mitteln (durch Kommunikation) meist verbal, aber auch averbal, in Richtung auf ein definiertes, nach Möglichkeit gemeinsam erarbeitetes Ziel (Symptomminimalisierung und/oder Strukturänderung der Persönlichkeit) mittels lehrbarer Techniken auf der Basis einer Theorie des normalen und pathologischen Verhaltens. In der Regel ist dazu eine tragfähige emotionale Bindung notwendig."[583]

John Norcross: „Psychotherapy is the informed and intentional application of clinical methods and interpersonal stances derived from established psychological principles for the purpose of assisting people to modify their behaviors, cognitions, emotions, and/or other personal characteristics in directions that the participants deem desirable."[584]

Charles Claiborn: „Psychotherapy [is] any form of treatment for psychological, emotional, or behavior disorders in which a trained person establishes a relationship with one or several patients for the purpose of modifying or removing existing symptoms and promoting personality growth."[585]

European Association for Psychotherapy: „The practice of psychotherapy is the comprehensive, conscious and planned treatment of psychosocial, psychosomatic and behavioral disturbances or states of suffering with scientific psychotherapeutic methods, through an interaction between one or more persons being treated, and one or more psychotherapists, with the aim of relieving disturbing attitudes to change, and to promote the maturation, development and health of the treated person. It requires both a general and a specific training/education."[586]

In allen Definitionen kommt ein Aspekt vor, der in verschiedenen Worten verfasst mehr oder weniger dasselbe meint: das Behandeln. In sechs der sieben Definitionen steht, Psychotherapie sei ein Heilverfahren, eine Behandlung, habe den Zweck der Behandlung oder diene der Beeinflussung von Behandlungsbedürftigem. Lediglich die fünfte Definition verzichtet auf den Verweis auf das Behandeln, erwähnt dagegen die Anwendung klinischer Methoden, bringt also den Aspekt indirekt über den Weg des Klinischen, also des auf eine Krankheit Bezogenen, in die Psychotherapiedefinition.

Ist das Behandeln tatsächlich ein notwendiges Charakteristikum für einen Psychotherapieansatz? Nicht zwingend, denn es existieren auch Anwendungsformen abseits der Heilbehandlung wie die Selbsterfahrung oder die Interpretation von Lebensäußerungen realer sowie fiktiver Personen, seien es Politiker*innen, Schauspieler*innen,

582 Strotzka 1994, S. 1.
583 Wittchen et al. 2011, S. 453.
584 Norcross 1990, S. 218ff.
585 Claiborn 2022.
586 European Association for Psychotherapy 2022. Die Nähe zur Definition der österreichischen Gesetzgebung ist kaum zufällig, wenn man berücksichtigt, dass in beiden Fällen Pritz am Definitionsprozess beteiligt war.

Arbeitskolleg*innen oder Superheld*innen mittels psychotherapeutischer Theorien. Wäre es also denkbar, dass es einen psychotherapeutischen Ansatz gibt, mit welchem noch nie ein*e Patient*in behandelt wurde, der jedoch zur Interpretation oder Selbsterfahrung herangezogen wird? Durchaus. Es wäre allerdings höchst ungewöhnlich, denn dem Autor ist kein Therapieverfahren bekannt, auf das ein solches Szenario zutrifft. Außerdem ist fraglich, ob ein solches Konzept als Psychotherapie bezeichnet würde, wenn der Behandlungsaspekt oder, etwas allgemeiner formuliert, der Veränderungsaspekt unberücksichtigt bliebe. Mit dem Behandlungs- oder Veränderungsaspekt in den meisten Definitionen verbunden ist der große Bereich der Verhaltensstörungen und Leidenszustände sowie der emotionalen, psychologischen, psychosozialen und psychosomatischen Störungen. Zusammengefasst: ein Status quo, der oft in einer Weise als negativ erlebt oder beschrieben wird und der durch die Behandlung verändert werden soll. In einer solchen allgemeinen Formulierung ist das Kriterium sinnvoll, wenngleich nicht unbedingt notwendig. Zunächst sollen aber die einzelnen Elemente kritisch betrachtet werden.

Der Störungsbegriff macht im Kontext von gesetzlichen Regulierungen und Versicherungszahlungen Sinn, welche einen definierten Anfangs- und einen erwünschten Endzustand benötigen, um die Art, den Umfang und den Wert von Psychotherapie ermitteln zu können. Dennoch bestehen psychotherapeutische Ansätze, die nicht von einem Störungsbegriff ausgehen und auch Diagnosen sowie Diagnosekonzepten im Allgemeinen eher ablehnend gegenüberstehen. Hier bietet sich alternativ der Terminus Leidenszustände an, der auf das subjektive Erleben der Person verweist, die sich in eine Behandlung begeben und sich bzw. den Status quo mit professioneller Unterstützung verändern möchte. Auf der anderen Seite existieren gewisse Settings, in denen Personen ohne empfundenen Leidenszustand und unfreiwillig eine Psychotherapie absolvieren – gerichtliche Auflagen oder Druck aus dem sozialen Umfeld. In der Regel gehen damit Drohungen weiterer Konsequenzen einher, sollten die betroffenen Personen keine psychotherapeutische Behandlung in Anspruch nehmen. In manchen Fällen besteht der Leidenszustand in der Aussicht auf ebenjene Konsequenzen, welche mit der Psychotherapie vermieden werden sollen. Gehen wir also davon aus, dass Psychotherapie die Behandlung ist, dann sind Leidenszustände die Gründe, eine Behandlung in Anspruch zu nehmen. Auch hier wäre eine Therapieform denkbar, welche ohne das Konzept von Leidenszuständen auskommt, aber selbst, wenn wir die allgemeinste Formulierung der Veränderung als erstes Kriterium wählen, muss es einen Status quo geben, der verändert werden soll.[587]

Wie sollen nun diese Leidenszustände verändert werden? Mittels Gesprächen und therapeutischer Beziehungsgestaltung; mit wissenschaftlich-psychotherapeutischen Me-

587 Bewusst wird an dieser Stelle nicht darauf eingegangen, dass Leben Veränderung bedeutet. Würde man hier mit dem Prinzip Panta Rhei argumentieren, wäre das Fixieren einer Psychotherapiedefinition ein unmögliches Unterfangen, weil dann nur anhand der Intentionalität unterschieden werden könnte, welche Veränderungen nun als Psychotherapie bezeichnet werden könnten und welche nicht.

thoden; mit psychologischen Mitteln; durch Kommunikation meist verbal, aber auch averbal; mittels Interaktion zwischen einem oder mehreren Behandelten und einem oder mehreren Behandelnden; mit einer lehrbaren Technik. Gehen wir die Punkte in aller Kürze einzeln durch.

Wenn Psychotherapeut*innen und Behandelte zusammenkommen, entsteht zwangsläufig eine Interaktion. Gehen wir nun davon aus, dass in der Zukunft ein Psychotherapieverfahren entsteht, welches automatisiert und digital applizierbar ist, sodass die Personen sich lediglich in einem Psychotherapieportal anmelden sowie ihre Daten, ihre Leidenszustände und ihre Wünsche nennen müssen. Sie erhalten dann ein individuell zugeschnittenes Therapieprogramm inklusive aller Anleitungen, um selbstständig eine systematische Desensibilisierung sowie autogenes Training und dergleichen mehr durchführen zu können. Dies könnte eine Variante der zukünftigen Psychotherapie sein – in jedem Fall müssen wir mit einem solchen Verfahren rechnen. Der Kritik, dies sei keine Psychotherapie mehr, können wir nicht direkt begegnen, aber zumindest bereits darauf verweisen, dass es einen Status quo gibt, der geändert werden soll, sowie eine Behandlung. Gehen wir weiter vom obigen Beispiel als PT der Zukunft aus, so können wir freilich fragen, wo hier die Interaktion stattfindet. Tatsächlich dort, wo mit einem digitalen Medium zeitversetzt Programm und Dateneingabe aufeinandertreffen – man würde auch sagen, dies ist ein interaktives Programm. Jemand müsste eine solche Therapieform entwickeln und technisch umsetzen – selbst wenn dies eine künstliche Intelligenz war, so wurde diese von einem Menschen erschaffen. Dieser Urheber sendet damit quasi eine interaktive Botschaft, mit der die Behandelten in Kontakt und Interaktion treten. Dass kein persönlicher oder unmittelbarer Kontakt zustande kommt – ähnlich wie in einer Psychotherapie via E-Mail oder Ähnlichem –, würde nun einigen gesetzlichen Regulierungen widersprechen, jedoch nicht einer allgemeinen Definition von Psychotherapie. In gewissem Sinn haben wir in dieser Interaktion auch eine Kommunikation, wenngleich keine bidirektionale. Der Gegencheck wäre nun, eine Psychotherapie anzudenken, die vollständig ohne Interaktion und Kommunikation auskommt. Die Sprachphilosophien sowie die Interaktionstheorien lehren uns, dass im Grunde nichts ohne Kommunikation und Interaktion möglich ist – sei es im Sinne einer Akteur-Netzwerk-Theorie (Latour), einer Systemtheorie (Luhmann), einer Theorie des kommunikativen Handelns (Habermas) oder einer Sprachspieltheorie (Wittgenstein). Möchte jemand also außerhalb seiner Privatsprache eine Unterstützung bei der Veränderung eines Status quo, dann ist Interaktion und Kommunikation, in welcher Form auch immer, notwendig. Diese muss jedoch nicht zwangsweise zwischen einem oder mehreren Behandelten und einem oder mehreren Behandelnden stattfinden, sondern kann auch über Dritte, über Medien, über Aktanten vollzogen werden.

Gehen wir nun weiter in den einzelnen Punkten. Das Wort Gespräch ist der nächste, doch müssen wir ihn im Gegensatz zur Kommunikation verwerfen, denn es bestehen durchaus Therapieformen, und erst recht sind solche denkbar, in denen selbst bei persönlichem Kontakt die Kommunikation auf nonverbaler Ebene beschränkt bleibt – sei es aufgrund verschiedener Einschränkungen der Personen, der Medienwahl oder der angewandten Methode/Technik. Ebenfalls verwerfen müssen wir den Definitionsaspekt der wissenschaftlich-psychotherapeutischen Methoden, was zwar als normative Formulierung sinnvoll ist, aber keinesfalls ein Kriterium der Psychotherapie sein kann, da auch nichtwissenschaftliche psychotherapeutische Methoden existieren. Weiters verwerfen wir die psychologischen Mittel, denn viele Psychotherapieverfahren basieren mehr auf philosophischen Axiomen denn auf psychologischen Mitteln. Darüber hinaus gehen wir von einer eigenständigen Psychotherapie aus, die ihre Mittel nicht von der Psychologie übernehmen muss, sondern durchaus selbst entwickelt. Ebenfalls verwerfen müssen wir die lehrbare Technik, die freilich sinnvoll und in vielen Fällen wichtig ist, aber aus zwei Gründen problematisch erscheint. Erstens würde nicht jedes Verfahren behaupten, Techniken einzusetzen, zweitens bestehen Behandlungsformen, die am besten als kreative Spontaneität beschrieben werden können, was jedenfalls keine lehrbare Technik repräsentiert. Und nicht zuletzt ist die therapeutische Beziehungsgestaltung nicht zwingend notwendig. Obgleich die empirische Psychotherapieforschung der therapeutischen Beziehung die höchste Wirksamkeit attestiert, so ist auch eine Therapie durchführbar, bei der Behandelnde Behandelte nur einmal sehen und Anleitungen mitgeben, die minutiös befolgt werden müssen, um eine Veränderung der Leidenszustände zu bewirken. Mir ist bewusst, dass manche Psychotherapeut*innen diesen Worten energisch widersprechen, weil dies aus ethischen Gründen bedenklich wäre, doch könnten hier theoretisch Sicherungsmechanismen (Peers, Videoaufnahmen etc.) eingeführt werden, um die Risiken und Nebenwirkungen zu minimieren, die zudem in jeder Psychotherapie auftreten können. An dieser Stelle scheint es mir angebracht, darauf hinzuweisen, dass ich keine solche Einstellung vertrete, aber im Rahmen des wissenschaftlichen Arbeitens eine möglichst allgemeine Definition erarbeite, weshalb solche Gedankenexperimente auch abseits der guten therapeutischen Praxis notwendig sind.

Welchen Zweck verfolgt die Veränderung der Leidenszustände durch Interaktion und Kommunikation? Bestehende Symptome zu mildern oder zu beseitigen, gestörte Verhaltensweisen und Einstellungen zu ändern sowie die Reifung, Entwicklung und Gesundheit des Behandelten zu fördern; die Behandlung von Verhaltensstörungen oder Leidenszuständen; ein definiertes, nach Möglichkeit gemeinsam erarbeitetes Ziel (Symptomminimalisierung und/oder Strukturänderung der Persönlichkeit); assisting people to modify their behaviors, cognitions, emotions, and/or other personal characteristics in directions that the participants deem desirable; modifying or removing existing symptoms and promoting personality growth. Wo von Symptomen oder Verhaltensstörungen gesprochen wird, dort sei auf die vorhin angeführte Existenz von psychotherapeutischen Ansätzen ohne Störungs- oder Diagnosekonzept verwiesen. Die Veränderung von Leidenszuständen im Sinne ihrer Milderung oder Beseitigung wird dagegen bereits durch die ersten beiden Definitionsaspekte impliziert: Behandlung/Veränderung und Leidenszustände. Wenn hingegen davon gesprochen wird, dass Verhaltensweisen, Kognitionen, Emotionen und Charaktereigenschaften modifiziert werden sollen, dann verweist bereits das Wording auf eine bestimmte PT-Schule. Andere kommen hingegen ohne sie aus, wodurch sich die Frage stellt, was sich dann verändert. Die meisten Begrifflichkeiten werden in mehreren Ansätzen auf verschiedene Weisen verwendet und verweisen auf entsprechend Unterschiedliches, weshalb wir nicht von Persönlichkeit,

Selbst, Charakter, Ich, Kognitionen, Schemata oder Ähnlichem sprechen wollen, zumal manche Ansätze auf die Änderung somatischer oder sozialer Aspekte abzielen. Wenn wir uns auf eine abstraktere Ebene begeben, dann kann man vielleicht allgemein sagen, dass bestimmte Aspekte des behandelten Subjekts verändert werden sollen, die direkt oder indirekt mit der Psyche und den Leidenszuständen zu tun haben. Andere Ziele wie die Entwicklung der Persönlichkeit, die Reifung und die Förderung der Gesundheit sind jedenfalls optional und können in jeder Psychotherapieform ihren Platz haben, müssen es aber nicht. Ein Aspekt scheint mir hingegen sehr wichtig zu sein: die gemeinsame Erarbeitung des Ziels. Wenngleich wohl äußere Umstände Personen in eine psychotherapeutische Behandlung zwingen können, ist dennoch das einvernehmliche Ziel der Therapie ein fixer Bestandteil der psychotherapeutischen Ethik – alles andere wäre Manipulation. Auch wenn manche Ansätze mit Suggestion arbeiten und manche direktiv Lösungswege vorgeben, so bleiben die Freiwilligkeit und der Konsens von Behandelnden und Behandelten notwendige Bestandteile der Psychotherapie.

Auf welcher Grundlage basiert die psychotherapeutische Behandlung? Auf der Basis einer Theorie des normalen und abnormen/pathologischen Verhaltens. Interessanterweise weisen zwei Definitionen diese Formulierung auf, die anderen fünf jedoch nicht. Dass Psychotherapie nicht im luftleeren Theorieraum stattfindet, sollte dagegen spätestens seit dem Kapitel 5.5 klar sein. Denn selbst, wenn man in einem Land ohne gesetzlicher Regelung psychotherapeutisch tätig ist, ohne davor eine Ausbildung oder irgendeine Form von Lehre absolviert oder gar begonnen zu haben, bestehen gewisse Vorannahmen und Hypothesen über die menschliche Psyche, über Leidenszustände, über die Natur des Menschen oder ähnliche Theorien, die im Rahmen der psychotherapeutischen Praxis durch entsprechendes Handeln getestet und angepasst werden. Etwas allgemeiner würde ich jedoch eher davon sprechen, dass es Theorien des Psychischen bzw. Seelischen gibt, die sich wiederum in Bereiche wie Menschenbild, Leidenszustandslehre oder dergleichen aufteilen dürften. Bedeutend hierbei ist, dass die zugrunde liegende Theorie, selbst wenn sie niemals explizit ausgesprochen oder auch nur gedacht wird, dennoch als implizite Basis des therapeutischen Handelns berücksichtigt werden muss.

Wir kommen damit zu einer Definition von Psychotherapie, die wie folgt lautet:

> Psychotherapie ist die Behandlung bestimmter Aspekte von Subjekten, welche direkt oder indirekt mit der jeweiligen Psyche eines oder mehrerer Subjekten/Behandelten zu tun haben, mit dem einvernehmlichen Ziel, auf der Basis einer Theorie des Psychischen und primär mittels Interaktion/Kommunikation Leidenszustände zu verändern, zu verringern oder zu beseitigen.

Gehen wir von dieser Definition von Psychotherapie aus, dann können wir uns an die Definitionen der Psychotherapiewissenschaft in den beiden in Kapitel 3.3 erarbeiteten und für dieses Buch relevanten Bedeutungsvarianten der PTW erster und zweiter Ordnung wagen:

> Psychotherapiewissenschaft im weiteren Sinn ist interdisziplinär sowie humanwissenschaftlich orientiert und vereint als eigenständige, unabhängige Wissenschaft der Behandlung bestimmter Aspekte von Subjekten, welche direkt oder indirekt mit der jeweiligen Psyche eines oder mehrerer Behandelten zu tun haben, mit dem einvernehmlichen Ziel,

auf der Basis einer Theorie des Psychischen und primär mittels Interaktion/Kommunikation Leidenszustände zu verändern, zu verringern oder zu beseitigen, sowohl die verschiedenen Ansätze im Sinne einer Methodenpluralität als auch eine schulenübergreifende Psychotherapieforschung. Ihre Aufgabe ist es, eine gemeinsame philosophische Grundlage der Psychotherapie zu formulieren, auf welcher die psychotherapeutischen Theorien und Anwendungen ruhen.

Psychotherapiewissenschaft im engeren Sinn bezeichnet die Erforschung der Behandlung bestimmter Aspekte von Subjekten, welche direkt oder indirekt mit der jeweiligen Psyche eines oder mehrerer Behandelten zu tun haben, mit dem einvernehmlichen Ziel, auf der Basis einer Theorie des Psychischen und primär mittels Interaktion/Kommunikation Leidenszustände zu verändern, zu verringern oder zu beseitigen, inklusive ihrer theoretischen Ansätze, praktischen Umsetzungen und Forschungen von einem Standpunkt aus, der nicht im Feld der Psychotherapieansätze selbst verortet ist.

In der ersten der beiden PTW-Definitionen wird die Psychotherapiewissenschaft als eigenständige Wissenschaft charakterisiert. Das ist folgerichtig, wenn man berücksichtigt, dass sie auf der Psychotherapie als eigenständiger Profession basiert. Damit wird implizit argumentiert, dass sie zwar Schnittmengen mit anderen Wissenschaften hat wie der Psychologie, der Medizin, der Soziologie etc. sowie ihrer jeweiligen Subdisziplinen, dabei aber von jenen unabhängig ist. In den historischen Abschnitten dieses Buchs wird zudem deutlich gezeigt, dass die Kontroverse um die (Un-)Abhängigkeit und Eigenständigkeit der PTW eines der zentralsten Themen der letzten Jahrzehnte ist.

Autor*innen wie Fischer und Kriz, welche sich an der Kontroverse maßgeblich beteiligten, legen überzeugend dar, dass die Psychotherapie einen Forschungszugang zu psychischen Phänomenen hat, welcher keiner anderen Psychowissenschaft ähnelt. Ein Kernaspekt ihrer Argumentation lautet, dass Psychotherapieforschung im Wesentlichen die subjektbasierte Erforschung interaktionaler Behandlungen ist, bei denen viele individuelle Faktoren sowohl bei den Behandelnden als auch bei den Behandelten bedeutend sind. Dies klingt stimmig, wenn man die praktische psychotherapeutische Behandlung bzw. deren Prozesse und Ergebnisse betrachtet. In die psychotherapeutischen Praxen kommen nämlich Menschen mit unterschiedlichen Leidenszuständen, Lebensgeschichten und Weltbildern. Die Psychotherapeut*innen selbst sind ebenfalls unterschiedlich sozialisiert worden – sowohl lebensweltlich wie auch psychotherapietheoretisch und -praktisch. Auch die Wirkungen, die sie auf die Patient*innen haben, differieren stark. Selbst wenn sie strikt manualisiert vorgehen, würden die Ergebnisse bei den einzelnen Behandelten stark voneinander abweichen, weil sich manche bei ihren Behandelnden wohlfühlen, andere eher nicht, manchen bietet das Manualisierte Sicherheit, andere fühlen sich unpersönlich und wie eine Nummer behandelt. Dies ist einer der Gründe, weshalb das Besondere im Einzelnen ausklammernde RCT-Studien wenig Einfluss auf die tatsächliche psychotherapeutische Praxis haben, in der die Psychotherapeut*innen versuchen, möglichst passend auf ihr jeweiliges Gegenüber einzugehen. Ein anderer Grund ist, dass Psychotherapeut*innen mit zunehmender Erfahrung weniger nach störungs- und manualspezifischen Wenn-dann-Regeln entscheiden, sondern verstärkt die ganze Situation erfassend und intuitiv vorgehen.[588] Deshalb gelten hinreichend ausführlich dargestellte Fallstudien jedenfalls als praxisnäher und für die Psychotherapeut*innen relevanter. Geht man davon aus, dass die psychotherapiewissenschaftliche Forschung erster Ordnung ausschließlich die Behandlungsforschung meint, dann muss der Autor den Aussagen von Fischer, Kriz und anderen zustimmen. Doch existiert auch PTW-Forschung, die darüber hinausgeht. Werden bestimmte Phänomene untersucht, beispielsweise Entwicklungstraumata, dann genügt es nicht, nur die jeweilige Behandlung in den Fokus zu setzen und zu analysieren. Es müssen auch Anleihen von anderen Wissenschaften wie der Psychologie, der Soziologie oder der Medizin genommen werden, um das Phänomen umfassend verstehen und viable Theorien konstruieren zu können. So können neben psychotherapiepraktischen Fallstudien auch Fragebögen, Interviews, Beobachtungen, klinische Berichte aus Gesundheitseinrichtungen und weitere empirische Daten herangezogen werden, um eine Behandlungstheorie aufzustellen und zu stützen. An dieser Stelle kommen zudem naturwissenschaftliche Aspekte in die PTW hinein, ohne dabei den grundlegenden Charakter der PTW als interdisziplinäre Humanwissenschaft mit dem Schwerpunkt der hermeneutischen Behandlungsforschung zu verändern.

Der sich daraus ergebende Vor- und gleichzeitig auch Nachteil der PTW ist die Vielfalt der viablen Behandlungsmöglichkeiten aufgrund der mannigfaltigen Behandelnde-Behandelte-Konstellationen. Sie verunmöglichen das Entwickeln strenger Kriterien, nach denen festgestellt werden kann, welche Behandlungsform nun effektiv oder gar die beste für eine bestimmte Störung sei. Die Begründung ist naheliegend: Angenommen die Paradoxe Intention sei aufgrund hypothetischer Kriterien als beste Behandlungsmethode für den Leidenszustand Y bestimmt worden, dann würde es zu Schwierigkeiten bei Behandlungen kommen, in denen beispielsweise Psychotherapeut*innen den sozialphobischen Patient*innen mit ernster Miene und ohne empathische Regung befehlen, sich lächerlich zu machen, oder Psychotherapeut*innen auf Patient*innen treffen, die nach einem solchen Vorschlag so verärgert oder verängstigt sind, dass sie die Therapie abbrechen. Eine solche Argumentation gilt für ausnahmslos alle psychotherapeutischen Vorgehensweisen, weil bei allen der individuelle Faktor der Behandelnden und Behandelten berücksichtigt werden muss. Deshalb ist es schwierig festzustellen, welche Psychotherapieformen seriös und welche Quacksalberei sind. Dies ist vor allem für Gesetzgeber und Sozialversicherungen ein großes Problem, das sie mit Wirksamkeitsstudien zu überwinden suchen, ohne dabei zu beachten, dass sie damit nicht feststellen, welche Methoden tatsächlich wirksam sind, sondern nur, welche dem Studiendesign am besten entsprechen.

Wenn wir also die Wissenschaftlichkeit der Psychotherapie bzw. der psychotherapeutischen Schulen betrachten, können wir nicht von der Wirksamkeit als bestimmenden Faktor ausgehen, ebenso wenig können wir nicht bestimmte Psychotherapieformen aufgrund ihrer praktischen Ergebnisse exkludieren. Wir können lediglich ihren Charak-

---

588 Zurhorst 2003, S. 102.

ter als wissenschaftliche Theorie beurteilen, als reflektierte systematisch-erhobene und strukturierte Datensammlung, die im Rahmen methodischer Forschung stets angepasst und aktualisiert wird, sowie ob deren Praxis, in Form von Fallberichten dargestellt, intersubjektiv nachvollziehbar ist bzw. als viabel wahrgenommen wird. Damit haben wir den Blickwinkel der PTW im engeren Sinn eingebracht, der von einem externen Standpunkt aus das Feld des Psychotherapeutischen betrachtet und reflektiert.

Somit sind die Definitionen und Inhalte von Psychotherapie sowie Psychotherapiewissenschaft sowie die Verhältnisse zwischen den Begriffen im Groben abgehandelt. Kurzgefasst: Psychotherapiewissenschaft ist eine eigenständige methodenpluralistische Wissenschaft der Psychotherapie, die als PTW im weiteren Sinn die einzelnen Schulen sowie Forschung und Lehre umfasst, als PTW im engeren Sinn jene Bereiche von einem externen Standpunkt aus erforscht und reflektiert.

6.2 Paradigma, Methodenpluralismus und Integration – ein Plädoyer

Im zweiten Teil der essayistischen Abhandlung zur Psychotherapiewissenschaft werden Fragen nach dem Sinn eines Einheitsparadigmas, nach dem Stellenwert des Methodenpluralismus in der Praxis sowie zur Integration verschiedener Ansätze gestellt.

Ungewöhnlich viele Autor*innen, die sich mit Psychotherapiewissenschaft befassen, greifen auf das Paradigmakonzept nach Kuhn zurück und beklagen entweder einen präparadigmatischen Zustand der PTW, dem sie mithilfe eines selbstentwickelten Paradigmas entgegnen wollen, oder verweisen auf eine multiparadigmatische Psychotherapiewissenschaft – sie machen gewissermaßen aus der vermeintlichen Not eine Tugend. Geht man von einer methodenpluralistischen PTW aus, dann ist es natürlich sinnvoll, sie als multiparadigmatische Wissenschaft zu bezeichnen. Wie bereits im vorhergehenden Kapitel erwähnt wurde, sind Therapiesituationen und -konstellationen höchst unterschiedlich, weshalb es nicht möglich ist, einen einzigen richtigen Weg zum Ziel, also das Verändern des jeweiligen Status quo, der Leidenszustände, im Sinne der Behandelten, anzugeben. Wenn also grundverschiedene Wege zum selben Ziel führen, legt die Logik nahe, dass kein Weg der einzige oder gar dominierende im Sinne eines führenden Paradigmas sein kann. Dass in der deutschsprachigen Forschungslandschaft dennoch ein Paradigma dominiert, kann daher weder mit einer psychotherapeutischen oder psychotherapiewissenschaftlichen Theorie noch mit der jeweiligen Praxis hinreichend argumentiert werden. Vielmehr ist dieser Umstand den Machtstrukturen in Politik, Sozialwirtschaft und Wissenschaftsbetrieben geschuldet. Die unabhängige Psychotherapiewissenschaft, welche die Wissenschaft der Psychotherapie repräsentiert und dabei von solchen Machtstrukturen nicht beeinflusst sein darf, kann deshalb nicht paradigmatisch sein oder werden. Sie muss multiparadigmatisch ausgerichtet sein – oder in anderen Worten: divers und heterogen.

Begeben wir uns in die psychotherapeutischen Praxen abseits der Machtstrukturen, dann sehen wir genau dies: Psychotherapeut*innen arbeiten integrativ.[589] In der Regel erlernen sie, jedenfalls im deutschsprachigen Raum, eine bestimmte Methode, die sie teils durch Neugier, teils durch den Wunsch, den Patient*innen besser helfen zu können, oder aufgrund anderer Motivationen, mit anderen Theorien, Methoden, Techniken, Verfahren etc. erweitern. Jene integrieren sie in ihr eigenes therapeutisches Konzept, ohne dabei eine Form der Integrativen Therapie zu vertreten, sondern vielmehr ihren eigenen Ansatz, der in der Regel einer Richtung zugeordnet werden kann, die nicht selten ihrer grundlegenden Sozialisierung im Rahmen der schulenspezifischen psychotherapeutischen Ausbildung entspricht.

> „Insgesamt zeigen die Ergebnisse, dass ein integratives Vorgehen weit verbreitet ist. Dieses Phänomen findet sowohl auf einer institutionellen als auch auf einer persönlichen Ebene statt. Wie bereits erwähnt, ist die Psychotherapie-Integration bei einigen Schulen bereits in ihrem Behandlungskonzept verankert. Darüber hinaus betreiben die Therapeutinnen und Therapeuten mit zunehmender Berufserfahrung auf der persönlichen Ebene eine assimilative Integration, indem sie auch Techniken oder Haltungen aus anderen therapeutischen Ansätzen übernehmen. Diese These wird von früheren Resultaten aus unserer Studie bekräftigt, nämlich dass mit zunehmender Berufserfahrung das Ausmaß an Methodentreue abnimmt. Ein Grund für die Entwicklung eines integrativen Vorgehens ist die Erfahrung der Therapeutinnen und Therapeuten, dass eine einzelne Therapiemethode ihre Grenzen hat und nicht bei allen Patientinnen und Patienten ihre erwartete Wirkung zeigt.“[590]

Wenn wir nun davon ausgehen, dass Psychotherapeut*innen in der Praxis integrativ arbeiten, dann wäre die Reduktion der Vielfalt vermutlich der größte Fehler, den wir machen könnten. Natürlich kommt es hier zu pragmatischen Schwierigkeiten – beispielsweise hinsichtlich der Argumentation gegenüber Sozialversicherungen, Politiker*innen und nicht zuletzt den Patient*innen selbst, die wissen möchten, welche Psychotherapie für sie am besten geeignet ist. Leider kann es hier kein Patentrezept geben, jedoch besteht eine ungünstige Lösung. Die Wunschvorstellung vieler lautet, dass entweder eine Psychotherapie ideal für alle Patient*innen funktioniert, was jedoch nicht realistisch ist, worauf schon unzählige Autor*innen hingewiesen haben,[591] oder alternativ eine Art Indikationsliste existiert, in der bestimmte therapiebedürftige Kriterien mit bestimmen Psychotherapieformen verknüpft sind. Die beiden Szenarien sind der Grund für die prominente Stellung von Wirksamkeitsprüfungen innerhalb der Psychotherapieforschung seit den 1950er-Jahren. Wie im vorherigen Abschnitt bereits dargelegt, scheitert ein solches Schema an der Tatsache, dass die Psychotherapiesituationen einzigartig

---

589 Crameri et al. 2018. An dieser Stelle soll in die in Kapitel 5.4 erwähnte wissenschaftstheoretische Problematik des integrativen Arbeitens (siehe „eklektizistische Pseudointerdisziplinarität“) nicht vertiefend eingegangen, sondern stattdessen darauf verwiesen werden, dass Psychotherapeut*innen in der Praxis oftmals intuitiv integrativ arbeiten, ohne dies wissenschaftlich eingehend zu reflektieren.

590 Ebd., S. 81.

591 Zum Beispiel Fiedler 2012.

sind, dass praktisch angewandte Psychotherapie eben manchmal mehr eine Kunst denn eine Wissenschaft darstellt.[592] Für die Patient*innen bleibt der eher unbefriedigende Beigeschmack des Ausprobierens, bis man die richtige Therapie für sich gefunden hat, was stärker mit der behandelnden Person als mit der angewandten Methode zu tun hat, die ohnehin integrativ ist.

Mein Plädoyer für die Psychotherapiewissenschaft der Zukunft lautet deshalb: Die Methodenpluralität der Psychotherapiewissenschaft als eigenständige Wissenschaft muss in jedem Fall erhalten bleiben, damit die Psychotherapeut*innen in der Praxis aus einem entsprechend großen Repertoire an Theorien wie Handlungsmöglichkeiten schöpfen und diese in ihren individuellen integrativen Therapieansatz integrieren können. Dazu ist es notwendig, dass die Dominanz einzelner Schulen an den Machtzentren, konkret sind damit die universitären Ausbildungseinrichtungen gemeint, durch Diversität ersetzt wird. Ebenfalls damit verbunden ist die tatsächliche Eigenständigkeit der Psychotherapiewissenschaft, also vor allem die Unabhängigkeit von der Psychologie, die an Universitäten vorwiegend naturwissenschaftlich orientiert vermittelt wird. Die zukünftigen Generationen werden nämlich vor allem in Deutschland und in der Schweiz nach derzeitigem Stand der Ausbildungsrichtlinien in eine bestimmte Richtung gehend geprägt: Wissenschaftlichkeit bedeute die Überprüfung der Wirksamkeit mit RCT-Studien und anderen praxisfernen statistischen Methoden. Sie lernen dadurch implizit oder auch explizit, dass andere Psychotherapieschulen, welche nicht in jenes wissenschaftliche Schema fallen, unwissenschaftlich seien. Dies ist, das zeigen nahezu alle Kapitel des Buchs, eben ein Fehlschluss, weil die Wissenschaftlichkeit einzelner Psychotherapieformen nicht anhand der Wirksamkeit oder der zugrunde liegenden positivistischen Wissenschaftstheorie bestimmt werden kann. Auch sagen Wirksamkeitsstudien nichts über die therapeutische Praxis im Einzelnen aus, worauf zahlreiche Psychotherapiewissenschafter*innen hinweisen, die nicht nur forschen und lehren, sondern eben auch psychotherapeutisch tätig sind.

Dass Lehrstuhlinhaber*innen für Psychotherapie, die teilweise nicht einmal eine Psychotherapieausbildung absolviert haben, Psychotherapieforschung durchführen und zukünftige Generationen ausbilden, trägt ebenfalls dazu bei, dass die Psychotherapiewissenschaft nicht den Platz im universitären Feld einnimmt, den sie beanspruchen dürfte und sollte. Die ideale Lösung wäre deshalb das Schaffen eigener Fakultäten, Institute oder Abteilungen für Psychotherapiewissenschaft, die parallel zu jenen der Psychologie bestehen, mit ihnen kooperieren, aber eben inhaltlich und personell unabhängig sind. Darin sollten Lehrpersonen mit Praxiserfahrung aus unterschiedlichen Verfahren vertreten sein – und gerade in Deutschland auch von solchen, die nicht vom Bund wissenschaftlich anerkannt sind. Jene Wissenschafter*innen und ihre Forschung sowie ihre Lehre sollen zur Entwicklung und Verbreitung der PTW in ihrer Methodenvielfalt beitragen.

592 Fiedler 2012, S. 160f.; Sulz 2015.

Es ist klar, dass eine solche Forderung mit an Sicherheit grenzender Wahrscheinlichkeit auf entsprechenden Widerstand treffen und wohl mit dem Argument der Unfinanzierbarkeit oder Unumsetzbarkeit abgeschmettert wird. Durchaus möglich wäre jedoch, eine Art Quote für das Lehrpersonal einzurichten, die eine gewisse Schulenvielfalt vorgibt. Auch müssten die curricularen Inhalte entsprechend angepasst werden, um mehr genuin psychotherapiewissenschaftliche Inhalte zu vermitteln, weniger experimentalpsychologische Forschungsmethodik. Es ist nicht nötig, Fischers Curriculum oder jenes der SFU umzusetzen, es würde schon genügen, wenn mehr philosophische bzw. geistes- und humanwissenschaftliche Inhalte, Methodenvielfalt sowie eine qualitativ hochwertige und dem Gegenstand angemessene Psychotherapieforschung inklusive Kursen zur adäquaten Falldarstellung gelehrt würden. Wenn die verschiedenen wissenschaftlichen und wissenschaftstheoretischen Konzepte (Positivismus, Konstruktivismus, Phänomenologie, Hermeneutik etc.) als gleichwertige Alternativen präsentiert sowie Kenntnisse verschiedener psychotherapeutischer Schulen entsprechend wertschätzend und umfangreich gelehrt werden, dann kann auch die psychotherapeutische Methodenvielfalt in den kommenden Jahren und Jahrzehnten weiterbestehen. Andernfalls wird, dies prophezeie ich hiermit, in 20 Jahren eine verhaltenstherapeutisch orientierte Generation bemängeln, dass die Manuale und der positivistische Zugang nicht ausreichen, um der Vielfalt in der psychotherapeutischen Praxis adäquat zu begegnen.

Die Änderung der universitären Strukturen ist jedoch nur die halbe Miete. Die gesetzlichen Rahmenbedingungen müssen die Methodenvielfalt ebenfalls stützen, wozu es zumindest in Deutschland ein Umdenken braucht, das von den Wirksamkeitsstudien weg und hin zu alternativen wissenschaftstheoretischen Kriterien der Bewertung der Wissenschaftlichkeit von psychotherapeutischen Schulen führt. In den letzten zwei Jahrzehnten gab es unzählige Autor*innen, die ein solches Umdenken forderten und entsprechend gut begründeten. Die Unwilligkeit, auf jene Argumente zu achten, darf wohl als angewandte Machtstrukturen interpretiert werden, tiefenpsychologisch vielleicht als Widerstand einiger weniger relevanter Psychotherapeut*innen, das Feld der Psychotherapie mit anderen Ansätzen zu teilen. Doch gerade die Methodenvielfalt ist es, welche das psychotherapeutische Feld erst zu dem macht, was es heute ist: Einem Feld mit zahlreichen unterschiedlichen Theorien und Anwendungsformen zur Behandlung von Leidenszuständen, die auf ihre jeweilige Art nicht nur eine Daseinsberechtigung haben, sondern bedeutend für die integrativ arbeitenden Psychotherapeut*innen in ihren jeweiligen Praxen sind. Und erst recht haben die verschiedenen Ansätze eine hohe Bedeutung für die Psychotherapiewissenschaft im weiteren sowie im engeren Sinn, die das gesamte Feld in ihrer Pluralität und Diversität einschließt. Deshalb folgt am Ende des Buchs die eindringliche Bitte an die Leser*innen, die gelesenen Inhalte für sich zu reflektieren, eigene Schlussfolgerungen daraus zu ziehen und auch entsprechend zu handeln. Denn Psychotherapiewissenschaft ist mehr als nur Forschen – sie ist genauso sehr (Be-)Handeln.

Literatur

Aeschimann, Walter (2019): Psychotherapie in der Schweiz. Vom Ringen um die Anerkennung eines Berufsstandes: Jubiläumsschrift 40 Jahre ASP. Zürich: Assoziation Schweizer Psychotherapeutinnen und Psychotherapeuten ASP.

Ahrbeck, Bernd (2022a): Forschung. Internationale Psychoanalytische Universität Berlin. URL: https://www.ipu-berlin.de/professoren/ahrbeck-bernd/, Stand: 30.10.2022.

Ahrbeck, Bernd (2022b): Prof. Dr. phil. Bernd Ahrbeck (CV). Internationale Psychoanalytische Universität Berlin. URL: https://www.ipu-berlin.de/fileadmin/profile/curriculum-vitae/ahrbeck-cv.pdf, Stand: 30.10.2022.

Ahrbeck, Bernd (2022c): Prof. Dr. phil. Bernd Ahrbeck (Publikationen). Internationale Psychoanalytische Universität Berlin. URL: https://www.ipu-berlin.de/fileadmin/profile/publikationen/ahrbeck-pub.pdf, Stand: 30.10.2022.

Alexander, Franz (1927): Diskussion der „Laienanalyse". In: Internationale Zeitschrift für Psychoanalyse 13 (2), S. 215–220.

Arendt, Hans-Jürgen (1993): Leserbriefe – Replik auf Köhlkes Diskussionsbeitrag. In: Verhaltenstherapie 3 (1), S. 44–45.

Assoziation Schweizer Psychotherapeutinnen und Psychotherapeuten ASP (2016): Charta-Text Psychotherapie. Ansprüche, Herausforderungen und Voraussetzungen ihrer Qualitätssicherung und Weiterentwicklung. 11. Aufl. Zürich. URL: https://psychotherapie.ch/wsp/site/assets/files/1049/de_charta_text.pdf, Stand: 27.10.2022.

Barkham, Michael; Lutz, Wolfgang und Castonguay, Louis Georges (Hg.) (2021): Bergin and Garfield's handbook of psychotherapy and behavior change.7. Aufl. Hoboken, NJ: Wiley.

Barwinski, Rosmarie; Itten, Theodor; Schmidt, Veronika; Schulthess, Peter; Stutz, Emil; Weibel, Urs und Gisteren, Ludwig (2010): Psychotherapie-Wissenschaft (PTW) Bericht über die Entwicklungsmöglichkeiten eines eigenständigen PTW-Studiums und eines integralen Konzeptes für die wissenschaftliche Berufsausbildung. Hg. v. Schweizer PsychotherapeutenInnen und Psychotherapeuten Verband. Zürich. URL: http://www.psychotherapiewissenschaft.ch/pdf/PTW-d1.pdf, Stand: 07.07.2022.

Barwinski, Rosmarie; Mosetter, Kurt; Mosetter, Reiner und Wolfrum, Gerhard (2013): Nachruf auf Gottfried Fischer. In: Zeitschrift für Psychotraumatologie, Psychotherapiewissenschaft und Psychologische Medizin 11 (4), S. 5–7.

Bergin, Allen E. (1963): The empirical emphasis in psychotherapy: A symposium. The effects of psychotherapy: Negative results revisited. In: Journal of Counseling Psychology 10 (3), S. 244–250. https://doi.org/10.1037/h0043353

Bergin, Allen E. (1971): The evaluation of therapeutic outcomes. In: Allen E. Bergin und Sol L. Garfield (Hg.): Handbook of psychotherapy and behavior change: An empirical analysis. New York: Wiley, S. 217–270.

Bergin, Allen E. und Garfield, Sol L. (Hg.) (1971): Handbook of psychotherapy and behavior change: An empirical analysis. New York: Wiley.

Bernfeld, Siegfried (1929): Ist Psychoanalyse eine Weltanschauung? In: Almanach der Psychoanalyse 4, S. 28–37.

Bernheim, Hippolyte (1892): Neue Studien ueber Hypnotismus, Suggestion und Psychotherapie. Unter Mitarbeit von Sigmund Freud. Leipzig u.a.: Deuticke.

Bertha-Suttner-Privatuniversität (2022): Studienplan Psychotherapie. URL: https://suttneruni.at/sites/default/files/2021-04/Studienplan_Psychotherapie-03-2021_0.pdf, Stand: 28.10.2022.

Binswanger, Ludwig (1913): Bemerkungen zu der Arbeit Jaspers': Kausale und „verständliche" Zusammenhänge zwischen Schicksal und Psychose bei der Dementia praecox (Schizophrenie). In: Internationale Zeitschrift für Psychoanalyse 1 (4), S. 383–390.

Bion, Wilfred Ruprecht (1963): Elements of psychoanalysis. London: William Heinemann Medical Books. https://doi.org/10.1016/C2013-0-08141-8

Boadella, David (1998): Über die wissenschaftliche Prüfung von Psychotherapiemethoden. In: Psychotherapie Forum 6 (2), S. 132.

Bolten, Johann Christian (1751): Gedancken von psychologischen Curen. Halle im Magdeburgischen: Hemmerde.

Borcsa, Maria; Kämmerer, Annette; Köllner, Volker und Lieb, Hans (2010): Zum Stand der Integration in der Psychotherapie. In: PiD – Psychotherapie im Dialog 11 (01), S. 3–14. https://doi.org/10.1055/s-0029-1223532

Braakmann, Diana (2014): Historical Paths in Psychotherapy Research. In: Omar Gelo, Alfred Pritz und Bernd Rieken (Hg.): Psychotherapy Research. Foundations, Process, and Outcome. Wien, Berlin: Springer-Verlag, S. 39–66.

Brakemeier, Eva-Lotta (2022a): Prof. Dr. Eva-Lotta Brakemeier. Universität Greifswald. URL: https://psychologie.uni-greifswald.de/43051/lehrstuehle-ii/klinische-psychologie-und-psychotherapie/team/prof-dr-eva-lotta-brakemeier/, Stand: 31.10.2022.

Brakemeier, Eva-Lotta (2022b): Publikationen. Universität Greifswald. URL: https://psychologie.uni-greifswald.de/43051/lehrstuehle-ii/klinische-psychologie-und-psychotherapie/team/prof-dr-eva-lotta-brakemeier/publikationen/, Stand: 31.10.2022.

Britannica, T. (2020): Science. Encyclopedia Britannica. URL: https://www.britannica.com/science/science, Stand: 12.06.2021.

Brockhaus (1868): Allgemeine deutsche Real-Encyklopädie für die gebildeten Stände. Conversations-Lexikon; in fünfzehn Bänden. Fünfzehnter Band. Venen bis Zwolle. Nachtrag und Universalregister. 11., umgearb., verb. und verm. Aufl. Leipzig: Brockhaus.

Brockhaus (1887): Brockhaus' Conversations-Lexikon. Allgemeine deutsche Real-Encyklopädie; in sechzehn Bänden. Sechzehnter Band. Uhn – Zz. 13., vollst. umgearb. Aufl. Leipzig: Brockhaus.

Brockhaus (1895): Brockhaus' Konversations-Lexikon. Allgemeine deutsche Real-Encyklopädie: in 16 Bd. Sechzehnter Band. Turkellan – Zz. 14. vollst. umgearb. Aufl. Leipzig, Berlin, Wien: Brockhaus.

Brockhaus (2021a): Forschung. NE GmbH | Brockhaus. URL: https://brockhaus.at/ecs/julex/article/forschung?permalink.

Brockhaus (2021b): Psyche. NE GmbH | Brockhaus. URL: https://brockhaus.at/ecs/julex/article/psyche?permalink.

Brockhaus (2021c): Therapie. NE GmbH | Brockhaus. URL: https://brockhaus.at/ecs/julex/article/therapie?permalink.

Brockhaus (2021d): Wissenschaft. NE GmbH | Brockhaus. URL: https://brockhaus.at/ecs/julex/article/wissenschaft?permalink.

Brown, Daniel G. (1967): The Effects of Psychotherapy — by Hans J. Eysenck, Ph.D. International Science Press, New York City, 1966, 99 pages, $5. In: Psychiatry Service 18 (4), S. 126–127. https://doi.org/10.1176/ps.18.4.126

Bruder, Klaus-Jürgen (2003): Semiotik und Psychoanalyse. In: Roland Posner, Klaus Robering und Thomas Albert Sebeok (Hg.): Semiotik. Ein Handbuch zu den zeichentheoretischen Grundlagen von Natur und Kultur: 3. Teilband = Volume 3 = Semiotics (Handbücher zur Sprach- und Kommunikationswissenschaft, Bd. 13.3). Berlin, New York: Walter de Gruyter, S. 2483–2510.

Buchheim, Anna (2022a): Publikationen. Universität Innsbruck. URL: https://www.uibk.ac.at/psychologie/mitarbeiter/buchheim/publications.html, Stand: 31.10.2022.

Buchheim, Anna (2022b): Univ.-Prof. Dr. biol. hum. Dipl.-Psych. Anna Buchheim. Universität Innsbruck. URL: https://www.uibk.ac.at/psychologie/mitarbeiter/buchheim/lebenslauf.html, Stand: 31.10.2022.

Buchholz, Michael B. (1999): Die Psychoanalyse der Zukunft der Psychoanalyse. In: Forum der Psychoanalyse 15 (3), S. 204–223. https://doi.org/10.1007/s004510050062

Buchholz, Michael B. (2000a): Effizienz oder Qualität? In: Forum der Psychoanalyse 16 (1), S. 59–80. https://doi.org/10.1007/s004510050057

Buchholz, Michael B. (2000b): Psychotherapie – Profession oder Wissenschaft. In: Journal für Psychologie 8 (4), S. 3–16.

Buchkremer, G. und Klingberg, S. (2001): Was ist wissenschaftlich fundierte Psychotherapie? Zur Diskussion um Leitlinien für die Psychotherapieforschung. In: Der Nervenarzt 72 (1), S. 20–30. https://doi.org/10.1007/s001150050708

Buchmann, Rudolf; Schlegel, Mario und Vetter, Josef (1996): Die Eigenstandigkeit der Psychotherapie in Wissenschaft und Praxis. In: Alfred Pritz (Hg.): Psychotherapie – eine neue Wissenschaft vom Menschen. Wien: Springer, S. 75–122.

Bundesamt für Gesundheit BAG (2022a): Anerkennungen von Psychologieberufen. URL: https://www.bag.admin.ch/bag/de/home/berufe-im-gesundheitswesen/auslaendische-abschluesse-gesundheitsberufe/annerkennungen-von-psychologieberufen.html, Stand: 27.10.2022.

Bundesamt für Gesundheit BAG (2022b): Liste der akkreditierten Weiterbildungsgänge. URL: https://www.bag.admin.ch/bag/de/home/berufe-im-gesundheitswesen/akkreditierung-gesundheitsberufe/akkreditierung-vonweiterbildungsgaengen-im-bereich-psychologieberufe/liste-akkredit-weiterbildung.html, Stand: 27.10.2022.

Bundesministerium für Soziales, Gesundheit, Pflege und Konsumentenschutz (2022): Ausbildungseinrichtungen für Theorie und Praxis – Suche. URL: http://einrichtungen.ehealth.gv.at/SucheEinrichtung.aspx, Stand: 28.10.2022.

Bundespsychotherapeutenkammer (2021): Muster-Weiterbildungsordnung für Psychotherapeut*innen beschlossen. Spezialisierung nach dem Studium für alle Facetten des Berufes.

URL: https://www.bptk.de/muster-weiterbildungsordnung-fuer-psychotherapeutinnen-beschlossen/, Stand: 25.10.2022.

Bundesrepublik Deutschland (1998): Psychotherapeutengesetz. PsychThG, vom 16.06.1998. URL: https://www.bgbl.de/xaver/bgbl/start.xav?startbk=Bundesanzeiger_BGBl&jumpTo=bgbl198s1311.pdf#__bgbl__%2F%2F*%5B%40attr_id%3D%27bgbl198s1311.pdf%27%5D__1657229402458, Stand: 07.07.2022.

Bundesrepublik Deutschland (2019): Psychotherapeutengesetz. PsychThG, vom 15.11.2019. URL: https://www.gesetze-im-internet.de/psychthg_2020/BJNR160410019.html, Stand: 22.10.2022.

Bundesrepublik Deutschland (2020): Approbationsordnung für Psychotherapeutinnen und Psychotherapeuten. PsychThApprO, vom 04.03.2020. URL: https://www.gesetze-im-internet.de/psychthappro/BJNR044800020.html, Stand: 22.10.2022.

Bundesrepublik Österreich (07.06.1990): Psychotherapiegesetz. PthG, vom 04.04.2020. Fundstelle: Rechtsinformationssystem des Bundes. URL: https://www.ris.bka.gv.at/GeltendeFassung.wxe?Abfrage=Bundesnormen&Gesetzesnummer=10010620, Stand: 07.07.2022.

Burda, Gerhard (2012): Formate der Seele. Erkenntnistheoretische Grundlagen und ethische Implikationen der Allgemeinen Psychotherapiewissenschaft (Psychotherapiewissenschaft in Forschung, Profession und Kultur, Band 3). Münster, New York, München, Berlin: Waxmann.

Burda, Gerhard (2013a): Am Anfang war das Medium. In: Kurt Greiner, Martin Jandl und Gerhard Burda (Hg.): Der Psycho-Bild-Prozess und andere Beiträge zu Psychotherapiewissenschaft und Philosophie. Wien: Sigmund-Freud-Univ.-Verl., S. 88–100.

Burda, Gerhard (2013b): Medialität und Methode. In: Kurt Greiner, Martin Jandl und Gerhard Burda (Hg.): Der Psycho-Bild-Prozess und andere Beiträge zu Psychotherapiewissenschaft und Philosophie. Wien: Sigmund-Freud-Univ.-Verl., S. 66–87.

Burda, Gerhard (2013c): Phantasma – Wirklichkeit – Psyche. In: Kurt Greiner, Martin Jandl und Gerhard Burda (Hg.): Der Psycho-Bild-Prozess und andere Beiträge zu Psychotherapiewissenschaft und Philosophie. Wien: Sigmund-Freud-Univ.-Verl., S. 101–115.

Burda, Gerhard (2016): Phantasma – Wirklichkeit — Psyche. Grundzüge einer Theorie der Imagination. URL: https://www.gerhardburda.com/wp-content/uploads/2016/10/phantasma.pdf, Stand: 27.11.2022.

Burda, Gerhard (2019a): Pandora und die Metaphysica medialis. Psychotherapie – Wissenschaft – Philosophie (Psychotherapiewissenschaft in Forschung, Profession und Kultur, Band 26). Münster: Waxmann.

Burda, Gerhard (2019b): Psychotherapie und Wissenschaft: eine Nabelschau? In: Psychotherapie-Wissenschaft 9 (2), S. 31–40.

Burda, Gerhard (2021): Epistemische Achtsamkeit. Psychotherapiewissenschaft und die Analytische Psychologie C. G. Jungs (Psychotherapiewissenschaft in Forschung, Profession und Kultur, Band 30). Münster, New York: Waxmann.

Cambridge Dictionary (2021a): Apporach. URL: https://dictionary.cambridge.org/de/worterbuch/englisch/approach, Stand: 13.06.2021.

Cambridge Dictionary (2021b): Research. URL: https://dictionary.cambridge.org/de/worterbuch/englisch/research, Stand: 12.06.2021.

Claiborn, Charles (2022): Psychotherapy. URL: https://www.britannica.com/science/ psychotherapy, Stand: 08.12.2022.

Crameri, Aureliano; Koemeda, Margit; Tschuschke, Volker und Schulthess, Peter (2018): Integratives Vorgehen bei den Therapieschulen der Schweizer Charta für Psychotherapie. In: PTW 8 (2), S. 75–82. https://doi.org/10.30820/8243.14

Crits-Christoph, Paul und Gibbons, Mary B. C. (2021): Psychotherapy Process–Outcome Research. Advances in Understanding Causal Connections. In: Michael Barkham, Wolfgang Lutz und Louis Georges Castonguay (Hg.): Bergin and Garfield's handbook of psychotherapy and behavior change. 7. Aufl. Hoboken, NJ: Wiley, S. 263–296.

Cuijpers, P.; Karyotaki, E.; Reijnders, M. und Ebert, D. D. (2019): Was Eysenck right after all? A reassessment of the effects of psychotherapy for adult depression. In: Epidemiology and Psychiatric Sciences 28 (1), S. 21–30. https://doi.org/10.1017/S2045796018000057

Datler, Wilfried und Felt, Ulrike (1996): Psychotherapie – eine eigenständige Disziplin? In: Alfred Pritz (Hg.): Psychotherapie – eine neue Wissenschaft vom Menschen. Wien: Springer, S. 45–73.

Del Monte, Damir (2022): Kausale Psychotherapie. URL: https://www.kausalepsychotherapie.de/index.html, Stand: 23.11.2022.

Dendy, Walter Cooper (1853): Psychotherapeia, or the remedial influence of the mind. In: Journal of Psychological Medicine and Mental Pathology 6, S. 268–274.

Denker, Paul G. (1946): Results of treatment of psychoneuroses by the general practitioner. A followup study of 500 cases. In: New York State Journal of Medicine 46, S. 2164–2166.

Der Standard (2003): Privatuni für Psychotherapeuten. In: Der Standard, S. 8.

Die Presse (2005): Neue Uni für Psychotherapie. In: Die Presse, S. 3.

Digitales Wörterbuch der deutschen Sprache (2021a): Methode. URL: https://www.dwds.de/wb/Methode, Stand: 13.06.2021.

Digitales Wörterbuch der deutschen Sprache (2021b): Praxis. URL: https://www.dwds.de/wb/Praxis, Stand: 13.06.2021.

Digitales Wörterbuch der deutschen Sprache (2021c): Psyche. URL: https://www.dwds.de/wb/Psyche, Stand: 11.06.2021.

Digitales Wörterbuch der deutschen Sprache (2021d): -schaft. URL: https://www.dwds.de/wb/-schaft, Stand: 11.06.2021.

Digitales Wörterbuch der deutschen Sprache (2021e): Schule. URL: https://www.dwds.de/wb/Schule, Stand: 13.06.2021.

Digitales Wörterbuch der deutschen Sprache (2021f): Therapie. URL: https://www.dwds.de/wb/Therapie, Stand: 11.06.2021.

Digitales Wörterbuch der deutschen Sprache (2021g): Wissen. URL: https://www.dwds.de/wb/Wissen, Stand: 11.06.2021.

Donau-Universität Krems (2022): Psychotherapie-Fachspezifikum „Integrative Therapie". Akademische_r Psychotherapeut_in, Master of Science (Psychotherapie). URL: https://www.donau-uni.ac.at/de/studium/psychotherapie-integrative-therapie/inhalte-termine.html, Stand: 28.10.2022.

Dührssen, Annemarie und Jorswieck, Eduard Kurt (1962): Zur Korrektur von Eysenck's Berichterstattung über psychoanalytische Behandlungsergebnisse. In: Acta Psychotherapeutica et Psychosomatica 10, S. 329–342.

EAP (2022): Science and Research. European Association for Psychotherapy. URL: https://www.europsyche.org/about-eap/research/, Stand: 27.09.2022.

Eckert, Jochen (1998): Zur Anerkennung psychotherapeutischer Verfahren als Verfahren im Rahmen der Krankenversorgung durch die gesetzlichen Krankenkassen. In: Psychotherapeut 43 (4), S. 245–246. https://doi.org/10.1007/s002780050123

Eckert, Jochen (1999): Zur Anerkennung von psychotherapeutischen Verfahren als wissenschaftlich. In: Psychotherapeut 44 (4), S. 250. https://doi.org/10.1007/s002780050174

Ehlert, Ulrike Maria Barbara (2022a): Curriculum Vitae. Universität Zürich. URL: https://www.psychologie.uzh.ch/de/bereiche/hea/klipsypt/team/ulrikeehlert/cv.html, Stand: 31.10.2022.

Ehlert, Ulrike Maria Barbara (2022b): Publikationen. Universität Zürich. URL: https://www.psychologie.uzh.ch/de/bereiche/hea/klipsypt/team/ulrikeehlert/publikationen.html, Stand: 31.10.2022.

Ellenberger, Henri F. (2005): Die Entdeckung des Unbewußten. Geschichte und Entwicklung der dynamischen Psychiatrie von den Anfängen bis zu Janet, Freud, Adler und Jung. Unveränd. Ausg. der durchges. und verb. 2. Aufl. von 1996. Zürich: Diogenes.

Elliott, Robert und Farber, Barry (2010): Carl Rogers: Idealistic Pragmatist and Psychotherapy Research Pioneer. In: Louis Georges Castonguay, Christopher Muran, Lynne Angus und Jeffrey Hayes (Hg.): Bringing psychotherapy research to life. Understanding change through the work of leading clinical researchers. Unter Mitarbeit von Louis Georges Castonguay. Washington, D.C.: American Psychological Association, S. 17–28.

Emmanuel, Glory und Delaney, Harold (2014): Professors' Influence on Students' Beliefs, Values, and Attitudes in the Classroom. In: Journal of College and Character 15 (4). https://doi.org/10.1515/jcc-2014-0029

Erdem, Romina (2021): 31 Jahre Psychotherapiegesetz: Die längst fällige Novellierung kann nicht länger warten. Österreichischer Bundesverband für Psychotherapie. URL: https://www.ots.at/presseaussendung/OTS_20210607_OTS0012/31-jahre-psychotherapiegesetz-die-laengst-faellige-novellierung-kann-nicht-laenger-warten, Stand: 27.10.2022.

Erismann, Markus (2016): Wissenschaftstheoretische Überlegungen zur Psychotherapiewissenschaft. In: Psychotherapie-Wissenschaft 6 (1), S. 6–16.

Erismann, Markus (2019): Der Wissenschaftsbegriff der Psychotherapiewissenschaft. In: Psychotherapie-Wissenschaft 9 (2), S. 13–17.

Erismann, Markus (2020): Antworten auf die Kommentare von Greiner und Burda (Heft 2/2019). In: Psychotherapie-Wissenschaft 10 (2), S. 81–83.

Ermann, Michael (1993): Psychoanalyse im Wandel – was hat Bestand? In: Zeitschrift für Psychosomatische Medizin und Psychoanalyse 39 (3), S. 219–223.

European Association for Psychotherapy (2022): Definition of the profession of psychotherapy. URL: https://www.europsyche.org/about-eap/documents-activities/definition-of-the-profession-of-psychotherapy/, Stand: 08.12.2022.

Eysenck, Hans Jürgen (1952): The effects of psychotherapy: An evaluation. In: Journal of Consulting Psychology 16 (5), S. 319–324. https://doi.org/10.1037/h0063633

Eysenck, Hans Jürgen (1964): The Effects of Psychotherapy Reconsidered. In: Acta Psychotherapeutica et Psychosomatica 12, S. 38–44.

Eysenck, Hans Jürgen (1966): The effects of psychotherapy. New York: International Science Press.

Eysenck, Hans Jürgen (1969): Greenspoon and Simkins on Psychotherapy: A Reply. In: The Psychological Record 19 (1), S. 139–140. https://doi.org/10.1007/BF03393839

Eysenck, Hans Jürgen (1993): Forty Years On: The Outcome Problem in Psychotherapy Revisited. In: Thomas R. Giles (Hg.): Handbook of Effective Psychotherapy (Springer eBook Collection). Boston, MA: Springer, S. 3–20.

Ferenczi, Sándor (1913): C. G. Jung, Wandlungen und Symbole der Libido. Beiträge zur Entwicklungsgeschichte des Denkens. (Jahrbuch für psychoanalytische und psychopathologische Forschungen, III. u. IV. Band, 1911 und 1912. Auch separat bei F. Deuticke, Wien 1912, Preis K. 12.—, 422 S. samt Index.). In: Internationale Zeitschrift für Psychoanalyse 1 (4), S. 391–403.

Ferenczi, Sándor (1914): Allgemeine Neurosenlehre. In: Jahrbuch für psychoanalytische und psychopathologische Forschungen 6 (1), S. 317–328.

Fiedler, Peter (2012): Phänomenologisch orientierte Indikation: Gemeinsame Herausforderung für die Therapieschulen. In: Peter Fiedler (Hg.): Die Zukunft der Psychotherapie. Berlin, Heidelberg: Springer, S. 149–162.

Fischer, Gottfried (1989): Dialektik der Veränderung in Psychoanalyse und Psychotherapie. Modell, Theorie und systematische Fallstudie (Anwendungen der Psychoanalyse, 2). Heidelberg: Asanger.

Fischer, Gottfried (2007a): Mitteilung der Redaktion. In: Zeitschrift für Psychotraumatologie, Psychotherapiewissenschaft und Psychologische Medizin 4 (1), S. 7–8.

Fischer, Gottfried (2007b): Editorial. In: Zeitschrift für Psychotraumatologie, Psychotherapiewissenschaft und Psychologische Medizin 4 (2), S. 5–7.

Fischer, Gottfried (2008): Logik der Psychotherapie. Philosophische Grundlagen der Psychotherapiewissenschaft. Kröning: Asanger.

Fischer, Gottfried (2009): Psychotraumatologie und Traumatherapie in der Perspektive der Psychotherapiewissenschaft. In: Psychotherapie Forum 17 (4), S. 177–182. https://doi.org/10.1007/s00729-009-0301-6

Fischer, Gottfried (2011): Psychotherapiewissenschaft. Einführung in eine neue humanwissenschaftliche Disziplin (Therapie & Beratung). Gießen: Psychosozial.

Fischer, Gottfried und Barwinski, Rosmarie (2013): Quo vadis Psychotherapie? Ein Studium der Psychologie und Psychotherapiewissenschaft als „dritter Weg“. In: Psychotherapie-Wissenschaft 3 (1), S. 41–57.

Fischer, Gottfried; Eichenberg, Christiane und van Gisteren, Ludger (2009): Warum eine eigenständige Psychotherapiewissenschaft dringend gebraucht wird. Gegen Trivialisierung und Bildungsverlust der Psychotherapie; Sonderdruck ZPPM, Zeitschrift für Psychotraumatologie, Psychotherapiewissenschaft und psychologische Medizin. Kröning: Asanger.

Fischer, Gottfried und Möller, Heidi (2006): Psychodynamische Psychologie und Psychotherapie im Studiengang Psychologie. Vergangenheit – Gegenwart – Zukunft. Kritischer Kommentar zur Festschrift anlässlich des 100jährigen Jubiläums der Deutschen Gesellschaft für Psychologie DGPs. Kröning: Asanger.

Frauenfelder, Arnold; Schlegel, Mario und Buchmann, Rudolf (2004): Ein gemeinsamer Nenner von Wissenschaftlichkeit in der Psychotherapie: Über die Umfrage zur „Deklaration der Schweizer Charta für Psychotherapie zu Begriff und Anforderungen an die Wissenschaftlichkeit der Psychotherapieverfahren". In: Psychotherapie Forum 12 (4), S. 233–240. https://doi.org/10.1007/ s00729-004-0059-9

Freud, Sigmund (1896b): Weitere Bemerkungen über die Abwehr-Neuropsychose. GW I, S. 379–403.

Freud, Sigmund (1900a): Die Traumdeutung. GW II/III.

Freud, Sigmund (1905a/1904): Über Psychotherapie. GW V, S. 13–26.

Freud, Sigmund (1910a [1909]): Über Psychoanalyse. Fünf Vorlesungen, gehalten zur 20jährigen Gründungsfeier der Clark University in Worcester, Mass., September 1909. GW VIII, S. 1–60.

Freud, Sigmund (1910d): Die zukünftigen Chancen der psychoanalytischen Therapie. GW VIII, S. 104–115.

Freud, Sigmund (1914d): Zur Geschichte der psychoanalytischen Bewegung. GW X, S. 43–113.

Freud, Sigmund (1916a–1917a): Vorlesungen zur Einführung in die Psychoanalyse. GW XI.

Freud, Sigmund (1926e): Die Frage der Laienanalyse. GW XIV, S. 207–286.

Freud, Sigmund (1933a): Neue Folge der Vorlesung zur Einführung in die Psychoanalyse. GW XV.

Freud, Sigmund (1940a/1938): Abriß der Psychoanalyse. GW XVII, S. 63–123.

Freud, Sigmund und Breuer, Josef (1895d): Studien über Hysterie. GW I, S. 75–312.

Freud, Sigmund und Ferenczi, Sándor (2005): Briefwechsel. Band III/2. 1925–1933. Unter Mitarbeit von Ernst Falzeder und Eva Brabant (Briefwechsel, 3.2). Wien: Böhlau.

Frisk, Hjalmar (1960): Griechisches etymologisches Wörterbuch (Indogermanische Bibliothek Reihe 2, Wörterbücher). Heidelberg: Winter.

Gaab, Jens (2022): Prof. Dr. Jens Gaab. Universität Basel. URL: https://psychologie.unibas.ch/de/personen/jens-gaab/curriculum-vitae/, Stand: 31.10.2022.

Gelo, Omar und Pritz, Alfred (2020): Dialogical pluralism in psychotherapy science. In: Alfred Pritz, Jutta Fiegl, Heinz Laubreuter und Bernd Rieken (Hg.): Universitäres Psychotherapiestudium. Das Modell der Sigmund Freud Privatuniversität. Lengerich: Pabst Science Publishers, S. 57–84.

Gerlach, Alf (2004): Die Geschichte der „Stellungnahme zur psychoanalytischen Therapie". In: Forum der Psychoanalyse 20 (1). https://doi.org/10.1007/s00451-004-0188-3

Giampieri-Deutsch, Patrizia (2019): Die Relevanz der Wissenschaftsgeschichte für die Wissenschaftsphilosophie und ihre Wechselwirkungen am Beispiel der Psychoanalyse und ihrer Forschung. Internationales Symposium „Wozu Wissenschaftsgeschichte? Ziele und Wege". Kommission für Geschichte und Philosophie der Wissenschaften, 29.03.2019.

Gianinazzi, Nicola (2015): Psychotherapie-Wissenschaft südlich der Alpen. In: Psychotherapie-Wissenschaft 5 (1), S. 16–23.

Glasersfeld, Ernst von (1991): Fiktion und Realität aus der Perspektive des radikalen Konstruktivismus. In: Florian Rötzer (Hg.): Strategien des Scheins. Kunst, Computer, Medien. München: Boer, S. 161–175.

Glasersfeld, Ernst von (2006): Wissen als Konstrukt [constructed knowledge]. In: Leon R. Tsvasman (Hg.): Das grosse Lexikon Medien und Kommunikation. Würzburg: Ergon-Verl., S. 333–334.

Glasersfeld, Ernst von (2008): Radikaler Konstruktivismus. Ideen, Ergebnisse, Probleme (Suhrkamp-Taschenbuch Wissenschaft, 1326). Frankfurt am Main: Suhrkamp.

Glasersfeld, Ernst von und Köck, Wolfram K. (1987): Wissen, Sprache und Wirklichkeit. Arbeiten zum radikalen Konstruktivismus (Wissenschaftstheorie, Wissenschaft und Philosophie, 24). Braunschweig, Wiesbaden: Vieweg.

Grawe, Klaus (1976): Indikation und spezifische Wirkung von Verhaltenstherapie und Gesprächspsychotherapie. Eine Untersuchung an phobischen Patienten (Arbeiten zur Theorie und Praxis der Rehabilitation in Medizin, Psychologie und Sonderpädagogik, 11). Bern: Huber.

Grawe, Klaus (1992a): Psychotherapieforschung zu Beginn der neunziger Jahre. In: Psychologische Rundschau 43 (2), S. 132–162.

Grawe, Klaus (1992b): Psychotherapieforschung zu Beginn der neunziger Jahre. In: Psychologische Rundschau 43 (3), S. 132–162.

Grawe, Klaus (1997): Research-Informed Psychotherapy. In: Psychotherapy Research 7 (1), S. 1–19.

Grawe, Klaus (2004): Neuropsychotherapie. Göttingen, Bern: Hogrefe.

Grawe, Klaus; Donati, Ruth und Bernauer, Friederike (1994/2001): Psychotherapie im Wandel. Von der Konfession zur Profession. 5., unveränd. Aufl. Göttingen: Hogrefe Verl. für Psychologie.

Greenspoon, Joel und Simkins, Lawrence (1968): A Measurement Approach to Psychotherapy. In: The Psychological Record 18 (3), S. 409–423. https://doi.org/10.1007/BF03393789

Greiner, Kurt (2005): Therapie der Wissenschaft. Eine Einführung in die Methodik des konstruktiven Realismus (Culture and Knowledge, 2). Frankfurt am Main, Berlin, Bern u.a.: Lang.

Greiner, Kurt (2007a): Ist die psychoanalytische Neurophorie begründet? Zur epistemologischen Achillesferse der Neuro-Psychoanalyse. In: Psychotherapie Forum 15 (3), S. 134–140. https://doi.org/10.1007/s00729-007-0204-3

Greiner, Kurt (2007b): Psychoanalytik als Wissenschaft des 21. Jahrhunderts. Ein konstruktivistischer Blick auf Struktur und Reflexionspotential einer polymorphen Kontextualisations-Technik (Culture and Knowledge, 6). Frankfurt am Main, Berlin, Bern, Wien: Lang.

Greiner, Kurt (2008): Intrapsychotherapeutische Transkontextualisation: Konturen einer innovativen psychotherapieforschung im Zeichen des epistemologischen Dialogs. In: Psychotherapie Forum 16 (3), S. 121–127. https://doi.org/10.1007/s00729-008-0236-3

Greiner, Kurt (2009): Einführung ins dialogexperimentelle Forschen im Therapieschulendialog (TSD). In: Kurt Greiner, Martin Jandl und Otto Paschinger (Hg.): Programmatik und Praxis im Therapieschulendialog (TSD). Erste Beiträge zur dialogexperimentellen Theorien-Integration in der Psychotherapiewissenschaft. Wien: Sigmund-Freud-Universitäts-Verlag, S. 11–36.

Greiner, Kurt (2011): Integrationsprogramm Therapieschulendialog (TSD). Entwicklung einer textanalytischen Grundlagenforschung in der Psychotherapiewissenschaft. Frankfurt am Main, Berlin, Bern, Wien: Lang.

Greiner, Kurt (2012): Standardisierter Therapieschulendialog (TSD). Therapieschulen-interdisziplinäre Grundlagenforschung an der Sigmund-Freud-Privatuniversität Wien/Paris (SFU). Wien: Sigmund-Freud-Universitäts-Verlag.

Greiner, Kurt (2013a): Intertherapeutischer Bild-Prozess (ITBP). Eine transfermeneutische Forschungstechnik der Psychotherapiewissenschaft. Intertherapeutic Picture-Process (ITPP). A transfermeneutic research tool of Psychotherapy Science. In: SFU Forschungsbulletin 1, S. 40–54. https://doi.org/10.15135/2013.1.1.40-54

Greiner, Kurt (2013b): Methodenfahrplan Inter-Therapeutik (ITK). Transfermeneutische Psychotherapiewissenschaft an der SFU Wien. Wien: Sigmund-Freud-Universitäts-Verlag.

Greiner, Kurt (2014): Interdisziplinäres Psycho-Text-Puzzle (P-T-P) am Beispiel Psychoanalyse kombiniert mit Wissenschaftstheorie. Eine experimentalhermeneutische Modellreflexion. In: SFU Forschungsbulletin 2, S. 1–15. https://doi.org/10.15135/ 2014.2.2.1-15

Greiner, Kurt (2015a): Akademische Psychotherapie. In: Kurt Greiner und Martin J. Jandl (Hg.): Bizarrosophie. Radikalkreatives Forschen im Dienste der akademischen Psychotherapie (Libri nigri, 48). Nordhausen: Verlag Traugott Bautz, S. 11–34.

Greiner, Kurt (2015b): Das Psycho-Bild-Spiel (PBS). Skizze eines imaginativhermeneutischen Technikkonzepts. In: SFU Forschungsbulletin 3, S. 1–5. https://doi.org/10.15135/2015.3.2.1-5

Greiner, Kurt (2016): Curriculum Vitae. URL: https://www.sfu.ac.at/wp-content/uploads/ CV_Kurt_Greiner_9.2016.pdf, Stand: 04.12.2022.

Greiner, Kurt (2017): Wie man Poppers philosophischen Knüppel in einen Blumenstrauss für die Psychoanalyse verwandelt. Ein psychotherapiewissenschaftstheoretischer Essay. In: Psychotherapie-Wissenschaft 7 (2), S. 77–83.

Greiner, Kurt (2018a): Kurt G. Pichlbaum. Marjorie-Wiki. URL: https://marjorie-wiki.de/wiki/ Kurt_G._Pichlbaum, Stand: 04.12.2022.

Greiner, Kurt (2018b): Therapieschulenforschung an der SFU Wien. Eine Programmrekonstruktion anlässlich des 10-Jahre-Jubiläums. In: SFU Forschungsbulletin 5, S. 1–8. https://doi.org/ 10.15135/2018.6.2.1-8

Greiner, Kurt (2019): Psychotherapieforschung, hg. von Rosmarie Barwinski und Mario Schlegel. In: Psychotherapie-Wissenschaft 9 (2), S. 20–28. https://doi.org/10.30820/1664-9583-2019-2-20

Greiner, Kurt (2020a): Experimentelle Psychotherapiewissenschaft. Das Methodenprogramm der Wiener Therapieschulenforschung. Berlin: Parodos Verlag.

Greiner, Kurt (2020b): Was ist Psychotherapiewissenschaft? Sigmund-Freud-Privatuniversität. Wien.

Greiner, Kurt (2021): Theorie-Bild-Analyse (TBA). Skizze eines Reflexionsinstruments zur Intensivierung der fachspezifischen Theoriesicherheit in der Psychotherapie. In: SFU Forschungsbulletin 9 (2), S. 72–77.

Greiner, Kurt (2022): Wieso Wirksamkeitsstudien nichts über den Wissenschaftlichkeitsstatus von Psychotherapiemodalitäten aussagen können. In: SFU Forschungsbulletin 9, S. 86–90. https://doi.org/10.15135/2022.10.1.86-90

Greiner, Kurt und Jandl, Martin (2010): Novum Therapieschulendialog (TSD): Methodologische Prinzipien einer theorien-integrativen Psychotherapiewissenschaft. In: Kurt Greiner, Martin Jandl und Friedrich G. Wallner (Hg.): Aus dem Umfeld des konstruktiven Realismus. Studien zu Psychotherapiewissenschaft, Neurokritik und Philosophie (Culture and Knowledge, 14). Frankfurt am Main, Berlin, Bern u.a.: Lang, S. 15–41.

Greiner, Kurt und Jandl, Martin (Hg.) (2012): Das Psycho-Text-Puzzle und andere Beiträge zu Psychotherapiewissenschaft und Philosophie. Wien: Sigmund-Freud-Privatuniversitäts-Verlag.

Greiner, Kurt; Jandl, Martin (2022): Institut für Hermeneutische Therapieschulenforschung und Therapieschulendialog. Sigmund-Freud-Privatuniversität. URL: https://ptw.sfu.ac.at/de/ fakultaet/institute/hermeneutische-therapieschulenforschung-therapieschulendialog/, Stand: 07.11.2022.

Greiner, Kurt; Jandl, Martin und Burda, Gerhard (Hg.) (2013): Der Psycho-Bild-Prozess und andere Beiträge zu Psychotherapiewissenschaft und Philosophie. Wien: Sigmund-Freud-Universitäts-Verlag.

Greiner, Kurt und Jandl, Martin J. (Hg.) (2015): Bizarrosophie. Radikalkreatives Forschen im Dienste der akademischen Psychotherapie (Libri nigri, 48). Nordhausen: Verlag Traugott Bautz.

Greiner, Kurt; Wallner, Friedrich G. und Gostentschnig, Martin (Hg.) (2006): Verfremdung – Strangification. Multidisziplinäre Beispiele der Anwendung und Fruchtbarkeit einer epistemologischen Methode (Culture and Knowledge, 5). Frankfurt am Main: Lang.

Grimm, Jacob und Grimm, Wilhelm (2021): Gedächtnis. URL: https://www.woerterbuchnetz.de/ DWB?lemid=G03250.

Grünbaum, Adolf (1991): Eine zusammenfassende Darstellung von Die Grundlagen der Psychoanalyse: Eine philosophische Kritik. In: Adolf Grünbaum (Hg.): Kritische Betrachtungen zur Psychoanalyse. Adolf Grünbaums „Grundlagen" in der Diskussion. Berlin, Heidelberg: Springer, S. 3–34.

Habermas, Jürgen (2001): Erkenntnis und Interesse. Mit einem neuen Nachwort. 13. Aufl. (Suhrkamp-Taschenbuch Wissenschaft, 1). Frankfurt am Main: Suhrkamp.

Heinze, Thomas (2012): Netzwerke der Wissenschaft. In: Sabine Maasen, Mario Kaiser, Martin Reinhart und Barbara Sutter (Hg.): Handbuch Wissenschaftssoziologie. Wiesbaden: Springer Fachmedien, S. 191–201.

Hoffmann, Sven Olaf und Schüßler, Gerhard (1999): Wie einheitlich ist die psychodynamisch/psychoanalytisch-orientierte Psychotherapie? In: Psychotherapeut 44 (6), S. 367–373. https://doi.org/10.1007/s002780050192

Homer: Die Ilias, hrsg. und übers. von Joseph S. Zauber, URL: https://www.gottwein.de/Grie/ hom/il23.php Stand: 11.06.2021.

Hübner, Arthur H. (1914): Lehrbuch der forensischen Psychiatrie. Bonn: Marcus & Weber.

Internationale Psychoanalytische Universität Berlin (2022): MA Psychologie – Klinische Psychologie und Psychotherapie. URL: https://www.ipu-berlin.de/studium/ma-psychologie-klinische -psychologie-und-psychotherapie/, Stand: 26.10.2022.

Itten, Theodor (2015a): Editorial. Psychotherapiewissenschaft. In: Psychotherapie-Wissenschaft 5 (1), S. 2–3.

Itten, Theodor (2015b): Psychotherapiewissenschaft. In: Psychotherapie-Wissenschaft 5 (1), S. 2–3.

Itten, Theodor (2015c): Psychotherapiewissenschaft: Hamburger Gesprächsrunde zum Thema „Psychotherapie auf dem Weg zu einer eigenständigen Wissenschaft?“. In: Psychotherapie-Wissenschaft 5 (1), S. 84–93.

Jacob, Gitta; Brakemeier, Eva-Lotta (2014): Schulenübergreifende Ansätze in der Psychotherapie – State of the Art. In: Zeitschrift für Klinische Psychologie und Psychotherapie 43 (4), S. 231–232. https://doi.org/10.1026/1616-3443/a000277

Jandl, Martin (2020): Beginnt die Eule der Minerva erst mit der einbrechenden Dunkelheit ihren Flug? Konturen einer psychotherapiewissenschaftlichen Philosophie. In: Alfred Pritz, Jutta Fiegl, Heinz Laubreuter und Bernd Rieken (Hg.): Universitäres Psychotherapiestudium. Das Modell der Sigmund Freud Privatuniversität. Lengerich: Pabst Science, S. 147–168.

Jensen, Uffa (2012): Neuere Forschungen zur Geschichte der Psychoanalyse. In: Archiv für Sozialgeschichte 52, S. 765–800.

Jokl, Robert Hans (1927): Diskussion der „Laienanalyse“. In: Internationale Zeitschrift für Psychoanalyse 13 (2), S. 230–232.

Jones, Ernest (1927): Diskussion der „Laienanalyse“. In: Internationale Zeitschrift für Psychoanalyse 13 (2), S. 171–192.

Justus-Liebig-Universität Gießen (2022): Spezielle Ordnung für den Masterstudiengang „Psychotherapie mit Schwerpunkt Klinische Psychologie und Psychotherapie“. Anlage 2: Modulbeschreibungen, Stand: 26.10.2022.

Kaiser, Erwin (1995a): Der psychotherapeutische Weltgeist zu Bern: Klaus Grawe et al. In: Psyche 49 (5), S. 493–507.

Kaiser, Erwin (1995b): Quantitative Psychotherapieforschung. Modernes Paradigma oder Potemkinsches Dorf? In: Erwin Kaiser (Hg.): Psychoanalytisches Wissen. Beiträge zur Forschungsmethodik. Opladen: Westdt. Verl., S. 138–157.

Kazdin, Alan E. (1978): History of behavior modification. Experimental foundations of contemporary research (Series of Historical Monographs). Baltimore: University Park Pr.

Kesselring, Thomas (2015): Psychotherapie zwischen Wissenschaft und Philosophie. In: Psychotherapie-Wissenschaft 5 (1), S. 51–58.

Kirchhoff, Christine; Scharbert, Gerhard; Berz, Peter und Freud, Sigmund (2012): Freuds Referenzen. Tagung am Zentrum für Literatur- und Kulturforschung Berlin, August 2008 (LiteraturForschung, 15). Berlin: Kulturverl. Kadmos.

Klotter, Christoph und Legewie, Heiner (1993): Alternativen der Psychotherapieforschung. In: Journal für Psychologie 1 (2), S. 61–65.

Kluge, Friedrich; Seebold, Elmar und Bürgisser, Max (1989): Etymologisches Wörterbuch der deutschen Sprache. 22. Aufl. Berlin: de Gruyter.

Köbler, Gerhard (1993): Wörterbuch des althochdeutschen Sprachschatzes. Paderborn, Wien u.a.: Schöningh.

Köhlke, Hans-Ulrich (1992): Aktuelle verhaltenstherapeutische Standardprogramme: Moderner Rückschritt in die Symptomtherapie?! In: Verhaltenstherapie 2 (3), S. 256–262.

Köhlke, Hans-Ulrich (1993): Replik auf Arendts Leserbrief. In: Verhaltenstherapie 3 (1), S. 45–49.

Köhlke, Hans-Ulrich und Kuhr, Armin (1993): Standard-Symptom-Therapie versus hintergrundorientierte Verhaltenstherapie. Vorgeschichte und Fortsetzung einer aktuellen Kontroverse zwischen wissenschaftlicher Therapievorstellung und „renitenter“ Praxiswirklichkeit. In: Verhaltenstherapie und psychosoziale Praxis 25, S. 229–246.

Kohut, Heinz (1979): Die Heilung des Selbst. Erste Auflage (Literatur der Psychoanalyse). Frankfurt am Main: Suhrkamp Verlag.

Kriz, Jürgen (2000): Perspektiven zur „Wissenschaftlichkeit“ von Psychotherapie. In: Matthias Hermer (Hg.): Psychotherapeutische Perspektiven am Beginn des 21. Jahrhunderts (Forum für Verhaltenstherapie und psychosoziale Praxis, 43). Tübingen: DGVT-Verl., S. 43–66.

Kriz, Jürgen (2004): Methodologische Aspekte von „Wissenschaftlichkeit“ in der Psychotherapieforschung. In: Psychotherapie und Sozialwissenschaft: Zeitschrift für Qualitative Forschung und klinische Praxis 6 (1), S. 6–31.

Kriz, Jürgen (2008): Vermessene Wissenschaftlichkeit. Kritische Aspekte und bedenkliche Tendenzen des Methodenpapiers. In: Psychotherapeutenjournal 7 (2), S. 117–119.

Kriz, Jürgen (2011): Wissenschaftliche Grundlagen: Denkmodelle. In: Wolfgang Senf, Michael Broda, Wolfgang Senf und Michael Broda (Hg.): Praxis der Psychotherapie. Stuttgart: Georg Thieme Verlag.

Kriz, Jürgen (2019): Psychotherapieforschung, hg. von Rosmarie Barwinski und Mario Schlegel. In: Psychotherapie-Wissenschaft 9 (2), S. 42–50. https://doi.org/10.30820/1664-9583-2019-2-42

Kurthen, Martin (1989): Noch einmal: Ist die Psychoanalyse eine Wissenschaft? Fundamentalismus und Kohärentismus als „Wissenschaftstheorien der Psychoanalyse“. In: Zeitschrift für Psychosomatische Medizin und Psychoanalyse 35 (3), S. 241–255.

Landis, Carney (1937): A Statistical Evaluation of Psychotherapeutic Methods. In: Leland E. Hinsie (Hg.): Concepts and problems of psychotherapy. New York: Columbia University Press, S. 155–169.

Laubreuter, Heinz (2012): About psychotherapy science. In: Kairos 6 (1–2), S. 12–19.

Laubreuter, Heinz (2020): Studium der Psychotherapiewissenschaft an der SFU. In: Alfred Pritz, Jutta Fiegl, Heinz Laubreuter und Bernd Rieken (Hg.): Universitäres Psychotherapiestudium. Das Modell der Sigmund Freud Privatuniversität. Lengerich: Pabst Science Publishers, S. 29–36.

Leitner, Anton; Koschier, Alexandra; Hintenberger, Gerhard und Pieh, Christoph (2015): Psychotherapie auf dem Weg zur Akademisierung? In: Psychotherapie-Wissenschaft 5 (1), S. 77–82.

Llewelyn, Susan; Macdonald, James und Aafjes-van Doorn, Katie (2016): Process-outcome studies. In: John C. Norcross, Gary R. VandenBos, Donald K. Freedheim und Bunmi O. Olatunji (Hg.): APA handbook of clinical psychology: Theory and research (Vol. 2). Washington: American Psychological Association, S. 451–463.

Lorenzer, Alfred (1973): Sprachzerstörung und Rekonstruktion. Vorarbeiten zu einer Metatheorie der Psychoanalyse (Literatur der Psychoanalyse). Frankfurt am Main: Suhrkamp.

Löwenfeld, Leopold (1897): Lehrbuch der gesammten Psychotherapie. Mit einer einleitenden Darstellung der Hauptthatsachen der medicinischen Psychologie. Wiesbaden: Bergmann.

Luborsky, Lester (1954): A note on Eysenck's article „The effects of psychotherapy: An evaluation“. In: British Journal of Psychology 45, S. 129–131.

Luborsky, Lester; Singer, Barton und Luborsky, Lise (1975): Comparative studies of psychotherapies. Is it true that „everyone has won and all must have prizes“? In: Archives of General Psychiatry 32 (8), S. 995–1008. https://doi.org/10.1001/archpsyc.1975.01760260059004

Maaz, Hans-Joachim (2011): Zur Geschichte der Psychotherapie in der DDR. In: European Journal of Mental Health 6 (2), S. 213–238. https://doi.org/10.5708/EJMH.6.2011.2.6

Mach, Ernst (1926): Erkenntnis und Irrtum. Skizzen zur Psychologie der Forschung. 5., mit der 4. übereinstimmende Aufl. Leipzig: Barth.

Marcel, Gabriel (1985): Leibliche Begegnung. URL: https://www.fpi-publikation.de/ downloads/?doc=polyloge_marcel-leibliche-begegnung-polyloge-15-2013.pdf, Stand: 16.11.2022.

Margraf, Jürgen und Schneider, Silvia (Hg.) (2018): Grundlagen, Diagnostik, Verfahren und Rahmenbedingungen psychologischer Therapie. 4., vollst. überarb. und aktual. Aufl. (Lehrbuch der Verhaltenstherapie, 1). Berlin: Springer.

Medical School Berlin (2022): Prof. Dr. Jana Volkert. URL: https://www.medicalschool-berlin.de/hochschule/unser-team/team-fakultaet-naturwissenschaften/professoren/prof-dr-jana-volkert/, Stand: 26.10.2022.

Medical School Hamburg (2022): Bachelorstudiengang Fakultät Humanwissenschaften (Universität). URL: https://www.medicalschool-hamburg.de/studiengaenge/fakultaet-humanwissenschaften-universitaet/bachelorstudiengaenge/, Stand: 25.10.2022.

Medizinische Universität Wien (2022a): Curriculum für den Universitätslehrgang „Psychotherapie: Verhaltenstherapie“. URL: https://www.meduniwien.ac.at/web/fileadmin/content/serviceeinrichtungen/rechtsabteilung/mitteilungsblaetter_2021-22/9_Mitteilungsblatt_14122021_Curriculum_ULG_Psychotherapie_Verhaltenstherapie.pdf, Stand: 28.10.2022.

Medizinische Universität Wien (2022b): Psychoanalytische/ Psychodynamische Methoden (ULG-PPPM). URL: https://www.meduniwien.ac.at/web/studium-weiterbildung/universitaere-weiterbildung/alle-lehrgaenge-und-kurse/psychoanalytische-psychodynamische-methoden/, Stand: 28.10.2022.

Meehl, Paul E. (1955): Psychotherapy. In: Annual Review of Psychology 6, S. 357–378. https://doi.org/10.1146/annurev.ps.06.020155.002041

Meinertz, Josef (1939): Psychotherapie – eine Wissenschaft! Untersuchung über die Wissenschaftsstruktur der Grundlagen seelischer Krankenbehandlg. Berlin: Springer.

Merleau-Ponty, Maurice (1945): Phénoménologie de la perception. Paris: Gallimard.

Mertens, Wolfgang (1994a): Psychoanalyse auf dem Prüfstand? Eine Erwiderung auf die Meta-Analyse von Klaus Grawe (Quintessenz-Bibliothek der Psychoanalyse). Berlin: Quintessenz.

Mertens, Wolfgang (1994b): Psychoanalyse auf dem Prüfstand? Zur empirisch verkleideten Berufspolitik von Klaus Grawe. In: Zeitschrift für Psychosomatische Medizin und Psychoanalyse 40 (4), S. 353–367.

Meyers Großes Konversations-Lexikon. Ein Nachschlagewerk des allgemeinen Wissens. Zwanzigster Band. Weda bis Zz (1908). 6., gänzl. neubearb. u. verm. Aufl., Neuer Abdr. Leipzig: Bibliograph. Inst.

Müller-Braunschweig, Carl (1927): Diskussion der „Laienanalyse“. In: Internationale Zeitschrift für Psychoanalyse 13 (2), S. 223–230.

Nachmansohn, Max (1928): Die wissenschaftlichen Grundlagen der Psychoanalyse Freuds. Darstellung und Kritik (Abhandlungen aus der Neurologie, Psychiatrie, Psychologie und ihren Grenzgebieten, 45). Berlin: Karger.

Nachmansohn, Max (1933): Die Hauptströmungen der Psychotherapie der Gegenwart. Zürich, Leipzig, Stuttgart: Rascher.

Nauenheim, Stefan (2022): Zur Bedeutung qualitativ-empirischer Forschung in der Psychologie und Psychotherapiewissenschaft. In: Zeitschrift für Individualpsychologie 47 (2), S. 185–188. https://doi.org/10.13109/zind.2022.47.2.185

Norcross, John C. (1990): An eclectic definition of psychotherapy. In: Jeffrey K. Zeig und Michael Munion (Hg.): What is psychotherapy? Contemporary perspectives. San Francisco: Jossey-Bass Publishers, S. 218–220.

Online Etymology Dictionary (2021a): Approach. URL: https://www.etymonline.com/word/approach, Stand: 13.06.2021.

Online Etymology Dictionary (2021b): Research. URL: https://www.etymonline.com/word/research, Stand: 12.06.2021.

Online Etymology Dictionary (2021c): Science (n.). URL: https://www.etymonline.com/word/science, Stand: 12.06.2021.

Parfy, Erwin (1995): Wissenschaftstheoretische Grundlagen der Psychotherapie. In: Psychotherapie Forum 3 (1), S. 43–47.

Parfy, Erwin (1996): Die Integration von psychotherapeutischen Theorien unterschiedlicher Schulen. In: Psychotherapie Forum 4 (2), S. 84–99.

Pawlowsky, Gerhard (2004): Zur Entwicklung der Psychotherapie in Osterreich. In: Gerda Mehta (Hg.): Die Praxis der Psychologie. Ein Karriereplaner. Wien: Springer, S. 167–174.

Perner, Achim (1997): Nach 100 Jahren: Ist die Psychoanalyse eine Wissenschaft? In: André Michels (Hg.): Psychoanalyse nach 100 Jahren. Zehn Versuche, eine kritische Bilanz zu ziehen. München: Reinhardt, S. 226–256.

Perrez, Meinrad (1972): Ist die Psychoanalyse eine Wissenschaft? Bern, Stuttgart, Wien: Huber.

Perrez, Meinrad (1998): Wissenschaftstheoretische Grundlagen der klinisch-psychologischen Intervention. In: Urs Baumann und Meinrad Perrez (Hg.): Lehrbuch klinische Psychologie – Psychotherapie. 2., vollst. überarb. Aufl. Bern, Göttingen: Huber, S. 46–62.

Petry, Xenia (2016): Zur Geltung von Erkenntnissen in der Psychotherapieforschung. In: Psychotherapie-Wissenschaft 6 (1), S. 17–28.

Petzold, Hilarion (1974): Psychotherapie & Körperdynamik. Verfahren psycho-physischer Bewegungs- und Körpertherapie. Paderborn: Junfermann.

Petzold, Hilarion (1985p): Gestalttherapie – Fragen, Wege und Horizonte – abschließende Überlegungen zur ersten deutschen Tagung für Gestalttherapie. URL: https://www.fpi-publikation.de/downloads/?doc=petzold-1985p-2019-gestalttherapie-fragen-wege-horizonte-erste-deutsche-tagung-polyloge-09-2019_.pdf, Stand: 15.11.2022.

Petzold, Hilarion (1993a): Das „neue“ Integrationsparadigma in Psychotherapie und klinischer Psychologie und die „Schulen des Integrierens“ in einer „pluralen therapeutischen Kultur“. In: Hilarion Petzold (Hg.): Integrative Therapie, Bd. 2. Paderborn: Junfermann, S. 927–1040.

Petzold, Hilarion (1993b): Die Bedeutung der Charta für die Zukunft der Psychotherapie und deren Auswirkungen in Europa. Vortrag zur Unterzeichnung der Charta am 10.03.1993. In: Psychotherapie Forum 2 (1), S. 17–19.

Petzold, Hilarion (1993c): Integrative Therapie. Paderborn: Junfermann.

Petzold, Hilarion (1993h): Grundorientierungen, Verfahren, Methoden. Berufspolitische, konzeptuelle und praxeologische Anmerkungen zu Strukturfragen des psychotherapeutischen Feldes und psychotherapeutischer Verfahren aus integrativer Perspektive. In: Integrative Therapie 4 (4), S. 341–379.

Petzold, Hilarion (1994j): Einführung. Entwicklungsorientierte Psychotherapie – ein neues Paradigma. In: Hilarion Petzold (Hg.): Die Kraft liebevoller Blicke. Säuglingsbeobachtungen revolutionieren die Psychotherapie (Innovative Psychotherapie und Humanwissenschaften, 56). Paderborn: Junfermann, S. 13–24.

Petzold, Hilarion (1995): Unterwegs zu einer allgemeinen Psychotherapiewissenschaft: „Integrative Therapie“ und ihre Heuristik der „14 healing factors“ – theoriegeschichtliche, persönliche und konzeptuelle Perspektiven und Materialien. Überarbeitete und ergänzte Fassung eines Vortrages auf dem Symposion der Rheinischen Landesklinik in Düren, 10.09.1994. In: Norbert Weissig, Hilarion Petzold und Peter Summa-Lehmann (Hg.): Differenzierung und Integration. Auf dem Weg zu einer methodenübergreifenden Psychotherapie in der Psychiatrie. Köln: Lehmann, S. 6–83.

Petzold, Hilarion (1996h): Integrative Therapie und/oder Gestalttherapie. Probleme und Entwicklungen im „neuen Integrationsparadigma“. In: Gestalt 27 (1), S. 19–52. URL: https://www.fpi-publikation.de/downloads/?doc=textarchiv-petzold_petzold-1996h-integrative-therapie-und-oder-gestalttherapie-probleme-neues-integrationsparadigma.pdf, Stand: 12.11.2022.

Petzold, Hilarion (1999p): Psychotherapie der Zukunft. Reflexionen zur Zukunft und Kultur einer korrespondierenden und evidenzbasierten Humantherapie. In: Integrative Therapie 4 (4), S. 338–393.

Petzold, Hilarion (2001): Integrative Therapy in a Nutshell – Integrative Therapie Kompakt. „Integrative Therapy“: History, Development and Concepts of an Innovative Approach to „Biopsychosocial“. Psychotherapy and Body Oriented Intervention. URL: https://www.fpi-publikation.de/downloads/?doc=polyloge_petzold_nutshell_polyloge_01_2001.pdf, Stand: 11.11.2022.

Petzold, Hilarion (2001n): Zukunftsorientierung, Transgression. Nachgedanken zu „Gestalt, Integration und Gesundheit“. In: Gestalt 41, S. 49–80. URL: https://www.fpi-publikation.de/downloads/?doc=textarchiv-petzold_petzold-2001n-zukunftsorientierung-transgression-nachgedanken-zu-gestalt-integration-gesundheit.pdf.

Petzold, Hilarion (2003e): Integrative Therapie als „angewandte Anthropologie“ in einer „transversalen Moderne“ Menschenbild und Praxeologie. URL: https://www.fpi-publikation.de/downloads/?doc=polyloge_petzold_integrative_therapie_anthropologie_menschenbild_und_praxeologie-polyloge-02-2011_update_2006k.pdf, Stand: 16.11.2022.

Petzold, Hilarion (2005p): „Vernetzendes Denken“. Die Bedeutung der Philosophie des Differenz- und Integrationsdenkens für die Integrative Therapie. In memoriam Paul Ricœur 27.2.1913 – 20.5.2005. URL: https://www.fpi-publikation.de/downloads/?doc=polyloge_petz

old-2005p-vernetzendes-denken-philosophie-differenz-integrationsdenken-ricur-polyloge-10-2013.pdf, Stand: 16.11.2022.

Petzold, Hilarion (2005r): Integrative Therapie – neue Wege einer Humantherapie in der Lebensspanne. Das „erweiterte" biopsychosoziale und entwicklungszentrierte Modell moderner Psychotherapie. URL: https://www.fpi-publikation.de/polyloge/04-2010-petzold-h-g-2005r-updating-2010-integrative-therapie-neue-wege-einer-humantherapie/, Stand: 12.11.2022.

Petzold, Hilarion (2005x): Editorial. Übergänge und Identität, Wandlungen im Feld. Ein Rückblick auf 30 Jahre der Zeitschrift „Integrative Therapie" als angewandter „Tree of Science". In: Integrative Therapie 31 (4), S. 348–372.

Petzold, Hilarion (2006q): Auf dem Wege zu einer „Allgemeinen Psychotherapie" und zur „Neuropsychotherapie". Zum 1. Todestag von Klaus Grawe. In: Psychologische Medizin 17 (2), S. 37–45.

Petzold, Hilarion (2012c): Psychotherapie – Arbeitsbündnis oder „Sprache der Zärtlichkeit" und gelebte Konvivialität? Intersubjektive Nahraumbeziehungen als Prozesse affilialer „Angrenzung" statt abgrenzender „Arbeitsbeziehungen". URL: https://www.fpi-publikation.de/ downloads/?doc=textarchiv-petzold_petzold-2012c-psychotherapie-arbeitsbuendnis-sprache-der-zaertlichkeit-gelebte-konvivialitaet.pdf, Stand: 16.11.2022.

Petzold, Hilarion (2012f): „Unterwegs" zu handlungsleitenden Menschenbildern – Interdisziplinäre Perspektiven und die Modelle der Therapieschulen. In: Hilarion Petzold (Hg.): Die Menschenbilder in der Psychotherapie. Interdisziplinäre Perspektiven und die Modelle der Therapieschulen (Vergleichende Psychotherapie, Methodenintegration, Therapieinnovation). Wien: Krammer, S. 15–40.

Petzold, Hilarion (2016j): Intersubjektive Hermeneutik und Metahermeneutik und die „komplexe Achtsamkeit" der Integrativen Therapie. In: Zeitschrift für Integrative Gestaltpädagogik und Seelsorge 21 (81), S. 51–53. URL: https://www.fpi-publikation.de/ downloads/?doc=textarchiv-petzold_petzold-2016j-intersubjektive-hermeneutik-metahermeneutik-komplexe-achtsamkeit-integrative-therapie.pdf, Stand: 16.11.2022.

Petzold, Hilarion (2017f): Intersubjektive, „konnektivierende Hermeneutik", Transversale Metahermeneutik, „multiple Resonanzen" und die „komplexe Achtsamkeit" der Integrativen Therapie und Kulturarbeit. URL: https://www.fpi-publikation.de/downloads/?doc=polyloge _petzold-2017f-konnektivierende-hermeneutik-multiple-resonanzen-komplexe-achtsamkeit-polylog-19-2017.pdf, Stand: 15.11.2022.

Petzold, Hilarion; Orth, Ilse und Sieper, Johanna (2014d): Einflussfaktoren und Heilprozesse im Entwicklungsgeschehen. Belastungs-, Schutz- und Resilienzfaktoren – Die 17 Wirk- und Heilfaktoren in den Prozessen der Integrativen Therapie. URL: https://www.fpi-publikation.de/downloads/?doc=petzold-orth-sieper-2014d-14-plus-3-einflussfaktoren-belastung-schutz-resilienz-integrative-therapie.pdf, Stand: 12.11.2022.

Petzold, Hilarion; Sieper, Johanna und Orth, Ilse (2019c): Transversale Zukunft und Zukunftssicherung. Leitidee für eine moderne Psychotherapie und Supervision, Kernkonzept Integrativer Humantherapie und prospektiver Kulturarbeit. URL: https://www.fpi-publikation.de/down loads/?doc=petzold-sieper-orth-2019c-2022-transversale-vernunft-zukunftssicherung-moderne-psychotherapie-polyl-10-2022.pdf, Stand: 16.11.2022.

Pfister, Oskar (1912): Anwendungen der Psychanalyse in der Pädagogik und Seelsorge. In: Imago 1 (1), S. 56–82.

Philipps-Universität Marburg (2022): Modulhandbuch für den Studiengang Psychologie – Klinische Psychologie und Psychotherapie, M.Sc. der Philipps-Universität Marburg. URL: https://www.uni-marburg.de/de/fb04/studium/informationen/modulhandbuch-m-sc-psychologie_klin-fbr0721_akt.pdf, Stand: 26.10.2022.

Popper, Karl R. (2009): Vermutungen und Widerlegungen. Das Wachstum der wissenschaftlichen Erkenntnis. 2. Aufl. Hg. v. Herbert Keuth. Tübingen: Mohr Siebeck.

Pota, Laszlo A. (2019): Historie bzw. Entwicklungen des Psychotherapeutengesetzes. Berufsverband Deutscher Psychologinnen und Psychologen e.V. URL: https://www.bdp-verband.de/aktuelles/2019/10/historie-bzw.-entwicklungen-des-psychotherapeutengesetzes.html, Stand: 07.07.2022.

Prioleau, Leslie; Murdock, Martha und Brody, Nathan (1983): An analysis of psychotherapy versus placebo studies. In: Behavioral and Brain Sciences 6 (2), S. 275–285. https://doi.org/10.1017/ s0140525x00015867

Pritz, Alfred (1996): Vorwort. In: Alfred Pritz (Hg.): Psychotherapie – eine neue Wissenschaft vom Menschen. Wien: Springer, S. 3–4.

Pritz, Alfred (2020): Die Entstehung der Psychotherapiewissenschaft. In: Alfred Pritz, Jutta Fiegl, Heinz Laubreuter und Bernd Rieken (Hg.): Universitäres Psychotherapiestudium. Das Modell der Sigmund Freud Privatuniversität. Lengerich: Pabst Science Publishers, S. 15–28.

Pritz, Alfred; Fiegl, Jutta; Laubreuter, Heinz und Rieken, Bernd (Hg.) (2020): Universitäres Psychotherapiestudium. Das Modell der Sigmund Freud Privatuniversität. Lengerich: Pabst Science Publishers.

Pritz, Alfred und Petzold, Hilarion (Hg.) (1992): Der Krankheitsbegriff in der modernen Psychotherapie (Vergleichende Psychotherapie, 9). Paderborn: Junfermann.

Pritz, Alfred und Teufelhart, Heinz (1996): Psychotherapie – Wissenschaft vom Subjektiven. In: Alfred Pritz (Hg.): Psychotherapie – eine neue Wissenschaft vom Menschen. Wien: Springer, S. 1–18.

Psychologische Hochschule Berlin (2022): M.Sc. Psychologie: Klinische Psychologie und Psychotherapie. URL: https://www.psychologische-hochschule.de/studium-ausbildung/studien-und-ausbildungsangebot/master-klinische-psychologie-und-psychotherapie/, Stand: 26.10.2022.

Psychotherapie Forum (2009): Supplement. In: Psychotherapie Forum 17 (2), S. 25–45.

Rachman, Stanley (1974): Wirkungen der Psychotherapie. Darmstadt: Steinkopff.

Raile, Paolo (2020a). Kultur- und Sozialklingonologie. Ein ethnographischer Streifzug durch das Star-Trek-Universum. Münster, New York: Waxmann.

Raile, Paolo (2020b). Die Gravitation des Selbstmords. Gravity. In: Martin Poltrum, Bernd Rieken und Otto Teischel (Hg.). Lebensmüde Todestrunken. Suizid, Freitod und Selbstmord in Film und Serie. Wien: Springer, S. 547–561.

Raile, Paolo (2022): Macht und Rivalität in Briefen (Psychotherapiewissenschaft in Forschung, Profession und Kultur, 36). Münster, New York: Waxmann.

Raile, Paolo (2023, i.D.). Eco-Anxiety in Psychotherapiewissenschaft und -Praxis. Münster, New York: Waxmann.

Raile, Paolo und Rieken, Bernd (2021): Eco Anxiety – die Angst vor dem Klimawandel. Psychotherapiewissenschaftliche und ethnologische Zugänge (Psychotherapiewissenschaft in Forschung, Profession und Kultur, 32). Münster, New York: Waxmann.

Reik, Theodor (1927): Diskussion der „Laienanalyse". In: Internationale Zeitschrift für Psychoanalyse 13 (2), S. 220–223.

Reik, Theodor (1929): Neurosentherapie und Religion: Nach einem Diskussionsbeitrag im Technischen Seminar der Wiener Psychoanalytischen Vereinigung im Mai 1928. In: Internationale Zeitschrift für Psychoanalyse 15 (2–3), S. 160–170.

Reiter, Ludwig und Steiner, Egbert (1996): Psychotherapie und Wissenschaft. In: Alfred Pritz (Hg.): Psychotherapie – eine neue Wissenschaft vom Menschen. Wien: Springer, S. 159–204.

Ricœur, Paul (2016): Über Psychoanalyse. Deutsche Erstveröffentlichung (Bibliothek der Psychoanalyse, 1). Gießen: Psychosozial-Verlag.

Rieken, Bernd (2015): Psychotherapie als Studium und Ausbildung: Die Sigmund Freud Privatuniversität Wien. In: Zeitschrift für Individualpsychologie 40 (2), S. 150–165. https://doi.org/10.13109/zind.2015.40.2.150

Rieken, Bernd (2017): Das Analogiedenken als Element einer psychodynamischen Psychotherapiewissenschaft. In: SFU Forschungsbulletin 5 (2), S. 1–11. https://doi.org/10.15135/2017.5.2.1-11

Rieken, Bernd (2020): Psychotherapiewissenschaft – Was ist das? In: Alfred Pritz, Jutta Fiegl, Heinz Laubreuter und Bernd Rieken (Hg.): Universitäres Psychotherapiestudium. Das Modell der Sigmund Freud Privatuniversität. Lengerich: Pabst Science Publishers, S. 85–104.

Rieken, Bernd (2022a): Institut für psychoanalytisch-ethnologische Katastrophenforschung. Sigmund-Freud-Privatuniversität. URL: https://ptw.sfu.ac.at/de/fakultaet/institute/ psychoanalytisch-ethnologische-katastrophenforschung/, Stand: 07.11.2022.

Rieken, Bernd (2022b): Univ.-Prof. DDr. Bernd Rieken. Sigmund-Freud-Privatuniversität. URL: https://www.sfu.ac.at/wp-content/uploads/PTW_Rieken_CV_Publikationsliste_2021.pdf, Stand: 31.10.2022.

Rieken, Bernd und Gelo, Omar Gioacchino (2020): „Die Seele … ist ein weites Land". Überlegungen zur Sonderstellung der Psychotherapiewissenschaft. In: Psychotherapie-Wissenschaft 10 (1), S. 11–16.

Rieken, Bernd; Popp, Reinhold und Raile, Paolo (2021). Eco-Anxiety – Zukunftsangst und Klimawandel. Interdisziplinäre Zugänge. Münster, New York: Waxmann.

Rogers, Carl R. (1957): The necessary and sufficient conditions of therapeutic personality change. In: Journal of Consulting Psychology 21 (2), S. 95–103. https://doi.org/10.1037/h0045357

Rogers, Carl R. (1967): The therapeutic relationship and its impact. A study of psychotherapy with schizophrenics. Madison: University of Wisconsin Press.

Rogers, Carl R. und Dymond, Rosalind F. (1954): Psychotherapy and personality change. Coordinated research studies in the client-centered approach. Chicago: University of Chicago Press.

Rosenzweig, Saul (1936): Some implicit common factors in diverse methods of psychotherapy. In: American Journal of Orthopsychiatry 6 (3), S. 412–415. https://doi.org/10.1111/j.1939-0025.1936.tb05248.x

Rosenzweig, Saul (1954): A transvaluation of psychotherapy. A reply to Hans Eysenck. In: Journal of Abnormal Psychology 49 (2), S. 298–304. https://doi.org/10.1037/h0061172

Rüger, Bernhard (1994): Kritische Anmerkungen zu den statistischen Methoden in Grawe, Donati und Bernauer: „Psychotherapie im Wandel. Von der Konfession zur Profession". In: Zeitschrift für Psychosomatische Medizin und Psychoanalyse 40 (4), S. 368–383.

Sanford, Nevitt (1953): Clinical methods: Psychotherapy. In: Annual Review of Psychology 4, S. 317–342. https://doi.org/10.1146/annurev.ps.04.020153.001533

Sass, Hartmut von (2019): Perspektiven auf die Perspektive. Eine Einleitung. In: Hartmut von Sass (Hg.): Perspektivismus. Neue Beiträge aus der Erkenntnistheorie, Hermeneutik und Ethik. Hamburg: Meiner, S. 9–33.

Schaeffer, Doris (1990): Psychotherapie zwischen Mythologisierung und Entzauberung. Therapeutisches Handeln im Anfangsstadium der Professionalisierung (Beiträge zur sozialwissenschaftlichen Forschung, 119). Opladen: Westdeutscher Verlag.

Schiepek, Günter (1996): Psychotherapie als Wissenschaft? In: Alfred Pritz (Hg.): Psychotherapie – eine neue Wissenschaft vom Menschen. Wien: Springer, S. 205–218.

Schlegel, Mario (2009): Identität, Individualität und Intentionalität als Begründung für die Eigenständigkeit der Psychotherapiewissenschaft. In: Psychotherapie Forum 17 (4), S. 137–144. https://doi.org/10.1007/s00729-009-0297-y

Schmid-Hauser, Erika (2004): Neurowissenschaften und Psychotherapie: Zusammenfassung der wichtigsten Beiträge zur Podiumsdiskussion. In: Psychotherapie Forum 12 (2), S. 110–113. https://doi.org/10.1007/s00729-004-0047-0

Schmidt, Andreas (2008a): Hilarion Petzold (Hrsg.): Psychotherapie & Babyforschung. Band 2: Die Kraft liebevoller Blicke Säuglingsbeobachtungen revolutionieren die Psychotherapie. In: Alfred Pritz (Hg.): Einhundert Meisterwerke der Psychotherapie. Wien: Springer, S. 155–157.

Schmidt, Andreas (2008b): Klaus Grawe / Ruth Donati / Friederike Bernauer: Psychotherapie im Wandel. Von der Konfession zur Profession. In: Alfred Pritz (Hg.): Einhundert Meisterwerke der Psychotherapie. Wien: Springer, S. 81–83.

Schott, Heinz (1984): Mesmer, Braid und Bernheim: Zur Entstehungsgeschichte des Hypnotismus. In: Gesnerus 41 (1/2), S. 33–48. https://doi.org/10.5169/seals-520848

Schülein, Johann August (2016): Die Logik der Psychoanalyse. Eine erkenntnistheoretische Studie (Bibliothek der Psychoanalyse). Gießen: Psychosozial-Verlag.

Schulthess, Peter (2003): Zehn Jahre Schweizer Charta für Psychotherapie. In: Psychotherapie Forum 11 (4), S. 126–129.

Schulthess, Peter (2021): EAP-Positionspapier zur Psychotherapieforschung. In: à jour! Psychotherapie-Berufsentwicklung 7 (1), S. 18–19. https://doi.org/10.30820/2504-5199-2021-1-18

Schweizerische Agentur für Akkreditierung und Qualitätssicherung (2022): Existenzanalystische Psychotherapie, Bern. Fremdevaluation zur Akkreditierung nach PsyG. URL: https://aaq.ch/download/existenzanalytische-psychotherapie-bern-2022/?tmstv=1666857665, Stand: 27.10.2022.

Schweizerische Eidgenossenschaft (30.09.2016): Psychologieberufegesetz. PsyG, vom 30.09.2016. Fundstelle: Fedlex. URL: https://www.fedlex.admin.ch/eli/cc/2012/268/de, Stand: 07.07.2022.

Schweizerischen Konferenz der Ausbildungsinstitutionen für Psychotherapie und der psychotherapeutischen Fachverbände (1991): Charta für die Ausbildung in Psychotherapie. Schweizer Psychotherapeuten-Verband. Zürich.

Shamdasani, Sonu (2005): „Psychotherapy": The invention of a word. In: History of the Human Sciences 18 (1), S. 1–22.

Sieper, Johanna (2005): Petzold, Hilarion. In: Gerhard Stumm (Hg.): Personenlexikon der Psychotherapie. Wien: Springer, S. 368–371.

Sigmund-Freud-Privatuniversität (2014): Curriculum Psychotherapiewissenschaft Bakkalaureat. URL: https://www.sfu.ac.at/wp-content/uploads/Studienplan-PTW-Bakk_ab-WS13_-Feb2014.pdf, Stand: 28.10.2022.

Sigmund-Freud-Privatuniversität (2016): Curriculum Psychotherapiewissenschaft Magister Programm. URL: https://www.sfu.ac.at/wp-content/uploads/PTW-Mag-Curriculum_ab-WS-2016_17.pdf, Stand: 28.10.2022.

Sigmund-Freud-Privatuniversität (2022): Vorlesungsverzeichnis. URL: https://ptw.sfu.ac.at/de/studium/rund-ums-studium/vorlesungsverzeichnis/, Stand: 08.11.2022.

Simkins, Lawrence; Greenspoon, Joel (1969): A Reply to Eysenck. In: The Psychological Record 19 (1), S. 141–142. https://doi.org/10.1007/bf03393840

Simmel, Ernst (1927): Diskussion der „Laienanalyse". In: Internationale Zeitschrift für Psychoanalyse 13 (2), S. 192–203.

Skinner, Burrhus Frederic (1956): Critique of psychoanalytic concepts and theories. In: Herbert Feigl und Michael Scriven (Hg.): The Foundations of science and the concepts of psychology and psychoanalysis. Minneapolis: University of Minnesota Press, S. 77–87.

Slunecko, Thomas (1996a): Einfalt oder Vielfalt in der Psychotherapie. In: Alfred Pritz (Hg.): Psychotherapie – eine neue Wissenschaft vom Menschen. Wien: Springer, S. 293–321.

Slunecko, Thomas (1996b): Wissenschaftstheorie und Psychotherapie. Ein konstruktiv-realistischer Dialog (Cognitive Science, 7). Wien: WUV-Univ.-Verl.

Slunecko, Thomas (1997a): Formen der Begegnung zwischen therapeutischen Schulen. In: Christian Korunka (Hg.): Begegnungen: Psychotherapeutische Schulen im Gespräch. Dialoge der Person Centred Association in Austria (PCA). Wien: Facultas-Univ.-Verl., S. 1–17.

Slunecko, Thomas (1997b): Vom Minimalkonsens zum Maximaldissens. In: Psychotherapie Forum 5 (4), S. 219–232.

Slunecko, Thomas (1999): On harvesting diversities into a dynamic directedness. In: International Journal of Psychotherapy 4 (2), S. 127–144.

Slunecko, Thomas (2008): Von der Konstruktion zur dynamischen Konstitution. Beobachtungen auf der eigenen Spur. 2., überarb. Aufl. Wien: Facultas.

Slunecko, Thomas (2023): Gegen die Akademisierung der Psychotherapie aus dem Geist der Klinischen Psychologie. In: Alexandra Drossos, Wilfried Datler, Elke Gornik und Christian Korunka (Hg.): Akademisierung der Psychotherapie. Aktuelle Entwicklungen, historische Annäherungen und internationale Perspektiven. Wien: Facultas, S. 97–120.

Sponsel, Rudolf (2019): Zeitlich geordnete Geschichte der Psychotherapie, Gesetze und Verordnungen in Deutschland mit einigen geschichtlichen und inhaltlichen Hintergrund-, Rahmen und Begleitdaten aus allgemeiner und integrativer (schulen- und methodenübergreifender) Perspektive. URL: https://www.sgipt.org/berpol/gesptvg0.htm, Stand: 07.07.2022.

Stefan, Robert (2020): Einleitung. In: Robert Stefan (Hg.): Zukunftsentwürfe des Leibes (Integrative Modelle in Psychotherapie, Supervision und Beratung). Wiesbaden: Springer Fachmedien Wiesbaden, S. 1–6.

Stefan, Robert; Edlhaimb-Hrubec, Christiana; Höfner, Claudia und Hanika, Clemens (2020): Allgemeine Vorstellung der Integrativen Therapie. In: ÖAGG Feedback (3–4), S. 9–23.

Stefan, Robert und Petzold, Hilarion (2019): Möglichkeitsräume und Zukunftsentwürfe in den kognitiven Neurowissenschaften – Gesichtspunkte der Integrativen Therapie. URL: https://www.fpi-publikation.de/downloads/?doc=petzold-stefan-2019-moeglichkeitsraeume-zukunftsentwuerfe-kognitive-neurowissenschaften-polyloge-30-2019.pdf, Stand: 12.11.2022.

Steinlechner, Manfred (1996): Psychotherapie – auf dem Weg zu einer Wissenschaft der methodischen Reflexion subjektiver Beschadigungen im Rahmen der sozialen Lebenswelt. In: Alfred Pritz (Hg.): Psychotherapie – eine neue Wissenschaft vom Menschen. Wien: Springer, S. 123–136.

Stekel, Wilhelm (1911): An unsere Leser! In: Zentralblatt für Psychoanalyse 1 (1), S. 1–2.

Stern, Erich (1958): Einleitung. In: Erich Stern (Hg.): Die Psychotherapie in der Gegenwart. Richtungen, Aufgaben, Probleme, Anwendungen (Handbuch der klinischen Psychologie, 2). Zürich: Rascher, S. 1–14.

Stokvis, Berthold (1958): Erfolge der Psychotherapie. In: Erich Stern (Hg.): Die Psychotherapie in der Gegenwart. Richtungen, Aufgaben, Probleme, Anwendungen (Handbuch der klinischen Psychologie, 2). Zürich: Rascher, S. 386–409.

Strotzka, Hans (1994): Psychotherapie und Tiefenpsychologie. Ein Kurzlehrbuch. 3., unveränd. Aufl. Wien: Springer.

Stumm, Gerhard (1988): Zur Geschichte der Psychotherapie in Österreich. In: Elisabeth Jandl-Jager (Hg.): Psychotherapie in Österreich. Eine empirische Analyse der Anwendung von Psychotherapie. Wien: Deuticke, S. 166–169.

Stumm, Gerhard; Pritz, Alfred; Voracek, Martin und Gumhalter, Paul (Hg.) (2007): Wörterbuch der Psychotherapie. Wien: Springer.

Sulz, Serge (2014): Wissenschaftsdiskussion vor Reformdiskussion: Psychotherapie ist mehr als Wissenschaft. In: Serge Sulz (Hg.): Psychotherapie ist mehr als Wissenschaft. Ist hervorragendes Expertentum durch die Reform gefährdet? München: CIP-Medien, S. 186–232.

Sulz, Serge (2015): Psychotherapie ist mehr als Wissenschaft oder: von der Wissenschaft zur Kunst. In: Psychotherapie-Wissenschaft 5 (1), S. 61–74.

Tress, Wolfgang; Hildenbrand, Gerhard; Junkert-Tress, Brigitte und Hartkamp, Norbert (1994): Zum Verhältnis von Forschung und Praxis in der analytischen Psychotherapie. In: Zeitschrift für Psychosomatische Medizin und Psychoanalyse 40 (4), S. 341–352.

Tschuschke, Volker (2005): Die Psychotherapie in Zeiten evidenzbasierter Medizin. Fehlentwicklungen und Korrekturvorschläge. In: Psychotherapeutenjournal 4 (2), S. 106–113.

Tschuschke, Volker (2015): Psychotherapiewissenschaft: Ein Kommentar. In: Psychotherapie-Wissenschaft 5 (1), S. 94–100.

Tuke, Daniel Hack (1872): Illustrations of the influence of the mind upon the body in health and disease, designed to elucidate the action of the imagination. London: J. & A. Churchill.

Universität Basel (2022a): Advanced Studies. URL: https://advancedstudies.unibas.ch/studienangebot/kurse/psychologie-und-psychiatrie-40/1, Stand: 27.10.2022.

Universität Basel (2022b): Prof. Dr. Jens Gaab. URL: https://psychologie.unibas.ch/de/personen/jens-gaab/curriculum-vitae/, Stand: 27.10.2022.

Universität Bielefeld (2022a): „Klinische Psychologie und Psychotherapie" / Master of Science. URL: https://ekvv.uni-bielefeld.de/sinfo/publ/master-as/psychotherapie;jsessionid=70BFBEA567D5E24CDA0CD32FF455F729?m, Stand: 26.10.2022.

Universität Bielefeld (2022b): Modul 27-PT-GruP Grundlagen der Psychotherapie. URL: https://ekvv.uni-bielefeld.de/sinfo/publ/modul/346413056#346413076, Stand: 26.10.2022.

Universität Hildesheim (2022): Gelehrte Psychotherapiemethoden. Hildesheim, 24.10.2022. E-Mail an Paolo Raile.

Universität Innsbruck (2022): Psychotherapeutisches Propädeutikum. URL: https://www.uibk.ac.at/weiterbildung/ulg/propaedeutikum/, Stand: 28.10.2022.

Universität Kassel (2022): Ausführliches Modulhandbuch M.Sc. Klinische Psychologie und Psychotherapie. URL: https://www.uni-kassel.de/uni/index.php?eID=dumpFile&t=f&f=12977&token=6f7734f266aa005a66c80aabc833e34169c5d4b6, Stand: 26.10.2022.

Universität Klagenfurt (2022): Psychotherapeutisches Propädeutikum. URL: https://www.aau.at/universitaetslehrgaenge/psychotherapeutisches-propaedeutikum/, Stand: 28.10.2022.

Universität Salzburg (2022): Universitätslehrgang Psychotherapeutisches Propädeutikum. URL: https://www.propaedeutikum-salzburg.at/, Stand: 28.10.2022.

Universität Wien (2014): Curriculum für den Universitätslehrgang Psychotherapeutisches Fachspezifikum: Individualpsychologie und Selbstpsychologie. URL: https://www. postgraduatecenter.at/fileadmin/user_upload/pgc/1_Weiterbildungsprogramme/Fachspezifikum/Downloads/Mitteilungsblatt-Curriculum.pdf, Stand: 28.10.2022.

Universität Wien (2022): Psychotherapeutisches Propädeutikum. URL: https://www. postgraduatecenter.at/weiterbildungsprogramme/gesundheit-naturwissenschaften/psychotherapeutisches-propaedeutikum/, Stand: 28.10.2022.

Universität Witten/Herdecke (2022): Psychologie mit Schwerpunkt Klinische Psychologie und Psychotherapie (M.Sc.). URL: https://www.uni-wh.de/studium/studiengaenge/klinische-psychologie-psychotherapie-msc/, Stand: 26.10.2022.

Universität Zürich (2022): Klinische Psychologie. URL: https://www.psychologie.uzh.ch/de/bereiche/hea.html, Stand: 27.10.2022.

Vaihinger, Hans (2007): Die Philosophie des Als Ob. System der theoretischen, praktischen und religiösen Fiktionen der Menschheit auf Grund eines idealistischen Positivismus. Reprint (Edition classic). Saarbrücken: VDM Verlag Dr. Müller.

van Deurzen, Emmy und Smith, David (1996): Ist die Psychotherapie eine eigenständige wissenschaftliche Disziplin? In: Alfred Pritz (Hg.): Psychotherapie – eine neue Wissenschaft vom Menschen. Wien: Springer, S. 19–43.

Vorländer, Karl (1919): Geschichte der Philosophie. Band 2. Philosophie der Neuzeit. 5. Aufl., 13.–15. Tsd (Philosophische Bibliothek, 2). Leipzig: Meiner.

Wagner, Elisabeth (1996): Psychotherapie als Wissenschaft in Abgrenzung von der Medizin. In: Alfred Pritz (Hg.): Psychotherapie – eine neue Wissenschaft vom Menschen. Wien: Springer, S. 219–247.

Wälder, Robert (1927): Diskussion der „Laienanalyse". In: Internationale Zeitschrift für Psychoanalyse 13 (3), S. 298–299.

Wallner, Fritz G. (1992): Acht Vorlesungen über den konstruktiven Realismus. 3., überarb. Aufl. (Cognitive science, 1). Wien: WUV-Univ.-Verl.

Wallner, Fritz G. (1996): Eine neue Ontologie für Psychotherapien. Zur Korrektur eines epistemologischen Missverständnisses. In: Alfred Pritz (Hg.): Psychotherapie – eine neue Wissenschaft vom Menschen. Wien: Springer, S. 341–357.

Wallner, Fritz G. (2011): Realität und Wirklichkeit. In: Gerhard Klünger und Fritz G. Wallner (Hg.): Wörterbuch des Konstruktiven Realismus. Aus Vorlesungen, Seminaren und Werken von Friedrich G. Wallner (Culture and Knowledge, 18). Frankfurt am Main: Lang, S. 66–68.

Wampold, Bruce E. und Imel, Zac E. (2018): Die Psychotherapie-Debatte. Was Psychotherapie wirksam macht. Hg. v. Christoph Flückiger. Bern: Hogrefe: Hogrefe.

Watson, John B. (1997): Behaviorism. Somerset: Taylor and Francis.

Watzka, Carlos (2022): Labile Netzwerke und marginale Strukturen? Zur allmählichen Professionalisierung der Psychotherapie in Österreich und ihrer Verselbstständigung gegenüber der Medizin. In: Birgit Nemec, Hans-Georg Hofer, Felicitas Seebacher und Wolfgang Schütz (Hg.): Medizin in Wien nach 1945. Strukturen, Aushandlungsprozesse, Reflexionen (650 Jahre Universität Wien – Aufbruch ins neue Jahrhundert, 6). Göttingen: V & R unipress, Vienna University Press, S. 257–276.

Wirtz, Markus Antonius (2021): Dorsch – Lexikon der Psychologie. Verlag Hans Huber. 20., überarb. Aufl. Bern: Hogrefe AG. URL: https://dorsch.hogrefe.com/stichwort/psyche.

Wissenschaftlicher Beirat Psychotherapie (2000): Gutachten zur Neuropsychologie als wissenschaftliches Psychotherapieverfahren. In: Deutsches Ärzteblatt 97 (33), S. 2188–2189. URL: https://www.wbpsychotherapie.de/fileadmin/user_upload/_old-files/downloads/pdf-Ordner/WBP/Gutachten_zur_Neuropsychologie_als_wissenschaftlichem_Psychotherapieverfahren.pdf, Stand: 23.10.2022.

Wissenschaftlicher Beirat Psychotherapie (2001): Gutachten zur Psychodramatherapie als wissenschaftliches Psychotherapieverfahren. In: Deutsches Ärzteblatt 98 (6), S. 348–351. URL: https://www.wbpsychotherapie.de/fileadmin/user_upload/_old-files/downloads/pdf-Ordner/WBP/Gutachten_zur_Psychodramatherapie_als_wissenschaftliches_Psychotherapieverfahren.pdf, Stand: 23.10.2022.

Wissenschaftlicher Beirat Psychotherapie (2003): Stellungnahme des Wissenschaftlichen Beirats Psychotherapie nach § 11 PsychThG zur Verhaltenstherapie. URL: https://www.wbpsychotherapie.de/fileadmin/user_upload/_old-files/downloads/pdf-Ordner/WBP/Stellungnahme_Verhaltenstherapie.pdf, Stand: 22.10.2022.

Wissenschaftlicher Beirat Psychotherapie (2004): Stellungnahme zur Psychodynamischen Psychotherapie bei Erwachsenen. URL: https://www.wbpsychotherapie.de/fileadmin/user_upload/_old-files/downloads/pdf-Ordner/WBP/Stellungnahme_zur_Psychodynamischen_Psychotherapie_bei_Erwachsenen.pdf, Stand: 22.10.2022.

Wissenschaftlicher Beirat Psychotherapie (2005): Stellungnahme des Wissenschaftlichen Beirats Psychotherapie zur Psychodynamischen Psychotherapie bei Erwachsenen. In: Forum Psychotherapeutische Praxis 5 (1), S. 42–45. https://doi.org/10.1026/1860-7357.5.1.42

Wissenschaftlicher Beirat Psychotherapie (2006a): Gutachten zur wissenschaftlichen Anerkennung der EMDR-Methode (Eye-Movement-Desensitization and Reprocessing) zur Behandlung der Posttraumatischen Belastungsstörung. In: Deutsches Ärzteblatt 103 (37), S. 2417–

2419. URL: https://www.wbpsychotherapie.de/fileadmin/user_upload/_old-files/downloads/pdf-Ordner/WBP/EMDR_Dtsch_Arztebl.pdf, Stand: 23.10.2022.

Wissenschaftlicher Beirat Psychotherapie (2006b): Gutachten zur wissenschaftlichen Anerkennung der Hypnotherapie. In: Deutsches Ärzteblatt 103 (6), S. 285–287. URL: https://www.wbpsychotherapie.de/fileadmin/user_upload/_old-files/download s/pdf-Ordner/WBP/Gutachten_zur_wissenschaftlichen_Anerkennung_der_Hypnoth erapie.pdf, Stand: 23.10.2022.

Wissenschaftlicher Beirat Psychotherapie (2006c): Gutachten zur wissenschaftlichen Anerkennung der Interpersonellen Psychotherapie (IPT). In: Deutsches Ärzteblatt 103 (38), S. 2492–2495. URL: https://www.wbpsychotherapie.de/fileadmin/user_upload/_old-files/downloads/pdf-Ordner/WBP/IPT_Dtsch_Arztebl.pdf, Stand: 23.10.2022.

Wissenschaftlicher Beirat Psychotherapie (2009): Gutachten zur wissenschaftlichen Anerkennung der Systemischen Therapie. In: Deutsches Ärzteblatt 106 (5), S. 208–211. URL: https://www.wbpsychotherapie.de/fileadmin/user_upload/_old-files/downloads/pdf-Ordner/WBP/GutachtenSystemischeTherapie20081214-1.pdf, Stand: 23.10.2022.

Wissenschaftlicher Beirat Psychotherapie (2018): Gutachten zur wissenschaftlichen Anerkennung der Humanistischen Psychotherapie. In: Deutsches Ärzteblatt Online, S. 1–14. https://doi.org/10.3238/arztebl.2018.gut_hpt01

Wittchen, Hans-Ulrich; Hoyer, Jürgen; Fehm, Lydia und Jacobi, Frank (2011): Klinisch-psychologische und psychotherapeutische Verfahren im Überblick. In: Hans-Ulrich Wittchen und Jürgen Hoyer (Hg.): Klinische Psychologie & Psychotherapie (Springer-Lehrbuch). Berlin, Heidelberg: Springer, S. 449–475.

Wittenberger, Gerhard und Tögel, Christfried (1999): Die Rundbriefe des „Geheimen Komitees“. Band 1: 1913–1920. Tübingen: Edition discord.

Yousefi, Hamid Reza (2020a): Hermeneutik der Kulturen und ihr Einfluss auf das Unbewusste in der Psychotherapie. In: SFU Forschungsbulletin 8 (1), S. 13–32. https://doi.org/10.15135/2020.8.1.13-32

Yousefi, Hamid Reza (2020b): Philosophie und Psychotherapie, hg. von Nicola Gianinazzi und Peter Schulthess. In: Psychotherapie-Wissenschaft 10 (1), S. 51–59. https://doi.org/10.30820/1664-9583-2020-1-51

Zepf, Siegfried und Hartmann, Sebastian (2002): Wissenschaftliche Prüfung und wissenschaftliche Anerkennung psychotherapeutischer Verfahren. In: Psychotherapeut 47 (5), S. 278–284. https://doi.org/10.1007/s00278-002-0252-7

Zubin, Joseph (1953): Evaluation of Therapeutic Outcome in Mental Disorders. In: The Journal of Nervous and Mental Disease 117 (2), S. 95–111. https://doi.org/10.1097/00005053-195302000-00001

Zurhorst, Günther (2003): Eminenz-basierte, Evidenz-basierte oder Ökologisch-basierte Psychotherapie? In: Psychotherapeutenjournal 2 (2), S. 97–104.

Abbildungsverzeichnis

Tabellenverzeichnis

Alexander Schall

Das Unbewusste im Rechtsstreit

Ein Plädoyer für psychojuristisches Konfliktmanagement

Psychotherapiewissenschaft in Forschung, Profession und Kultur, Band 38, 2023, 204 Seiten, br., 34,90 €, ISBN 978-3-8309-4705-9
E-Book: 30,99 €, ISBN 978-3-8309-9705-4

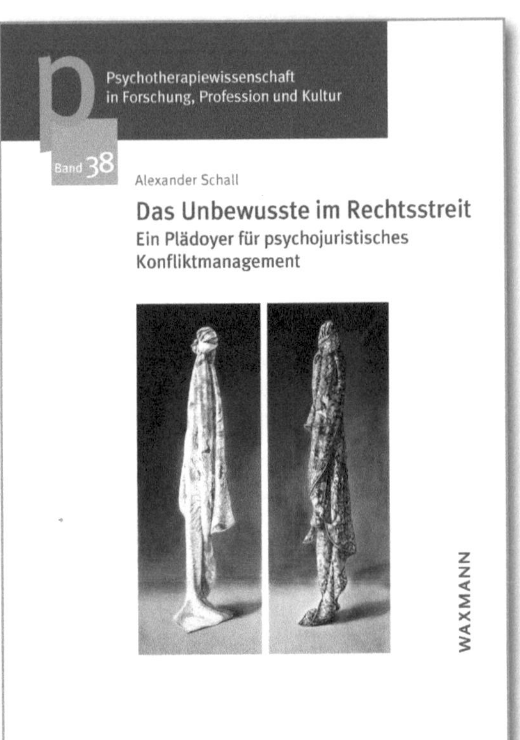

Dieses Buch stellt die Frage, was mit Rechtsberufen und juristisch arbeitenden Personen geschehen würde, wenn diese ihre juristische Methodik, ihren Horizont und ihre Werkzeuge um psychoanalytische Erkenntnisse erweitern und das Unbewusste in ihrem Dasein und in ihren Wirkungen zur Kenntnis nehmen und verstehen. Rechtliche Konflikte und Prozesse könnten dadurch abgekürzt, effizienter gemacht und sogar vermieden werden.

Zuerst diskutiert der Autor organisatorische und psychodynamische Konzepte im Hinblick auf das Management von Rechtsstreits. Zudem wird aufgezeigt, dass das Unbewusste den Rechtsstreit beeinflusst und juristische Konflikte auch als Stellvertreterkriege für Konflikte zwischen Menschen geführt werden. Die Bedeutung von Tatsachenarbeit und eine aufmerksame Fallanalyse wird erarbeitet. Ausgehend von der Erkenntnis, dass Jurisprudenz von angewandter Psychoanalyse profitieren kann, wird abschließend eine neuartige psychojuristische Ausbildung für Juristen entworfen.